Dietrich Wabner, Stefan Theierl

Klinikhandbuch Aromatherapie

Dietrich Wabner, Stefan Theierl

Klinikhandbuch Aromatherapie

Pflege – Therapie – Prävention

verlag
systemische
medizin

Zuschriften, Verbesserungsvorschläge und Kritik
Verlag Systemische Medizin AG, Müllerstraße 7 – 93444 Bad Kötzting
info@verlag-systemische-medizin.de

Wichtiger Hinweis für den Leser

Durch Forschung und klinische Erfahrungen unterliegen die Erkenntnisse in Medizin und Naturwissenschaften einem beständigen Wandel. Die Autoren haben sorgfältig geprüft, dass die in diesem Werk getroffenen therapierelevanten Aussagen und Angaben dem derzeitigen Wissensstand entsprechen. Hierdurch wird der Leser dieses Werkes jedoch nicht von der Verpflichtung entbunden, ggf. auch anhand anderer Werke zu diesem Thema zu prüfen, ob die dort getroffenen Aussagen und Angaben von denen in diesem Werk abweichen. Der Leser/die Leserin trifft seine/ihre Therapieentscheidung in eigener Verantwortung. Ggf. erwähnte Produktnamen sind geschützte Marken oder eingetragene Markenzeichen der jeweiligen Eigentümer, Unternehmen oder Organisationen, auch wenn sie im Einzelnen nicht ausdrücklich als solche gekennzeichnet wurden.

Bibliografische Information der Deutschen Nationalbibliothek
Die Deutsche Bibliothek verzeichnet diese Publikation in der Deutschen Nationalbibliografie; detaillierte bibliografische Daten sind im Internet über http://dnb.ddb.de abrufbar.

1. Auflage 2017

Lektorat: Lisa Lorz, Bayreuth
Redaktion: Dr. Gabriele Schmid, München
Herstellung und Produktion: SZ Publishing Support, München
Vorstufe: inmedialo UG, Plankstadt bei Heidelberg
Druck und Bindung: aprinta Druck GmbH, Wemding
Umschlaggestaltung: Stefan Dangl, München
Coverfoto: BSIP/Chassenet @ yourphototoday

ISBN 978-3-86401-039-2
Aktuelle Informationen finden Sie im Internet unter www.verlag-systemische-medizin.de

Inhalt

Vorwort

In den vergangenen Jahren haben sich die vielfältigen Methoden der Naturmedizin im Alltag der Kliniken und Praxen erfreulicherweise wieder verstärkt verbreitet. So sind einige sehr ausführliche Grundlagenbücher zur Arbeit mit etherischen Ölen und den Mischungen der Aromatherapie erschienen. In diesem Zusammenhange wurden wir von Anwenderinnen und Anwendern sehr häufig gefragt, wie man denn die wunderschönen und einleuchtenden Ideen der Aromatherapie mit ihren Wirkungen und Indikationen in der täglichen Praxis am Patienten anwenden kann.

Aus diesem Grund haben wir diesen Leitfaden zusammengestellt. Er enthält neben allgemeinen Hinweisen zur Aromatherapie über 600 ausführliche Rezepturen zu mehr als 250 Einzelindikationen aus 16 klinischen Fachgebieten. Die Leserinnen und Leser finden in dem Bereich der Aromatherapie, den wir Aromapflege nennen wollen, alles zur Praxis der etherischen Öle, von der Erstellung über die Dosierung bis zu den Anwendungs- und Applikationsformen der unterschiedlichen Mischungen. Alle vorgestellten Rezepturen sind in der Praxis des Klinikalltags erprobt. Zusätzlich stellen wir die Portraits der wichtigsten Öle vor.

Wir wünschen dem *Klinikhandbuch Aromatherapie* eine weite Verbreitung und freuen uns über Rückmeldungen und Diskussionen, für die wir gern zur Verfügung stehen werden.

Dietrich Wabner
Stefan Theierl
im Herbst 2016

Einführung

Weltweit ist eine Diskussion über den Begriff Aromatherapie entbrannt. Der Begriff geht weit über die wörtliche Bedeutung hinaus. Es handelt sich nicht nur um eine Therapie mit Hilfe von Aromastoffen, also durch die Nase, sondern um den Einsatz von etherischen Ölen zur Therapie über die Haut, den Geruchssinn und die inneren Organe. Der Begriff wurde im Jahr 1935 durch die Arbeiten von René Gattefossé kreiert (▸ Kap. 4.2). Die zugrundeliegenden Heilmethoden sind allerdings jahrtausendealt.

Lassen wir uns nicht verwirren durch die vielfältigen Argumente für die Aromatherapie als eine rein esoterische Heilweise. Auch ohne Beziehungen zur Kristallheilkunde, zur Sternenkunde (besser: Astrologie), Blütentherapie, Homöopathie, Ayurvedischen Medizin, anthroposophischen oder Sufi-Medizin stellt die Therapie mit etherischen Ölen einen interessanten Zweig der Naturmedizin dar. Es ist allerdings durchaus eine berechtigte Frage, ob man die Aromatherapie in diesem Zusammenhang als eine eigenständige Heilkunst betrachten und betreiben soll. Natürlich stimmen die meisten Aromatherapeuten der Eigenständigkeit zu. Im Laufe der Diskussion hat sich auch immer wieder eine unheilvolle Gegnerschaft zur sogenannten westlichen Schulmedizin ergeben. Dies ist verwunderlich, wenn man die Geschichte der westlichen Heilkunst genauer betrachtet, die unter anderem in der Phytomedizin wurzelt, deren Bestandteil wiederum die Aromatherapie ist.

Es ist zu wünschen, dass Frontstellungen vermieden oder aufgegeben werden. Statt von „alternativer Medizin" zu reden, sollten wir die komplementäre Seite der Anwendung von Ölen betonen. Die Beschäftigung mit etherischen Ölen als Heilmittel sollte bei der neuentdeckten Hinwendung zu Naturstoffen in der Medizin in alle Bereiche der Heilkunst übernommen werden. In England ist dies zu einem beträchtlichen Teil schon geschehen. So werden in einigen großen Krankenhäusern etherische Öle als Desinfektionsmittel, als Wundheilungsbeschleuniger und vor allem als entspannende Schlaf-Hilfsmittel eingesetzt. Der Vorteil ist zumindest, dass diese Art von Medizin vergleichsweise gut riecht, manchmal sogar duftet. Außerdem gibt es keine Nebenwirkungen oder nur sehr gering ausgeprägte, und die Öle sind viel billiger als artifizielle Medikamente. Der gravierende Nachteil für eine moderne Arztpraxis allerdings besteht in der Tatsache, dass die Dosierung und die Auswahl der Öle nicht katalogisiert sein können. Sie sind vom Arzt gemeinsam mit dem Patienten jeweils zu erarbeiten. Dies ist allerdings für eine moderne, mehr dem Menschen zugewandte Medizin eine große Chance.

Zum allgemeinen Oberbegriff Aromatherapie gehören neben der medizinischen Aromatherapie auch die Aromakosmetik, die Aromaparfümerie und die Aromaküche. Die Aromapflege ist integraler Bestandteil der medizinischen Aromatherapie. In diesem Zusammenhang ist außerdem die Anwendung etherischer Öle in der

privaten Hausmedizin (z. B. aromatische Hausapotheke), in der Hauskosmetik und im Wellnessbereich zu erwähnen.
Dass auch Chemotherapie und Apparatemedizin vom Einsatz etherischer Öle profitieren könnten, wird im Folgenden diskutiert. Längst hat sich die Einsicht durchgesetzt, dass ein entspannender, angenehmer Duft in der Arztpraxis Ängste abbauen kann. Dies gilt vor allem beim Einsatz von komplexen Apparaturen und Behandlungsmethoden. Hier kann mit Hilfe der aromatischen Öle die Therapiebereitschaft beim Patienten ganz wesent-lich verstärkt werden. Nicht zu unterschätzen ist auch die Möglichkeit, mit solchen Ölmischungen die Bereitschaft zur Gesundung zu steigern und das Immunsystem auf sanfte Weise anzuregen und zu verstärken.

Die Aromatherapie bietet zum einen rein stoffliche Wirkungen wie die antivirale Potenz von Ravensara/Ravintsara oder die durchblutungsfördernde Wirkung eines Rosmarin mit ihren sinnlichen Qualitäten. Darüber hinaus hat sie positive Nebeneffekte sowohl für den Gepflegten als auch für den Pflegenden. Eine Einreibung mit duftenden Ölen, ein warmer Ölwickel oder eine Waschung, die über den bloßen Reinigungseffekt hinausgeht, fördert die nonverbale und verbale Kommunikation zwischen Behandler und Behandeltem, berührt Körper, Geist und Emotionen und kann so auf verschiedenen Ebenen zu mehr Zufriedenheit bei beiden führen. Es ist daher dringend zu wünschen, dass auch in Deutschland eine eigenständige Anerkennung der Aromatherapie erfolgt, die von fachlich versierten Pflegekräften durchgeführt wird, und dass sie begleitend zur medizinisch notwendigen Therapie diese ergänzt.

I Grundlagen der Arbeit mit therapeutischen Ölen

1 Etherische Öle in Klinik und Praxis

1.1 Aromatherapie und Aromapflege

1.1.1 Definition

Aromatherapie ist nicht (nur) Therapie durch Aroma (also Duft). Sie ist rationale Therapie mit rein pflanzlichen etherischen und fetten Ölen und Hydrolaten. Die Aromatherapie ist Teilgebiet der Naturmedizin, der Phytotherapie, d.h. der Pflanzenheilkunde (Aromapflege, Aromakosmetik, Aromaparfümerie ...).

Es werden ausschließlich rein pflanzliche Produkte eingesetzt:

- Etherische Öle (z.B. Basilikum, Bergamotte, Lavendel, Mandarine, Thymian, Pfefferminze, Salbei, Sandelholz, Rose, Zeder).
- Fette Öle und Mazerate (z.B. Calendulaöl, Johanniskrautmazerat [„Rotöl"], Mandelöl, Olivenöl).
- Hydrolate, Pflanzenwässer (z.B. Myrtenwasser, Orangenblütenwasser, Rosenwasser).

Die **Aromapflege** ist integraler Bestandteil der medizinischen Aromatherapie und kein eigenständiger Bereich. Sie wendet die Methoden und Maßnahmen, Öle und Mischungen der Aromatherapie in der Pflege an. So sind die in Teil III dieses Buchs beschriebenen Rezepturen den Anwendungen der Aromatherapie entnommen. Wenn diese Rezepturen in der Pflege eingesetzt werden, bezeichnen wir den Vorgang als Aromapflege.

1.1.2 Therapie mit etherischen Ölen

In der Aromatherapie werden alle drei Therapiewege der Medizin begangen: intern – nasal – perkutan. Etherische Öle sind hochwirksame Substanzen, die – falsch angewendet oder zu hoch dosiert – u.U. zu Nebenwirkungen führen können. Das Manuskript für dieses Buch wurde sorgfältig erarbeitet. Dennoch sind alle Angaben ohne Gewähr. Die Autoren können für eventuelle Nachteile oder Schäden, die aus den im Folgenden gemachten praktischen Hinweisen resultieren, keine Haftung übernehmen. Dies gilt insbesondere für die Selbstbehandlung von Krankheiten. Die Leser sind aufgefordert, in eigener Verantwortung zu entscheiden, ob und in welchem Umfang sie vorgestellte Behandlungsmethoden und Rezepturen anwenden möchten. Bei unklaren Beschwerden sollte unbedingt zuerst ein therapieberechtigter Heilkundiger aufgesucht werden. Heilaussagen bzw. Heilversprechen werden in diesem Buch nicht gemacht.

> Die vorgestellten Öle und ihre Mischungen sind nicht als Medikamente zu betrachten. Sie sind, juristisch gesprochen, medizinische Hilfsmittel.

Etherische Öle können aus allen Pflanzenteilen gewonnen werden. Das am meisten benutzte Herstellungsverfahren ist heutzutage die Wasserdampfdestillation. Hierbei muss man beachten, dass diesen Ölen die wasserlöslichen Bestandteile der Pflanze fehlen. Diese sind im Destillationswasser (im Hydrolat, Hydrosol, Aquasol, Blütenwasser etc., z.B. Rosenwasser) enthalten. Die destillierten Öle sind daher praktisch wasserunlöslich (hydrophob). Sie sind löslich in Fetten, Ölen und den lipoiden Bereichen der Haut und der Muskeln (also lipophil). Anders die Citrusöle, die aus den Schalen der Früchte rein mechanisch gewonnen werden und daher auch die wasserlöslichen Anteile enthalten. Die Extrakte oder Absolutes hingegen enthalten sowohl die wasserunlöslichen Bestandteile als auch die wasserlöslichen. Sie duften daher meist wie die Ausgangspflanze.

1.1.3 Schreibweisen

Chemiker sind weltweit übereingekommen, wissenschaftliche Begriffe mit Umlauten wie z.B. „Ä", „Ö" und „Ü", die nur auf deutschen Tastaturen zu finden sind, zu vermeiden. So wird der chemische Stoff Di-Äthyl-Äther nun Di-Ethyl-Ether geschrieben. Wir schreiben daher folgerichtig „etherisch" und nicht mehr „ätherisch". Wir akzeptieren natürlich bei allen anderen die alte Schreibweise und reden also gerne auch mit allen, die den Begriff mit dem Umlaut „Ä" schreiben.

1.2 Vielstoffsysteme in der Therapie

Unsere klassische westliche Medizin, die man meist mit dem Begriff „Schulmedizin" verunglimpft, übt häufig Kritik an der Aromatherapie und an der Aromapflege.

Das ist ja ein Allheilmittel: Wir können heute sagen, ja so ist es. Lavendelöl hat in der Tat eine so große Breite an Wirkungen und Indikationen. Vor allem sind alle einzelnen Wirkungen und Anwendungsmöglichkeiten nachgewiesen und mit entsprechender wissenschaftlicher Literatur belegt. Lavendel (▸ Teil II, Kap. 1.1) ist das wichtigste Öl der klinischen Aromatherapie und neben dem Teebaumöl (▸ Teil II, Kap. 1.10) am besten wissenschaftlich untersucht (▸ Literaturnachweis im Anhang). Hier ist der Begriff Allheilmittel mit allem Recht anzuwenden.

Dann folgt regelmäßig ein für Mediziner vermeintlich starkes Argument: *Das kann ein einzelner Stoff gar nicht leisten!* Auch dieser Aussage können wir voll zustimmen. Denn Lavendelöl besteht ja nicht nur aus einem einzigen Stoff. Das heißt, die etherischen Öle sind keine Monosubstanzen wie z.B. Aspirin®, sondern extrem komplexe Mischungen mit einem hohen Anteil unterschiedlichster Substanzen, die allesamt eigene Wirkungen aufweisen. So sind im Lavendelöl ca. 170 unterschiedliche Stoffe zu finden: Monoterpene wie Ocimen, Limonen, Pinene etc., Sesquiterpene wie Caryophyllen, Alkohole wie Linalool, Borneol oder Geraniol, Ketone wie Octenon und Borneon, Ester wie Linalylacetat, Ether und Oxide wie 1,8-Cineol, Lactone und Coumarine.

Die enorme Vielzahl der Inhaltsstoffe und deren unterschiedliche Wirkmechanismen bedingen die große Bandbreite der therapeutischen Möglichkeiten der etherischen Öle und vermitteln so den Eindruck von Allheilmitteln. **Dies ist eine der Grundlagen der Aromatherapie.**

1.3 Wirksamkeit und wissenschaftliche Forschungssituation

Etherische Öle wirken bekanntlich auf Körper, Geist und Seele. Diese uralte Therapieform der Naturmedizin hatte sich lange Zeit nicht um wissenschaftliche Nachweise für die bedeutende Wirksamkeit ihrer Anwendungen bemüht. Das hat sich mittlerweile geändert. Vor allem in den vergangenen Jahrzehnten sind in der wissenschaftlichen Literatur erstaunlich viele Studien, darunter auch Doppelblindstudien, sowie Berichte erschienen, die alle berichteten Wirkungen nachdrücklich beweisen. Beispielhaft sind in diesem Buch die wichtigsten Studien zu Lavendelöl und Rosenöl im Anhang aufgeführt. Literatur allgemein zu Aromatherapie und Pflege sind in großer Anzahl bei Wabner und Beier (2012) und Wabner (2013) zu finden.

Bei der Anwendung etherischer Öle in der klinischen Arbeit hat sich mit dem **Aromatogramm** ein einfaches Verfahren etabliert, das es ermöglicht, schnell die richtigen Öle und Mischungen für ein bestehendes Infektionsproblem zu finden. Mit diesem mikrobiologischen Test hat erstmals der Arzt Paul Belaiche im Jahr 1979 die Wirksamkeit etherischer Öle bzw. von Mischungen nachgewiesen.

Ein Aromatogramm wird folgendermaßen erstellt:

- Ein Abstrich der befallenen Gegend des Patienten wird auf einen Nährboden (z.B. Agar-Agar) aufgetragen.
- Die pathogenen Keime werden entsprechend kultiviert.
- Dann wird je ein Tropfen der Öle in die Mitte der Kultur aufgegeben. Zu diesem Zweck wird eine Nadel in die Kultur eingetaucht.
- Das Öl bzw. die Mischung, die den größten Hemmkreis (Kreise ohne Bakterienwachstum) zeigt, ist das wirksamste Mittel für diesen speziellen Fall.

Belaiche fand **drei Gruppen der mikrobiziden Stärke** (inzwischen wurden natürlich viele Öle aufgenommen, die Belaiche noch nicht kannte wie Manuka, Kanuka, Lemongrass Ravensara/Ravintsara etc.):

1. Größtes Wirkungsspektrum: Oregano, Bohnenkraut, Zimt, Thymian rot und schwarz, Gewürznelke, Teebaum.
2. Öle mit Wirkung nur bei gewissen Klassen von Bakterien: Pinie, Cajeput, Eucalyptus globulus, Lavendel, Myrte, Geranie, Petitgrain, Estragon, Niaouli, Thymus serpyllum (Quendel).
3. Öle mit keiner direkten Wirkung gegen die Keime: z.B. Frangipani, Tolu, Tonka, Neroli, Champaca. Die dennoch beobachteten Heileffekte sind auf positive Veränderungen der Immunantwort des Kranken zurückzuführen.

1.4 Physiologische Wirkungen

Die Forschung zeigt, dass ein wichtiger Teil der Wirkungen etherischer Öle und ihrer Mischungen über den Geruchssinn abläuft. Sie regen Bereiche des Gehirns (das limbische System, das „Unbewusste", also unsere Seele) zur Bildung von Botenstoffen (Neurotransmittern) an. Nur 0,2 Sekunden nach Auftreffen einiger Duftmoleküle auf die Cilien (Riechhärchen im Nasenraum) treten die in Tabelle 1.1 beschriebenen Reaktionen ein.

Tab. 1.1 Physiologische Wirkungen etherischer Öle über den Geruchssinn

Etherisches Öl	Reaktion	Wirkung
Muskatellersalbei, Jasmin, Patchouli, Ylang-Ylang	Hypophyse wird zur Bildung von Endorphinen angeregt	Verstärkung von Libido, Wohlfühlen
Kamille (deutsch und römisch), Lavendel, Majoran, Neroli	*Raphus nucleus* schüttet Serotonin aus	Körperliche und seelische Entspannung, Beruhigung, stark antidepressiver Effekt
Cardamom, Wacholderbeere, Lemongrass, Rosmarin, Zitrone	*Locus coeruleus* setzt Noradrenalin frei	Körperliche, seelische und geistige Anregung, sowie Aktivität, Konzentration
Muskatellersalbei, Grapefruit, Rose (Destillat und Extrakt), Jasmin	Thalamus sondert Enzephaline (körpereigene Opiate) ab	Wohlfühlen, Anheben der Stimmung

Alle etherischen Öle fallen in eine der in Tabelle 1.1 dargestellten vier Wirkungskategorien. Manche, wie z.B. Jasmin und Muskatellersalbei, sind in zwei Bereichen zu finden. Man sollte dies bei Mischungen beachten. Das ist neben dem parfümistischen v.a. auch ein therapeutischer Aspekt.

1.5 Qualitätsmanagement

1.5.1 Strategische Implementierung der Aromapflege in Pflegeeinrichtungen

Der Begriff der Aromapflege wurde bereits weiter oben definiert (▶ Kap. 1.1.1). Die Aromatherapie mit ihrer pflegerischen Anwendung ist inzwischen von einigen Kliniken akzeptiert. Zu erwähnen sei hier u.a. das städtische Klinikum Neuperlach, das Augustinum, beide in München, die Schwarzwald-Baar-Kliniken in Villingen-Schwenningen und das Krankenhaus der Barmherzigen Brüder in Wien.

Soll die Aromapflege in einer pflegerischen Einrichtung implementiert werden, ist es wichtig, dass von Anfang an alle Leitungskräfte und die Träger über die gesetzten Ziele, notwendigen Maßnahmen und Kosten informiert sind und ausdrücklich zustimmen. Nicht zuletzt sind es die Leitungen wie Stationsarzt und Pflegedienstleitung, die den finanziellen und inhaltlichen Rahmen der Aromapflege setzen. Deshalb muss vonseiten der Pflegenden allzu rasches und eigenmächtiges Handeln vermieden werden, das Widerstände aufbauen und schnell zu Rückschlägen führen kann.

Aromapflege sollte von allen pflegerisch tätigen Mitarbeitern kompetent ausgeführt werden können. Noch vor die Einarbeitung ist hier die Motivation gesetzt. Dem Entschluss von Pflegenden, an ihrem Arbeitsplatz Aromapflege einzusetzen, liegt meist großes persönliches Engagement zugrunde. Diese Begeisterung setzt Energien frei. Dabei sollten jedoch stets die Bedenken der Kollegen bezüglich des Zeitaufwandes und der inhaltlichen Gestaltung ernst genommen werden. Transparenz im Team schafft Compliance.

Es ist strategisch sinnvoll, die Aromapflege nur mit wenigen, ausgewählten Aromapflegeprodukten oder -maßnahmen einzuführen. Dies erleichtert es dem Team, Neues kennenzulernen und zu akzeptieren. In großen Pflegeeinrichtungen ist es ratsam, Aromapflege schrittweise und zunächst in den Abteilungen und auf den Stationen einzusetzen, auf denen die Aromaexperten (▶ Kap. 1.5.4) tätig sind. Dort lässt sich die Aromapflege leichter implementieren. Das funktionierende Modell lässt sich im nächsten Schritt leichter auf die ganze Einrichtung ausweiten.

1.5.2 Hausinterner Standard

Voraussetzung für die erfolgreiche Einführung und Anwendung der Aromapflege in pflegerischen Einrichtungen ist, dass das Aromawissen strukturiert abgebildet und allen zugänglich ist. Es empfiehlt sich, einen hauseigenen Standard festzulegen, da es keine allgemeinverbindlichen Vorschriften gibt. Die schriftliche Dokumentation der angewendeten Aromapflege sollte einerseits das ganze praktizierte und mögliche Spektrum dieses Arbeitsfeldes abbilden und gleichzeitig so übersichtlich gestaltet sein, dass sie zum Nachlesen anregt.

Aus praktischer Erfahrung empfiehlt es sich, einen Ordner („Aromaordner") anzulegen. Mit Hilfe von Trennblättern kann eine klare und übersichtliche Struktur geschaffen werden, ein Register erleichtert zusätzlich die Übersicht. Die Ordnerstruktur sollte so aufgebaut sein, dass täglich praxisrelevante Stichwörter ganz vorne zu finden sind und vertiefende Informationen weiter hinten nachgeschlagen werden können. Ein Register könnte also wie folgt aussehen:

1.	**Aromapflege in unserer Einrichtung**	
	a	Ziele der Aromapflege
	b	Auf diese Weise wenden wir Aromapflege an
	c	Mitglieder der Aromaexpertengruppe (im Aromaarbeitskreis) sind …
	d	Aufgaben des Expertenkreises
	e	Aufgaben der pflegerisch tätigen Kollegen
	f	Rolle des Arztes
	g	Bestellwesen
	h	Qualitätskriterien, Lagerung, Umgang mit etherischen Ölen und Mischungen, Verfall
2.	**Alles über die Anwendung auf der Haut**	
	a	Verträglichkeitstest
	b	Einreibungen und wie man sie durchführt
	c	Waschungen, wie man emulgiert und welche Öle sich eignen
	d	Aromabäder

3.	**Raumbeduftung**		
	a	Duftlampen	Wie sie angewendet und gepflegt werden
			Mischungen für die Duftlampe
	b	Duftkompressen	Wie sie angewendet und gepflegt werden
			Mischungen für die Duftkompresse
	c	Aromabrunnen	Wie sie angewendet und gepflegt werden
			Mischungen für den Duftbrunnen
	d	Raumsprays und wie wir sie verwenden können	
4.	**Unsere etherischen Einzelöle und wie wir sie verwenden können**		
	a	Lavendel	Duftlampe
			Waschung
			Aromabad
			Palliative Wunden
	b	Grapefruit	…
			…
			…
	c	Öl …	…
			…
5.	**Unsere fertigen Aromamischungen und wie wir sie verwenden**		
	a	Mischung „Cleopatra"	Zur Hautpflege
			Bei Juckreiz
	b	Mischung „Nofretete"	…
			…
	c	Mischung …	…
			…
6.	**Besondere Aromamaßnahmen**		
	a	Olivenöl-Lavendel-Kompresse bei Atemnot	Durchführung
	b	Pfefferminzwaschung zur Fiebersenkung	Durchführung
			Cave: Nicht bei Epileptikern, nicht begleitend zur Medikamenteneinnahme anwenden
	c	Beruhigendes Wannenbad bei Demenz	Rezeptur und Anwendung
7.	**Kontraindikationen und mögliche unerwünschte Begleitwirkungen etherischer Öle und Mischungen**		
8.	**Ausbildungs- und Fortbildungsnachweise der Aromaexpertengruppe (Aromaarbeitskreis) und der pflegenden Kollegen (in Kopie)**		
9.	**Archiv der Aromadokumentation**		
10.	**Studien, Forschungsergebnisse und Fallberichte**		

Das in der Übersicht vorgestellte Modell für eine Gliederung der Dokumentation ist bewusst ausführlich gehalten und als Inspirationsquelle für einen individuellen Aromaordner zu verstehen. Alle Maßnahmen sollten handlungsanleitend beschrieben werden. Eingefügte Bilder sind hilfreich.

1.5.3 Fachliteratur

In einer Einrichtung, in der Aromapflege angewendet wird, sollte in ausreichendem Maß Fachliteratur vorhanden sein (▸ Literaturempfehlungen im Anhang). Dies kann z. B. ein umfassendes aromatherapeutisches Standardwerk sein, in dem sich die Mitarbeiter über die Anwendung etherischer Öle informieren können. Es sollte ausschließlich wissenschaftlich begründete Literatur, die sich durch realistische und seriöse Angaben auszeichnet, zur Verfügung gestellt werden. Das Vorhandensein von Fachliteratur ist neben den Fortbildungen und dem Expertenkreis ein wichtiger Baustein für Qualität und Sicherheit der Aromapflege. Die Archivierung aktueller Studien und wissenschaftlicher Erkenntnisse zur Aromapflege im „Aromaordner“ (▸ Kap. 1.5.2) ergänzt die Literatur auf sinnvolle Weise.

1.5.4 Aromeexpertengruppe

Die Etablierung einer Aromaexpertengruppe (auch: Aromaarbeitskreis) ist in vielerlei Hinsicht sinnvoll und ebenfalls eine Voraussetzung für die erfolgreiche Anwendung der Aromapflege. Zum einen ist dadurch sichergestellt, dass gut ausgebildete Experten vor Ort sind, um die Aromapflege anzuleiten und Fragen der Mitarbeiter jederzeit zu beantworten. Darüber hinaus entwickelt sich in einer Expertengruppe erfahrungsgemäß eine positive Dynamik, die Inspirationsquelle ist und die Motivation aufrechterhält. Die notwendigen Arbeiten werden auf mehrere Schultern verteilt, und die regelmäßige Evaluation gestaltet sich in einer Gruppe konstruktiver. Die Energie der Expertengruppe überträgt sich idealerweise auf das ganze Team der pflegerisch tätigen Mitarbeiter.

Die Mitglieder des Expertenkreises sollten eine Ausbildung in Aromatherapie und Aromapflege durchlaufen haben (▸ Adressen im Anhang). Bislang gibt es keine durch Vorschriften eingeforderte Ausbildungsdauer oder Ausbildungsstruktur, sodass es eine große Auswahl qualitativ unterschiedlicher Ausbildungsmöglichkeiten gibt. Der Expertenkreis einer Einrichtung sollte sich im Rahmen der Arbeitszeit regelmäßig treffen können, um die Aromapflege zu evaluieren und bei Bedarf anzupassen. Ihre Kompetenznachweise sollten in Kopie im Aromaordner (▸ Kap. 1.5.2) hinterlegt werden.

1.5.5 Fortbildung

Sollen kompetente Aromatherapie und Aromapflege in einer Pflegeeinrichtung oder an einem Klinikum möglichst flächendeckend implementiert und in der Folge das Qualitätsniveau erhalten werden, sind hausinterne Fortbildungen ein gut geeignetes Instrument, um dieses Ziel zu erreichen. Die Expertengruppe macht gemeinsam mit den Leitungen und Trägern der Einrichtung die Vorgaben für die praktisch angewandte Aromapflege. In diesem Rahmen kann das nötige Wissen in deutlich weniger Zeit vermittelt werden, als für die Ausbildung zum Aromaexperten erforderlich ist. Regelmäßig durchgeführte Fortbildungen (z. B. monatlich 1,5 bis 2 Stunden) zu einem

Thema aus der Aromatherapie und der Aromapflege oder zweimal im Jahr ein ganzer Fortbildungstag zum gesamten Aromakonzept der Einrichtung festigen und vertiefen die Kompetenz auf Dauer im ganzen Haus. Gerade zu Beginn eines Implementierungsprozesses in einer Einrichtung ist ein breit gefächertes Fortbildungsangebot mit alternativen Terminen sinnvoll. Später breitet sich das Wissen auch über Multiplikatoren aus.

1.5.6 Multiplikatoren

Alle pflegerisch tätigen Mitarbeiter, die an den hausinternen Fortbildungen teilgenommen haben, werden zu Multiplikatoren des Aromakonzepts in den verschiedenen Abteilungen oder Stationen. Sie beantworten häufige Fragen und leiten aromapflegerische Tätigkeiten an. Grundsätzlich können diese Multiplikatoren die Aromapflege neu in ihrem Wirkbereich einführen, wobei ihnen die Aromaexpertengruppe (▶ Kap. 1.5.4) beratend zur Seite steht. Zusammen mit dem Expertenkreis können die Multiplikatoren einen auf die individuellen Bedürfnisse ihrer Abteilungen zugeschnittenen und zugleich konzeptkonformen Stationsordner zur Aromapflege erstellen (▶ Kap. 1.5.2).

Besonders wichtige Multiplikatoren sind die Leitungskräfte, v. a. die Stations- bzw. Bereichsleitungen, die nicht nur Vorbildfunktion haben, sondern in der Regel auch das Bestellwesen managen. Idealerweise vermitteln die Multiplikatoren die Aromapflege außerdem an Pflegeschüler und ehrenamtliche Helfer. Pflegeschüler und Ehrenamtliche sollten die Aromapflege nur unter gründlicher Anleitung anwenden.

1.5.7 Pflegeplanung

Die Pflegeplanung trägt entscheidend dazu bei, die Pflege individuell zu organisieren, sicher zu gestalten, leichter dokumentierbar und nachvollziehbar sowie transparenter zu machen. Die Pflegedienstleitung und der behandelnde Arzt sind hier gefragt. Vor allem in der Altenpflege ist die Pflegeplanung ein gefordertes und bewertetes Instrument, das maßgeblich zur Benotung einer Einrichtung beiträgt. Daher ist es sinnvoll, die Aromapflege in die Pflegeplanung einzubauen. Damit wird nicht nur die regelmäßige Anwendung einer Mischung schriftlich begründet und fixiert. Es wird außerdem belegt, dass die betreuende Pflegeeinrichtung mehr als gewöhnlich leistet, um einen Menschen individuell und engagiert zu begleiten, und seinen Befindlichkeitsstörungen und altersbedingten Eigenheiten mit kreativen und gesundheitsförderlichen Maßnahmen begegnet.

1.5.8 Dokumentation

Pflegekräfte sind verpflichtet, ihre Tätigkeit zu dokumentieren. Die Dokumentation ist die nachvollziehbare Abbildung der gesamten pflegerischen Betreuung eines Menschen. Nicht zuletzt dient sie auch der rechtlichen Absicherung der Pflegekraft und der Einrichtung bzw. des Krankenhauses. In der Pflegeplanung (▶ Kap. 1.5.7) werden die geeigneten Aromamaßnahmen festgelegt. Mit dem Handzeichen (Namenskürzel) werden im Tätigkeitsnachweis die durchgeführten aromapflegerischen Handlungen abgezeichnet. Die ausführliche Beschreibung der Handlung wird im Aromaordner festgehalten (▶ Kap. 1.5.2). Im Pflegebericht erfolgt die schriftliche Dokumentation aller erwähnenswerten und relevanten Ereignisse. Der Pflegebericht sollte einen Verlauf erkennbar werden lassen. Grundsätzlich werden hier aber nur wichtige Tatsachen dokumentiert, z.B. die Durchführung eines Verträglichkeitstests (▶ Teil II, Kap. 2.1.2), die Einverständniserklärung des Patienten oder Bewohners zur Aromapflege und Berichte über die Wirkung der Aromaanwendung und diesbezügliche Kommentare des Patienten oder Bewohners.

Die schriftliche Dokumentation des Verlaufs der Aromapflege belegt außerdem ihre Nützlichkeit im Praxisalltag. Allerdings ist es unter normalen Umständen schwierig, die aromapflegerisch relevante Dokumentation gezielt zu archivieren, weil sie Teil der Gesamtdokumentation ist. Zum Zweck der Archivierung ist es sinnvoll, die Dokumentation der Aromapflege im Pflegebericht besonders hervorzuheben oder davon getrennt zu führen. Vor den entsprechenden Berichtspassagen kann z.B. ein (farblich hervorgehobenes) Kürzel für die Aromapflege eingefügt werden, sodass die Berichte aus der Aromapflege bei Bedarf leichter extrahiert werden können. Noch sinnvoller ist ein spezieller Dokumentationsbogen, in dem sich die Summe der aromapflegerischen Erfahrungen in einem Verlauf darstellen lassen. Ein leicht selbst zu erstellendes Dokumentationsformular (am besten im Querformat) kann z.B. wie folgt aussehen:

Patientendaten		**Verträglichkeitstest**		**Aromaanamnese**	
Name:		Datum:		Vorlieben:	
Geburtsdatum:		Ergebnis:		Abneigungen:	
		Hdz:		Allergien:	
Symptom:		Öl/Mischung:		Anwendung:	
Datum	**Bericht**	**Hdz**	**Datum**	**Bericht**	**Hdz**

Die beiden Kopfzeilen des Dokumentationsformulars mit den Informationen zum Patienten bzw. Bewohner, zum Verträglichkeitstest sowie zum Symptom, zum verwendeten Öl bzw. zur Mischung und zur Anwendung werden nur einmal ausgefüllt. Im weiteren Verlauf werden nur noch die Berichte erfasst und abgezeichnet, in denen wichtige Ereignisse, Rückmeldungen der Patienten/Bewohner und die Ergebnisse der aromapflegerischen Anwendung dokumentiert werden. Eine Kopie des Dokumentationsblatts sollte in anonymisierter Form im Aromaordner archiviert werden (▶ Kap. 1.5.2).

Für die Dokumentation ist die schriftliche Rückmeldung von Patienten, Bewohnern und Angehörigen sehr nützlich. Diese konstruktive Kritik ist ein wichtiges Feedback und besonders relevant, wenn die Aromapflege vom Träger einer Einrichtung finanziert wird. Diese unmittelbare Rückmeldung ist ein Indikator dafür, dass die Aromapflege als zusätzliche Leistung ihre Wirkung nicht verfehlt. Patienten, Bewohner und Angehörige sollten deshalb motiviert werden, eine schriftliche Rückmeldung zu geben.

Es ist wichtig, dass auch alle negativen Ergebnisse dokumentiert werden: Kritik, Probleme mit den Mischungen, negative Reaktionen der Patienten/Bewohner etc. Dies ist von entscheidender Bedeutung für die weitere Arbeit und muss im Aromaarbeitskreis offen diskutiert werden. Vor allem aus Misserfolgen sind Schlüsse für eine erfolgreiche Weiterarbeit zu ziehen.

1.5.9 Qualität der Öle und Mischungen

Gute und sichere Aromapflege ist nicht zuletzt von der Qualität der verwendeten etherischen und fetten Öle abhängig. Zu den Aufgaben der Aromaexpertengruppe gehört es, die einwandfreie Qualität des verwendeten Materials sicherzustellen. Es ist darauf zu achten, dass keine Billigprodukte verwendet werden, die u. U. rein synthetischer Natur sind, oder minderwertige Öle, deren Qualität nicht nachprüfbar ist.

Arbeitet die Einrichtung mit einer Apotheke zusammen, muss gewährleistet sein, dass das in der Apotheke verarbeitete und von ihr gelieferte Material den Qualitätsstandards entspricht. Dabei gilt es, genau festzulegen, aus welcher Quelle die Rohstoffe stammen sollen. Bestellt die Einrichtung Einzelöle und Mischungen direkt vom Lieferanten, muss dieser eine ausreichend gute und belegbare Qualität gewährleisten. Eine Übersicht über geeignete Lieferanten ist im Anhang zu finden.

Fette Basisöle dürfen grundsätzlich nicht raffiniert sein und sollten Bioqualität haben. Einige Basisöle sind auch im Bioladen erhältlich.

Zur Lagerung etherischer Öle und Mischungen ▶ Teil II, Kapitel 2.1.3; zur Raumbeduftung ▶ Kapitel 1.6 und Teil II, Kapitel 4.3.

1.6 Hygienevorschriften

Die Hygienevorschriften für die Aromapflege sind unterschiedlich streng. Entscheidend ist, in welchem Bereich Aromapflege angewendet wird. In Hospizen und Altenheimen können z. B. durchaus Aromabrunnen betrieben werden. In Krankenhäusern sind sie jedoch aus hygienischen Gründen nicht zugelassen, weil die Gefahr der Verkeimung des Brunnenwassers zu hoch ist. In Heimen und Hospizen sind aus hygienischer Sicht häusliche, alltagsnahe und atmosphärisch angenehme Umstände erlaubt. Im Krankenhaus verkehren u. U. immunologisch stark geschwächte Patienten. Frische Wunden, Drainagen, Katheter und Kanülen sowie infektiologisch sensibilisierende Erkrankungen und Therapien verlangen strengste Hygieneauflagen.

Innerhalb des Klinikbetriebs gibt es wiederum Unterschiede. Die Intensivstation, die onkologische Station oder der Operationsbereich werden hygienisch strenger eingestuft als z. B. eine psychosomatische Station.

> In der Klinik sollten alle Aromaanwendungen und alle Produkte zum Ausbringen von Düften im Vorfeld mit den zuständigen Hygienefachkräften besprochen werden.

Flaschen, die von Patientenzimmer zu Patientenzimmer getragen werden, sind grundsätzlich ein Hygienerisiko. Es ist darauf zu achten, dass zumindest das Etikett wischdesinfizierbar ist, sodass die Flasche nach jeder Nutzung oberflächendesinfiziert werden kann. Besser noch werden bei Mischungen nur 20-ml-Gebinde benutzt, die beim jeweiligen Patienten verbleiben können. Dadurch wird das Verschleppen von Keimen ausgeschlossen.

Für die **Raumbeduftung** an Kliniken eignen sich neben Einmalmaterialien (am besten unsterile Kompressen) mit extremem Vorbehalt sogenannte Thermoduftsteine. Dabei handelt es sich um keramische, glasierte Objekte, die sich elektrisch auf moderate Temperaturen erwärmen. Thermoduftsteine lassen sich gründlich reinigen und desinfizieren. Da aromapflegerische Mischungen in der Regel rein ölig sind, neigen diese selbst nicht zum Verkeimen. Hydrolate (▸ Teil II, Kap. 1.3) als wässrige Produkte sind in Krankenhäusern nur in konservierter Form oder mit Hygienesprühkopf zulässig. Eine einfache und hygienische Methode der Raumbeduftung wird regelmäßig vergessen: ein geknülltes Papiertaschentuch mit einigen Tropfen der gewünschten Mischung beduften und in Nähe des Kopfes des Patienten legen.

> Alle Arten von Duftausbringung mit Energieeinsatz wie Wärme (z. B. Duftlampen, Thermoduftsteine) unterliegen dem Problem der Oxidation und damit der Zerstörung der etherischen Öle. UV-Licht und Wärme tragen dazu erheblich bei. Die u. U. zerstörten Öle mit ihren Oxidationsprodukten werden bei der Raumausbringung vom Patienten eingeatmet und können zu unerwünschten Reaktionen führen. Sinnvoll ist deshalb stattdessen das kurzzeitige Ausbringen z. B. mit Sprayflaschen (▸ Teil II, Kap. 3.3.1).

1.7 Etherische Öle im Krankenhaus

Die Behandlung mit etherischen Ölen und Mischungen ist inzwischen in vielen Krankenhäusern mit gutem Erfolg eingeführt. Oft erhält der Patient schon bei der Aufnahme ein Merkblatt, das auf die Behandlungsmöglichkeiten mit Aromatherapie hinweist. Es wird meist in allen Abteilungen mit Ölen und Wässern gearbeitet.

Im Idealfall hat jedes Haus Richtlinien und gültige Rezepturen festgelegt. Meist beschafft die Apotheke die Öle und fertigt die Rezeptmischungen an.

Bei der Anwendung von und der Behandlung mit etherischen Ölen in Aromatherapie und Aromapflege ist immer die ärztliche Aufsicht entscheidend. Der behandelnde Arzt trägt die volle Verantwortung für der Patienten. Er entscheidet über die Behandlung und damit auch über die pflegerische Betreuung. Die nächste Instanz ist die Pflegedienstleitung. Sie ist verantwortlich für die Pflegeplanung und die kompetente Auswahl der Methoden, der Öle und der Mischungen.

Diese Behandlungen dürfen nur von Teilnehmern des Aromaarbeitskreises (Aromaexpertengruppe) durchgeführt werden. Das Mitglied des Arbeitskreises ist für den richtigen Einsatz des etherischen Öls verantwortlich (zu beachten bei der Delegation) (▸ Kap. 1.5.4).

Wenn am Patienten mit Ölen gearbeitet wird, müssen der Patient oder ein naher Angehöriger und der behandelnde Arzt einverstanden sein. Die Behandlungsart, Dosierung, Häufigkeit etc. wird im Kardex-System (Pflegedokumentationssystem) oder einem eigenen Dokumentationsblatt (▸ Kap. 1.5.8) niedergeschrieben, das im Fall von therapeutischen Anwendungen vom Arzt gegengezeichnet werden muss. Auf der Station sorgt das zuständige Mitglied der Aromaexpertengruppe dafür, dass ein Ordner mit den laufenden Protokollen und Informationen angelegt wird (▸ Kap. 1.5.1).

Bei der Durchführung einer Wund- oder Hautbehandlung ist darauf zu achten, dass die Meinung der Wundfachkraft eingeholt und etwa jeden zweiten Tag ein Foto von der Wunde gemacht wird, um den Behandlungserfolg zu dokumentieren. Bei schlecht heilenden Wunden, Abszessen etc. besteht immer der Verdacht auf Besiedelung mit resistenten Keimen (▸ Teil II, Kap. 2.2). Daher muss mit einem Abstrich die Mikrobiologie zu Rate gezogen werden.

Einige Kliniken und Krankenhäuser haben sehr aktive Aromaarbeitsgruppen, die auch entsprechendes Schulungsmaterial erarbeitet haben. Besonders zu erwähnen sind das Krankenhaus der Barmherzigen Brüder in Wien, die Schwarzwald-Baar-Kliniken in Villingen-Schwenningen, das Klinikum Augustinum München und das Krankenhaus München-Neuperlach (▸ Adressen im Anhang).

2 Anwendung etherischer Öle in der Pflege

2.1 Arbeits- und standesrechtliche Aspekte

Die Aromatherapie stellt sich die Aufgabe, unter Anwendung rein natürlicher pflanzlicher Substanzen zu therapieren (▶ Kap. 1.1.1). Therapieren dürfen in Deutschland nur therapieberechtigte Heilkundige, d.h. Ärzte und Heilpraktiker. Sie übertragen die praktische Anwendung der therapeutischen Methoden, Rezepturen und Mischungen den zuständigen Pflegekräften. Dies wird dann in der Regel als Aromapflege bezeichnet.

2.1.1 Aufklärungspflicht

Vor einer aromapflegerischen Anwendung muss in der Klinik nach Zustimmung des behandelnden Arztes der Patient bzw. in einer pflegerischen Einrichtung der Bewohner über die Methode und ihre Öle und Mischungen, Wirkungen und eventuellen Nebenwirkungen aufgeklärt werden. Diese Aufklärung gehört zur Sorgfaltspflicht des Arztes und der Pflegenden. Nicht selten werden Düfte allgemein oder im Einzelfall abgelehnt. Manche Erkrankungen oder Therapien sensibilisieren gegen Düfte. Diese Umstände ebenso wie bekannte Allergien müssen im Vorfeld abgeklärt werden. Ist eine Person nicht in der Lage, aufgeklärt zu werden und ihren Willen zu äußern, beispielweise bei Bewusstlosigkeit oder fortgeschrittener Demenz, müssen die Angehörigen mit einbezogen werden. Ist auch dies nicht möglich, muss im Einzelfall entschieden werden. In der Regel rechtfertigt der Nutzen die Anwendung von Aromapflege. In jedem Fall sollten bei der Anwendung immer auch mimische Rückmeldungen beachtet werden.

Bewährte Medien zur Aufklärung sind Flyer oder anderes schriftliches Informationsmaterial, in dem die Aromatherapie und Aromapflege und ihre Anwendungsgebiete in der Einrichtung vorgestellt werden. Auch die Homepage einer Einrichtung bietet Raum, um über Aromatherapie und Aromapflege zu informieren und aufzuklären.

2.1.2 Abgrenzung von Selbsthilfe, Pflege und Therapie

Selbsthilfe

In der Selbsthilfe wenden Laien komplementärmedizinische Heilmittel („Hausmittel“) an, um Beschwerden zu lindern oder zu kurieren. Die entsprechenden Heilmittel aus den Bereichen der Pflanzenheilkunde, der Nahrungsergänzungsmittel oder der Homöopathie sind meist rezeptfrei in der Apotheke oder im Onlineversandhandel erhältlich. In der Selbsthilfe kann der Anwender frei bestimmen, was er tut. Eine ausreichende Kompetenz kann, muss aber nicht vorliegen. Informationsquellen sind oft medizinische Ratgeber oder Fachbücher, VHS-Kurse oder die Beratung in der Apotheke.

Anwendungsgebiete sind in der Regel Bagatellerkrankungen wie z.B. grippale Infekte, kleine Wunden, Muskelschmerzen oder Pickel. Gelegentlich werden Fälle bekannt, wo durch die Anwendung von Selbsthilfemaßnahmen Schaden entstanden ist.

2

Pflege

Definition

Nach dem International Council of Nurses (ICN) umfasst „Pflege die Versorgung und Betreuung, allein oder in Kooperation mit anderen Berufsangehörigen, von Menschen aller Altersgruppen, von Familien oder Lebensgemeinschaften, sowie von Gruppen und sozialen Gemeinschaften, ob krank oder gesund, in allen Lebenssituationen (Settings). Pflege schließt die Förderung der Gesundheit, Verhütung von Krankheiten und die Versorgung und Betreuung kranker, behinderter und sterbender Menschen ein".

Die Definition des ICN ist nicht verbindlich, aber sehr treffend. In vielen der genannten Bereiche lässt sich Aromapflege integrieren. Pflegende sprechen daher von Aromapflege und definieren ihre Ziele im Bereich pflegerischer Kompetenzen. Am häufigsten wird Aromapflege im Rahmen pflegerischer Prophylaxen (z. B. Dekubitus, Intertrigo, Pneumonie) in der Hautpflege, bei der Begleitung von Schmerzpatienten (Einreibungen) und der Verbesserung der Befindlichkeit (z. B. Duftkompressen oder Raumbeduftung) eingesetzt.

Therapie

Therapieren bedeutet das Feststellen, Heilen oder Lindern von Krankheiten, Leiden oder Körperschäden bei Menschen durch therapieberechtigte Heilkundige wie Ärzte oder Heilpraktiker. Dabei wird die Durchführung der nötigen Maßnahmen dem ausgebildeten und geschulten Pflegepersonal übertragen. Die Aromapflege benutzt dabei die Methoden und Rezepturen der Aromatherapie.

2.1.3 Abgrenzung von Pflegeprodukten und Therapeutika

Pflegeprodukte

In die Kategorie Pflegeprodukte fallen alle aromatherapeutischen und damit nicht verschreibungspflichtigen Hilfsmittel wie z. B. auch Waschlotionen und Hautpflegeprodukte. Sie haben u. U. keine therapeutischen Effekte und können im Rahmen prophylaktischer und lindernder Maßnahmen eingesetzt werden. Das gilt beispielsweise für Hautpflegemittel in der Dekubitusprophylaxe oder Einreibungen bei starkem Kummer. Die Wahl des geeigneten Pflegeprodukts und die Art der Anwendung obliegen der Pflegedienstleitung zusammen mit der Krankenschwester bzw. dem Pfleger.

Auch Aromamischungen sind Pflegeprodukte, z. B. eine fachgerecht zubereitete Aromawaschung, ein Hautpflegeöl oder eine Einreibungsmischung bei Erkältung. Aromapflegerische Mischungen dürfen nicht mit dem Namen einer Erkrankung (z. B. „Multiple-Sklerose-Mischung"), eines Symptoms (z. B. „Schmerzöl"), eines Organsystems (z. B. „Magen-Darm-Öl") oder einem therapeutischen Ziel (z. B. „Juckreizfrei-Mischung") beschriftet werden. Sie hätten sonst den Status eines Arzneimittels, bedürfen dann einer ärztlichen Verordnung (und einer Zulassung als Medikament!) und dürfen ausschließlich von Apotheken hergestellt werden.

Aromapflegeprodukte dürfen nicht auf Vorrat selbst angefertigt werden. Dies würde mit der Kosmetikverordnung kollidieren. Davon ausgenommen sind Ad-hoc-Anwendungen, die selbst hergestellt werden dürfen. Ad-hoc-Anwendungen sind Pflegeprodukte, die ausschließlich für eine einzige Anwendung zeitnah angemischt werden, z. B. für einmalige Körpereinreibungen oder Aromabäder. Sie dürfen weder aufgehoben noch Reste davon wieder oder anderweitig verwendet werden. Rezepturen kann man sich jedoch in einer geeigneten Apotheke mischen lassen.

Therapeutika

> Die Rezepturen in diesem Buch können alle als medizinische Hilfsmittel eingestuft werden. Juristisch wichtig und überprüft ist folgende Feststellung: Es kommt immer auf die „Auslobung“ bzw. „Deklaration“ an. Alle etherischen Öle und Mischungen sollten als medizinische Hilfsmittel oder Hilfsstoffe deklariert werden, die daher nicht in die Kategorie „Medikament“ fallen.

2.1.4 Haftung und Versicherung

Grundsätzlich haftet die Pflegeeinrichtung bzw. der behandelnde Arzt für eventuell auftretende Schäden durch die Aromapflege. Das kann z. B. eine allergische Reaktion sein.

Rezepturen von Mischungen, die in einer Apotheke hergestellt werden, durchlaufen zumindest eine Plausibilitätsprüfung durch den Apotheker. Dabei erwägt dieser gemäß seiner Fachkenntnis, ob die Rezeptur für die Anwendung geeignet ist und gibt bei Bedenken Rückmeldung an den Auftraggeber. Dadurch können fahrlässige Anwendungen ausgeschlossen werden.

Zudem sollte im Vorfeld jeder dermalen Anwendung einer öligen Rezeptur ein Hautverträglichkeitstest (Armbeugentest) (▶ Teil II, Kap. 2.1.2) durchgeführt werden. Das Testergebnis wird im Pflegebericht dokumentiert. Ein negatives Testergebnis schließt aus, dass eine Person schon vor einer Anwendung allergisch war.

Treten während einer bereits begonnenen Anwendung allergische Reaktionen auf, muss folgendermaßen reagiert werden: Abwaschen der Mischung, Information des Arztes, nach ärztlicher Anordnung topische Applikation antiallergischer Medikamente, Absetzen der Mischung bzw. der Aromapflege, Dokumentation im Pflegebericht. Für diese Fälle ist es wichtig, dass zum Nachweis der fachlichen Kompetenz die Ausbildungsnachweise der Aromaexperten in Kopie vor Ort zur Verfügung stehen (▶ Kap. 1.5.2) sowie Fachliteratur mit Studienergebnissen zum vorliegenden Fall.

Den rechtlich sichersten Status haben Aromamischungen, die eine Zulassung nach der Kosmetikverordnung haben. Sie gelten als Kosmetika und daher als sehr sicher, auch in juristischer Hinsicht. Bei Anwendung in der Pflege gelten auch sie als medizinische Hilfsmittel.

2.1.5 Kostenerstattung und Abrechnung

Die Kosten für die Aromapflege werden von den Krankenkassen in der Regel nicht erstattet. Für Heime besteht die Möglichkeit, die Aromaprodukte im Auftrag der Angehörigen und Bewohner zur Verfügung zu stellen und nach Absprache auf der Monatsrechnung zu positionieren.

Häufig übernimmt der Träger einer Einrichtung die Kosten für die Aromapflege (positive Außenwirkung). Grundsätzlich können auch die Angehörigen motiviert und dabei beraten werden, die gewünschten Aromaprodukte zu besorgen und sie der Pflege zur Verfügung zu stellen.

2.2 Die Arbeitsteilung zwischen Pflegenden und Ärzten

Pflegekräfte können im Rahmen ihrer pflegerischen Kompetenz (▸ Kap. 2.1) die Aromapflege vorschlagen, planen und nach Genehmigung durchführen. In der Regel werden gut informierte Ärzte zustimmen oder solche Pflegemaßnahmen selbst anordnen. Zusätzlich lassen sich viele Bagatellbeschwerden damit schnell beseitigen. Das gilt z. B. für begleitende und wohltuende Einreibungen an Schmerzpatienten mit einem geeigneten Pflegeöl.

Es empfiehlt sich, immer transparent und in enger Kooperation mit Ärzten zu arbeiten, damit sie Vertrauen zu den Fachkräften und zur Aromapflege entwickeln können. Auf dieser Basis werden Ärzte meist bereit sein, auch therapeutisch ausgelegte Aromaanwendungen anzuordnen.

2.3 Das Versorgungsspektrum von Pflegeberufen

2.3.1 Häusliche Pflege

Von häuslicher Pflege spricht man, wenn sie im privaten Umfeld des Patienten in Form von Hausbesuchen stattfindet. In diesem Fall ist der Zugang zu einem stationären Vorrat an etherischen Ölen und Mischungen erschwert. Aromapflegerische Anwendungen in der ambulanten Pflege müssen deshalb gut geplant und vorbereitet werden, damit sie regelmäßig erfolgen können. Die Pflegeprodukte können von den Angehörigen besorgt werden, sofern sie sich zuvor von den Pflegekräften haben beraten lassen. Alternativ können die Mitarbeiter des Pflegedienstes die Produkte im Auftrag der Angehörigen kaufen. Die gekauften Mischungen verbleiben dann beim Patienten. Außerdem hat es sich bewährt, wenn die Pflegekraft eine Auswahl wichtiger etherischer Öle mit sich führt, z. B. Lavendelöl für Waschungen oder Duftkompressen.

2.3.2 Stationäre Pflege

Im Krankenhaus werden die aromapflegerischen Produkte in der Regel von der Einrichtung zur Verfügung gestellt. Dies hat den Vorteil, dass eine Lagerhaltung möglich ist und die Produkte jederzeit verfügbar sind. Der Klinikalltag ist oft durch raschen Patientendurchlauf, kurze Liegezeiten und enge Zeitfenster für die Anwendungen gekennzeichnet. Aromapflege muss deshalb gut integriert und dokumentiert sein (▸ Kap. 1.5).

In der stationären Pflege sind bei der Anwendung von Aromapflege strenge Hygienerichtlinien zu berücksichtigen (▸ Kap. 1.6). Mehrbettzimmer erschweren z. B. die Raumbeduftung, sodass hier Einreibungen und Kompressen in den Vordergrund treten.

2.3.3 Intensivpflege

Auf einer Intensivstation werden Fälle mit besonders schweren Erkrankungen behandelt. Meist ist die Immunabwehr der Patienten geschwächt oder es liegt Multimorbidität vor. Patienten auf der Intensivstation profitieren wahrhaft „ganzheitlich“ von der Aromapflege. Besonders interessant ist die Anwendung von Aromamischungen für Prophylaxen (Dekubitus, Pneumonie, Thrombose und andere Begleitrisiken bei längerer Bettlägerigkeit) und zur seelischen Stabilisierung.

2.3.4 Palliativ- und Hospizpflege

In der palliativen Pflege ist die Anwendung der Aromatherapie und der Aromapflege sehr gut etabliert und oft anzutreffen. Die Palliativpflege setzt sich das Ziel, ganzheitlich und systemisch zu pflegen. Nicht das Symptom allein zählt, sondern der betroffene Mensch, und nicht nur der Mensch allein, sondern auch seine Familie und Freunde. Aromapflege hilft Angehörigen, selbst tätig zu werden und den schwerkranken Menschen aktiv zu begleiten.

In der Palliativ- und Hospizpflege können etherische Öle über den nasalen Weg allen Beteiligten die Trauerbewältigung erleichtern und Stress lindern. Gerade in krisenhaften Situationen während der Begleitung Sterbender zeigen die etherischen Öle ihre starke und spontane Wirkung. Aber auch die Bekämpfung übler Gerüche, die Versorgung komplizierter Wunden und die Linderung von Strahlendermatitis oder Atemnot haben die Aromapflege auf der Palliativstation oder im Hospiz unverzichtbar gemacht.

2.3.5 Rehabilitative Versorgung

Rehabilitative Pflege hat das Ziel, den Patienten wieder in seinen früheren Zustand der Selbstkompetenz zurückzuführen. Durch Krankheit eingeschränkte Fähigkeiten werden aktiviert und trainiert. Dabei arbeitet meist ein multiprofessionelles Team zusammen. Rehabilitative Pflege findet in vielen Bereichen statt, z. B. in der geriatrischen Pflege oder postoperativ im Bereich der Chirurgie. Aromapflege ist ein wertvoller Bestandteil dieser Arbeit. In der Rehabilitation kann sie ihr aktivierendes Potenzial voll entfalten und führt zu vielfältigen positiven Effekten, z. B. bei der Begleitung von Schmerzpatienten, um nur einen Aspekt ihres breiten Anwendungsspektrums zu nennen.

2.3.6 Altenpflege

In der Altenpflege werden die Menschen meist über einen längeren Zeitraum, häufig über Jahre betreut. Die Voraussetzungen für eine maßgeschneiderte aromapflegerische Begleitung sind deshalb besonders günstig. Zudem genießen ältere Menschen Einreibungen, Aromabäder, Fußbäder und Duftkompressen in der Regel sehr. Das geriatrisch veränderte Hautbild profitiert deutlich von der Aromapflege. Die pflegerische Zuwendung kann sich damit auf kleine Alltagsbeschwerden richten und die Zeitqualität deutlich erhöhen. Auch die Erkältungszeit kann begleitet, Gerüche können gelindert und Demenzkranke individuell betreut werden. Die benötigten Mischungen und Öle stellt entweder die Einrichtung zur Verfügung oder die Angehörigen übernehmen die Kosten für die Pflegeprodukte.

2.3.7 Besondere Pflegesituationen

Schwangerschaft und Geburtshilfe

Indikationen für den Gebrauch von Ölen in Schwangerschaft und Geburtshilfe:

- Bei kleineren Problemen und Störungen während der Schwangerschaft.
- Zur Entspannung und Schmerzlinderung beim Geburtsvorgang.
- Zur Schmerzlinderung, evtl. Wundheilung und Steigerung des Wohlbefindens nach der Geburt.
- Bei Depressionen, Schlaflosigkeit, Kopfschmerzen, Verdauungsproblemen.
- Ganz allgemein bei Angst, Aggression und Ruhelosigkeit.

> **Kontraindikationen für den Gebrauch von Ölen in Schwangerschaft und Geburtshilfe:**
>
> Vorsicht ist geboten bei bestehenden Krankheiten wie Diabetes, Bluthochdruck oder Herzproblemen. Auch Mehrfachschwangerschaften (Zwillinge etc.), erlebte Sturzgeburten und Unterleibsschmerzen, die nicht mit der Geburt zusammenhängen, erfordern höchste Aufmerksamkeit und Erfahrung bei der Auswahl und Anwendung von Ölen und Mischungen. Das gleiche gilt für die Erfahrung einer erduldeten Fehlgeburt oder bei schweren frühen Blutungen.
> Um die Mutter vor Problemen mit den angeblichen allergenen Inhaltsstoffen der Öle zu schützen, wird vor jeder Anwendung einer neuen Mischung der sogenannte Armbeugentest durchgeführt (▶ Teil II, Kap. 2.1.2).

Schwangerschaft

Die Anwendung von Ölen und Mischungen durch Massage sollte nicht in den ersten 14 bis 15 Wochen der Schwangerschaft geschehen. Es ist ausschließlich eine Inhalation über Taschentuch oder Diffuseur sinnvoll (▶ Teil II, Kap. 3.3).
Rezepturen ▶ Teil III, Kapitel 3.2.

Geburt

> Vorsicht ist geboten bei Muskatellersalbei und Jasmin, wenn die Geburt sehr beschleunigt ist!
> Pfefferminze und Muskatellersalbei dürfen wegen der Auswirkungen auf den schwangeren Uterus nicht angewendet werden bei Frühgeburten und auch nicht von schwangeren Hebammen bzw. Therapeutinnen.
> Außerdem muss perinatal immer jedes mögliche Zusammenspiel zwischen etherischen Ölen und konventionellen Medikamenten beachtet werden.

Rezepturen ▶ Teil III, Kapitel 5.2.

Nach der Geburt

Rezepturen ▶ Teil III, Kapitel 5.2.

Onkologie

Begleitung onkologischer Patienten

Die Begleitung von Krebspatienten stellt an die Pflege viele Herausforderungen. Die Diagnose und die u.U. ungünstige Prognose oder Verschlechterung lösen bei den Betroffenen starken Kummer aus, der den ganzen Menschen beeinträchtigt und für alle Anwesenden spürbar ist. Kräftezehrende Therapien mit gravierenden Begleiterscheinungen wie Strahlendermatitis, Stomalgie, Übelkeit oder Durchfällen begleiten den Aufenthalt der Patienten in der Klinik und sind oft nur schwer zu lindern. Exulzerierende Tumoren verbreiten u. U. üble Gerüche. Regelmäßig geht eine onkologische Begleitung in eine palliative Begleitung über, der Patient setzt sich mit dem Lebensende auseinander. Aromapflege kann bei der Betreuung Schwerkranker Lücken schließen. Viele der teilweise massiven Beschwerden können gelindert und erleichtert werden. Nicht zuletzt ist auch die Begleitung von Schmerzen ein wichtiges Thema.

Krebshemmende und antikarzinogene Wirkungen etherischer Öle

Die moderne Forschung geht über die adjuvante Hilfe bei Krebserkrankungen hinaus. Einige neuere Studien belegen, dass eine Reihe von Inhaltsstoffen natürlicher Öle krebshemmende und sogar heilende Eigenschaften aufweisen (▸ Literatur im Anhang sowie speziell bei Wabner und Beier 2012).

Inhaltsstoff mit antikarzinogener Wirkung	Etherisches Öl
Limonen und Geraniol	Lemongrass
Limonen	Alle Citrusöle, z. B. Bergamotte
Geraniol	Geranie, Lavendel, Rose, Lemongrass, Palmarosa
Sclareol	Muskatellersalbei
Linalool	Lavendel, aber auch in nahezu allen Blütenölen wie auch Rose, Neroli etc.
Bergamottin	Bergamotte
Perillylalkohol	Pfefferminze, Spearmint und Lavandin
Menthol	Pfefferminze
Carvon	Dill
Nerolidol, Carveol, Citronellol und Farnesol, Patchoulol	Patchouli und weitere unterschiedlichste Öle
Linalool	Unterschiedlichste Öle

Eine neue Erkenntnis ist, dass unverdünntes Sandelholzöl *(Santalum album)* eine starke Wirkung auf beginnenden Hautkrebs hat. In diesem Zusammenhang sollte auch das fette Öl der Wildrose bzw. das Hagebuttenkernöl erwähnt werden. Regelmäßig aufgetragen, kann es beginnenden Hautkrebs zurückdrängen. Auch Altersflecken werden wesentlich aufgehellt.

Diese Tatsachen zeigen, dass wir von dem Einsatz der Öle und ihrer Mischungen in der onkologischen Therapie noch viel erwarten dürfen.

Onkologische Rezepturen ▸ Teil III, Kapitel 11.

Psychiatrie und Suchtbehandlung

Da Düfte stark mit menschlichen Emotionen, Erinnerungen und Stimmungen verbunden sind (▸ Kap. 1.4), ist die Aromatherapie ein wertvoller Bestandteil der psychiatrischen Pflege. Das somatische Wirkungsspektrum tritt dabei oft in den Hintergrund. In der Suchtbehandlung können etherische Öle additiv zur Arzneimitteltherapie und der therapeutischen und pflegerischen Begleitung wirken, beispielsweise bei der Schmerzbehandlung oder zur Schlafförderung.

Rezepturen bei psychischen und somatoformen Störungen werden in Teil III (Kapitel 12) beschrieben.

3 Patientenkommunikation

3.1 Vermittlung und Angebot

Immer mehr Kliniken und pflegerische Einrichtungen stellen ihren Patienten bzw. Bewohnern bedarfsgerecht aufbereitete Informationen (Infoblatt, Flyer, Homepage) zur Aromatherapie und zur Aromapflege zur Verfügung, sodass sich Patienten und Bewohner selbst ein Bild vom Angebot der Aromapflege in der Einrichtung machen können. Im Vorfeld der Anwendung sollte die aromapflegerisch versierte Pflegekraft den Patienten oder Bewohner an einer Auswahl an Mischungen oder Einzelölen riechen und den passenden Duft auswählen lassen um sicherzustellen, dass er sich mit seiner Wahl wohlfühlt. Außerdem ist es unbedingt erforderlich, dass der Patient bzw. Bewohner über eventuell anfallende Kosten und mögliche Nebenwirkungen aufgeklärt wird.

3.2 Wirkungsbeobachtung

Es ist Aufgabe der Pflege, die Wirksamkeit einer Maßnahme zu evaluieren. Die Ergebnisse werden schriftlich dokumentiert (▸ Kap. 1.5.8) und die Maßnahmen im Bedarfsfall angepasst. Die Wirkung kann auch anders ausfallen, als ursprünglich geplant. So kann sich z. B. die aromapflegerische Begleitung chronischer Schmerzen sehr positiv auf den Schlaf auswirken, während sich die Schmerzen nur geringfügig verbessern. Es kann auch sein, dass sich ein Misserfolg einstellt, die Pflege ergebnislos verläuft und eventuell Störungen auftreten (Allergien, Reizungen, Übelkeit etc.). Dies sollte besonders dokumentiert und im Arbeitskreis diskutiert werden (▸ Kap. 1.5).

3.3 Begleitung

Die Aromapflege hat sich in verschiedenen Pflegebereichen als hilfreiche Unterstützung bei der Begleitung von Patienten, Bewohnern und ihren Angehörigen etabliert. Gerade in seelisch stark belastenden Situationen (Onkologie, Hospiz, Zustand nach Fehlgeburt) fällt es Menschen oft schwer, sich emotional mitzuteilen. Aromapflegerische Einreibungen und Duftmischungen können die Kommunikation für beide Seiten erleichtern, indem sie Raum und Zeit für Kommunikation schaffen und Gefühle ins Fließen bringen. Pflegende können mit dieser Zuwendung aufmerksame Zugewandtheit vermitteln, ohne diese Haltung verbal vermitteln zu müssen. Beim Versterben eines Menschen kann die Begleitung weitergehen, indem die Angehörigen und Freunde integriert werden. Eine letzte Salbung mit einem Aromaöl hilft, Abschied zu nehmen. Gerade bei langen Begleitungen, wie sie in der Altenpflege üblich sind, kann die Aromapflege zur Beziehungskultur beitragen.

3.4 Selbstversorgung

Erfahrene Laien wenden die Aromapflege meist bei Bagatellbeschwerden an, z. B. bei Erkältungen oder einfach zum Wohlfühlen. In der Selbstversorgung gibt es, anders als im klinischen Bereich, keine verbindlichen Regeln für das Vorgehen. Es sollte aber sichergestellt sein, dass die Anwendungen keine Gefahr für die eigene Gesundheit darstellen. Deshalb ist es wichtig, dass der Anwender sachkundig vorgeht und qualitativ hochwertiges Material verwendet. Die Anwendung von Ölen und Mischungen minderwertiger Qualität (z. B. No-Name-Produkte, überlagertes Material) kann zu unerwünschten Nebenwirkungen und Komplikationen führen. Richtig angewendet und mit einer gut ausgestatteten Hausapotheke kann Aromapflege auch im Laienumfeld nachhaltig das Alltagsgefühl verbessern.

3.5 Versorgung durch Angehörige

Angehörige sind mit Alter, Krankheit und Pflegebedürftigkeit von Verwandten oft überfordert. Auch in dieser Situation kann die Aromapflege eine große Hilfe sein, indem sie allen Beteiligten eine Annäherung an die veränderte Situation erleichtert. Oft gibt es die Möglichkeit, dass die Angehörigen durch Pflegefachkräfte in der Aromapflege angeleitet werden. Die Pflegekräfte können meist auch Informationen über geeignete Bezugsquellen für das aromapflegerische Material vermitteln (Mischungen und Einzelöle). Die aromapflegerische Arbeit durch die Angehörigen kann zu Hause stattfinden, aber auch im Hospiz, im Krankenhaus oder im Alten- und Pflegeheim.

4 Therapie mit etherischen Ölen international

4.1 Österreich

Der Beruf der Aromaberaterin bzw. des Aromaberaters ist eingeführt. Allerdings dürfen diese keine Massagen durchführen. Nach entsprechender Prüfung gilt die Zusatzbezeichnung „komplementäre Pflege-Aromapflege". Die praktische Umsetzung der Aromapflege beim Patienten darf erst nach Genehmigung der Krankenanstaltenleitung (Pflegedienstleitung, ärztliche Leitung, Verwaltungsdirektion) durchgeführt werden.

4.2 Frankreich

Im Jahr 1935 hat der Arzt René Gattefossé in Paris die Therapie mit natürlichen Ölen wiederentdeckt. Er nannte sie Aromatherapie. Noch immer ist sie in Frankreich meist Medizinern vorbehalten. Leider hat sich, ausgehend von seinen Schülern, europaweit ein Zweig der Aromatherapie in eine stark esoterische Richtung entwickelt und damit die Aromatherapie für die wissenschaftliche Medizin oft versperrt.

4.3 Großbritannien

Hier ist die Aromatherapie aus den alten, von den Hexen (den ursprünglichen Schamanen unseres Kulturkreises) überlieferten Methoden der Pflanzenheilkunde entstanden. Sie ist gesellschaftlich weitgehend akzeptiert. Der Therapeut kann seine Leistungen mit der Krankenkasse verrechnen. Allerdings wird eine sehr strenge allgemeine Prüfung verlangt.

Hebammen arbeiten oft aromatherapeutisch, und auch in den Kliniken ist die Therapie eingeführt, wobei die Entscheidung immer endgültig beim zuständigen Mediziner liegt.

4.4 USA

In den USA gilt die Aromatherapie als die am schnellsten wachsende komplementäre Therapie bei Pflegekräften. Sie wird von den Berufsverbänden der Krankenschwestern und Pfleger als legitimierter Teil ganzheitlicher Pflege anerkannt. Aromatherapie wird nicht nur als ein beliebtes und effektives Hilfsmittel in der konkreten Pflegesituation angesehen, sondern auch als ein wirkungsvolles Instrument zur Aufwertung der Krankenpflege.

4.5 China

Die Traditionelle Chinesische Medizin benutzt seit unvordenklichen Zeiten zur Verstärkung der Wirkung der Akupunktur die Moxibustion. Dabei werden mit brennenden Moxa-Zigarren oder -Hütchen die Akupunkturpunkte aktiviert. Moxa besteht aus dem Kraut von Beifuß (*Artemisia vulgaris* var. *chinensis*), das oft mit anderen Heilkräutern gemischt wird. So werden die etherischen Öle über den jeweiligen Akupunkturpunkt in den Körper geführt.

Auch bei An-Mo (An = reiben, Mo = streichen) bzw. Tui-Na (Tui = drücken, Na = greifen), der Mikromassage der Akupunkturpunkte (im Westen fälschlich „Akupressur" genannt), werden seit einiger Zeit etherische Öle und Mischungen eingesetzt. Wir sind an der Weiterentwicklung dieser Methode (das duftende An-Mo) beteiligt (▸ Teil II, Kap. 3.5 mit einigen Rezepturen).

Im Bereich der allgemeinen Medizin und hier besonders in der Onkologie sind in der chinesischen wissenschaftlichen Literatur hochinteressante Entwicklungen zu beobachten. Neben der adjuvanten Hilfe bei der Therapie wird von krebshemmenden und v. a. krebsheilenden Wirkungen etherischer Öle und von Erfolgen beim Einsatz berichtet.

II Etherische Öle in der therapeutischen Praxis

1 Die wichtigsten Öle für Aromatherapie und Aromapflege

1.1 Etherische Öle

Da die etherischen Öle die entscheidenden Hilfsmittel von Aromatherapie und daher natürlich auch der Aromapflege sind, stellen wir im Folgenden die Portraits von elf wichtigen Ölen vor. Informationen zu weiteren etherischen und fetten Ölen sowie den Hydrolaten mit ausführlicher Literatur sind z.B. im „Taschenlexikon der Aromatherapie" (Wabner 2013) zu finden.

1.1.1 Lavendel

Lavandula officinalis (Labiatae/Lamiaceae)

Synonyme: Lavandula angustifolia, Lavandula vera; verwendeter Pflanzenteil: Blüten; Herkunft des Öls: Frankreich, England, Bulgarien, Tasmanien, ehemaliges Jugoslawien, heute sogar China

Das Öl wird durch Wasserdampfdestillation aus den Blüten von *Lavandula officinalis* gewonnen. Lavendelöl wurde früher hauptsächlich aus Frankreich geliefert. Inzwischen kommt die Hauptmenge aus Bulgarien, Tasmanien und dem ehemaligen Jugoslawien. Besonders hochwertiges Öl aus Frankreich stammt nur aus den Hochalpen von wild wachsendem Lavendel. Die Produktion in England hat wieder deutlich zugenommen (Channel Islands). Insgesamt beträgt die Weltproduktion über 1000 Jato.

Man sollte Lavendel nicht verwechseln mit Lavandin (750–900 Jato) aus *Lavandula fragrans delphinensis* (*L. hybrida*). Lavandinöl hat einen wesentlich niedrigeren Estergehalt und enthält Kampfer. Es wird meist nicht zu therapeutischen Zwecken eingesetzt. Ähnliches gilt für den Speiklavendel, der aus *Lavandula spica* (*Lavandula latifolia*) hergestellt wird. Dieses Öl enthält ebenfalls eine bestimmte Menge Kampfer und wird als Insektenbekämpfungsmittel und in der Tiermedizin eingesetzt. In geringer Menge wird auch Schopflavendelöl verwendet, das aus der französischen Lavendelart *Lavandula stoechas* hergestellt wird.

Der Name der Pflanze leitet sich vom lateinischen „lavare" (waschen) ab. Sie wurde sowohl bei der Wäsche von Kleidung eingesetzt, um das Wasser zu aromatisieren, als auch zum Auswaschen von Wunden.

Lavendel ist ein seit Urzeiten bewährtes Volksheilmittel. Man verwendete das Kraut früher, um den Magen zu „trösten" Es war und ist aber auch ein Insektenabwehrmittel und ein Duftspender sowie ein Mottenmittel für die Wäsche. Ein erfolgreiches Mittel gegen Kleider-Motten ist folgende Mischung: Lavendel- und Zedernholzöl zu gleichen Teilen und um den Duft zu verstärken eine Spur Patchouliöl.

Das Öl verwendet man sowohl als belebendes als auch beruhigendes und ausgleichendes Öl. Lavendelöl wird in der Aromatherapie im Allgemeinen als das vielseitigste Öl betrachtet. Prinzipiell ist es das Mittel der Wahl bei Verbrühungen und Verbrennungen aller Art. Diese Beobachtung führte René Gattefossé im Jahr 1935 zur Wiederentdeckung der Aromatherapie. Aber auch schmerzende Wunden und juckende Mückenstiche können mit diesem Öl sehr schnell bekämpft und auch Narben behandelt werden. Schnaubelt (1995) berichtet von einer bemerkenswerten Wirkung des Lavendelöls als normalisierende Substanz auf die Blutzuckerbereitstellung der Leber. Ein oder zwei Tropfen, 15 Minu-

1

ten vor dem Essen eingenommen, sollen den Appetit spürbar reduzieren.

Mit Lavendelöl wurde der wissenschaftliche Nachweis geführt, dass etherische Öle die Haut problemlos durchdringen (Jager et al. 1992) und in den Blutkreislauf gelangen. Sie werden nach etwa 90 Minuten wieder vollständig abgebaut. Sie verbleiben also nicht im Körper.

Lavendelöl ist neben Rosenöl (▶ Kap. 1.1.2, Kap. 1.1.3) das Therapeutikum mit den vielfältigsten Anwendungsmöglichkeiten. Ärzte der frühen Neuzeit wie Culpeper (1616 – 1654) haben es mit gewissem Recht als ein Allheilmittel betrachtet. Wenn man die Anwendungsgebiete und die Wirkungen betrachtet, kann man diesen Glauben nachvollziehen. Heute ist es das in der klinischen Aromatherapie am häufigsten eingesetzte Öl. Es wirkt beruhigend, wird deshalb als sanftes Schlafmittel und zur Behandlung von Angstzuständen eingesetzt. Außerdem wirkt es stark desinfizierend, auch in der Raumluft (Hospitalismus). Angesichts seiner Wirkungsmöglichkeiten ist es erstaunlich preiswert und v. a. nahezu nebenwirkungsfrei. Neben Rosenöl und Sandelholzöl ist es das einzige Öl, das man problemlos unverdünnt auf jeder Haut anwenden kann. Für die Hausapotheke ist dieses Öl unverzichtbar. Es sollte in keinem Haushalt fehlen.

Die pharmazeutische Industrie hat sich die stark beruhigende Wirkung des Lavendelöls zunutze gemacht und bietet seit dem Jahr 2010 Kapseln mit dem reinen Öl an (Lasea® bei Ängsten, Panikattacken und Schlaflosigkeit, soll sogar bei „Restless Legs“ helfen) (Kasper et al. 2010).

Die Parfümerie zählt Lavendel zu den Herznoten.

Tipps

Mischung zum Einschlafen: Eine Mischung aus dem roten Öl der Mandarine und Lavendelöl im Verhältnis 1:1 hat sich als wundervolles Einschlafmittel bei Kindern bewährt (Konzentration bei Säuglingen ~ 0,5 %). Es wirkt übrigens auch bei Erwachsenen (gut als Nasentampon).

Mischung gegen Motten: Kleidermotten kann man gut und wirkungsvoll verjagen mit Lavendel und Zedernholzöl im Verhältnis 1:1. Auf Papiertaschentuch, Lavendelsäckchen, Stoffstreifen etc. auftragen oder zusätzlich versprühen. Einige Tropfen Patchouli verfeinern den Duft.

Der Duft des Öls ist frisch, blumig-krautig, luftig, klar, voll und rund.

Lavendel mischt sich gut mit den meisten anderen etherischen Ölen, besonders mit Basilikum, Benzoe, Blütenölen, Cistrose, Citrusölen, Eichenmoos, Fichtennadel, Gewürznelke, Kiefernnadel, Muskatellersalbei, Patchouli, Rose, Rosengeranie, Rosmarin, Vetiver, Zedernholz.

Inhaltsstoffe

- **Monoterpene:** 5,88 % cis-β-Ocimen, 2,4 – 3,32 % trans-β-Ocimen, 0,5 – 0,6 % β-Myrcen, 0,24 – 0,6 % Limonen, 0,2 % α-Pinen, 0,1 – 0,2 % Camphen, 0,1 % β-Pinen, 0,1 – 0,2 % γ-Terpinen, 0,08 % α-Thujen, 0,05 % α-Terpinen, 0,03 % Sabinen, 0,08 % δ-3-Careen
- **Sesquiterpene:** 3,9 – 5,2 % β-Caryophyllen, 1,2 % α-Humulen, 0,3 % Germacren D, 0,1 % Bergamotten, 0,05 % α-Bisabolol, 1,67 % cis- und trans-Farnesen, 0,69 % α-Santalen

- **Monoterpenole** (40 %): 29,1 – 36,7 % Linalool, 2,5 – 4,15 % Terpineol-4, 0,3 – 0,8 % Borneol, 0,7 – 0,9 % Lavandulol, 0,6 % α-Terpineol, 0,31 % 1-Octen-3-ol, 0,22 % Geraniol, Terpinen-4-ol, 0,24 % Nerol, 0,11 % Cadinol
- **Ketone:** 0,4 – 1,2 % Octenon-3, 0,2 % Borneon (Campher)
- **Ester** (bis 50 % und mehr): 30,6 – 33,7 % Linalylacetat, 3,1 – 3,7 % Lavandulylacetat, 1,1 % 1-Octenyl-3-acetat, 0,5 – 0,7 % Geranylacetat, 0,6 % n-Hexylacetat, 0,3 % Nerylacetat, 0,2 % Bornylformiat, 0,38 % Hexylbutyrat, 0,04 % n-Hexyltigliat, 0,21 % Bornylacetat
- **Oxide:** 0,6 % 1,8-Cineol, 0,5 % Caryophyllenoxid, 0,2 % cis-Linalooloxid, 0,2 % trans-Linalooloxid
- **Andere:** 0,5 % 1-Octen-3-ol

> Die Güte des Lavendelöls wird bemessen am Esteranteil, v. a. das Linalylacetat ist prägend (bis zu 70 %).

Wirkungen

Wirkung auf den Körper Abschwellend, allgemein anregend, antibakteriell (besonders *Staphylococcus aureus*), antimykotisch, antiparasitär, antirheumatisch, antiseptisch, antitoxisch, blähungswidrig, blutdrucksenkend, desodorierend, durchblutungsfördernd, entzündungswidrig, Gallenfluss anregend, leicht gerinnungshemmend, harntreibend, herzwirksam, Insekten vertreibend, krampflösend, menstruationsfördernd, milzwirksam, Narbenbildung verhindernd, schmerzlindernd, schweißtreibend, wundheilend, wurmtreibend, zellerneuernd.

Wirkung auf Geist und Seele Antidepressiv, beruhigend, entspannend, nervenstärkend, normalisierend, stärkend.

Indikationen

Körperliche Indikationen Abszesse, Akne, Allergien, Arterienentzündung, Asthma, Bindehautentzündung, Bluthochdruck, (asthmatische) Bronchitis, Couperose (erweiterte Poren und Äderchen der Haut), Dermatitis, Durchfall, Diphtherie, Ekzeme, Entbindung, Epilepsie, Erbrechen, Erkältung, Furunkel, Geschwüre, Grippe, Haarausfall, Halsentzündung, Harnblasenentzündung, Hautabschürfungen, allergische Hauterkrankungen, infektiöse Hauterkrankungen, Hautpflege, Herzjagen, Herzklopfen, Herzbeschwerden, virale Infektionen, Insektenstiche, Ischialgie, Juckreiz, Katarrh, Kehlkopfentzündung, Keuchhusten, Kolik, Kopfschmerzen, Krämpfe, Krätze, Lähmungen, Läusebefall, Lumbago, Menstruationsbeschwerden, Meteorismus, Migräne, Mundgeruch, Muskelkrämpfe, Muskelschmerzen, Narben, Ohnmacht, Ohrenschmerzen, prämenstruelles Syndrom (PMS), Rheumatismus, Schuppen, Schuppenflechte, Schwindel, Sonnenbrand, Sonnenstich, Tuberkulose, Übelkeit, Unterschenkelgeschwür, Venenentzündung, Verbrühungen, Verdauungsstörungen, Verkrampfungen, Verletzungen, Verstauchungen, (Brand-)Wunden, Zahnschmerzen, Zerrungen.

Geistig-seelische Indikationen Angst, Anspannung, Depression, Gehemmtheit, Hysterie, Nervosität, Schlafstörungen, Überempfindlichkeit.

Warnhinweise

- Lavendelöl ist eines der wenigen Öle, für das keine Warnungen nötig sind.
- Äußerliche Anwendung: Es kann unverdünnt auf die Haut, selbst auf Babyhaut, aufgetragen werden. Allerdings sollte es, wie alle etherischen Öle, nicht unverdünnt in die Augen gebracht werden. Im Kontakt mit anderen Schleimhäuten ist dieses Öl wesentlich unbedenklicher. Allergische Reaktionen sind extrem selten.

1.1.2 Rosendestillat

Rosa damascena trigintipetala, die dreißigblättrige, und Rosa centifolia, die hundertblättrige (Rosaceae)

Verwendeter Pflanzenteil: Blüten; Herkunft des Öls: Bulgarien, Türkei, Iran, Syrien, Russland, Ukraine, Frankreich, Marokko, Algerien, Tunesien, England

Das Öl wird meist durch Wasserdampfdestillation aus Blüten der *Rosa damascena* und *Rosa centifolia* (sogenannte rose otto im Englischen oder Destillat im Deutschen) gewonnen. Rosenöl wird meistens mit Destillat gleichgesetzt. Inzwischen werden Wasserdampfdestillate aus den Blüten aller duftenden Rosensorten hergestellt. Als Nebenprodukt entsteht Rosenwasser (▶ Kap. 1.3), das alle wasserlöslichen Bestandteile der Rosenblüten enthält. Durch den Destillationsvorgang werden einige wichtige Inhaltsstoffe wie Rosenoxid und Damascenon durch oxidative Wasserabspaltung erst gebildet. Sie sind für den typischen Duft von Rosendestillat verantwortlich.

Die therapeutische Wirkung wird v.a. durch die Rosenalkohole und Aldehyde erzielt. Charakteristisch für die Wasserdampfdestillate ist die hohe Konzentration an weitgehend geruchlosen, höher-molekularen Paraffinen. Beide Rosenölsorten gehören ihrer chemischen Zusammensetzung nach mit über 400 unterschiedlichen Einzelbestandteilen zu den komplexesten etherischen Ölen überhaupt.

Besonders zu erwähnen ist der Einsatz der unterschiedlichen Rosenöle in der Kosmetik, insbesondere bei der Behandlung von gestresster und alternder Haut. In der Parfümerie wird es in 44 % der maskulinen und 96 % der femininen Kompositionen eingesetzt. Ein weiteres wichtiges Einsatzgebiet sind außerdem Herzprobleme, besonders Arrhythmien.

Rosenöl ist wie Lavendel ein „Allheilmittel" (▶ Kap. 1.1.1). Als solches wird es seit dem Mittelalter auch in der wissenschaftlichen Literatur gehandelt. Der Eindruck der Unwissenschaftlichkeit ist nicht gerechtfertigt, da der Charakter des „Allheilmittels" durch die erstaunliche Vielzahl der Anwendungen erklärt wird. In diesem Fall ist es besonders wichtig anzumerken, dass Rosenöl nahezu nie als Einzelsubstanz eingesetzt wird, sondern immer in Kombination mit mindestens einem anderen Öl, in vielen Fällen aber mit einer Vielzahl von Ölen. Dies gilt natürlich auch für die anderen Allheilmittel wie z.B. Lavendel. Rosenöl wird als die Königin der Öle bezeichnet (mit Jasmin als dem König). Nicht nur in der orientalischen Küche wird Rosenwasser in großem Umfang eingesetzt. Auch Fruchtsäfte und Ähnliches werden mit geringen Zusätzen von Rosenöl in Geschmack, Ausdruck und Fülle wesentlich verbessert. Die Wirkung als Aphrodisiakum wird inzwischen mit Recht bezweifelt. Folgt man der asiatischen Literatur, handelt es sich eher um eine Substanz, die ausgleichend auf das Seelenleben wirkt. Allerdings wird mit dem Rosenduft eine entspannte, ausgeglichene Atmosphäre erreicht. Aus dieser Seelenlage heraus ist Erotik und Sexualität jederzeit vorstellbar.

Die Traditionelle Chinesische Medizin berichtet von den wärmenden bzw. ausgleichenden Eigenschaften der Rosenblüten, die den Energiefluss regulieren, Menstruationsprobleme normalisieren und Stauungen im Körper auflösen. Es wurde angewendet bei schwerer Ruhr mit Appetitlosigkeit und Blähungen, Durchfall und Entzündungen.

Die Parfümerie zählt Rosendestillat zu den Herznoten mit Übergang zur Basisnote.

Leber- und Gallenbeschwerden

Einfache Rezeptur: Einen Teelöffel mit Zucker bzw. einen Zuckerwürfel mit 1 bis 3 Tr. Rosenöl versehen und einmal täglich vor dem Frühstück schlucken. Diese Behandlung ist nach eigener Erfahrung nicht nur für Leber und Galle von Vorteil, sondern auch für den Magen. Noch Tage danach ist der Rosenduft auf der gesamten Hautoberfläche zu spüren.

Der Duft dieses Öls ist schwer, süß, reif, warm, tiefblumig, reich und stark würzig, aus dem Untergrund sanfter Honigduft.

Rosendestillat lässt sich mit jedem anderen etherischen Öl (v.a. Basilikum, Bergamotte, Grapefruit, Jasmin, Lavendel, Muskatellersalbei, Neroli, Patchouli, Rosengeranie, Sandelholz, Thymian, Teebaum, Weißtanne, Zeder, Zimt, Zypresse) mischen. Eine besondere Harmonie wird erreicht durch Mischung mit Bergamotte, Neroli, Jasmin, Muskatellersalbei, Patchouli, Rosengeranie, Sandelholz. Aber auch Thymian und Teebaum verbinden sich sehr gut mit dem Duft der Rose. Dies ist ein wichtiger Aspekt v.a. für Patienten, die den Geruch von Teebaum (▸Kap. 1.1.10) und Thymian als zu medizinisch und hart empfinden.

Inhaltsstoffe

Die Angaben beziehen sich auf das bulgarische Rosendestillat; in Klammern sind die Werte für das türkische bzw. marokkanische Destillat angegeben (die übrigen Werte weichen nicht stark voneinander ab). Es werden hier nur die wichtigsten Stoffe aufgeführt. Rosenöl ist von der Zusammensetzung her das komplexeste Öl überhaupt (520 Inhaltsstoffe).

- **Monoterpene:** 0,8 % (0,05 %) α-Pinen, 0,3 % Myrcen, 0,03 % β-Pinen, 0,1 % β-Elemen
- **Sesquiterpene:** 0,6 % β-Caryophyllen, 0,6 % Germacren D, 0,3 % α-Humulen, 0,3 % α-Guaien
- **Monoterpenole:** 40 % (20 – 45 %/39,5 %) Citronellol, 2,2 % (0,5 – 1 %/1,2 %) Linalool, 5,9 % (3,6 – 6,6 %) Nerol, 23 % Geraniol, 0,8 % α-Terpineol, 0,3 % Terpineol-4, 0,2 % Hexanol, Heptanol, Nonanol, 2,1 % (2,4 %/2,5 %) Phenylethylalkohol
- **Sesquiterpenole:** 0,9 % (0,4 – 1,6 %/0,8 %) trans-Farnesol, 0,1 % Nerolidol
- **Phenole:** Eugenol
- **Phenylether:** 1,7 % (1,6 – 2 %/1,6 %) Methyleugenol
- **Aldehyde:** 18,5 % (11,9 – 26,3 %) Neral, Spuren Benzaldehyd, 0,1 % Heptanal,

Octanal, 0,4 % Nonanal, 1,5 % (1,9 – 2,6 %) Decanal
- **Ester:** 1,6 % (1 %/0,5 %) Geranylacetat, Nerylacetat, 0,8 % Phenylethylacetat, 1,4 % (0,5 – 0,7 %) Citronellylacetat, Hexylacetat
- **Ketone:** 0,7 % Carvon, 1,2 % trans-α-Damascenon, 0,14 % β-Damascenon, 0,03 % β-Ionon, β-Damascon, Isodamascon, Methylheptenon
- **Oxide:** 0,5 % trans-Rosenoxid, 0,16 % Rosenfuran, Neroloxid
- **Mercaptane:** 3-(4,8-dimethyl-3,7-nonodienyl)-Thiophen, 4,5-epithio-Caryophyllen, 1,2-epithio-Humulen, 4-(4-methyl-3-pentenyl)-1,2-dithiacyclo-Hex-4-en, 4,5-epithio-Humulen
- **Paraffine** (Stearoptene bis 22 %): 0,13 % Octadecan, 7,8 % (7,4 %/11 %) Nonadecan, 3,5 % Nonadecen, 3,4 % Heneicosan, 1,8 % Heptadecan, 0,8 % Eicosan, 0,7 % Tricosan, 0,5 % Pentadecan, 0,25 % Heptadecen, 0,1 % Tricosen

Wirkungen

Wirkung auf den Körper Abführend, adstringierend, allgemein anregend (Herz, Magen, Leber, Uterus), antibakteriell, antiviral, bakteriostatisch, bakterizid, blutstillend, desodorierend, entzündungswidrig, Gallenfluss anregend, hautregenerierend, herzwirksam, krampflösend, leberwirksam, magenwirksam, menstruationsfördernd, milzwirksam.

Wirkung auf Geist und Seele Antidepressiv, „aphrodisisch“, ausgleichend, beruhigend, psychisch stabilisierend.

Indikationen

Körperliche Indikationen Appetitlosigkeit, rheumatoide Arthritis, Augenentzündung, Bindehautentzündung, Durchfall, Erbrechen, Frigidität, Gallenblasenentzündung, Hautschäden (trockene, faltige, entzündete Haut), Herpes, Herzjagen, Impotenz, Kopfschmerzen, Leberprobleme, Magenprobleme, chronische Magenschleimhautentzündung, Mandelentzündung, Menstruationsbeschwerden (irreguläre, schmerzhafte, verlängerte oder verstärkte Menstruationsblutung), vaginale Pilzinfektionen, Schwellungen, Sterilität, Übelkeit, Erkrankungen des Uterus, Vaginalausfluss, Verstauchungen, Verstopfung.

Geistig-seelische Indikationen Angst, Anspannung, Depression, Reizbarkeit, Schlaflosigkeit, Sterbebegleitung.

> Rosenöl kann wie Lavendelöl unverdünnt auf die Haut aufgebracht werden. Das Destillat beginnt bei 18 bis 19 °C, fest zu werden. Aus Preisgründen empfiehlt es sich allerdings, Rosenöl nicht unverdünnt auf der Haut anzuwenden, sondern in Mischung mit fetten Ölen oder Jojoba.

1.1.3 Rosenextrakt

Rosa centifolia, Rosa damascena (Rosaceae)

Synonym: rose absolute (engl.), rose absolue (franz.), rose de mai; verwendeter Pflanzenteil: Blüten; Herkunft: Türkei, Bulgarien, Frankreich, Marokko, Indien

Allgemeines

Dieses Öl wird im Englischen „rose absolute“ und im Französischen „rose absolue“ genannt. Es wird durch Solventextraktion (mit Hexan, Petrolether oder chlorierten Kohlenwasserstoffen) aus den Blüten v.a. von *Rosa centifolia* und nun auch *Rosa damascena* hergestellt. Die Solventextraktion (Extrakt) wird v.a. im französischsprachigen Raum durchgeführt. Inzwischen wird jedoch auch in England wieder Extrakt hergestellt. Allerdings haben sich diese Unterscheidungen in letzter Zeit verwischt. Auch in den klassischen Extrakt-herstellenden Ländern werden nun Destillate produziert. Umgekehrt werden in den Destillationsländern Extrakte hergestellt. Aus beiden Rosensorten werden sowohl Destillate (▶ Kap. 1.1.2) als auch Extrakte hergestellt.

Im ersten Verfahrensschritt entsteht bei der Solventextraktion eine wachsartige Masse (Concrete, Rosenbutter). In einem zweiten Schritt werden mit Ethylalkohol die etherischen Bestandteile herausgelöst. Nach Verdampfen des Alkohols liegt der Extrakt (Absolue, Absolute) vor.

Parfümistisch berühmt ist das sogenannte Mairosenöl (rose de mai) aus den Blüten von *Rosa centifolia*.

Im Rosenextrakt sind bis zu 65 % Phenylethanol enthalten (Destillat 1–3 %). Die narkotische und lokalanästhetische Wirkung dieses Stoffs bestimmt die therapeutischen Eigenschaften. Auch der hohe Gehalt an Estern weist auf die starke psychische Wirkung hin. Rosenextrakt enthält deutlich weniger Geraniol und Citronellol als das Wasserdampfdestillat (▶ Kap. 1.1.2). Bei den Extrakten überwiegen v.a. bei den kleinen Bestandteilen die Esterverbindungen.

Die Parfümerie zählt Rosenextrakt zu den Herznoten.

„Loslass-Mischung“

Gut für die Hospizbetreuung: Rosenextrakt und Neroliöl im Verhältnis 1:1 gemischt, sowohl für den Sterbenden als auch für die Trauernden.

Der Duft dieses Öls ist warm, rosig, lang anhaltend, mit betonter Honignote, berauschend, elegant und im Angeruch frischblumig-fruchtig. Der Duft ist näher an der Rosenblüte als das Destillat.

Rosenextrakt mischt sich gut mit Basilikum, Benzoe, Cistrose, Jasmin, Lavendel, Minzen, Myrrhe, Riesentanne, Teebaum, Zeder, Zypresse.

> Das Absolue der Rosenblüten wird durch flüchtige Lösungsmittel gewonnen und in der streng medizinisch orientierten Aromatherapie nicht verwendet. Aufgrund des Anteils von 65 % des duftprägenden Phenylethanols erinnert der Duft des Absolue jedoch stärker an die frische Rosenblüte.

Inhaltsstoffe

Die Angaben beziehen sich auf *Rosa centifolia*, die in Klammern auf *Rosa damascena*.

- **Monoterpene:** Spuren α- und β-Pinen, Myrcen, Limonen
- **Sesquiterpene:** 0,2 % (0,2 %) β-Caryophyllen
- **Monoterpenole:** 7,8 % (9,9 %) Citronellol, 0,16 % (Spuren) Linalool, 1,65 % (1,26 %) Nerol, Spuren Geraniol, 0,13 % (Spuren) Terpineol-4, 57 % (65 %) 2-Phenylethanol, 0,48 % (0,95 %) Phe-

nyl-methanol, 0,1 % (0,1 %) Octadecanol, – (Spuren) α-Terpineol

- **Sesquiterpenole:** 0,35 % (0,21 %) trans-Farnesol
- **Phenole:** 1,2 % (0,9 %) Eugenol
- **Phenylether:** 0,43 % (0,89 %) Methyleugenol
- **Aldehyde:** 0,1 % (Spuren) Neral, 0,17 % (Spuren) Geranial
- **Ester:** 0,39 % (0,21 %) Geranylacetat, 4,54 % (3,56 %) Phenylethylacetat, Spuren (0,1 %) Hexadecansäureethyl-ester, 0,38 % (0,29 %) Hexansäure-2-phenylester, 0,27 % (0,27 %) Linolsäure-2-phenylester, 0,29 % (0,29 %) Linolensäure-2-methylethylester
- **Paraffine:** (Stearoptene bis 8 %): 0,93 % (0,29 %) Nonadecan, 1,29 % (1,87 %) Nonadecen, Spuren (0,15 %) Pentadecan, 0,39 % (0,52 %) Heptadecan, 0,12 % (0,10 %) Heneicosen, 0,12 % (-) Heneicosan, 0,15 % (Spuren) Tricosen

Wirkungen

Wirkung auf den Körper Adstringierend, allgemein anregend (Herz, Magen, Leber, Uterus), antiinfektiös, antiseptisch, antiviral, blutstillend, bakteriostatisch, bakterizid, entzündungswidrig, hautregenerierend, herzstärkend, krampflösend, lokalanästhetisch, menstruationsfördernd, narkotisierend.

Wirkung auf Geist und Seele Antidepressiv, „aphrodisisch“, beruhigend, stark nervenstärkend, psychisch stabilisierend.

Indikationen

Körperliche Indikationen Appetitlosigkeit, Asthma, Durchblutungsstörungen, Frigidität, Hautschäden (trockene, faltige, entzündete Haut), Impotenz, Kopfschmerzen, Mandelentzündung, Menstruationsstörungen, Migräne, Schlaflosigkeit, Schlangenbisse, Sterbebegleitung, Sterilität, Erkrankungen des Uterus.

Geistig-seelische Indikationen Angst, Depression, psychische Labilität, Melancholie, nervöse, stressbedingte Beschwerden.

Warnhinweise

- Innerliche Anwendung: nicht bei Schwangeren, Säuglingen und Kleinkindern geeignet.
- Äußerliche Anwendung: bei Säuglingen nur geringste Konzentrationen (~ 0,5 %) verwenden.

1.1.4 Bergamotte

Citrus aurantium var. bergamia (Rutaceae)

Verwendeter Pflanzenteil: Fruchtschalen; Herkunft des Öls: Süditalien, Korsika, Elfenbeinküste, Argentinien

Das Öl wird durch Kaltpressung bzw. Anritzen aus den Fruchtschalen von *Citrus bergamia* gewonnen. Es wird v. a. in Süditalien hergestellt. Korsika, die Elfenbeinküste und Argentinien sind als Produzenten hinzugekommen. Der Name stammt von der italienischen Stadt Bergamo ab. Die Pflanze und das Öl waren in der italienischen Volksheilkunde über viele Jahrhunderte hinweg sehr stark in Gebrauch. Es wurde gegen Fieber eingesetzt, sogar gegen Malaria und Würmer. Selbst in der modernen Medizin in Italien wird es bei Hautstörungen, Mund- und Atemproblemen und bei

Infektionen der Harnwege eingesetzt. Vor allem der hohe Gehalt an Estern erfrischt, entspannt und hilft bei Schlaflosigkeit.

In der Parfümerie spielt Bergamottöl eine herausragende Rolle als wichtiger Bestandteil aller Arten von Kölnischwasser und von Kosmetika. Es wird in Toilettenartikeln eingesetzt und als Geschmackskorrigens in Nahrungsmitteln und Getränken. Bekannt geworden ist das Öl durch den englischen Earl-Grey-Tea. Für diese Teesorte wird schwarzer Tee mit Bergamottöl aromatisiert. Wegen seiner photosensibilisierenden Eigenschaften wird Bergamottöl in Frankreich in Sonnenmitteln eingesetzt, um v. a. blonden und rothaarigen Personen eine schnelle Bräunung zu garantieren (1 – 3 % in Körperöl).

Wirkungen

Wirkung auf den Körper Abführend, antibakteriell, antiparasitär, antiseptisch, antitoxisch, leicht aquaretisch, auswurffördernd, allgemein beruhigend, blähungswidrig, desodorierend, durchblutungsfördernd, fiebersenkend, harntreibend, sehr hautregenerierend, insektizid, krampflösend, Magen stärkend, Narbenbildung verhindernd, schmerzlindernd, schleimlösend, verdauungsanregend, wundheilend, wurmabtreibend, zellerneuernd.

Wirkung auf Geist und Seele Anregend, antidepressiv, aufbauend, entspannend, erfrischend, konzentrationsfördernd, psychisch ausgleichend.

Indikationen

Körperliche Indikationen Abszesse, Akne, Appetitlosigkeit, Infektionen der Atemwege, Bronchitis, Darmparasiten, Dickdarmentzündung, Diphtherie, Ekzeme, Erkältung, Grippe, Fieber, Furunkel, Gallensteine, Geschwüre, Hämorrhoiden, Harnblasenentzündung, Harnwegsinfektionen, reife und faltige Haut, fettige Haut, Herpes (v. a. an den Lippen und im Mund), Insektenabwehr, Insektenstiche, Juckreiz, Karbunkel, Koliken, Krampfadern, Krätze, Mandelentzündung, Meteorismus, Mundgeruch, Mundschleimhautentzündung, Narben, Pilzinfektion im Genitalbereich, Tuberkulose, Wunden.

Geistig-seelische Indikationen Angst, Depression, Distress, Enttäuschung, Nervosität, Schlaflosigkeit, stressbedingte Beschwerden, Unruhe.

Warnhinweise

- Innerliche Anwendung: nicht bei Schwangeren, Säuglingen und Kleinkindern geeignet.
- Äußerliche Anwendung: Bergamottöl erhöht die Lichtempfindlichkeit der Haut und sollte nicht vor dem Sonnenbad aufgetragen werden. Dies gilt auch für die Anwendung eines Massageöls oder eines Parfüms mit einer höheren Konzentration an Bergamottöl, ebenso für Kölnischwasser und sogar für das Trinken von Earl-Grey-Tea. Für die Photosensibilisierung sind die Furocoumarine verantwortlich. Aus diesem Grund sind FCF (furocoumarinfreie) Öle im Handel. Bergaptenfreie Bergamottessenz wird jedoch in der ganzheitlichen Aromatherapie meistens abgelehnt.

1.1.5 Cajeput

Melaleuca leucadendra (Myrtaceae)

Synonyme: Melaleuca cajuputii, Melaleuca leucadendron L.; Melaleuca ericifolia; verwendete Pflanzenteile: Blätter und Zweige; Herkunft des Öls: Ostindien, Molukken, Madagaskar, Indonesien, Philippinen, Malaysia, Celebis

Allgemeines

Cajeput ist ein Baum, der in Südostasien und Australien heimisch ist, aber auch beispielsweise in Südflorida angebaut wird. Das Öl wird aus den Blättern und Zweigen wild wachsender Bäume destilliert, die bis zu 25 Meter hoch werden können. Im Malayischen bedeutet „Kayu Putih" so viel wie „weißer Baum" (weißes Holz). In Australien nennt man ihn auch den weißen Teebaum. Cajeputöl hat eine grünlich gelbe Farbe. Angeblich geht die Grünfärbung auf Spuren von Kupfer zurück.

In den asiatischen Ländern ist Cajeputöl schon seit Jahrhunderten als gutes Heilmittel bekannt. In Indonesien wird Cajeputöl als ein Allheilmittel angesehen. Ähnlich in China, wo das Öl und die Pflanze in der traditionellen Medizin sehr häufig angewendet werden. Im Westen wird Cajeputöl in der Zahnmedizin eingesetzt und bei pharmazeutischen Arbeiten als Antiseptikum, in Hustensäften und tonischen Formulierungen, in Halsspülungen und Gurgelwässern etc.

In Seifen, Kosmetika und Spülmitteln kommt es als Duft und v.a. als Erzeuger von Frischegefühl zum Einsatz. Das Gleiche gilt für Parfüms. Seltener wird es als Geschmackskomponente in Nahrungsmitteln und Softdrinks verwendet.

Wirkungen

Wirkung auf den Körper Antiinfektiös, antiparasitär, antiviral, stark auswurffördernd, antibakteriell (Breitbandwirkung gegen alle Arten von Staphylokokken), Durchblutung anregend, entzündungshemmend (respiratorisch und urogenital), fiebersenkend, fungizid, hautstraffend, hormonartig, krampflösend, schleimlösend, schmerzlindernd, venenstärkend, wurmtreibend.

Wirkung auf Geist und Seele Angstlösend, anregend, geistig klärend, konzentrationsfördernd, nervenstärkend, psychisch stimulierend, seelisch aufrichtend.

Indikationen

Körperliche Indikationen Arthritis, Asthma, Infektionen der oberen Atemwege, Blinddarmentzündung (intern), Bronchitis, Darmparasiten, Epilepsie, nervöses Erbrechen, Gicht, Hämorrhoiden, Halsschmerzen, Harnblasenentzündung, Harnwegsentzündung, Schutz und Stärkung der Haut vor Radiotherapie, Herpes genitalis, Insektenstiche, chronische Kehlkopfentzündung, Kopfschmerzen, Krampfadern, chronische Lungenleiden (Tuberkulose), Menstruationsschmerzen, Muskelschmerzen, Nervenschmerzen, Ohrenentzündung, chronische Rachenentzündungen, Rheumatismus, Ruhr, Wadenkrämpfe.

Geistig-seelische Indikationen Antriebslosigkeit, geistige Blockade, unklare Gedanken, Hysterie, Konzentrationsschwierigkeiten, Mutlosigkeit, Traurigkeit, Ziellosigkeit.

Warnhinweise

- Innerliche Anwendung: nicht bei Schwangeren, Säuglingen und Kleinkindern geeignet.
- Bei angemessener Dosierung sind keine Nebenwirkungen bekannt. Die Anwendung dieses Öls ist nicht für Säuglinge geeignet. Schwangere Frauen sollten wegen der hormonartigen Wirkung sicherheitshalber während der ersten Schwangerschaftshälfte auf dieses etherische Öl verzichten.
- Cajeputöl ist ein typisches Kinderöl; bei Kindern mit spastischen Atemwegserkrankungen ist jedoch Vorsicht geboten.

1.1.6 Immortelle

Helichrysum italicum (Roth), var. serotinum (Compositae/Asteraceae)

Synonyme: Helichrysum angustifolium, Strohblume; verwendeter Pflanzenteil: Blüten; Herkunft des Öls: Bosnien, Italien, Kroatien, Spanien

Allgemeines

Durch Wasserdampfdestillation aus den frischen Blüten von Immortelle erhält man die blassgelbe bis rote, ölige Flüssigkeit. Die Pflanze wächst wild im Mittelmeerraum und in Nordafrika. Angebaut wird sie in Italien, im ehemaligen Jugoslawien, Spanien und Frankreich. Traditionell wird Immortelle in Europa meist als Aufguss oder Tee bei Beschwerden der Atemwege wie Asthma, chronischer Bronchitis, Keuchhusten, auch bei Kopfschmerzen, Migräne, Leber- und Hautleiden einschließlich Verbrühungen, Allergien und Schuppenflechte eingesetzt. Das Öl findet Anwendung als Fixiermittel und Duftstoff in Seifen, Kosmetika und Parfüms. Mit dem Absolute werden bestimmte Tabaksorten aromatisiert.

Der hohe Gehalt an entzündungshemmenden und beruhigenden Sesquiterpen-Kohlenwasserstoffen wird verstärkt durch ca. 30 % krampflösende Ester, ähnlich denen in der römischen Kamille und im Lavendel (▶ Kap. 1.1.1) (ähnliche Kombination von Alkohol und seinem Ester, hier Nerol und Nerylacetat), und etwa 8 % regenerativ wirkende Diketone, die nur bei der Strohblume zu finden sind. Die schmerzlindernde und regenerative Wirkung des Öls ist einzigartig. Blutergüsse entstehen oft erst gar nicht, wenn das Öl frühzeitig angewendet wird. Es ist so das Mittel der Wahl bei Hämatomen. Es hat extrem positiven Einfluss auf das Lymphsystem und ist daher gut bei Lymphdrainage, bei Krampfadern und Hämorrhoiden. Außerdem ist es bei Rheumatismus sehr wirksam.

> Es gibt unterschiedliche Chemotypen und Arten der Immortelle, dementsprechend variieren die Inhaltsstoffe der Öle, besonders der Gehalt an Nerylacetat und an Ketonen bzw. Dionen.

Wirkungen

Wirkung auf den Körper Adstringierend, antiallergisch, antimikrobiell, antimykotisch, antiseptisch, auswurffördernd, Blutdruck regulierend, blutstillend, entzündungshemmend, Galle treibend, stark gerinnungshemmend, harntreibend, Hustenreiz lindernd, krampflösend, Leber anregend, Milz stärkend, Narbenbildung ver-

1

hindernd, schleimlösend, schmerzlindernd, zellerneuernd.

Wirkung auf Geist und Seele Beruhigend, entspannend, nervenstärkend.

Indikationen

Körperliche Indikationen Abszesse, geplatzte Äderchen, Akne, allergische Beschwerden, Arthritis, Asthma, Bronchitis, Couperose (erweiterte Poren und Äderchen der Haut), Dermatitis, virale Schleimhautentzündung des Dickdarms, Ekzeme, Entzündungen, Furunkel, Gelenkentzündung, Hämatome, Herpes, chronischer Husten, Keuchhusten, Kopfschmerzen, Krampfadern, Krampfhusten, Kreislaufschock, Leberschwäche, Leberstauung, Migräne, Milzstauung, Muskelschmerzen, alte Narben, Prellungen, Rheumatismus, Schnittwunden, Schnupfen, Venenentzündung, Verbrühungen, Verstauchungen, Warzen, Wunden, Zerrungen.

Geistig-seelische Indikationen Angstzustände, Depression, nervöse Erschöpfung, Lethargie, Nervenschmerzen, Niedergeschlagenheit, Schwächezustände, stressbedingte Beschwerden, Traumata.

Warnhinweise

- Innerliche Anwendung: nicht bei Schwangeren, Säuglingen und Kleinkindern geeignet.
- Äußerliche Anwendung: Bei Empfindlichkeit gegenüber Ketonen sollte man Vorsicht walten lassen (Armbeugentest).
- Immortellenöl kann psychisch aufwühlend wirken.

1.1.7 Lemongrass

Cymbopogon flexuosus (Poaceae)

Synonyme: Cymbopogon citratus (Westindisches Lemongrass), Zitronengras; verwendeter Pflanzenteil: Gras; Herkunft des Öls: Indien, Brasilien, Sri Lanka, Bhutan, Thailand, Südafrika

Allgemeines

Das gelb bis rötlich braune Öl gewinnt man durch Wasserdampfdestillation des Grases. Lemongrass gehört zu den wichtigen Mitgliedern einer Familie duftender Gräser, die in Indien beheimatet ist. In anderen Ländern wie Brasilien, Sri Lanka, Bhutan, Thailand und Teilen Südafrikas wird es angebaut und das Öl produziert. In der ayurvedischen Medizin und der alten indischen Medizin wird Zitronengras bei Infektionskrankheiten und Fieber eingesetzt. Inzwischen hat die Forschung nachgewiesen, dass Zitronengras und auch das etherische Öl davon eine beruhigende Wirkung auf das Zentralnervensystem ausüben. In Indien wird es außerdem gerne als Insektizid und zur Abrundung von Speisen verwendet. Zu erinnern ist an den Einsatz in der Küche speziell von Thailand.

Lemongrassöl kräftigt und stimuliert den gesamten Organismus. Es lindert Kopfschmerzen, wird oft als Badezusatz eingesetzt und wirkt dabei erfrischend, antiseptisch und desodorierend. Es ist außerdem ein gutes Mittel zur Insektenabwehr. Tiere werden damit gegen Flöhe und Zecken behandelt.

Es gehört zu den stärksten natürlichen Antibiotika (wie Manuka [▶Kap. 1.1.9] und ▶Teebaum [▶Kap. 1.1.10]). Es wirkt oft stärker als Penicillin bei Infektionen mit

Staphylococcus aureus und um ein Vielfaches stärker als Streptomycin.

Wirkungen

Wirkung auf den Körper Adstringierend, antibakteriell, antimykotisch, antioxidativ, antiviral, appetitanregend, aquaretisch, blähungswidrig, desodorierend, stark entzündungswidrig, fiebersenkend, stark gefäßerweiternd, immunstimulierend, Insekten vertreibend, milchtreibend, schmerzlindernd, verdauungsfördernd.

Wirkung auf Geist und Seele Anregend, antidepressiv, aufmunternd, stark beruhigend (in hoher Dosis anregend), erfrischend, nervenstärkend, das vegetative Nervensystem regulierend, stärkend, tonisierend.

Indikationen

Körperliche Indikationen Akne, Cellulitis, Dickdarmkatarrh, schlechte Durchblutung, Fieber, Fußpilz, Gewebestraffung, Hämatome, fettige und schlaffe Haut, Hautparasiten, grippale Infekte, Infektanfälligkeit, Insektenabwehr, Kopfschmerzen, Krätze, Lymphdrainage, Magenverstimmung, Muskelschmerzen, schwacher Muskeltonus, Nasennebenhöhlenentzündung, starke Schweißbildung, Verdauungsprobleme.

Geistig-seelische Indikationen Nervöse Erschöpfung, neurovegetative Dystonie, stressbedingte Beschwerden.

Warnhinweise

- Innerliche Anwendung: nicht bei Schwangeren, Säuglingen und Kleinkindern geeignet.
- Äußerliche Anwendung: Es handelt sich um ein ungiftiges, gut verträgliches Öl. In Einzelfällen sind Hautreizungen möglich. Bei Säuglingen nur geringste Konzentrationen (~ 0,5 %) verwenden.
- Glaukom: Citral erhöhte in Tierversuchen den Augeninnendruck, deshalb sollte dieses citralreiche Öl bei Glaukom-Patienten sicherheitshalber vorsichtig angewendet werden.

1.1.8 Manuka

Leptospermum scoparium (Myrtaceae)

Synonym: Neuseeländischer Teebaum; verwendete Pflanzenteile: Blätter, Blüten, Zweige; Herkunft des Öls: Neuseeland

Allgemeines

Das Öl wird durch Wasserdampfdestillation aus Blättern, Blüten und Zweigen des Baums *Leptospermum scoparium* aus Neuseeland gewonnen. Der etwa acht Meter hohe Baum gilt als der Teebaum Neuseelands. Manuka ist zusammen mit Kanuka ein traditionelles Heilmittel der Maoris (Ureinwohner). Sie verwenden noch heute die unterschiedlichsten Teile des Baums. Samenkapseln und junge Sprösslinge werden gegen Durchfall und Bauchschmerzen gekaut. Die Baumrinde soll eine beruhigende Wirkung haben. Das Öl besteht aus ca. 150 Bestandteilen und hat damit deutlich mehr Inhaltsstoffe als das Teebaumöl. Es gehört zur Familie der Myrtengewächse wie auch Teebaum (▶ Kap. 1.1.10), Cajeput (▶ Kap. 1.1.5), Niaouli, Gewürznelke und natürlich die grüne Myrte.

Manukaöl ist vergleichsweise neu auf dem Markt. Bei den Maoris ist die Pflanze aber schon lange als Tee oder Wundauflage, bei Verbrühungen und Schleimhautentzündungen in Verwendung. Manuka dient auch als Beruhigungsmittel (Rindenabkochung). Es wird berichtet, dass sowohl die Pflanze als auch das Öl und der Honig starke Wirkung gegen *Helicobacter pylori* zeigen.

Manuka hat eine starke psychische Wirkung. Das ist sicher auf den hohen Anteil von Sesquiterpenen zurückzuführen (ähnlich dem Atlaszedernholzöl). Die Sesquiterpene haben eine stabilisierende Wirkung auf die Psyche. Dieses seltene und teure Öl stellt in gewisser Weise ein Schutzöl dar. Es stärkt die seelischen Abwehrkräfte. Es hat außerdem eine dramatische Wirkung gegen Bakterien, Viren und Pilze. Vor allem die berüchtigten MRSA (Methicillin-resistenter *Staphylococcus aureus*) und andere Multiresistenzen (MRE) (▶ Teil III, Kap. 8.9) werden mit erstaunlich geringen Konzentrationen ausgeschaltet (z.B. 0,03 % gegenüber 0,5 % bei Teebaumöl). Die stärkste Wirkung zeigt der „East cape"-Chemotyp. Auch der Honig von Manuka zeigt eine erstaunliche Wirkung bei Multiresistenzen.

Wirkungen

Wirkung auf den Körper Antiallergisch, stark antibakteriell, antihistaminisch, stark antimykotisch, antirheumatisch, auswurffördernd, entzündungswidrig, stark hautregenerierend, Juckreiz stillend, Pheromoncharakter, schleimlösend, schmerzstillend, stark viruzid.

Wirkung auf Geist und Seele Ausgleichend (Zentralnervensystem), beruhigend auf Hautnerven, Nervensystem schützend, stark stabilisierend.

Indikationen

Körperliche Indikationen Akne, allergischer Schnupfen, Bronchitis, Dekubitus, Ekzeme, Gelenkentzündung, degenerative Gelenkerkrankungen, Geschwüre, bakterielle Infektionen, Juckreiz, Entzündung der Mundschleimhaut, Pilzinfektionen (insbesondere Candida albicans), rheumatische Beschwerden, Schuppenflechte, schlecht heilende Wunden (MRSA, Multiresistenzen).

Geistig-seelische Indikationen Nervosität, Reizüberflutung, Übererregbarkeit, Unruhe, gereizte, nervöse Zustände.

Warnhinweis

Nicht für die innerliche Anwendung bei Schwangeren, Säuglingen und Kleinkindern geeignet.

1.1.9 Tannennadel

Abies sibirica (Pinaceae)

Synonym: bei uns oft Fichtennadel genannt, Sibirische Tanne; verwendeter Pflanzenteil: Zweige; Herkunft des Öls: u. a. Russland

Allgemeines

Das Öl wird durch Wasserdampfdestillation der Zweige gewonnen. Es wird bei vielen medizinnahen Anwendungen eingesetzt, z. B. in Inhalationsölen (bei Erkältungen, Husten und anderen Beschwerden der Atemwege), bei Fieber, Muskel- und Rheumatismusschmerzen und leichten Nervenschmerzen. Außerdem wird es in Badezusätzen, Desinfektionsmitteln, Raumsprays, Seifen, Parfüms und Saunaaufgüssen verwendet. Eine neue Untersuchung zeigt seine starke Wirkung gegen Candida. So ist die Vorbeugung und Behandlung von oraler Candidiasis belegt. Auch bei *Candida albicans* ist das Öl angezeigt. Das Öl ist ein allgemeines Tonikum, gibt Trost, Halt, wirkt bei Stress, Nervosität und Erschöpfung. Es lässt uns wieder tief durchatmen.

Wirkungen

Wirkung auf den Körper Antiphlogistisch, antiseptisch, antiviral, auswurffördernd, bakterizid, desodorierend, entzündungswidrig (Atemwege), fungizid, hustenlindernd, immunstimulierend, keimtötend, stark krampflösend, schleimlösend, schmerzstillend, stärkend.

Wirkung auf Geist und Seele Anregend, ausgleichend, konzentrationsfördernd, nervenstärkend.

Indikationen

Körperliche Indikationen Arthritis, Asthma, (asthmatische) Bronchitis, Grippe, krampfartige Entzündung des Dünn- und Dickdarms, Erkältung, Fieber, Harnwegsentzündung, Husten (auch trockener Reizhusten), Ischiasbeschwerden, Lebererkrankungen, Muskelschmerzen, Nierenentzündungen, Rheumatismus, Tuberkulose.

Geistig-seelische Indikationen Ängste, Anspannung, Atembeschwerden durch Stress, allgemeine Schwäche.

Warnhinweise

- Innerliche Anwendung: nicht bei Schwangeren, Säuglingen und Kleinkindern geeignet.
- Äußerliche Anwendung: bei Säuglingen nur geringste Konzentrationen (~ 0,5 %) verwenden. Tannennadelöl ist evtl. hautrötend.

1.1.10 Teebaum

Melaleuca alternifolia (Myrtaceae)

Synonym: tea tree; verwendete Pflanzenteile: Blätter, Zweige; Herkunft des Öls: Australien, China

Allgemeines

Das Öl wird durch Wasserdampfdestillation aus Blättern und Zweigen von Melaleuca alternifolia gewonnen, einer baumartigen Pflanze, die in Australien beheimatet ist. Inzwischen wird das Öl dort nicht mehr aus Bäumen gewonnen, sondern aus Sträuchern, die auf riesigen Feldern angebaut werden. Zwei bis drei Ernten im Jahr sind möglich. Die meisten Patienten empfinden den Duft des Teebaumöls am Anfang nicht als angenehm. Man gewöhnt sich allerdings relativ schnell daran und findet ihn schließlich sogar balsamisch und ausgleichend. Der Duft kann durch Zusatz von geringen Mengen Rosenöl und Lavendel wesentlich verbessert werden.

Dieses Öl setzt sich auch in unseren Breiten langsam durch. In Australien haben es die Aborigines schon seit Hunderten von Jahren bei allen möglichen Beschwerden eingesetzt. Bei den Eingeborenen genießt Teebaumöl einen ähnlichen Ruf als Allheilmittel wie bei uns Lavendelöl (▶ Kap. 1.1.1) und Rosenöl (▶ Kap. 1.1.2, Kap. 1.1.3). Auch die westliche Medizin hat inzwischen die Bedeutung von Teebaumöl verstanden. Die eindrucksvollen antiviralen, antibakteriellen und fungiziden Fähigkeiten dieses Öls haben es im zweiten Weltkrieg so berühmt gemacht, dass es im Notfallgepäck jedes australischen Soldaten zu finden war. Von allen etherischen Ölen wurde Teebaumöl am intensivsten wissenschaftlich studiert und medizinisch erforscht.

Wirkungen

Wirkung auf den Körper Stark antibakteriell (Staphylokokken, Kolibakterien, Proteus, Klebsiellen, verschiedene Enterobakterien), stark antimykotisch, antiparasitär (Lamblia, Ascaris, Ancylostoma), antiseptisch, stark antiviral, auswurffördernd, balsamisch, entzündungswidrig, herzstärkend, immunstärkend (erhöht IgA und IgM), Insekten abwehrend, Juckreiz stillend, allgemein kräftigend, nervenstärkend, schmerzstillend, schweißtreibend, venenstärkend, Narbenbildung verhindernd, stark vitalisierend, zellerneuernd.

Wirkung auf Geist und Seele Angstlösend, Durchsetzungskraft fördernd, stimmungshebend.

Indikationen

Körperliche Indikationen Abszesse, Akne, Aphthen, Asthma, Bronchitis, starke Wirksamkeit bei vaginalen Candidosen, Darmparasiten, Entzündung der Darmwand, Schleimhautentzündung des Dickdarms (bakteriell, viral, Candida), Erkältung, körperlicher Erschöpfungszustand, Fieber, Grippe, Hämorrhoiden, Halsschmerzen, Harnblasenentzündung, fettige Haut, Schutz und Stärkung der Haut vor Strahlentherapie, Hautausschläge, Hautprobleme bei Diabetes, Herpes, Husten, Immunschwäche, Impetigo, genitale Infektionen, virale Infektionen, Insektenstiche, Juckreiz, Katarrh, Keuchhusten, Krämpfe, Krampfadern, Läuse, Lymphstau, Magenverstimmung, Mundfäule, Entzündung der Mundschleimhaut, Nasen-Rachen-Entzündung, Nasennebenhöhlenentzündung, Ohrenentzündung, Parasitenbefall, vaginale Trichomoniasis, Schlangenbisse, Schuppen, Sonnenbrand, Tuberkulose, Warzen, Windpocken, infizierte Wunden, (Schnitt-)Wunden, Zahnabszesse, Zahnfleischentzündung.

Geistig-seelische Indikationen Angst, Antriebslosigkeit, geistiger Erschöpfungszustand, Lustlosigkeit, psychische Müdigkeit, Nervenschwäche, (psychische) Vorbereitung auf Operationen, Überempfindlichkeit, Unsicherheit.

Warnhinweise

- Innerliche Anwendung: nicht bei Schwangeren, Säuglingen und Kleinkindern geeignet.
- Äußerliche Anwendung: bei Säuglingen nur geringste Konzentrationen (~ 0,5 %) verwenden. Teebaumöl hat vielfältige Anwendungsbereiche und dabei eine ausgesprochen geringe Toxizität. Nur in hoher Dosierung kann es Hautirritationen hervorrufen. Diese klingen allerdings sehr schnell ab und können durch Behandlung mit fettem Öl, dem einige Tropfen Lavendel oder Kamille zugesetzt sind, beseitigt werden.

Vorsicht, dieses Öl ist sehr leicht oxidierbar. Die Peroxidzahl kann in verhältnismäßig kurzer Zeit bei Exposition mit Sauerstoff, Licht und Wärme von 5 auf über 500 ansteigen. Damit besteht die Gefahr von Hautreizungen.

1.1.11 Wintergrün

Gaultheria fragrantissima (Ericaceae)

Synonyme: Gaultheria procumbens, amerikanisches Wintergrün, niederliegende Scheinbeere; verwendeter Pflanzenteil: Kraut; Herkunft des Öls: Nord- und Südamerika, Kanada, Nepal, China

Allgemeines

Tee aus Wintergrünblättern wird von den Indianern seit Jahrhunderten zur Schmerzlinderung verwendet und gilt als Universalheilmittel, ähnlich wie der Teebaum (▶ Kap. 1.1.10) in Australien. Wintergrünblätter werden nicht nur als Tee aufbereitet, sondern auch schmerzenden Gelenken aufgelegt oder zerrieben. Das Kraut wird wasserdampfdestilliert, um das Öl zu gewinnen. Noch heute findet man Wintergrün wegen seines minzigen Geschmacks in zahlreichen Zahnpasten, Kaugummis oder Salben. Zu diesem Zweck wird es allerdings meist synthetisch hergestellt.

Immer wieder wird in der englischsprachigen und der esoterischen Literatur vor der Verwendung des Wintergrünöls gewarnt. Dies liegt wohl an dem Hauptwirkstoff Methylsalicylat, der in dem etherischen Öl enthalten ist. Die orale LD 50 liegt für die innerliche Anwendung bei einer 60 Kilo schweren Person bei 18 g Wintergrünöl. Das Öl wird jedoch normalerweise äußerlich aufgetragen. Bei einer höheren Dosierung von 2,5 % würde eine Einreibung ca. 1 ml der Mischung betragen, was weniger Salicylat als in einer Aspirin®-Tablette entspricht. Der Vergleich mit Aspirin®, das als Salicylsäure vorliegt, ist irreführend. Im Wintergrünöl findet man den Methylester der Salicylsäure. Im Gegensatz zur Säure (also Aspirin®) ist der Ester aber nicht wasserlöslich (hydrophob) und hat damit absolut andere Wirkungen und auch andere Sicherheitsvorbehalte. Er ist lipophil, also gut löslich in allen lipoiden Systemen wie der Haut und den Muskeln. Er dringt daher schnell zu den Nervenendigungen vor und kann dort seine schmerzlindernde Wirkung ausführen.

Die Parfümerie zählt Wintergrün zu den Kopfnoten mit Übergang zur Herznote.

Muskel- und Gelenkschmerzen und -krämpfe

6 Tr. Wintergrünöl zusammen mit einem Emulgator in das Badewasser mischen. Auch eine 1- bis 3-prozentige Mischung in einem Massageöl bringt starke Linderung bei solchen Schmerzen. Wintergrünöl ist das stärkste Schmerzmittel der Aromatherapie.

Wirkungen

Wirkung auf den Körper Adstringierend, analgetisch, antiinflammatorisch, antiphlogistisch, antirheumatisch, blähungswidrig, herzstärkend, Hustenreiz lindernd, laktagog, Leberaktivität regenerierend, Leber stimulierend, spasmolytisch, vasodilatatorisch.

Wirkung auf Geist und Seele Antidepressiv, optimistisch stimmend, sedierend.

Indikationen

Körperliche Indikationen Akne, Amenorrhö, rheumatoide Arthritis, Bluthochdruck, Dermatosen, Eingeweidewürmer, Ekzeme, Fibromyalgiesyndrom, Flatulenz, Gelenkschmerzen, Gicht, Hausstaubmilben, Husten, Ischialgie, Kopfschmerzen, Laktationsstörung, leichte Leberinsuffizienz, Muskelschmerzen, Muskelkater, Muskelkrämpfe, Nackensteifheit, Neuralgie, Rheumatismus, Tendinitis, kleinere Wunden.

Geistig-seelische Indikationen Stress, überreizte Nerven, innere Unruhe.

Warnhinweise

- Innerliche Anwendung: Wintergrünöl ist meist nicht für die innerliche Anwendung geeignet, besonders bei Schwangeren, Säuglingen und Kleinkindern. Dem widerspricht allerdings der häufige Einsatz des Öls in Nahrungsmitteln und Süßigkeiten wie Kaugummi in den USA und Kanada.
- Äußerliche Anwendung: Vorsicht ist bei Personen geboten, die an einer Allergie oder Unverträglichkeit auf Salicylate leiden, außerdem bei Asthmatikern. Wintergrünöl hat ein allergisierendes Potenzial, daher sollte stets ein Armbeugentest durchgeführt werden.

1.2 Trägeröle

Etherische Öle und ihre Mischungen werden oft unverdünnt und direkt angewendet. Häufiger jedoch werden sie verdünnt mit den pflanzlichen Trägerölen v.a. als Körper- und Massageöle sowie Badeöle eingesetzt (▸ Kap. 3). Die Öle haben einen hohen Gehalt an Omega-3-Fettsäuren und nicht nur die Aufgabe, die etherischen Öle zu verdünnen, sondern sie sind auch noch selbst höchst wirkungsvoll in der Therapie. Öle von Olive, Mandel, Traubenkern, Sesam, Macadamia und Wildrose bzw. Hagebuttenkern gehören hierher, sowie Jojoba als flüssiges Wachs. Dieses kann übrigens nicht ranzig werden und wird als das wichtigste Medium der therapeutischen Hautanwendungen betrachtet.

1.2.1 Öl der Hagebutte bzw. Wildrose

Dieses Öl enthält ca. 44 % Linolsäure, ca. 35 % α-Linolensäure (beteiligt am Aufbau der Prostaglandine) und Spuren von Transretinolsäure (sehr aktives Vitamin A). Es bietet ungewöhnlich gute Heilung auch von schweren Hautkrankheiten und steigert die Regenerationsfähigkeit der Haut. Selbst ältere, wulstige und dunkle Narben werden überaus positiv beeinflusst (natürlichere Färbung, Fläche der Narben wird kleiner und glatter, Haut deutlich elastischer). Es wird angewendet bei vorzeitig gealterter Haut, nach zu langer Sonneneinwirkung, zur Eindämmung von rascher Faltenbildung und zum Glätten von oberflächlichen

Fältchen. Pigmentflecken (und Altersflecken) werden heller, die Haut wird insgesamt frischer. Es wird eingesetzt bei Couperose, Akne und Psoriasis und führt hier zu signifikanten Verbesserungen. Selbst starke Verbrennungen heilen wegen der verbesserten Kollagen-Synthese schneller. Die Durchblutung der Mikrogefäße der Haut wird wesentlich verstärkt.

1.2.2 Mazerate

Mazerate sind Lösungen von Blüten und anderen Pflanzenteilen von Heilpflanzen in fetten Ölen wie Olive, Sesam etc. Zu nennen sind hier die Mazerate von Aloe vera, Arnika, Calendula (Ringelblume) und v.a. von Johanniskraut, das sogenannte Rotöl. Es hat nicht nur eine heilsame Wirkung auf die Haut (Wundheilung), sondern wirkt auch auf die Seele entspannend, sogar bei Trauer und Depression.

1.3 Hydrolate

Bei der Destillation etherischer Öle mit Wasser (Wasser und v.a. Wasserdampf) entstehen als Nebenprodukte die Destillationswässer oder Hydrolate. Es gibt Hydrolate von allen Destillaten. Das berühmteste ist zweifellos das Rosenwasser (s.u.). In den Destillationswässern sind natürlich die wasserlöslichen Bestandteile der jeweiligen Pflanze enthalten und meist auch eine Spur vom dazugehörigen etherischen Öl.

Rosenwasser

Rosenwasser ist das Nebenprodukt bei der Destillation von Rosenöl. In der russischen Heilkunde wird Rosenwasser häufig bei Galle-, Leber- und Herzbeschwerden (z.B. Arrhythmie) meist intern eingesetzt. Allein oder mit Pfefferminzwasser gemischt, ist es ein gutes Mundwasser. Aufgrund seiner hautberuhigenden und revitalisierenden Wirkung kommt Rosenwasser vielfach in der Kosmetik zum Einsatz.

Rosenwasser hat einen hohen Gehalt an Phenylethanol. Dieser Stoff macht das Wasser ein wenig berauschend, wirkt aber v.a. analgetisch und wurde früher sogar in der Medizin als Lokalanästhetikum eingesetzt. Daher hilft Rosenwasser auch bei allen Arten von Hautjucken (auch bei Neurodermitis) und steigert so das Wohlbefinden. Der Gehalt an Farnesol erklärt seine desodorierende Wirkung.

Rosenwasser ist für jeden Hauttyp geeignet. Auf eine Kompresse aufgebracht, wirkt es kühlend und beruhigt entzündete Haut. Als Spray ist es gut geeignet bei Verbrennungen oder Sonnenbrand sowie bei Neurodermitis und anderen juckenden Hauterkrankungen. Auch für Augenspülungen (Müdigkeit, Computerarbeit, Konjunktivitis) ist es anwendbar. Mit Rosenwasser werden Wunden gereinigt und damit die Heilung der Haut eingeleitet, die gleichzeitig von Bakterien befreit wird. Sehr hilfreich ist das Aufsprühen des Hydrolats bei Dekubitus. Malodor (der schlechte Geruch der u.U. alten Wunden) wird dadurch deutlich verbessert. Es hilft bei Schmerzen und fördert die Heilung. Einige Lieferanten haben das Wasser mit ca. 20% Ethylalkohol versetzt. Vorsicht bitte mit solchen konservierten Wässern bei Augenspülungen.

Süßspeisen, Desserts, Sorbets, Fruchtsalate, Kompotte und Getränke werden häufig mit Rosenwasser verfeinert (einige Tropfen, je nach Geschmack). Eine Mischung aus Rosenwasser, Apfelsaft (Apfel ist ein Rosengewächs) mit Mineralwasser, Sekt oder Champagner kann ein Highlight auf einer Party sein. Marzipan enthält neben Orangenblütenwasser ebenfalls reichlich Rosenwasser.

2 Der Umgang mit etherischen Ölen

2.1 Sicherheitshinweise, Gefährdungspotenzial, Haltbarkeit

Etherische Öle und ihre Mischungen sind starke natürliche Substanzen, die nur mit Sachkenntnis und Vorsicht angewendet werden sollten. Obwohl sie nicht giftig sind (▶ Kap. 2.1.1), können doch Reizungen oder Irritationen entstehen, wenn die Konzentrationen nicht stimmen. Das hängt übrigens immer auch von der behandelten Person und deren Gesundheitszustand ab. Bei Kleinkindern und älteren Menschen mit gestresster Haut und gestörtem Immunsystem muss bei der Anwendung die vorausgehende Diagnose zusammen mit dem Persönlichkeitsbild berücksichtigt werden. Schwangere sollten am besten nie unverdünnte Öle intern nehmen (▶ Teil I, Kap. 2.3.7).

Es wird folgende Linie der möglichen Gefährdungen befolgt: von nasal (weitgehend sicher) über dermal, dann zu oral, vaginal und anal.

Man geht prinzipiell von der niedrigsten Konzentration langsam zu den höheren Werten über. Mit Hautverträglichkeitstests wie dem Armbeugentest und dem Handgelenktest lässt sich sehr gut der richtige Weg finden (▶ Kap. 2.1.2).

2.1.1 Toxizität, Nebenwirkungen, Unverträglichkeit

Die wichtigste Regel für Medizin, Chemie und das Leben im Allgemeinen stammt von Theophrastus Bombastus von Hohenheim, den wir Paracelsus (1493–1541) nennen und der im 16. Jahrhundert als Arzt, Philosoph und Alchemist tätig war. Seine Regel besagt: *Die Dosis macht das Gift!* Das heißt, die Dosis, also die Konzentration, ist verantwortlich für die Wirkung. Das ist auch die Grundlage der Toxikologie, einer Wissenschaft, die zwischen Medizin und Chemie angesiedelt ist. Die Toxikologie teilt die Stoffe u.a. nach den beiden Dosiswerten ED50 (Therapieerfolg bei 50 % der Teilnehmer an einer Studie) und LD50 (tödlicher Misserfolg bei 50 % der Teilnehmer, meist Tiere wie Kaninchen oder Ratten) ein. Inzwischen findet man LD50-Werte in allen aromatherapeutischen Büchern. Allerdings wird nirgends darauf hingewiesen, was diese Werte in der Realität bedeuten.

Tabelle 2.1 zeigt die oralen und dermalen LD50-Werte für einen Erwachsenen mit einem Körpergewicht von 70 Kilo. Um die reale Bedeutung der Werte zu demonstrieren, haben wir bei Rosendestillat die Grammwerte in Milliliter umgerechnet. Demnach müssen 420 ml Rosenöl, also fast ein halber Liter, getrunken werden, damit eine tödliche Wirkung bei der Hälfte der Teilnehmer eintritt. Wir könnten voller Ironie sagen, die Person stirbt nicht an der Menge Öl, sondern am Preis für das teure Öl. Am deutlichsten wird der zweifelhafte Sinn der LD50-Werte beim dermalen Wert (210 ml). Man müsste 21 Fläschchen mit 10 ml Rosenöl auf die Haut bringen, um den behaupteten Effekt zu erzielen. Ich habe in ein 10-ml-Fläschchen blaue Farbe gefüllt und mich (mit zwei Meter Körpergröße nicht sehr wenig Haut) damit eingepinselt. Es blieb noch ein Drittel im Fläschchen übrig. Auch dieser Wert ist für die Anwendung auf den Menschen also nicht sinnvoll, sondern führt, genauer gesagt, zu völlig falschen Schlüssen.

2

Tab. 2.1 LD50-Werte oral und dermal für Erwachsene

LD50	Erwachsener, 70 Kilo	
Etherisches Öl	Oral	Dermal
Lavendel	350 g	350 g
Rose (Destillat)	350 g/420 ml	175 g/210 ml
Thymian (Thymol)	245 g	350 g

Die Toxikologie gibt folgende Grenzwerte für LD50 oral an:
Sehr giftig sind Stoffe mit einem LD50 kleiner als 25 mg/kg Lebendgewicht.
Giftig sind Stoffe mit einem LD50 von 25 – 200 mg/kg.
Mindergiftig sind Stoffe mit einem LD50 zwischen 200 und 2000 mg/kg.
Etherische Öle sind also nicht giftig! Sie haben alle LD50 oral größer 2000 mg/kg. In Tabelle 2.2 sind die Werte für einige etherische Öle aufgeführt.

Tab. 2.2 LD50-Werte der wichtigsten etherischen Öle

Etherische Öle	LD50
Lavendel	5500 mg/kg
Pfefferminze	4400 mg/kg
Rose	5000 mg/kg
Teebaum	2600 mg/kg
Thymian	3500 mg/kg

Die toxikologischen Untersuchungen werden an Tieren vorgenommen: oral bei Kaninchen, dermal bei Ratten. Tierversuche sind auch bei Medizinern aus ethischen Gründen mittlerweile umstritten. Die sinnvolle Übertragung auf den Menschen wird außerdem inzwischen wissenschaftlich stark angezweifelt.

2.1.2 Allergologische Aspekte

Für die heutige Medizin sind allergische Reaktionen immer wichtiger geworden. Die moderne Forschung hat herausgefunden, dass Allergien nicht nur durch unterschiedliche Substanzen rein körperlich ausgelöst werden können. Zunehmend wird die Rolle der Psyche und der Psychosomatik als bedeutender Faktor erkannt. Das Beispiel einer französischen Dame ist beispielhaft. Sie hatte im Laufe ihres Lebens eine Allergie auf Lavendelöl entwickelt. Allerdings bekam sie juckenden Hautausschlag auch dann, wenn sie nur ein Fläschchen mit der Aufschrift Lavendel zu Gesicht bekam.

Dermatologen bestätigen, dass etwa zwei Prozent der Menschen in Europa auf alles Mögliche allergisch reagieren, auch auf Coca-Cola auf der Haut, den Ehemann oder den Konkurrenten in der Arbeit. Glücklicherweise helfen einige etherische Öl und Mischungen bei allergischen Reaktionen. Sogar bei Heuschnupfen hilft ein Öl, nämlich das Öl von der Atlaszeder (Zedernholz).

Armbeugentest

Anwender von natürlichen etherischen Ölen sollten vor der Anwendung eines Öls oder einer Mischung immer erst einen Hautverträglichkeitstest durchführen. Zu diesem Zweck einen Tropfen des Öls in die Armbeuge geben, einmassieren und eine halbe Stunde warten. Bei deutlicher Rotfärbung noch einmal eine halbe Stunde warten. Bei Verstärkung der Färbung reagiert die Person allergisch. In diesem Fall sollte man ein anderes Öl oder eine andere Konzentration verwenden. Man beginnt übrigens immer mit der niedrigeren Konzentration.

2.1.3 Haltbarkeit

Die chemischen Vorgänge, die sich in der Pflanze abspielen, um unsere etherischen Öle in ihrer Vielfalt zu produzieren, hören mit dem Produktionsprozess nicht vollständig auf. Interne Oxidations- und Reduktionsreaktionen, Veresterungen, Verseifungen und Hydrolysen sind nur wesentlich verlangsamt. Hier wirken erhöhte Temperaturen, Sonnenlicht und der Zutritt von Luft-Sauerstoff besonders verstärkend. Aber auch ohne äußere Einwirkungen sind einige Öle vor der Zerstörung nicht zu retten. Vor allem die Agrumen-Öle wie Zitrone, Mandarine, Orange und Bergamotte halten auch an einem geschützten Ort nicht länger als ein bis zwei Jahre. Sie werden nicht vollständig wirkungslos, aber sie verändern sehr deutlich ihren Duftcharakter und damit auch ihre therapeutische Wirksamkeit. Dabei ist es der Erfahrung des Therapeuten überlassen zu entscheiden, bis wann diese Öle noch verwendet werden können.

Teebaumöl

Neue Arbeiten über das beliebte Teebaumöl (▸ Kap. 1.1.10) haben auf ein besonderes Problem aufmerksam gemacht. Es wurde festgestellt, dass die Peroxidzahl von frischem Teebaumöl von 1 bis 3 sich bei gealtertem Öl auf einen Wert bis zu 500 erhöhen kann. Es handelt sich hierbei um Oxidationsvorgänge und um die Bildung von Ascaridol, einem organischen Peroxid, das eine stark hautschädigende Wirkung aufweist. Mit diesen Untersuchungen werden viele der in der letzten Zeit gemeldeten Fälle von Hautproblemen bei der Anwendung von Teebaumöl und anderen etherischen Ölen erklärt.

Die negative Veränderung dieses im Prinzip einzigartigen therapeutischen Mittels kann auf zwei Arten entstehen. Einmal pflegen Anbieter preiswerter bis billiger Teebaumöle ihre Destillationsanlagen mit hohen Temperaturen und hohem Druck zu betreiben. Sehr oft versuchen sie, den letzten Tropfen Öl aus dem Pflanzenmaterial herauszuquälen. Das verursacht dann Oxidations- und Peroxidationsvorgänge. Ein anderer wichtiger Gesichtspunkt aber ist die Art der Aufbewahrung von an sich erstklassigem Öl beim Händler und beim Therapeuten. Diesen Umstand macht ein sehr einleuchtendes Experiment deutlich. Es wurden 20 ml frisches Teebaumöl mit dem niedrigen Peroxidwert in eine Literflasche gegeben und offen an das Fenster in die Sonne gestellt. Nach einer Woche war eine hohe Peroxidzahl erreicht. Die Farbe des Öls war von schwach gelblich zu dunkelbraun umgeschlagen, mit großen Kristallen darin.

Tipps für die Aufbewahrung

> Es sollte unbedingt darauf geachtet werden, dass keine sauerstoffhaltige Luft über dem Öl steht. Vor allem müssen auch Lichteinstrahlung und Wärmezufuhr vermieden werden.

Bisher hatte man die Peroxidzahl bei etherischen Ölen fast nie gemessen. Diese Analysemethode wurde immer nur bei fetten Ölen angewendet. Auf der Basis der neuen Erkenntnisse muss man also in Zukunft alle etherischen Öle auf diese Weise prüfen, um Veränderungen in den Ölen zu vermeiden bzw. zu erkennen und auf diese Weise Hautreizungen und weiteren Schädigungen aus dem Weg zu gehen.

2

Es gibt allerdings auch eine Gruppe von Ölen, deren Wirksamkeit und Duft im Laufe der Zeit zunimmt. Diese Öle altern nicht nur, sondern sie reifen. Dies ist v. a. zu beobachten bei **Rose, Sandelholz, Patchouli** und **Agarwood (Oud).** Beim Öffnen einiger ägyptischer Pharaonengräber hat man durchaus noch den Duft der damals verwendeten Salben und Öle feststellen können.

> Öle sollten an einem kühlen Ort in kleinen Flaschen aufbewahrt werden. Es sollte nicht zu viel Luft über dem Ölspiegel stehen. Außerdem sollte der Aufbewahrungsort möglichst dunkel und trocken sein. Wenn alle diese Vorsichtsmaßnahmen nicht möglich sind, sollte das Öl bald verbraucht werden.

Bei den **fetten Ölen** kommt hinzu, dass sie schon mit dem beim Schütteln eingebrachten Sauerstoff ranzig werden. Außerdem können sie relativ leicht oxidieren und verseifen. Um dies zu vermeiden, gibt es die Möglichkeit, natürliche Antioxidanzien einzubringen. Eine dieser Substanzen ist das Vitamin E (alpha-Tocopherol). Es befindet sich in hoher Konzentration in Weizenkeim- und anderen Keimölen. Der Nachteil der Stabilisierung fetter Öle mit Vitamin E bzw. Weizenkeimöl ist, dass diese Substanzen einen starken Eigengeruch und eine starke Eigenfarbe haben.

Für Aromatherapiemischungen von Trägerölen mit etherischen Ölen gilt erfreulicherweise die Tatsache, dass die bakteriostatische, antibakterielle, fungizide und viruzide Wirkung dieser Substanzen auch in den Mischungen für das empfindliche Trägeröl wirksam sind. Je höher konzentriert die Mischungen für Massageöle, Badöle etc. sind, desto länger können sie vor Verfall geschützt werden. Man rechnet, dass Badeöle mit einer Konzentration von 2 bis 3 ml etherischem Öl pro 100 ml Trägeröl ohne Schwierigkeiten ein bis zwei Jahre lang aufbewahrt werden können. Für Cremes (Wasser-Öl-Phase) und Lotionen (Öl-Wasser-Phase) gelten diese Überlegungen leider nicht (▶ Kap. 3.4.2). Hier ist mit der Entmischung umso eher zu rechnen, je mehr etherisches und fettes Öl in den Cremes enthalten ist. Vor allem die wässrige Phase ist anfällig für den Befall mit störenden Kleinstlebewesen (meist Pilzen, aber auch Bakterien). Daher kommen Cremes und Lotionen ohne Desinfektionsmittel bzw. Konservierungsmittel leider nicht aus (Kosmetikverordnung).

Lagerung

Das auf den Etiketten etherischer Öle angegebene Haltbarkeitsdatum gilt für ungeöffnete Fläschchen. Die Lebensdauer wird durch Aufbewahren im Kühlschrank sehr gut eingehalten und meist sogar verlängert. Das gilt nicht für einmal geöffnete Fläschchen. Öle in bereits geöffneten Fläschchen bleiben bei Raumtemperatur und im Dunkeln am längsten stabil. Aber als natürliche Stoffe verderben sie meist nach geraumer Zeit. Je öfter die Fläschchen geöffnet werden, desto schneller verdirbt das Öl. Auch Offenstehenlassen, v. a. in feuchten Räumlichkeiten und bei Sonnenlicht, beschleunigt das Ableben. Das kurzlebigste Öl ist das der Zitrone (ein halbes bis dreiviertel Jahr). Weiße Ausfällungen in Citrusölen sind im Allgemeinen kein Zeichen von Zerstörung. Vielmehr handelt es sich um die Wachse aus den Schalen. Sie setzen ab und verändern die Wirkung der Citrusöle nicht. Prinzipiell gibt es nur wenige Öle, die mit dem Alter besser werden und reifen. Dazu gehören Rose, Sandelholz, Patchouli und Agarwood (Oud).

In Kliniken und pflegerischen Einrichtungen werden Einzelöle und Mischungen in der Regel auf mehreren Stationen oder Bereichen bevorratet. Dabei ist darauf zu achten, dass die Lagerbedingungen angemessen sind. Bei der Einrichtung eines Aromalagers berät am besten der Aromaexpertenkreis (▶ Teil I, Kap. 1.5.4).

2.2 Hygiene und Infektionsschutz (MRSA und Multiresistenzen [MRE])

Auf einer Würzburger Tagung der Deutschen Hygienegesellschaft wurde vor kurzem berichtet, dass die Bedrohung durch multiresistente Keime stark zunimmt. Es ist davon auszugehen, dass jährlich etwa 50 000 Patienten daran sterben.

Die alte Definition von MRSA als Methicillin-resistenter *Staphylococcus aureus* ist der Erkenntnis gewichen, dass sehr viel mehr schädliche Keime Resistenzen gegen Antibiotika (und andere Medikamente) entwickeln können. Deshalb spricht man heute eher von multiresistenten Erregern (MRE).

Die Zunahme von MRE ist v.a. auf folgende Gründe zurückzuführen:

- sehr häufiger Einsatz von Antibiotika schon bei trivialen gesundheitlichen Problemen wie z.B. Grippe, die übrigens meist von Viren ausgelöst wird und nicht von Bakterien (!),
- starke Konzentrationsunterschiede im Körper,
- unkontrollierter Einsatz von Antibiotika in der Landwirtschaft und daher
- Antibiotika in geringen Konzentrationen im Fleisch von Puten, Hühnern, Schweinen und Kälbern,
- bisweilen schon Antibiotika im Trinkwasser (ebenfalls in geringen Konzentrationen).

Bei der Ausbildung von Resistenzen kommt es zu folgenden Mechanismen:

- die Keime reagieren auf geringe Konzentrationen (Gesetz von Paracelsus, ▶ Kap. 2.1.1),
- sie erkennen die Angriffsmechanismen der unterschiedlichen Antibiotika und
- schützen sich durch Ausbilden von Abwehrsystemen.

MRE entstehen umso einfacher, je simpler der antibiotische Mechanismus abläuft. Das heißt, gegen **Einzelsubstanzen**, wie die Mehrheit unserer Medikamente, fällt die Bildung von Resistenzen leicht. Anders verhält es sich bei den **etherischen Ölen.** Diese sind **komplexe Multisubstanzen** (mit 180 bis 520 unterschiedlichen Inhaltsstoffen) (▶ Teil I, Kap. 1.2). Phenole, Alkohole, Aldehyde, Ketone, Terpene, Phenylpropanoide etc. greifen die Keime auf unterschiedliche Weise an und lassen keine Resistenzbildung zu.

> **Starke Öle zur Bekämpfung von MRE**
> Konzentrationen zur Abtötung der Bakterien: Lemongrass (0,5 %), Manuka (0,03 %), Oregano (0,7 %), Quendel (0,7 %), Sandelholz (0,05 %), Teebaum (0,5 %), Thymian rot (0,7). (s.a. Übersicht im Anhang)

2

2.3 Dosierung und Konzentration

Das Gesetz von Paracelsus (▶ Kap. 2.1.1) gilt auch für die therapeutische Wirkung etherischer Öle, für die vor allem die Konzentration bzw. Dosierung entscheidend ist. In der Aromatherapie werden die Bestandteile aromatherapeutischer Rezepturen in der Regel in mittlerer bis hoher Konzentration eingesetzt. Die häufig anzutreffenden prozentualen Werte lassen sich problemlos in Milliliter (ml, Volumenmaß) umrechnen.

Bei einer Gesamtmenge von 100 ml sind 40 % gleich 40 ml. Bei einer Menge von 10 ml sind 40 % demnach 4 ml und bei 1,0 ml sind dies 0,4 ml. Bei der häufig verwendeten Gesamtmenge von 30 ml entsprechen 40 % einem Volumenmaß von 12 ml (0,3 x 40), 3 % sind 0,9 ml (0,3 x 3) usw.

Aus praktischen Gründen werden in der Literatur meist alle Prozent- und Milliliterangaben in Tropfen (Tr.) umgerechnet. Da die Öle jeweils eine unterschiedliche Dichte und Viskosität haben, entsteht dabei eine gewisse Ungenauigkeit. Üblicherweise gelten folgende Werte:

25 Tr.	=	ca. 1 ml etherisches Öl		
125 Tr.	=	ca. 5 ml etherisches Öl	=	ca. 1 TL
250 Tr.	=	ca. 10 ml etherisches Öl		
500 Tr.	=	ca. 20 ml etherisches Öl	=	ca. 1 EL

Die Tabelle 2.3 gibt einen Überblick über die Dosierungen bei der internen, perkutanen und nasalen Anwendung etherischer Öle.

Tab. 2.3 Dosierungsempfehlungen für etherische Öle

Interne Anwendung	
Unverdünntes Öl bzw. Mischung	1–3 Tr. im Mund 10 Minuten einspeicheln
Verdünnte Lösungen	
Kapselanwendung	1–3 Tr. etherisches Öl mit fettem Trägeröl mischen
Anwendung über die Haut	
Unverdünntes Öl bzw. Mischung	Nur an kleinen Körperstellen anwenden, z. B. bei kleineren Wunden
Körper- und Massageöle	1-prozentig, **bei Säuglingen und Kleinkindern nur 0,5-prozentig**
Badeöle	3-prozentig (3 % etherisches Öl oder Mischung zu einer Badeöl-Grundmischung geben, die 10 % Emulgator und 90 % fettes Öl enthält)
Nasale Anwendung	
Aromalampe	1–5 Tr., immer wieder Wasser nachfüllen
Spray in die Umgebungsluft	Unverdünnt, meist Lavendel, Eucalyptus citriodora
Alkoholische Mischungen	5- bis 8-prozentig in Umgebungsluft sprühen
Inhalation	1–5 Tr. in heißes Wasser
Nasentampon	1–3 Tr. (evtl. unverdünnt)

Tab. 2.3 Dosierungsempfehlungen für etherische Öle *(Fortsetzung)*

Taschentuch	Einige Tr. (evtl. unverdünnt)
Potpourri	1 – 10 Tr. (evtl. unverdünnt)
Schnüffeln	Am Fläschchen
	Tr. aufs Handgelenk (Vorsicht bei Allergieneigung)

2.4 Das Erstellen einer Rezeptur

Nach der gründlichen Diagnose liest man in einem Nachschlagewerk die entsprechenden Portraits der etherischen Öle, der Hydrolate und Trägeröle (▸ Kap. 1, ▸ Literatur im Anhang) nach, sucht die passenden Substanzen heraus und arbeitet mit einem Einzelöl (meist Lavendel) oder stellt eine Mischung her. Bei der Anwendung der Öle und Mischungen geht man immer von der geringsten Konzentration aus und steigert langsam. Aromatherapie ist eine Art Probiermedizin. Es ist allerdings nicht falsch, auf erprobte Rezepturen zurückzugreifen. Dies sind meist Rezepturen aus der Erfahrungsmedizin. In Teil III dieses Buchs werden mehr als 600 Beispiele aus der Praxis vorgestellt.

Öle und Ölmischungen werden in der Regel in Fläschchen mit einem Fassungsvermögen zwischen 5 und 100 ml angewendet. Es gibt zwei Arten von Tropfeinsätzen: Senkrechttropfer und Waagrechttropfer. Bei **Senkrechttropfern** wird das Fläschchen deutlich aus der Waagrechten gedreht. Bei **Waagrechttropfern** ist zu beachten, dass sie niemals senkrecht gehalten werden dürfen, weil sonst das Öl in einem Strahl ausfließt, d.h., das Fläschchen muss langsam in die Waagrechte gebracht werden, bis Tropfen erscheinen.

Hinweise zu spezifischen Mischungen, Mischungsverhältnissen sowie Modifikationen von Rezepturen sind in Teil III dieses Buchs nachzulesen. Dort werden detailliert Rezepturen für mehr als 250 Indikationen von A bis Z beschrieben.

Wirkstoffauszüge zum Selbstherstellen

Die folgenden Wirkstoffauszüge von zerkleinertem Pflanzenmaterial eignen sich für die Selbstherstellung.

Tee: Wasser, frisches oder getrocknetes Pflanzenmaterial 10 bis 15 Minuten heiß ziehen lassen; evtl. kurz aufkochen, abgießen; Wirkstoffkonzentration gering, enthält v.a. die wasserlöslichen Wirkstoffe; Haltbarkeit gering.

Abkochung: ähnlich wie Tee, aber mit mehr Material, das häufiger aufgekocht wird; höhere Wirkstoffkonzentration; Haltbarkeit wie Tee.

Sirup: um Tees oder Abkochungen länger haltbar zu machen, Zucker oder besser Honig zugeben (ca. 1 Teil zu 10 Teilen Abkochung), aufkochen, ca. eine Stunde oder länger simmern lassen; steril abfüllen, dunkel und kühl aufbewahren.

Extrakt, Tinktur: meist Alkohol, evtl. auch Glykol-Wasser; frisches oder getrocknetes Pflanzenmaterial darin ziehen lassen (u.U. über mehrere Tage), abgießen; Wirkstoffkonzentration hoch, enthält die wasser- und die öllöslichen Wirkstoffe; Haltbarkeit lang; gut verschlossen, dunkel und kühl aufbewahren.

Mazerat: meist fettes Öl, seltener Jojoba, evtl. auch feste Fette wie Schmalz oder Butter (1 Teil Pflanzen zu 10 Teilen Öl), angetrocknetes oder getrocknetes Pflanzenmaterial darin ziehen lassen; es gibt zwei Herstellungsmethoden:

- **Kalte Infusion:** zwei bis drei Wochen täglich schütteln, evtl. der Sonne aussetzen.
- **Heiße Infusion:** im Wasserbad (ca. zwei Stunden oder länger), oft umrühren, abgießen; Haltbarkeit in steriler Flasche an einem dunklen, kühlen Ort ca. ein Jahr.

3 Applikationsformen

3.1 Innere Anwendung

Diese Anwendungsform erfordert die meiste Aufmerksamkeit und Kenntnis des Therapeuten. Es wird dringend empfohlen, im Zusammenhang mit diesem Thema die Ausführungen über Toxizität bei Watt und Tisserand (1981, 1993) zu studieren.

Die Einnahme etherischer Öle kann **unverdünnt** erfolgen. Manche nehmen drei bis fünf Tropfen Pfefferminzöl auf einen Teelöffel, mischen das Öl erst im Mund mit Speichel und schlucken es herunter. Viele empfinden den Geschmack jedoch als zu scharf. Man kann Öle auch auf ein Stück Würfelzucker tropfen oder mit Honig vermischen.

Üblicherweise nimmt man nicht mehr als ein bis drei Tropfen dreimal täglich ein. Von dieser Regel sollte nur nach besonderem Rezept und in speziellen Fällen nach Anweisung eines/einer Heilkundigen abgewichen werden.

Eine gute, oft angewendete Methode der inneren Anwendung ist das Einspeicheln von ein bis drei Tropfen Öl. Dabei wird durch den körpereigenen Emulgator Lecithin eine milchige Lösung entwickelt, aus der die Öle zum Teil über die Mundschleimhaut in den Blutkreislauf diffundieren. So wird der Magen-Darm-Trakt teilweise umgangen. Erst danach schluckt man die Lösung hinunter.

In vielen Fällen ist es wegen des Geschmacks und Geruchs der Öle angenehmer, sie vor der Einnahme zu verdünnen. Für die **Verdünnung** eignen sich z. B. Alkohol in Trinkstärke, Mandelöl oder Olivenöl. Häufig wird auch eine „Imitation“ von Kräutertees empfohlen: Man gibt einige Tropfen etherisches Öl in Wasser und vermischt beides durch Umrühren. Der Zusatz von Zucker oder Honig hilft, das Öl besser im Wasser zu verteilen. Auch das Zutropfen zu Müsli und anderen Nahrungsmitteln wie Joghurt ist ein brauchbarer Weg, um etherische Öle einzunehmen.

Bei stark ausgeprägten Geschmacksproblemen oder bei häufiger Einnahme hat es sich bewährt, das Öl oder die Mischungen in **Gelatinekapseln** abzufüllen, die sich dann im Magen auflösen, ohne Geruchs- und Geschmacksprobleme hervorzurufen.

Ein großer Nachteil der internen Einnahme besteht darin, dass der Verdauungsvorgang einen erheblichen Anteil des etherischen Öls aufbraucht, indem dieses metabolisiert wird. Man kann hier eine gute Hilfestellung geben, indem man das Öl bzw. die Mischung in einem fetten Öl wie z. B. Olivenöl auflöst. Dadurch wird das etherische Öl größtenteils vor der Verdauung geschützt. Bei der Einnahme von ungeschütztem Öl müsste man eine wesentlich höhere Dosierung mit allen sich daraus ergebenden Risiken anwenden. Eine besonders elegante Methode ist die Anwendung von magenunlöslichen Kapseln, die als sogenannte dünndarmlösliche Kapseln (nicht säurelöslich) erhältlich sind. Auch hier ist es sinnvoll, eine Mischung mit fettem Öl vorzunehmen. Dadurch wird der Metabolisierungsvorgang mit Gallensäuren unterbunden. Es entsteht eine Emulsion, die das etherische Öl schützt. Bekannt ist z. B. der Einsatz von Gelomyrtol®, einem Myrtenöl in dünndarmlöslichen Kapseln. Es wird in ausgesprochen kurzer Zeit vom Blutkreislauf über die Darmwand aufgenommen, zur Lunge transportiert und lindert und heilt dort selbst schlimmste vereiterte Lungenentzündungen. Dieses Medikament ist inzwischen von der westlichen klassischen Medizin als eingeführtes Heilmittel angenommen.

3.2 Rektale und vaginale Anwendungen

3

Zäpfchen, Einläufen, Vaginalduschen, Tampons und Ovula haben sich vor allem in der Pädiatrie, Gastroenterologie, Neurologie und Gynäkologie bewährt (▶ Tab. 3.1).

Tab. 3.1 Rektale und vaginale Anwendungen nach medizinischen Fachgebieten

Fachgebiete	Beschwerden, Störungen
Pädiatrie	Fieber (antipyretisch) Pseudokrupp (sedierend, schleimhautabschwellend) Asthma (schleimhautabschwellend)
Gastroenterologie	Übelkeit und Erbrechen (z. B. Reisekrankheit) Colitis ulcerosa und Morbus Crohn Hämorrhoiden, Analfissuren und Analekzem mit Juckreiz
Neurologie	Krampfanfällen Schwindel Schmerztherapie
Gynäkologie	Vaginalmykosen (Aufbau und Regeneration der Scheidenflora)

3.2.1 Zäpfchen (Suppositorium)

Herstellung

Wer Zäpfchen nicht selbst herstellen möchte, hat die Möglichkeit, die gewünschte Rezeptur in der Apotheke anfertigen zu lassen.

Selbstherstellung von zehn Zäpfchen: 20 g Kakaobutter oder Sheabutter werden zusammen mit 5 ml fettem Öl (z. B. Mandelöl, Olivenöl) geschmolzen. Bevor die Mischung beim Abkühlen erstarrt, werden 3 ml der gewünschten Aromamischung dazugegeben. Die fertige Masse wird in Zäpfchengießformen gefüllt. Tipp: Mit der Zugabe von 0,5 g geschmolzenem Bienenwachs und 4,5 g Kakaobutter/Sheabutter werden die Zäpfchen stabiler.

Dosierung

25 mg entsprechen 1 bis 1,5 Tropfen Öl.

- Kleinkinder bis 5 Jahre: dreimal täglich ein Zäpfchen (50 mg).
- Kinder von 6 bis 12 Jahren: dreimal täglich ein Zäpfchen (150 mg).
- Jugendliche und Erwachsene: maximal 5 Zäpfchen täglich (150 – 200 mg).

Eine Alternative zu den Zäpfchen sind Gelatinekapseln (▶ Kap. 3.1). Die Kapseln werden mit der Mischung in Verdünnung mit fettem Trägeröl gefüllt. Tipp: Die Kapseln lassen sich leichter einführen, wenn vorher der Anus mit Öl oder Creme eingerieben wird.

Wirkungsweise

Bei der Anwendung von Zäpfchen wird die Zersetzung der etherischen Öle während der Verdauung in Magen und Dünndarm (Metabolisation) vermieden. Das ist der große Vorteil dieser Anwendungsart gegenüber der oralen Verabreichung. Die Wirkung erfolgt entweder lokal (Vagina, Rektum, Anus) oder über Diffusion, indem die etherischen Öle in das Gewebe im Bereich des Enddarms eindringen und unter Umgehung der Leber in den Lungenkreislauf und dann in den Körperkreislauf gelangen.

Zäpfchen kommen häufig bei Erkrankungen der oberen Atemwege zum Einsatz (Zäpfchenrezepturen bei akuter und chronischer Bronchitis ▶ Teil III, Kap. 8.2).

3.2.2 Einläufe (Klistiere)

Material

Es gibt unterschiedliches Arbeitsmaterial, um ein Klistier zu verabreichen. In der Apotheke oder im Sanitätshaus sind Irrigator-Sets erhältlich Bei Verwendung eines **Irrigators** wird die Flüssigkeit über einen Schlauch mithilfe der Schwerkraft rektal verabreicht. Auch **Klistierspritzen** (meist ein Gummiball mit einem Applikator) können eingesetzt werden. Der Vorteil von Klistieren besteht darin, dass die gewünschte Menge durch Druck vollständig verabreicht werden kann. Um beim Einführen des Schlauchs oder des Applikators die rektale Schleimhaut nicht zu schädigen, muss zuvor ein Gleitmittel auf den einzuführenden Teil des Geräts bzw. auf den Anus aufgetragen werden. Infrage kommen Vaseline, eine geeignete Creme oder Salbe (z. B. Bepanthen®-Salbe) oder ein Gleitmittel. Es ist ratsam, den Einlauf auf einer saugfähigen Unterlage zu verabreichen, da Flüssigkeit danebengehen oder ungewollt austreten kann.

Dosierung

Eine Lösung für Einläufe kann aus 5% etherischem Öl bzw. Aromamischung in fettem Öl mit 10% Emulgator zubereitet werden. Als fettes Trägeröl eignen sich z. B. Mandel-, Oliven- oder Traubenkernöl. Von der Lösung werden 5 ml in 200 ml lauwarmes Wasser gegeben, verschüttelt und als Einlauf verabreicht.

Durchführung

Die Lösung wird in den Irrigator bzw. in die Klistierspritze gegeben. Als Ort für die Anwendung eines Klistiers kommen am ehesten das Bett oder das Badezimmer infrage. Zunächst wird die saugfähige Unterlage (evtl. ist ein Handtuch ausreichend) untergelegt. Der Applikator und der Darmausgang werden mit dem Gleitmittel bestrichen. Aufgrund der natürlichen Lage des Dickdarms empfiehlt sich die Seitenlage auf der linken Seite. Wird das als unangenehm empfunden oder wird dadurch die Verabreichung unmöglich, ist der Vierfüßlerstand eine Option. Dabei steht man auf den Knien und Händen und sollte bei der Verabreichung den Oberkörper bis zu den Ellenbogen absenken. Der Inhalt des Irrigators oder der Klistierspritze wird nun in den Darm abgegeben. Dabei ist es wichtig, langsam vorzugehen, um keine Schmerzen oder Darmkrämpfe zu verursachen. Bei Unwohlsein oder Schmerzen sollte eine Pause eingelegt oder der Einlauf abgebrochen werden.

Es ist wichtig, die per Einlauf verabreichte Flüssigkeit so lange im Körper zu behalten, bis sich Stuhldrang einstellt und der Darm entleert werden kann.

3.2.3 Vaginale Anwendungen

Vaginalduschen

Aus 3% etherischem Öl bzw. Aromamischung in fettem Öl und 10% Emulgator wird eine Lösung hergestellt. Als fettes Trägeröl eignen sich z. B. Mandel-, Oliven- oder Traubenkernöl. Von der Lösung werden 5 ml in 200 ml Wasser gegeben und verschüttelt. Die Wirkstoffkonzentration der Vaginaldusche kann man durch die Menge des Öls bzw. der Mischung variieren.

Ovula

Ovula (Vaginalsuppositorien) eignen sich besonders zur Behandlung von Vaginalmykosen. Bewährt haben sich Suppositorien mit 200 mg Gesamtmenge des etherischen Öls in 2,8 g Ovula, da diese Menge die Vaginalwände ausreichend stark benetzt, während 1-g-Suppositorien nur Teile benetzen, auch wenn sie bei den Patientinnen beliebter sind, da sie morgens weniger Ausfluss verursachen.

Scheidentampon, Joghurttampon, Vaginalovula bei Vaginalmykosen ▸ Teil III, Kapitel 5.1.12.

3.3 Nasale Anwendungen

Mit dieser Methode verbinden die meisten Menschen den Begriff „Aromatherapie". Wie in der Einführung zu diesem Buch gezeigt (▸ S. VIII), ist die Reduktion der Aromatherapie auf eine vom Geruchssinn vermittelte Behandlungsform eine Einschränkung der Bedeutung dieser Heilmethode. Sie ist aber v. a. mit den sehr alten Methoden der Naturmedizin, der schamanistischen Heilkunst, weltweit verbunden. Auch bei Zeremonien und Ritualen wurde und wird aromatisches Räucherwerk eingesetzt (Weihrauch bei der katholischen Kirche).

Die Idee, dass man Gesundheit einatmen könne, ist bei Kenntnis der modernen Aromatherapie durchaus nicht so abwegig. Die hilfreiche Wirkung auf psychische Vorgänge, Krankheiten und Störungen sind in jüngster Zeit auch von der westlichen Medizin intensiv untersucht worden. Auch der starke, positive Einfluss auf Erkrankungen der Atmungsorgane ist inzwischen nachgewiesen.

Für den Anwendungsbereich etherischer Öle bei Atemwegsproblemen werden in den meisten Fällen reine etherische Öle verwendet. Sie werden auf unterschiedliche Weise verdunstet oder verdampft und gelangen so in die Atmungsorgane. Neben der Möglichkeit, die Öle über das Taschentuch einzuatmen oder am Fläschchen zu schnüffeln, gibt es einen weiteren Weg, den die Sufis für ihre medizinischen Anwendungen eingeführt haben, die **Ohrmethode**, die auch für die Meditation sehr geeignet ist. Ein Wattebäuschchen wird mit einem Tropfen Duftstoff beträufelt und in die Ohrfalte oberhalb der Ohröffnung gegeben. Dies ist auch eine Möglichkeit, sich vor dem Einschlafen und während des Schlafes mit Duft zu umgeben. Die Aromatherapie setzt diese Methode außerdem gern bei Kopfschmerzen und Schlaflosigkeit ein.

Stichwortartig sind noch folgende Methoden zu erwähnen: Duftlampen, Diffuser oder Zerstäuber, Inhalationsgeräte, außerdem das Einatmen nebenbei während der Massage, der Anwendung von Körperölen oder beim Baden mit den entsprechenden Mischungen.

3.3.1 Direkte Inhalation

Trockene Inhalation (Nasentampon)

Eine interessante und sehr effektvolle Methode der Anwendung von etherischen Ölen und Mischungen ist die von Jean Pütz entwickelte trockene Inhalation. Man nimmt von einem Papiertaschentuch zwei Quadrate (ca. 3 x 3 cm, bei großen Nasenöffnungen auch größer) und träufelt ein bis drei Tropfen des Öls oder der Mischung darauf, knüllt die Quadrate zusammen und schiebt sie in jeweils ein Nasenloch. Die Gefahr, dass das Öl die Nasenschleimhaut berührt, ist relativ gering, da sich ja eine ganze Menge Haare in der Nase befindet. Diese Methode stellt eine der stärksten Formen der Inhalation dar. Besonders wirkungsvoll ist sie beim Arbeiten, wenn man z. B. bei Erkältungskrankheiten arbeiten muss. Auch bei Schlaflosigkeit ist sie ein Mittel der Wahl.

Bei Nebenhöhlenproblemen und verstopfter Nase kann es bei der ersten Anwendung passieren, dass die Nasenflüssigkeit stark gereizt wird. Man muss dann zu einer zweiten und dritten Anwendung kommen. Bei der dritten Anwendung ist die Nase meistens frei, und man kann die Papiertaschentuchkugel längere Zeit in der Nase belassen (oft auch über Nacht).

> Der Nasentampon ist die einzige Möglichkeit, auch nachts und im Schlaf zu inhalieren.

Riechstreifen, Riechfläschchen, Potpourris

Der **Riechstreifen** ist kein Mittel der Therapie. Er dient in der Parfümerie zum Erkennen des Duftablaufs in Spitzennote, Herznote und Dryout oder Basisnote, dem abschließenden Duft. Das hängt von der Molekülgröße der jeweiligen Duftstoffe ab. Die kleinen Moleküle kommen zuerst in die Luft.

Anders das **Schnüffeln am geöffneten Fläschchen.** Das ist die einfachste Form der Inhalation. Man kann auch Taschentücher (z. B. ein zerknülltes Papiertaschentuch) mit einigen Tropfen Öl tränken. Diese Anwendung der Inhalation ist immer gut bei Babys (das Fläschchen neben das Köpfchen) und Kranken, die nicht in Körperkontakt mit den Ölen kommen sollen.

Eine alte Form der Raumbeduftung sind die **Potpourris.** In der Regel handelt es sich um duftende getrocknete Blüten, Blätter und Früchte in einer Schale, die zusätzlich mit Öl beträufelt werden können. Der Vorteil ist, dass man die Duftzeit gut begrenzen kann, indem man die Schale zudeckt.

Mechanische Duftausbringung und Raumbeduftung

Die berühmte und beliebte **Aromalampe** ist in der Aromapflege nicht die beste Methode der Raumbeduftung. Bei der Anwendung von etherischen Ölen in der Aromalampe ebenso wie in **Lampenduftringen** werden die Öle mit Wärme verdampft und dabei oxidiert, also zerstört. Einige Oxidationsprodukte findet man als klebrige Substanz am Rand der Lampen. Die kleineren Moleküle gelangen aber in die Luft und werden von uns eingeatmet. Das sollte vermieden werden.

Wesentlich besser, aber auch viel teurer, sind **Diffuseure.** Bei dieser Art der Duftausbringung wird das Öl z. B. mit einem Luftstrom verdunstet. Die Oxidationsprozesse sind deutlich geringer ausgeprägt als bei der Aromalampe oder den Lampenduftringen.

Auch der Einsatz von **Ultraschall** ist möglich, der zur molekularen Zerstäubung der Öle führt. Damit kann der Duft definiert und gezielt ausgebracht und die Duftzeit genau eingestellt werden.

3

Die preiswerteste und einfachste Methode der Ausbringung von Duft sind die **Sprayfläschchen.** Die Anwendung ist sehr einfach: Man geht durch das Zimmer und betätigt einige Male den Sprayaufsatz. Dadurch wird der Raum meist fürs Erste ausreichend beduftet.

> Dauerbeduftung ist ein Kunstfehler und daher auch nicht sinnvoll. Sie kann Kopfschmerzen und manchmal Übelkeit auslösen.

Alle Produkte, die für die Raumbeduftung verwendet werden, müssen den Hygienerichtlinien entsprechen und lückenlos wischdesinfizierbar sein (▶ Teil I, Kap. 1.6). Offenes Feuer in klassischen Duftlampen, die mit einem Teelicht betrieben werden, ist in Pflegeeinrichtungen und Krankenhäusern nicht zulässig. Bei der Raumbeduftung über Zimmerbrunnen ist zu beachten, dass die Pumpe für etherische Öle geeignet sein muss. Hierfür gibt es im Handel spezielle **Aromabrunnen.** In einigen Bereichen, v. a. in Kliniken, gelten besondere Hygienebestimmungen. Stehende Wässer wie in Aromabrunnen sind z. B. auf einer Intensivstation strikt untersagt. In solchen Bereichen kann auf einfache, im Raum ausgelegte Kompressen oder auf die Beduftung mit dem Sprayfläschchen ausgewichen werden.

3.3.2 Indirekte Inhalation

Diese alte Therapieform könnte man auch feuchte Inhalation nennen. In eine Schüssel mit heißem Wasser werden einige Tropfen Öl oder Mischung gegeben. Man beugt sich über die Schüssel, deckt den Kopf mit einem Tuch ab und atmet den feuchten Dampf tief ein. Der Vorteil dieser Methode ist die Mischung von Wasserdampf mit etherischem Öl. Besonders bei Problemen der Atemwege wie Husten, Schnupfen etc. (▶ Teil III, Kap. 6) ist diese Methode angezeigt.

3.4 Topische Anwendungen

3.4.1 Einreibungen und Massagen

Bei diesen Anwendungen gibt es sehr unterschiedliche Verfahren. Am einfachsten wendet man ein Körperöl an, z. B. das bekannte Tigeröl oder andere, sogenannte Kräuteröle. Sie sind allerdings wesentlich konzentrierter als die in diesem Buch vorgeschlagenen Körperöl-Mischungen. Daher sollte man vor der ersten Anwendung immer einen Hautverträglichkeitstest durchführen (▶ Kap. 2.1.2), damit keine allergischen Reaktionen auftreten. Man geht davon aus, dass für Körperöle etwa 20 bis 60 Tropfen etherisches Öl pro 100 ml Trägeröl eingesetzt werden. Die Aufnahme der Ölbestandteile bei Einreibungen und Massagen ist inzwischen gemessen worden. Die

Messungen haben gezeigt, dass innerhalb von 30 Minuten die Öle vollständig von der Haut aufgenommen werden, in das Gewebe eindringen und im Blutkreislauf nachweisbar sind (Buchbauer et al. 1992, Baser und Buchbauer 2010).

Einreibungen

Auf kleineren Hautflächen wird meist nur eingerieben. Abhängig vom Problem und der Konstitution des Patienten kommen Konzentrationen des etherischen Öls oder der Mischung von 1 % bis zu 50 % zum Einsatz, meist in einem fetten Trägeröl, in einer Creme, Lotion oder Salbe. Die fetten und die etherischen Öle werden sehr schnell von der Haut aufgenommen. Man kann die Aufnahme wesentlich verstärken durch Wärme. Eine Erhöhung der Temperatur um 10 Grad Celsius verdoppelt die Resorption (siehe auch Kap. 3.4.5 [Bäder]).

Die fetten und die etherischen Öle und ihre Mischungen sind lipophil. Das heißt, sie dringen sehr gut in lipoide Systeme wie Haut und Muskeln ein. Sie sind allerdings auch hydrophob, also wasserabstoßend. Die Haut sollte daher nicht nass sein. Das macht das Anfeuchten der Haut vor dem Auftragen der Mischungen nicht sinnvoll. Anfeuchten mit reinem Wasser sollte unterbleiben. Das ist anders bei der Anwendung von Hydrolaten wie Rosenwasser. Hier wirkt nicht das Wasser, sondern es wirken die Inhaltsstoffe wie Phenylethanol und Farnesol, die die Haut entspannen und damit öffnen. Also die Haut nur sparsam befeuchten.

Massagen

Die Wirkung des etherischen Öls wird wesentlich verstärkt, wenn das Einölen mit Massage kombiniert ist. Für Massageöle empfiehlt es sich, eines oder mehrere der besprochenen fetten Öle als Grundlage zu nehmen (▸ Kap. 1.2). Es ist auch nicht falsch, diese Öle mit Weizenkeim-, Nachtkerzen-, oder Borretschöl anzureichern. Die Konzentration der etherischen Öle entspricht ungefähr der für Körperöle. Sie sollte keinesfalls so stark wie die von Tigeröl sein.

Nicht vergessen werden sollte ein inzwischen in Doppelblindstudie untersuchtes Verfahren zur Bekämpfung von **Spannungskopfschmerzen.** Hartmut Göbel von der Schmerzklinik Kiel hat nachgewiesen, dass eine 10-prozentige alkoholische Pfefferminzlösung eine etwas stärkere Wirkung bei Kopfschmerzen hat als das weitverbreitete synthetische Mittel Paracetamol. Wer die starken Nebenwirkungen von Paracetamol kennt (Dauerkopfschmerzen, Übelkeit, Blutdruckprobleme usw.) wird sich über diese Nachricht freuen, denn diese therapeutische Mischung hat keinerlei Nebenwirkungen.

Die **Ganzkörpermassage** trägt auf besondere Weise zum Wohlbefinden bei und unterstützt die Rekonvaleszenz. Aus Zeitgründen wird diese Methode nur selten, meist nur in der Intensivpflege angewendet. Die Konzentration des Öls bzw. der Mischung ist selten höher als 1 % in Trägeröl, bei Babys und Kindern nur 0,5 %.

In der normalen Pflege anwendbar sind Massagen von **Körperteilen** wie Händen, Füßen, Rücken, Bauch und Kopf.

> Bei der Anwendung von Massagen ist immer auf die entspannte Lage der zu behandelnden Person zu achten. Für Schwangere empfiehlt sich der Vierfüßlerstand, die Massage im Sitzen auf einem Stuhl mit dem Bauch gegen Lehne oder im Liegen in Seitenlage.

Die **Massagetechnik** hängt von der Körperstelle ab, die behandelt werden soll, und vom Zustand des Patienten. Infrage kommt z. B. eine Massage der Finger oder Handballen durch Kneten, Reiben, Schieben, evtl. Vibrieren etc. der Haut.

Pflegekräfte sollten bei der dermalen Anwendung von Aromamischungen nicht von Massage sprechen. Massage gehört nicht zu ihrem Berufsbild, d. h., sie sind in der Regel in Massage nicht ausgebildet. Statt Massage werden von Pflegenden meist die Begriffe „Einreibung“ oder „Streichungen“ verwendet.

3.4.2 Salben, Cremes, Lotionen

Cremes und **Lotionen** werden häufig im Bereich der therapeutischen Kosmetik eingesetzt. Ihr Wassergehalt hat einen positiven Effekt auf den Feuchtigkeitsgehalt der Haut. Kosmetische Mischungen enthalten immer eine definierte Menge an Wasser (Cremes: Wasser-Öl-Mischung, Lotionen: Öl-Wasser-Mischung). Der Wasseranteil muss nach Kosmetikverordnung immer konserviert sein. Da es nur zwei natürliche Konservierungsstoffe (aus Salbei und aus Rosmarin) gibt, ist die Konservierung von Cremes und Lotionen meist nur mit den synthetischen Parabenen möglich. Wichtige zusätzliche Bestandteile sind die Emulgatoren (▸ Kap. 3.4.3), die die Öle mit dem Wasser verbinden. Die Selbstherstellung von Cremes und Lotionen ist umständlich und deshalb unbeliebt. Alternativ kann man fertige Cremes und Lotionen ohne Parfümzusatz als Basis zum Einmischen von etherischen Ölen oder Mischungen (bis zu 5 %) verwenden.

Anders als Cremes und Lotionen werden **Salben** ganz ohne Wasseranteil hergestellt. Sie sind das Mittel der Wahl für Anwendungen auf der Haut (Einreibungen, Streichungen, Massagen etc.). Sie sind wegen der Konsistenz den Körper-und Massageölen oft vorzuziehen. Für die Selbstherstellung von Salben verwendet man 60 % Sheabutter (ein pflanzliches Wachs) und 40 % fettes Öl bzw. flüssiges Wachs wie z. B. Jojoba, in dem sich schon der gewünschte Anteil an etherischem Öl oder der therapeutischen Ölmischung befindet. Diese Substanz wird bei gelindem Erwärmen (40 bis 60 Grad Celsius) geschmolzen und dabei mit einem Glasstab gründlich vermischt. Dann entfernt man sie von der Wärmequelle und lässt die entstandene Salbe unter dauerndem Rühren abkühlen, bis sie langsam fest wird. Je länger man rührt, desto feinkörniger und weicher wird die Salbe.

3.4.3 Emulgatoren

Etherische Öle sind hydrophob (wasserunlöslich), dafür aber lipophil (fett- und öllöslich). Sie lassen sich auch durch Schütteln oder Quirlen nicht mit Wasser in Lösung bringen. Von den Extrakten oder Absolutes ist zumindest ein kleiner Teil wasserlöslich (▸ Teil I, Kap. 1.1.2). Für Anwendungen wie Bäder, Waschungen, Cremes oder Lotionen müssen die etherischen und die fetten

Öle deshalb mit Hilfe von Emulgatoren mit dem Wasser verbunden werden.

Emulgatoren sind Stoffe, die Moleküle enthalten, die sowohl in Wasser als auch in fettem Öl bzw. flüssigem Wachs (wie Jojoba) löslich sind. So können sie zwischen den wasserunlöslichen Ölen (hydrophob, lipophil) (etherisch und fett) und dem fettunlöslichen Wasser (lipophob und hydrophil) vermitteln. Badeöle enthalten meist 10% Emulgator.

Salz, Zucker Honig und Sahne sind keine Emulgatoren. Sahne ist entemulgiert aus Milch entstanden. Dagegen ist Kondensmilch ebenso wie Milch als Lösungsvermittler akzeptiert, aber vergleichsweise schwach. Konventionelle Lösungsvermittler wie z.B. Mulsifan sind vorzuziehen.

3.4.4 Kompressen und Wickel

Als **Kompresse** wird ein gefaltetes Tuch oder Mullstück verwendet, das nach dem Eintauchen in kaltes oder heißes Wasser mit oder ohne Zugabe anderer Stoffe wie z.B. etherischer Öle und Mischungen als Auflage oder Umschlag an einer bestimmten Stelle auf die Haut aufgebracht wird.

Bei der Anwendung von **Wickeln** wird ein Körperteil in ein feuchtes (mit etherischem Öl vorbehandeltes) innen liegendes Tuch und ein äußeres trockenes gehüllt. Im Gegensatz zur Kompresse wird beim Wickel meist ein ganzer Körperteil mit dem Tuch umwickelt.

Bei der Anwendung von Kompressen und Wickeln darf nicht vergessen werden, dass die meisten Öle nicht wasserlöslich sind, weshalb starkes Mischen nötig ist. Im Idealfall wird ein Lösungsvermittler (Emulgator, ▶ Kap. 3.4.3) eingesetzt.

Wässrige Kompressen, Wickel

Wässrige Kompressen werden ebenso wie Wickel wegen der hydrophoben Eigenschaften der Öle eher selten angewendet. Eine Möglichkeit, die Öle oder Mischungen im Wickelmaterial zu verteilen, besteht darin, zwei bis drei Tropfen etherisches Öl in das meist warme Wasser zu geben und das Tuch etwa zehn Mal einzutauchen und wieder auszuwringen. Dadurch verteilt sich das etherische Öl fein im Tuch, und die Kompresse bzw. der Wickel kann gut ausgewrungen angewendet werden.

> Kalte Kompressen können bei Bedarf erneuert werden, sobald sie sich auf Körpertemperatur erwärmt haben. Heiße Kompressen werden belassen, bis sie nach einigen Minuten ausgekühlt sind. Wickel haben meist ein Außentuch, das zwischen der Haut und dem Wickeltuch liegt, und sind mit einer warmen Auflage abgedeckt. Etherische Öle in Heilerde oder Breiumschlägen können in dieser feuchten Kammer nicht verdunsten und erzeugen oft ein Brennen auf der Haut und Hautreizungen.

Ölkompressen und -wickel

Ölkompressen und -wickel werden in der Aromapflege häufiger verwendet. Ein beliebtes Basisöl bei dieser Anwendung ist das Olivenöl, das zuvor leicht erwärmt wird. Bei Bedarf können die etherischen Öle bereits beim Erwärmen zugegeben werden. Werden sie erst später dazugegeben, werden die Kompressen oder das Wickelmaterial zuerst mit dem erwärmten Olivenöl getränkt (alternativ wird das Material mit dem fetten Öl getränkt und dann zwischen zwei Wärmflaschen erwärmt). Abschließend werden die etherischen Öle darauf getropft. Die Temperatur der Ölkompresse bzw. des Ölwickels wird zunächst auf einer sensiblen Hautstelle (z. B. Unterarm) am eigenen Körper getestet und dann beim Patienten aufgelegt und mit einem warmen Tuch abgedeckt. Ölkompressen kühlen nicht aus, wie es wässrige Kompressen tun (s. o.).

3.4.5 Bäder und Teilbäder

Eine weitere sehr interessante und entspannende Methode sind die aromatischen Bäder. Sie sind das Mittel der Wahl, wenn das Therapeutikum schnell im Körper aufgenommen werden soll.

Badeöle stellt man her, indem man eine höhere Konzentration etherischer Öle in ein Trägeröl mischt, das mit einem Emulgator versetzt ist (▶ Kap. 3.4.3). Fette Öle mischen sich nämlich nicht mit Wasser, sondern schwimmen als Film auf dem Badewasser. Als Emulgatoren können Stoffe wie Milch und Joghurt eingesetzt werden. Wesentlich besser wirken aber z. B. aus Kokosöl hergestellte Emulgatoren wie Mulsifan, die im Handel erhältlich sind. Die Emulgatoren werden dem fetten Öl im Verhältnis 1:10 beigefügt. Die Menge etherischer Öle sollte für 100 ml etwa 3 ml oder 60 Tropfen (also 3 %) betragen. Sie kann u. U. erhöht werden. Die Konzentration hängt von der therapeutischen Absicht ab. Messungen haben ergeben, dass z. B. Rosmarinöl beim Baden innerhalb von 20 Minuten direkt in den Blutkreislauf aufgenommen wird. Ein weiterer Vorteil dieser Anwendung ist die Tatsache, dass man sich nach dem Bad nicht einzucremen braucht.

In diesem Zusammenhang ist auch der Einsatz etherischer Öle für die Hautpflege und die Aromakosmetik zu erwähnen, z. B. in Form von Gesichtsdampfbädern, Masken, Duftwässern, aber auch für die Haarpflege. Etherische Öle lassen sich gut in Shampoos sowie in Haarpackungen und Haarwässer einarbeiten. Die Konzentrationen entsprechen denen für Körperöle (▶ Kap. 3.4.1).

Prinzipiell gibt es zwei Arten, Bäder anzuwenden: das Schaumbad und das Ölbad.

Schaumbäder

Man mischt ca. 3 % etherisches Öl oder Mischung in ein übliches Duschbad oder Shampoo, das möglichst wenig Duft oder Parfüm enthalten sollte.

Ölbäder

In ein fettes Trägeröl werden unter Zusatz eines 10-prozentigen Emulgators ca. 3 % etherisches Öl oder Mischung gerührt. Daraus ergibt sich ein milchiges, nachfettendes Ölbad mit wesentlich stärkerer therapeutischer Wirkung als ein Schaumbad. Im Gegensatz dazu ist es jedoch nicht wannenrein.

> Die Wirkung eines Bades ist deutlich stärker als eine normale Ölanwendung. Grundsätzlich gilt, dass eine Temperaturerhöhung um 10 Grad Celsius die Resorption über die Haut verdoppelt.

Temperatur und Badezeit richten sich nach der therapeutischen Absicht und dem Zustand der Person, die das Bad nimmt. Ein Bad mit einer Temperatur von 35 bis 40 Grad Celsius lässt munter bleiben, über 40 Grad Celsius macht müde.

Teilbäder

Da Ganzkörperbäder wegen des hohen Aufwands an Personal und Zeit in der

Pflege sehr selten sind, stellen Teilbäder (Hand-, Fuß- oder Sitzbad), v.a. Fußbäder, eine sehr brauchbare Alternative dar. Der Pflegeaufwand ist minimal und die Wirkung dennoch erstaunlich stark. Die Wirkstoffe durchdringen nämlich auch verhornte Bereiche der Füße problemlos und werden schnell vom Körper aufgenommen.

3.4.6 Waschungen und Spülungen

Das feuchte Abreiben des Körpers ist besonders für bettlägerige Patienten geeignet, da bei diesen Anwendungen nur schwache thermische Reize gesetzt werden (zimmerwarmes Wasser). Teil- und Ganzkörperwaschungen fördern die Kreislaufregulation: Nach der Gefäßverengung folgt reaktiv eine Gefäßerweiterung mit einem angenehmen Wärmegefühl.

Bei Waschungen und Spülungen ist Wasser die Grundlage des Mediums. Da sich etherische Öle und ihre Mischungen meist nicht in Wasser lösen, sind Emulgatoren nötig (ca. 10-prozentig, ▶ Kap. 3.4.3). Das ist anders bei den Hydrolaten, den Destillationswässern (z.B. Wässer von Rose, Lavendel, Orangenblüten, Myrte, Immortelle und Hamamelis). Hier sind v.a. die wasserlöslichen Bestandteile der Pflanzen enthalten, daher sind die Wirkungen der Hydrolate nicht immer identisch mit denen der etherischen Öle.

Für die Anwendung von **Waschungen** eignet sich eine Schüssel mit einem Fassungsvermögen von drei bis fünf Litern. In das Wasser werden 10 bis 20 Tr. etherisches Öl oder Mischung gegeben.

Spülungen kommen v.a. in Form von Scheidenspülungen zu Anwendung (Scheidendusche mit 200 bis 250 ml Spülung). Bei Wundspülungen werden je nach Größe der Wunde 200 bis 500 ml Wasser oder Ringerlösung mit ca. 10 Tr. etherischem Öl zubereitet. Die Wunde wird zunächst sauber gespült, dann werden die Öle in relativ hoher Konzentration auf die Wunde aufgebracht.

Nicht vergessen werden soll die Anwendung von **Tees** und **Abkochungen** (▶ Kap. 2.4) für Waschungen und Kompressen. Für starke Konzentrationen nimmt man ca. 300 g Pflanzenmaterial (zerkleinert, grün oder getrocknet) und kocht es mit einem Liter Wasser einmal auf, lässt die Flüssigkeit langsam abkühlen, also ziehen (ca. 15 Minuten), dann filtriert man oder gießt ab. Wiederholt man den Vorgang mit neuem Pflanzenmaterial, gewinnt man die doppelte Konzentration. Das Aufsprühen der Lösungen ist eine gute berührungslose Anwendung.

3.5 Stimulation von Akupunkturpunkten

Eine Sonderform der Aromatherapie ist die Stimulation von Akupunkturpunkten. Die Traditionelle Chinesische Medizin (TCM) benutzt seit unvordenklichen Zeiten Naturstoffe und dabei auch Düfte. Bekannt ist die Methode der Moxibustion, mit der die Akupunktur wesentlich verstärkt werden kann (▶ Teil I, Kap. 4.5). Die Punkte werden mit brennenden Moxa-Zigarren aktiviert. Moxa besteht aus dem Kraut von chinesischem Beifuß (*Artemisia vulgaris* var. *chinensis*) und wird oft mit anderen Heilkräutern gemischt. Die etherischen Öle aus den Kräutern werden über den behandelten Akupunkturpunkt in den Körper geführt.

Die chinesischen Akupunkteure tauchten die Nadeln vor der Behandlung oft in etherische Öle oder deren Mischungen. Es liegt auf der Hand, dass man die Akupunkturpunkte auch im Sinne der Mikromassage (im Westen oft fälschlich Akupressur genannt) mit Ölen behandelt hat. Wir nennen diese Möglichkeit **das duftende An-Mo** bzw. **Tui-Na,** ein anderer Name der Massage (▸ Teil I, Kap. 4.5). Die Anwendung wurde der modernen Zeit angepasst. Einzelne Punkte werden massiert und danach oder zur gleichen Zeit eine Unterbauchmassage mit den Ölen durchgeführt. Die TCM nennt den wichtigsten Punkt des Meridiansystems das untere *Dantian* (zwei Fingerbreit unter dem Nabel), *Qi Hai* oder „Meer der Energie“. Auch nach westlicher Anatomie ist dieser Punkt das sogenannte „Bauchhirn“.

Im Folgenden werden zwei Problemlösungen nach chinesischer Methode vorgestellt. Aus Platzgründen kann auf wichtige Begriffe wie Wandlungsphasen oder die Lokalisation der Akupunkturpunkte hier nicht eingegangen werden (Literatur z. B. Wabner 2002, 2014).

> Angaben zur Herstellung der Mischungen: in Tropfen pro 100 ml Körperöl (ca. 1-prozentig).

3.5.1 Nervöse Anspannung und Unruhe

Dieses Problem hat nach den Vorstellungen der Chinesischen Medizin häufig mit Herz und Leber zu tun, mit einer Störung in der Wandlungsphase Feuer oder Holz, mit den entsprechenden Auswirkungen auf Erde, Wasser und Metall.

Öle, die ausgleichend und entspannend wirken

- Genervt und gestresst (Kamille 10, Bergamotte 10, Orange 10).
- Nervosität und Aufregung (Lavendel 16, Neroli 10, Bergamotte 5).
- Plötzliche seelische Verletzung (Lavendel 15, Weihrauch 10, Narde 5).
- Angespanntheit und Erschöpfung (Muskatellersalbei 15, Zypresse 10, Lavendel 5).

Weitere Öle: Geranie, Jasmin, Majoran, Melisse, Palmarosa, Rose, Sandelholz, Ylang-Ylang.

Folgende An-Mo-Punkte werden behandelt: Perikard 6, Leber 3.

3.5.2 Beziehungsprobleme

Beziehungsprobleme betreffen alle fünf Wandlungsphasen, dominierend ist die Wandlungsphase Feuer (Herz, Geist *[Shen]*, Grundemotion Freude und Liebe).

Öle für Liebe und Freundschaft

- Sexuelle Hemmungen (Jasmin 15, Ylang-Ylang 5, Sandelholz 5).
- Unsicherheit und Verhärtung (Geranie 10, Patchouli 10, Bergamotte 10).
- Verletzlichkeit und Misstrauen (Rose 10, Palmarosa 10, Zitrone 5).
- Bindungsangst (Kümmel 10, Kardamom 10, Rose 5).

Weitere Öle: Fenchel, Ingwer, Lavendel, Majoran, Melisse, Neroli, Pfefferminze, Wacholderbeere.

Folgende An-Mo-Punkte werden behandelt: Perikard 7, Herz 7.

III Die Rezepturen nach Indikationen

1 Chirurgie

1.1 Klinische Indikationen

1.1.1 Analprolaps

Wirksame Öle Benzoe, Cistrose, Immortelle, Kamille blau, Lavendel, Schafgarbe, Zedernholz, Zypresse.

Fette Trägeröle Aloe-vera-Öl, Calophyllum inophyllum, Johanniskrautmazerat (Rotöl), Leinöl, Nachtkerzenöl, Ringelblumenöl, Sanddornfruchtfleischöl.

Hydrolat Rosenwasser.

Zusammensetzung

Cistrose	3 Tr.
Lavendel	3 Tr.
Schafgarbe	3 Tr.
Zypresse	3 Tr.
Johanniskrautmazerat (Rotöl)	40 ml
Leinöl	10 ml

Verabreichung

Einreibung des Analbereichs.

Therapeutische Wirkung

- Bindegewebe stärkend
- Lymphatisch entstauend
- Entzündungshemmend
- Heilungsfördernd
- Juckreizlindernd

Klinische Befunde und Symptome

Unterschiedliche Faktoren wie z. B. fortgeschrittene Stadien von Hämorrhoiden oder ein schwacher Beckenboden führen dazu, dass die Analschleimhaut vor den Schließmuskel fällt und nach außen tritt. Symptome sind Juckreiz, Nässen, Blutungen, evtl. Stuhlinkontinenz.

Klinische Anwendungen

Zunächst muss nach jedem Stuhlgang der Darmausgang mit warmem Wasser gereinigt werden. Dann wird die Mischung auf den Analausgang aufgebracht und in die vorgefallene Schleimhaut einmassiert. Bei schmerzhaften Darmentleerungen kann die Mischung auch vor dem Stuhlgang aufgetragen werden. Alle Anwendungsschritte sollten sehr vorsichtig durchgeführt werden.

Erläuterung

Vor allem im Frühstadium eines Analprolapses lassen sich die Symptomatik und der Krankheitsverlauf deutlich positiv beeinflussen.

Sicherheitshinweise und Kontraindikationen

In seltenen Fällen kann ein Analprolaps durch ein Karzinom ausgelöst werden. Daher ist immer eine ärztliche Diagnose erforderlich.

1.1.2 Krampfadern

Siehe auch Kapitel 2.2.19 (Venenpflege) und Kapitel 9.2.15 (Thrombose).

Wirksame Öle Cajeput, Cistrose, Geranie, Immortelle, Kamille blau, Lavendel, Limette, Myrte, Narde, Neroli, Niaouli, Patchouli, Salbei, Schafgarbe, Teebaum, Wacholderbeere, Zitrone, Zypresse.

Fette Trägeröle Calophyllum inophyllum, Johanniskrautmazerat (Rotöl), Macadamianussöl, Ringelblumenmazerat, Wildrose 50-prozentig in Jojoba.

1

Krampfadern 1

Regenerierend, bei Entzündungen

Zusammensetzung

Lavendel	4 Tr.
Myrte	4 Tr.
Schafgarbe	2 Tr.
Wacholderbeere	4 Tr.
Zypresse	6 Tr.
Calophyllum inophyllum	20 ml
Jojobaöl	10 ml

Verabreichung

Einreibung zur täglichen Pflege der Beine.

Therapeutische Wirkung

- Entzündungshemmend
- Bindegewebe stärkend
- Geweberegenerierend
- Schmerzlindernd

Klinische Befunde und Symptome

Erhöhte Entzündungsneigung bei chronisch gestauten Varizen. Regelmäßig auftretende Schmerzen in der betroffenen Region, mit deutlich hervortretenden, ausgesackten Venen.

Klinische Anwendungen

Mindestens einmal, besser zwei- oder dreimal täglich werden die von Varizen durchsetzten Bereiche auf der evtl. mit Rosenwasser befeuchteten Haut (▶ Teil II, Kap. 3.4.1) eingerieben. Dabei wird stets in Richtung des zurückfließenden Bluts gestrichen.

Modifikationen

Die Haut ggf. mit Rosenwasser (▶ Teil II, Kap. 3.4.1) befeuchten, das mit einem Pumpspray aufgetragen werden kann. Rosenwasser hat sich bei Krampfadern bewährt, v. a. bei Schmerzen.

Sicherheitshinweise und Kontraindikationen

Bei akuten Entzündungen oder Thrombosen (▶ Kap. 9.2.15) ist das Risiko einer äußerlichen Anwendung zuerst durch einen Arzt abzuklären.

Zusätzliche Rezeptur

Bewährt hat sich auch folgende Mischung: Immortelle 10 %, Lavendel 50 %, Lemongrass 10 %, Mandarine rot 30 %. Von dieser Mischung 10 % in Calophyllum inophyllum lösen und die Beine auf der Seite der Krampfadern mehrmals täglich einölen. Die Muskeln werden entspannt, der Lymphfluss erleichtert, Kribbeln, Schmerzen und Krämpfe gelindert.

Krampfadern 2

Venenpflege

Zusammensetzung

Cistrose	4 Tr.
Immortelle	5 Tr.
Narde	2 Tr.
Niaouli	3 Tr.
Zitrone	5 Tr.
Zypresse	4 Tr.
Arnikamazerat	15 ml
Johanniskrautmazerat (Rotöl)	15 ml
Macadamianussöl	20 ml

Verabreichung

Venenpflegende Einreibung der Beine.

Therapeutische Wirkung

- Lymphfluss fördernd
- Antithrombotisch
- Bindegewebe stärkend
- Schmerzlindernd
- Blutfluss verbessernd
- Geweberegenerierend

Klinische Befunde und Symptome

Die Venen sind deutlich ausgesackt, schwere Beine und ödematöse Einlagerungen sind die Folge. Eventuell treten rezidivierende Venenentzündungen auf.

Klinische Anwendungen

Es empfiehlt sich, diese Mischung mindestens einmal, besser zweimal täglich in die evtl. mit Rosenwasser befeuchtete Haut (▸ Teil II, Kap. 3.4.1) einzureiben. Bei Schmerzen, Entzündungen oder oberflächlichen Thrombosen kann die Mischung lokal mehrmals täglich sanft und ohne Druck aufgestrichen werden.

Erläuterung

Krampfadern sind ein chronisches Gesundheitsproblem, das mit alleiniger Aromapflege in der Regel nicht vollständig zu lösen ist. Sie kann jedoch ein wesentlicher Baustein der Behandlung sein. Die Rückmeldung von betroffenen Anwendern ist beeindruckend.

Sicherheitshinweise und Kontraindikationen

▸ *Krampfadern 1.*

1.2 Operationsbegleitung

1.2.1 Operationsvorbereitung

Wirksame Öle bei Stress Baldrian, Benzoe, Lavendel, Kamille römisch, Neroli, Muskatellersalbei, Sandelholz, Rose, Vetiver, Weihrauch.

Wirksame Öle bei Schock Lavendel, Kamille römisch, Mandarine rot, Melisse, Neroli, Pfefferminze, Rose, Ylang-Ylang.

Zusammensetzung

Jasmin	5 Tr.
Kamille römisch	5 Tr.
Orange	40 Tr.
Jojobaöl	5 ml

Verabreichung

Trockene Inhalation über Kompresse.

Therapeutische Wirkung

- Schlaffördernd
- Nervosität beruhigend
- Vegetative Symptome lindernd
- Angstlösend

Klinische Befunde und Symptome

Angst und Schlaflosigkeit. Der Patient zeigt deutliche Angst vor einem bevorstehenden Eingriff oder äußert diese ausdrücklich.

Klinische Anwendungen

Ein bis drei Tropfen dieser Mischung werden auf eine unsterile Kompresse gegeben.

1

Der Patient kann diese Kompresse nun beliebig oft und lange zur direkten Inhalation nutzen, auf das Kopfkissen legen oder bei sich tragen.

Erläuterung

Der Duft löst den Patienten emotional vom klinischen Alltag. Der Tunnelblick auf die Operation weitet sich wieder. Zudem wirken die Öle auf den Angst empfindenden Menschen.

Modifikationen

Der Anteil an Jasmin kann variiert werden. Der starke, betörend blumige Duft dieses etherischen Öls zeigt eine starke Wirkung auf Nervosität, wird aber von empfindlichen Menschen häufig wegen des eindeutig animalischen Charakters abgelehnt. Jasmin kann durch Rosenabsolute ersetzt werden.

Zusätzlich wirksame Öle

Drei Tropfen reines Lavendelöl auf einer Kompresse zeigen eine ähnliche Wirkung. Verfügbarkeit und Vorlieben weisen den Weg bei der Auswahl.

Zusätzliche Rezepturen

Bewährt hat sich auch die Mischung von Lavendel und roter Mandarine im Verhältnis 1:1. Dieser Duft beruhigt ungemein und verhilft zu tiefem Schlaf. Auf eine unsterile Kompresse auftragen und am Abend intensiv inhalieren lassen (▸Teil II, Kap. 3.3.1). Kann auch als 5-prozentige Mischung in einem fetten Trägeröl direkt auf die Haut des Unterbauchs aufgetragen werden.

1.2.2 Reorientierung im Aufwachraum

Aufwachraum 1

Reorientierung, Übelkeit

Zusammensetzung

Bitterorange	20 Tr.
Nanaminze	10 Tr.
Rose	5 Tr.
Zitrone	30 Tr.
Jojobaöl	5 ml

Verabreichung

Riechflasche bzw. trockene Inhalation über Kompresse.

Therapeutische Wirkung

- Kognitive Orientierung wiederherstellend (Zitrone)
- Übelkeit lindernd (Nanaminze und Bitterorange)
- Gegen Desorientiertheit und Agitiertheit (Rose)

Klinische Befunde und Symptome

Der Patient befindet sich bereits im Erwachen. Die durch die Narkose bedingte Übelkeit und Desorientiertheit können Unruhe verursachen. Gelegentlich kann es vorkommen, dass in dieser Phase Düfte allgemein als unangenehm empfunden werden. Mit geringer Dosierung beginnen.

Klinische Anwendungen

Ein bis drei Tropfen der Mischung werden auf eine unsterile Kompresse gegeben und die Kompresse neben den Kopf des Patienten gelegt oder diesem ausgehändigt. Eine Spur des Dufts kann auch auf den Handrücken aufgetragen werden wie ein Parfüm. Der Patient muss selbst entscheiden können, ob er den Duft als angenehm empfindet, d.h., er muss ansprechbar sein. Die Anwendung auf einer Kompresse ist die einfachste und schnellste Anwendungsmethode (▶ nasale Anwendungen in Teil II, Kap. 3.3).

Erläuterung

Die Gegenwart eines Dufts stellt aus Erfahrung im Aufwachraum eine gute emotionale Stütze dar. Diese Mischung verstärkt das Aufwachen und erhöht die Konzentration.

Modifikation

Zitrone, Nanaminze oder Bitterorange können auch als Einzelöle auf einer Kompresse angewendet werden. Für diese Anwendung sind ein bis zwei Tropfen ausreichend.

Sicherheitshinweise und Kontraindikationen

Vorhandene Symptome können sowohl gelindert als auch verstärkt werden. Bei manchen Menschen ist allein die Wahrnehmung eines Dufts bei Übelkeit unerträglich, auch wenn sich die einzelnen Öle in der Regel hierbei positiv auswirken.

Nanaminze und Zitrone nicht in die Augen bringen, sie brennen stark.

Kommentar der Autoren

Eine generelle Beduftung des Aufwachraums ist kritisch zu betrachten, da Widerstände einzelner Patienten auftreten oder sich Übelkeit oder Kopfschmerzen verstärken können.

Aufwachraum 2

Angst, Verwirrung, Unruhe

Zusammensetzung

Benzoe	2 Tr.
Muskatellersalbei	10 Tr.
Orange	30 Tr.
Rose	4 Tr.
Tonka	2 Tr.
Jojobaöl	5 ml

Verabreichung

Riechflasche bzw. trockene Inhalation über Kompresse.

Therapeutische Wirkung

- Angstlösend
- Stimmungshebend
- Entspannend

Klinische Befunde und Symptome

Der Patient ist emotional aufgewühlt, eventuell auch verwirrt und delirant. Er zeigt aggressive Züge oder weint.

Klinische Anwendungen

▶ *Aufwachraum 1.*

Erläuterung

Die Wiederorientierung nach einer Narkose fällt in Einzelfällen schwer. Die verbale Kontaktaufnahme ist wichtig, kann aber gelegentlich unterstützt werden. Da der Geruchssinn einen starken Einfluss auf die unbewusste Interpretation der Umwelt hat, sind entsprechende Düfte sehr nützlich.

Modifikationen

Andere Mischungen, die eine stimmungshebende oder Stress reduzierende Wirkung

1

haben, können ebenfalls sinnvoll sein. Wenn der Patient es zulässt, können auch Einreibungen der Hände, der Füße oder der Schläfen zur Anwendung kommen.

Sicherheitshinweise und Kontraindikationen

Die Anwendung eines Dufts ist eine ideale Brücke, um in ein vermittelndes Gespräch einzusteigen. Die Verbindung von Duft und Zuwendung ermöglicht oft den Zugang zu herausfordernden Situationen.

Zusätzlich wirksame Öle

Der Duft der Zitrone erleichtert die Wiederaufrichtung der kognitiven Fähigkeiten, Pfefferminze steigert die Wachheit. Je ein Tropfen von einem dieser Öle kann die Duftkompresse zusätzlich aufwerten. Nicht vergessen werden sollten außerdem die Öle von Grapefruit, Neroli und römischer Kamille.

1.3 Operationsnachbehandlung

1.3.1 Hämatome

Siehe auch Kapitel 2.1.24 (Quetschungen, Prellungen).

Hämatome lassen sich mit Aromapflege so leicht und beeindruckend schnell behandeln, dass man damit jeden Skeptiker schnell von der Wirksamkeit der Aromapflege überzeugen kann. Hämatome verschwinden in einem Bruchteil der üblichen Zeit und auch die Schmerzen lassen rasch nach.

Wirksame Öle Arnika, Cistrose, Fenchel, Geranie, Immortelle, Kamille blau, Lavendel, Lemongrass, Majoran, Nelke, Thymian, Ysop.

Fette Trägeröle Arnikamazerat, Calophyllum Inophyllum, Johanniskrautmazerat (Rotöl), Jojobaöl.

Hämatome 1

Unkomplizierte, kleine bis mittelgroße Hämatome

Zusammensetzung

Immortelle	10 Tr.
Lavendel	4 Tr.
Lemongrass	3 Tr.
Rose	1 Tr.
Rosmarin ct. verbenon	3 Tr.
Johanniskrautmazerat (Rotöl)	10 ml
Jojobaöl	20 ml

Verabreichung

Äußerliche Anwendung als Einreibung.

Therapeutische Wirkung

- Thrombolytisch
- Heilungsfördernd
- Antithrombotisch
- Schmerzlindernd

Klinische Befunde und Symptome

Hämatome entstehen durch verschiedene Ursachen. Zugrunde liegen kann eine traumatische Verletzung, wie eine Prellung, eine Fraktur oder eine Quetschung. Es können aber auch ein veränderter Zustand der Blutgefäße, der Haut oder des Bindegewebes oder eine herabgesetzte Blutgerinnungsfähigkeit ursächlich sein. Letzteres ist v. a. bei Langzeiteinnahme von Corticoiden oder gerinnungshemmenden Medikamenten wie Heparin oder Vitamin-K-Antagonisten, bei hohem Lebensalter, Mangelernährung und schlechtem Allgemeinzustand der Fall. Die Einblutungen ins Gewebe sind teils schmerzhaft und treten als blau-violette Verfärbungen zutage. Neben der kosmetischen Beeinträchtigung besteht bei großflächigen Hämatomen auch die Gefahr einer Infizierung.

Klinische Anwendungen

Die Mischung wird am besten zwei- bis dreimal täglich auf die evtl. zuvor mit Rosenwasser befeuchtete Haut (▶ Teil II, Kap. 3.4.1) aufgetragen und bis zum Einziehen eingerieben. Bei diesem Vorgehen lösen sich die Hämatome beeindruckend schnell auf. Die Einreibungen werden bis zum völligen Abklingen der Hämatome angewendet.

Erläuterung

Vor allem das Immortellenöl hat eine sehr positive Wirkung auf Hämatome. Im Akutfall und bei kleinflächigen Traumata kann es zunächst punktuell auch pur aufgetragen werden. Für große Körperflächen, längerfristige Anwendungen und nicht zuletzt aus Kostengründen sollte es jedoch verdünnt werden.

Kommentar der Autoren

Kortisonpatienten und Menschen mit Pergamenthaut ist zu raten, ein Körperöl mit Immortelle (▶ Teil II, Kap. 1.1.7) zu benutzen. Die Neigung zu Hämatomen geht in der Regel dadurch deutlich zurück.

Hämatome 2

Schmerzhafte Hämatome

Zusammensetzung

Cistrose	5 Tr.
Immortelle	20 Tr.
Lavendel	5 Tr.
Lorbeer	5 Tr.
Mandelöl	30 ml

Verabreichung

Äußerliche Anwendung als Einreibung.

Therapeutische Wirkung

- Stark Hämatom auflösend
- Gefäßregenerierend
- Antitraumatisch
- Heilungsfördernd

Klinische Befunde und Symptome

Hämatome aller Art, v. a. mit großen Mengen ausgetretenen Bluts und mit Gewebetraumatisierung.

Klinische Anwendungen

Die Anwendung ist am effektivsten, wenn man unmittelbar nach dem Trauma damit beginnt. Die Mischung kann auf die evtl. mit Rosenwasser befeuchtete Haut aufgerieben werden (▶ Teil II, Kap. 3.4.1), ohne viel Druck anzuwenden. Die Einreibungen erfolgen an den ersten beiden Tagen alle

1

zwei bis vier Stunden, danach kann das Intervall vergrößert werden, bis sich das Hämatom und die Beschwerden zurückbilden.

Erläuterung

Grundsätzlich kann bei Hämatomen akut, lokal begrenzt und über einige wenige Tage hinweg auch reines Immortellenöl oder zu 10% (z.B. in Jojobaöl) verdünntes Immortellenöl angewendet werden.

Modifikation

Ist das Hämatom mit starken Schmerzen verbunden, können zehn Tropfen Cajeput zur Mischung dazugegeben werden.

Zusätzliche Rezeptur

Eine Variation kann die Mischung aus Immortelle, Lavendel, Lemongrass, Mandarine rot und Zedernholz sein.

Hämatome 3

Großflächige Hämatome

Zusammensetzung

Eucalyptus globulus	2 Tr.
Immortelle	3 Tr.
Kamille blau	1 Tr.
Lavendel	3 Tr.
Lemongrass	6 Tr.
Rosmarin ct. cineol	2 Tr.
Johanniskraut- oder Arnikamazerat	30 ml

Verabreichung

Äußerliche Anwendung als Einreibung.

Therapeutische Wirkung

- Entzündungshemmend
- Schmerzlindernd
- Hämatome auflösend

Klinische Befunde und Symptome

Großflächige Hämatome, z.B. nach ausgeprägtem Trauma oder erhöhter Blutungsneigung.

Klinische Anwendungen

Zur Pflege der betroffenen Haut wird die Mischung zweimal täglich in die evtl. mit Rosenwasser befeuchtete Haut (▶ Teil II, Kap. 3.4.1) eingerieben. Die Anwendung erfolgt bis zum vollständigen Abklingen des Hämatoms. Die Mischung kann bei entsprechender Neigung auch präventiv in der Hautpflege angewendet werden.

Hämatome 4

Einfache Sofortmaßnahme

Zusammensetzung

Cistrose	5 Tr.
Immortelle	20 Tr.
Lavendel	5 Tr.
Mandelöl	30 ml

Verabreichung

Äußerliche Anwendung als Einreibung.

Therapeutische Wirkung

- Stark thrombolytisch und Hämatom auflösend
- Stark geweberegenerierend
- Hautpflegend

Klinische Befunde und Symptome

Hämatome aller Art.

Klinische Anwendungen

Am besten beginnt man gleich nach der Entstehung des Hämatoms mit den Anwendungen. Die Mischung wird mehrfach täglich (am ersten Tag alle zwei Stunden) auf das Hämatom aufgetragen. Die Haut kann ggf. zuvor mit Rosenwasser befeuchtet werden (▶ Teil II, Kap. 3.4.1). Die Anwendung endet mit dem Abklingen des Hämatoms.

1.3.2 Harnsperre, postoperative

Zusammensetzung

Bergamotte	10 Tr.
Eucalyptus globulus	10 Tr.
Lavendel	10 Tr.
Sandelholz	10 Tr.
Teebaum	10 Tr.
Wacholderbeere	10 Tr.

Verabreichung

Kompresse zur äußerlichen Anwendung.

Therapeutische Wirkung

- Spasmolytisch
- Schmerzlindernd
- Vegetativ-muskulär entspannend

Klinische Befunde und Symptome

Vor allem nach einer Spinal- und Epiduralanästhesie kann es zu einem Harnstau in der Blase kommen, ohne die Möglichkeit, die Blase willentlich zu entleeren. Dies kann naturgemäß starke Schmerzen verursachen. Jedoch kann ein Harnverhalt gerade bei sehr alten oder dementen Menschen oder bei Diabetes mellitus auch schmerzlos sein. Man sollte daher nach einer Operation immer die Ausscheidung des Patienten beobachten.

Klinische Anwendungen

Für eine Anwendung werden fünf Tropfen der Mischung auf eine erwärmte, feuchte Kompresse gegeben. Die Kompresse wird mit der betropften Seite auf den Unterleib, direkt über der Blase, aufgelegt. Abschließend ist es sinnvoll, eine milde Wärmequelle zu applizieren, z. B. eine Wärmflasche.

Sicherheitshinweise und Kontraindikationen

Sind die Schmerzen der gestauten Blase zu groß oder besteht bereits die Gefahr einer gesundheitlichen Schädigung, muss vor dieser Anwendung eine Einmalkatheterisierung durchgeführt werden.

Kommentar der Autoren

Erfahrungsgemäß löst sich die Harnsperre oft schon spontan bei einer einmaligen Anwendung.

1.3.3 Wundbehandlung und Narbenprophylaxe

Siehe auch Kapitel 2.1.7 (Dekubitus und Dekubitusprophylaxe) und Kapitel 2.1.21 (Narbenpflege).

Wirksame Öle Benzoe, Geranie, Kamille blau, Lavendel, Lemongrass, Manuka, Narde, Neroli, Niaouli, Pfefferminze, Rose, Schafgarbe, Teebaum, Weihrauch, Zedernholz.

Fette Trägeröle Calophyllum inophyllum, Johanniskrautmazerat (Rotöl), Mandelöl, Nachtkerzenöl, Ringelblumenmazerat, Sanddornfruchtfleischöl, Weizenkeimöl, Wildrosenöl.

Hydrolate Immortellenwasser, Lavendelwasser, Pfefferminzwasser, Rosenwasser.

1

Wundbehandlung und Narbenprophylaxe 1

Wundauflage

Zusammensetzung

Lavendel	3 Tr.
Manuka	3 Tr.
Sterilisierter Wundhonig	10 g

Verabreichung

Wundauflage mit steriler Kompresse.

Therapeutische Wirkung

- Wundreinigend
- Keimmilieu sanierend
- Wundbeläge lösend
- Heilungsbeschleunigend
- Antibiotisch
- Granulation fördernd

Klinische Befunde und Symptome

Anwendungsgebiet sind offene Wunden, z.B. Verbrennungen, Schnittwunden, Narben, Schwangerschaftsstreifen oder Dekubiti. Die Wunden weisen eine Keimlast oder festsitzende Beläge auf.

Klinische Anwendungen

Alle Bestandteile werden in einem sterilen Gefäß vermengt. Der Honig wird direkt auf der Wunde appliziert oder mittels Wundkompresse in die Wunde gegeben. Danach wird die Wunde abgeklebt. Bei Bedarf (starke Exsudation) können Saugkompressen zum Einsatz kommen. Dieser Verband wird einmal am Tag erneuert. Eine zusätzliche Wundreinigung ist in der Regel nicht notwendig, da der Honig bereits eine starke Wundreinigung bewirkt. Somit wird zusätzlich Granulationsgewebe geschützt.

Erläuterung

In manchen Einrichtungen wird unsteriler Imkerhonig verwendet. Das ist nach gesetzlichen Vorgaben nicht zulässig, da sich im Naturprodukt Honig potenziell Spuren von Sporen von *Clostridium botulinum* befinden können. In der Praxis konnte der Autor jedoch sehr gute Ergebnisse beobachten, Nebenwirkungen sind aus der Praxis keine bekannt.

Modifikationen

Ein anderes gutes Wundheilöl mit antimikrobieller Wirkung, guter Verträglichkeit und heilungsfördernder Wirkung ist Teebaumöl (▸ Teil II, Kap. 1.1.10). Auch können Lavendel oder Manuka allein in den Honig gegeben werden. Insgesamt wird für Wunden ein Anteil an etherischen Ölen von 2 % angestrebt.

Sicherheitshinweise und Kontraindikationen

Im klinischen Bereich sind selbst aufbereitete Honigverbände oft nicht ohne Weiteres umzusetzen, da sie nicht den offiziellen Empfehlungen der Wundexperten entsprechen. In palliativen Situationen ist diese Problematik aufgrund der Zielsetzung nicht gegeben.

Kommentar der Autoren

In der täglichen Arbeit in Hospizen und auf Palliativstationen zeigt sich, dass die nährende Wirkung des Honigverbandes selbst bei ausgezehrten und kachektischen Patienten einen stark förderlichen Effekt auf die Wunde hat. Selbst desolate Wundverhältnisse lassen sich meist beheben.

Wundbehandlung und Narbenprophylaxe 2

Wundrandbehandlung

Zusammensetzung

Lavendel	7 Tr.
Manuka	4 Tr.
Rose	4 Tr.
Sanddorn	10 Tr.
Teebaum	7 Tr.
Ringelblumenmazerat	50 ml

Verabreichung

Einreibung zur Wundrandpflege.

Therapeutische Wirkung

- Gewebe schützend und regenerierend
- Breitspektrisch antibiotisch
- Zellregenerierend
- Wundheilungsfördernd
- Schmerz- und juckreizlindernd

Klinische Befunde und Symptome

Akute oder chronische Wunden mit Vergrößerungstendenz, Keimlast in der Wunde, geringer Heilungstendenz und belasteten, entzündeten Wundrändern. Auch bei Ulcus cruris.

Klinische Anwendungen

Bei jedem Verbandswechsel wird der Wundrand gereinigt und danach mit der Mischung eingerieben. Hierbei sollte ein gewisser Radius eingehalten werden, wenn ein Klebeverband angebracht wird. Bei Ulcera cruri wird genauso verfahren. Je nach Zustand der Wunde kann die Heilungstendenz deutlich verbessert werden, indem abgetrocknete Areale mitgepflegt werden.

Erläuterung

Die Praxis zeigt, dass Ulcera cruri deutlich schneller heilen, wenn etherische Öle zum Einsatz kommen. Der Rahmen der Wundversorgung hängt natürlich vom vorliegenden Standard ab.

Modifikation

Zur Reinigung der Wundränder eignet sich Rosenhydrolat besonders gut. Es verbessert jede genannte Wirkung dieser Mischung. Für Wunden kann man sich in manchen Apotheken das Rosenhydrolat unter sterilen Bedingungen in Fläschchen abfüllen und mit einem Hygienesprühkopf versehen lassen.

Sicherheitshinweise und Kontraindikationen

Die Entwicklung der Wunde muss stets beobachtet werden. Bei einer Verschlechterung, egal welcher Ursache, muss die Strategie gewechselt werden.

Kommentar der Autoren

Bei schlecht heilenden Wunden kann die Mischung unverdünnt (also ohne das fette Öl) aufgetragen werden. Beginnt die Wunde zu heilen, verdünnt man zunächst auf z. B. 25 %. Die Mischung wird weiter verdünnt bis hin zu einer 2-prozentigen Mischung des Öls.

1

Wundbehandlung und Narbenprophylaxe 3

Wundrandbehandlung

Zusammensetzung

Lavendel	50 Tr.
Palmarosa	10 Tr.
Teebaum	50 Tr.
Mandelöl	80 ml
Weizenkeimöl	20 ml

Verabreichung

Einreibung zur Wundrandpflege.

Therapeutische Wirkung

- Antiseptisch
- Hautschützend
- Heilungsbeschleunigend
- Kosmetisch narbenwirksam
- Schmerzlindernd

Klinische Befunde und Symptome

Wunde Haut und kleine Bagatellverletzungen, Sonnenbrand, Intertrigo und Wundränder, oberflächliche Schürf-, Verbrennungs- oder Schnittwunden sowie Dekubiti oder chirurgische Wunden.

Klinische Anwendungen

Die Anwendung von Hydrolaten ist wohltuend und sehr wirksam. Das Areal kann je nach Wundart mit Rosen-, Immortellen-, Lavendel- oder Pfefferminzhydrolat gereinigt, gekühlt oder gepflegt werden. Mit einer Kompresse wird die Mischung rund um die Wunde auf den Wundrand aufgetragen und mit den Fingerkuppen ohne Druck einmassiert. Die Anwendung erfolgt bei jedem Verbandswechsel.

Zusätzliche Rezeptur

Für Wundränder und zur Pflege von Stomata (künstliche Ausgänge) ist folgende Mischung geeignet: Je 5 Tr. Manuka, Palmarosa, Niaouli, Geranie und Lavendel mischen. Davon 10 Tr. in 100 ml Lavendel- oder Rosenwasser geben und in eine Sprühflasche füllen. Vor der Anwendung gut verschütteln und aufsprühen. Die Reinigung und Pflege erfolgt mit weichen Kompressen.

Kommentar der Autoren

Die Wunde kann auch mit einer Mischung aus den Ölen von Lavendel, Lemongrass, Manuka und Teebaum direkt eingerieben werden. Für die weitere Behandlung sollte die Mischung mit fettem Öl verdünnt werden, zunächst auf 50 %, dann auf 10 % und schließlich für ein Körperöl auf 1 %.

2 Dermatologie

Wichtige Vorbemerkung
Bei Hautproblemen wird in der Pflege oft dazu geraten, die Öle und Mischungen auf die noch feuchte Haut aufzutragen. Das ist wissenschaftlich nicht nachzuvollziehen! Sowohl die etherischen Öle (durch Destillation gewonnen) als auch die fetten Öle und auch das Jojobaöl sind nachweislich hydrophob, also wasserabstoßend (► Teil II, Kap. 3.4.1). Durch Feuchtigkeit wird die Aufnahme über die lipoiden Bereiche erschwert. Öle sind v. a. lipophil, also lipoidfreundlich. Sie dringen aufgrund dieser Eigenschaft leicht in die Haut ein. Das kann durchaus anders sein bei Anwendung von Hydrolaten, also Pflanzen- und Blütenwässern und Tees. Hier muss man allerdings sehr genau darauf achten, dass die Wässer nicht mit Alkohol konserviert sind, da sonst unerwünschte Hautreaktionen auftreten können. Extrakte, also Absolutes, von etherischen Ölen sind teilweise wasserlöslich (z. B. Rosenabsolue, Jasmin und Vanille). Auch reine ausgepresste Citrusöle sind teilweise wasserlöslich.

2.1 Klinische Dermatologie

2.1.1 Abszesse

Siehe auch Kapitel 2.1.5 (Blasen) und Kapitel 2.1.12 (Furunkel und Karbunkel).

Wirksame Öle Bergamotte, Bergbohnenkraut, Eukalyptus, Galbanum, Geranie, Grapefruit, Immortelle, Kamille (blau und römisch), Lavandin, Lavendel, Lemongrass, Manuka, Muskatellersalbei, Myrrhe, Niaouli, Oregano, Patchouli, Petitgrain, Sandelholz, Speiklavendel, Teebaum, Thymian rot, Wacholderbeere, Zitrone.

Fette Trägeröle Arnikamazerat, Calophyllum inophyllum, Jojobaöl.

Hydrolate Teebaumhydrolat, Lavendelhydrolat.

Abszesse 1

Antibakteriell, entzündungshemmend

Zusammensetzung

Kamille blau	1 ml
Lavendel oder Lavandin	2 ml
Lemongrass	1 ml
Manuka	2 ml
(Jojobaöl)	(45 ml)

Verabreichung

Die Mischung reiner etherischer Öle wird punktuell pur auf den Abszess aufgetragen.

Therapeutische Wirkung

- Antibakteriell mit breitem Spektrum
- Entzündungshemmend
- Heilungsfördernd

Klinische Befunde und Symptome

Lokale Entzündung durch eine umkapselte Eiteransammlung in einer nicht präformierten Körperhöhle. Abszesse können überall im Körper auftreten und verursachen je nach Lokalisation spezifische Beschwerden. Gemeint sind hier jedoch Abszesse in der Tiefe der Haut, mit sichtbarer Rötung und Schwellung an der Oberfläche.

Klinische Anwendungen

Wird die Mischung punktuell pur auf den Abszess aufgetragen, ist die antibakterielle Wirkung besonders intensiv. Sie wird jeweils zwei- bis viermal täglich aufgetragen. Die Eiterung sollte bereits nach kurzer Zeit an die Oberfläche treten und die Entzündung zurückgehen. Bei empfindlicher Haut oder einer Anwendungsdauer von mehr als fünf Tagen sollten die etherischen Öle in 45 ml Jojobaöl gegeben werden.

Sicherheitshinweise und Kontraindikationen

Im Verlauf der Anwendung muss sich die Entzündung konsolidieren und rückläufig sein, der Eiter austreten oder vom Körper abgebaut werden. Wenn sich der Zustand verschlechtert oder gar Fieber und allgemeine Infektionszeichen auftreten, muss unbedingt ein Arzt aufgesucht werden. Zudem darf ein Abszess nicht ausgedrückt werden. Dies gilt besonders bei Abszessen oberhalb des Unterkiefers.

Abszesse 2

Antibakterielle Kompresse

Zusammensetzung

Kamille (römisch und blau)	Je 2 Tr.
Lavendel	2 Tr.
Teebaum	2 Tr.

Verabreichung

Äußerliche Anwendung als Kompresse.

Therapeutische Wirkung

- Entzündungshemmend
- Stark antibakteriell
- Schmerzstillend
- Zugsalbenartige Wirkung

Klinische Befunde und Symptome

Umkapselte, eitrige Entzündung in der Tiefe der Haut mit Rötung und Schwellung, z. T. mit sichtbarem Eiterkern.

Klinische Anwendungen

Die etherischen Öle werden auf eine Kompresse getropft und direkt auf den Abszess aufgelegt. Diese Kompresse kann mit einem Pflaster fixiert, darf aber nicht luftdicht abgedeckt werden. Sie sollte einige Minuten belassen und dann abgenommen werden, ohne den Ölrest abzuwischen. Die Anwendung sollte zweimal täglich erfolgen.

Erläuterung

Werden etherische Öle auf der Haut pur angewendet, spielt die Qualität der Öle eine große Rolle, ebenso wie die Sensibilität der Haut und die Auswahl der Öle nach ihrer Hautverträglichkeit.

Modifikation

Lavendel- und Teebaumöl können bei diesen kleinen Körperflächen auch pur aufgetragen werden.

Sicherheitshinweise und Kontraindikationen

▶ *Abszesse 1*.

Abszesse 3

Zugwirkung

Zusammensetzung

Galbanum	0,5 ml
Niaouli	1 ml
Teebaum	1 ml
Arnikamazerat	5 ml

Verabreichung

Punktuelles Auftragen der Mischung auf einzelne Effloreszenzen.

Therapeutische Wirkung

- Zugsalbenartige Wirkung
- Antibiotisch

Klinische Befunde und Symptome

Abgekapselte, dermale Eiterungen, wie Furunkel und Abszesse.

Klinische Anwendungen

Diese Mischung sollte nur punktuell auf einzelnen Effloreszenzen zur Anwendung kommen. Sie kann zwei- bis viermal täglich aufgetragen und im Bedarfsfall mit einem Wundpflaster abgedeckt werden.

Modifikation

Die Mischung der etherischen Öle kann im selben Mischverhältnis statt in ein Basisöl auch in eine pflanzliche Salbengrundlage gegeben werden.

Kommentar der Autoren

Auch bei Panaritien (▶ Kap. 2.1.20) kann diese Mischung angewendet werden.

Sicherheitshinweise und Kontraindikationen

Im Verlauf der Anwendung sollte sich die Entzündung konsolidieren und mitsamt dem Eiter nach außen wandern. Grundsätzlich gehört diese Art der Behandlung in die Hände eines Arztes. Bei Stagnation oder Verschlechterung muss die Strategie gewechselt werden.

2.1.2 Akne

Wirksame Öle Bergamotte, Cajeput, Eukalyptus, Galbanum, Grapefruit, Jasmin, Kamille (blau und römisch), Kanuka, Kampfer (weiß), Lavandin, Lavendel, Lemongrass, Lorbeer, Mandarine, Manuka, Nelke, Neroli, Niaouli, Patchouli, Petitgrain, Pfefferminze, Rosmarin, Salbei spanisch, Sandelholz, Speiklavendel, Teebaum, Vetiver, Wacholderbeere, Zedernholz, Zitrone, Zypresse.

Fette Trägeröle Jojobaöl, Nachtkerzenöl, Wildrosenöl.

Hydrolate Immortellenwasser, Lavendelwasser, Rosenwasser, Teebaumwasser.

Akne 1

Antiseptisch, heilungsfördernd

Zusammensetzung

Geranie	1 Tr.
Kamille römisch	1 Tr.
Lavendel	1 Tr.
Teebaum	1 Tr.

Verabreichung

Punktuelle äußerliche Anwendung mit Kompresse.

Therapeutische Wirkung

- Hautpflegend
- Talglösend
- Poren reinigend
- Antibakteriell

Klinische Befunde und Symptome

Akne bezeichnet eine Erkrankung der Haarfollikel und Talgdrüsen der Haut. Zunächst entstehen durch übermäßige Verhornung die sogenannten Komedonen. Aus diesen entstehen durch entzündliche Prozesse Hauteffloreszenzen wie Pusteln und Papeln. Meist entsteht Akne in der Pubertät und betrifft neben Rücken und Brust oft die sogenannte T-Zone im Gesicht.

Klinische Anwendungen

Die etherischen Öle werden miteinander vermischt und auf eine Kompresse gegeben. Die einzelnen Hauteffloreszenzen werden mit dieser Mischung zweimal täglich leicht betupft.

Erläuterung

Aggressive Reinigung der Haut mit hochprozentigen Alkoholen bewährt sich selten. Etherische Öle lösen die talgartigen Verstopfungen der Haut, verbessern den Hautstoffwechsel und regulieren das bakterielle Milieu. Zudem heilen bestehende Hauteffloreszenzen schneller ab.

Kommentar der Autoren

Nach drei bis vier Tagen sollte eine Behandlungspause von ein bis zwei Tagen eingehalten werden. In dieser Zeit sollten die betroffenen Bereiche mit beruhigendem Jojobaöl gepflegt werden.

Akne 2

Entzündungshemmend, milieusanierend und hautregenerierend

Zusammensetzung

Lavendel	2 ml
Manuka	1 ml
Schafgarbe	1 ml
Teebaum	1 ml
Jojobaöl	95 ml

Verabreichung

Punktuelles Auftragen der Mischung zur Pflege aknebetroffener Hautstellen.

Therapeutische Wirkung

- Entzündungshemmend
- Antibakteriell
- Schmerzlindernd
- Heilungsfördernd

Klinische Befunde und Symptome

▶ *Akne 1.*

Klinische Anwendungen

Die Mischung wird nach der Reinigung der Haut punktuell auf die Effloreszenzen aufgetragen. Diese Anwendung wird bis zum Abheilen der Aknepusteln zweimal täglich durchgeführt.

Modifikation

Unter Umständen kann bei stark ausgeprägter Akne die Mischung der etherischen Öle auch pur aufgetragen werden. Dies sollte die Behandlung einleiten. Nach deutlicher Besserung sollte mit den in Jojobaöl verdünnten etherischen Ölen weitergearbeitet werden.

Akne 3

Überempfindliche Haut

Zusammensetzung

Benzoe	2 Tr.
Lorbeer	2 Tr.
Palmarosa	4 Tr.
Jojobaöl	50 ml

Verabreichung

Einreibung zur Gesichtspflege bei sensibler Haut.

Therapeutische Wirkung

- Hautberuhigend
- Milieusanierend
- Heilungsfördernd
- Talglösend

Klinische Befunde und Symptome

Akne bei sensibler, geröteter und gereizter Haut.

Klinische Anwendungen

Nach der Reinigung des Gesichts (z. B. mit Rosenwasser) wird die Mischung auf die ggf. noch feuchte Haut (▶ Teil II, Kap. 3.4.1) aufgetragen und einmassiert. Dabei darf nicht zu viel Öl verwendet werden, die Hautporen sollten frei und offen bleiben.

Erläuterung

Vor allem bei trockener Haut ist trotz Akne Hautpflege wichtig, um Entzündungen zu vermeiden.

Modifikation

20 ml des Basisöls können durch Nachtkerzenöl ersetzt werden. Dieses hat durch seinen Linolsäureanteil eine stark hautpflegende und entzündungshemmende Wirkung und lindert Komedonen.

Akne 4

Mischhaut

Zusammensetzung

Geranie	2 Tr.
Lavendel	2 Tr.
Petitgrain	4 Tr.
Nachtkerzenöl	20 ml
Wildrosenöl	30 ml

Verabreichung

Einreibung zur Gesichtspflege bei Mischhaut.

Therapeutische Wirkung

- Stark hautpflegend
- Entzündungshemmend
- Antibakteriell
- Talgregulierend

Klinische Befunde und Symptome

Mischhaut mit Neigung zu Komedonen und Akne.

Klinische Anwendungen

Nach der Reinigung des Gesichts (z. B. mit Rosenwasser) wird auf die ggf. noch feuchte Haut (▶ Teil II, Kap. 3.4.1) eine kleine Menge der Mischung aufgetragen und einmassiert. Diese Pflege wird ein- bis zweimal täglich durchgeführt. Durch Massagebewegungen löst sich der Talg aus den verstopften Poren und das Hautbild verbessert sich.

2

Erläuterung

Bei zu fetter Haut empfiehlt sich zumindest ein Anteil an Jojobaöl in der Mischung. Die Moleküle des Jojobaöls (eigentlich: -wachses) ähneln dem Hauttalg, wodurch die Fettproduktion der Haut reguliert wird.

2.1.3 Allergien

Zusammensetzung

Immortelle	3 Tr.
Kamille blau	3 Tr.
Lavendel	4 Tr.
Melisse	3 Tr.
Narde	2 Tr.
Patchouli	2 Tr.
Traubenkernöl	50 ml

Verabreichung

Einreibung zur Hautpflege bei Allergien.

Therapeutische Wirkung

- Antihistaminisch
- Abschwellend
- Entzündungshemmend
- Juckreizlindernd

Klinische Befunde und Symptome

Allergische Reaktionen mit entzündlichen Hauterscheinungen, meist einhergehend mit Juckreiz.

Klinische Anwendungen

Nach Eliminierung der auslösenden allergischen Noxen können die allergischen Hauteffloreszenzen mit dieser Mischung behandelt werden. Hierzu wird die Haut evtl. befeuchtet (am besten mit Rosenwasser, ▶ Teil II, Kap. 3.4.1) und die Mischung aufgetragen und einmassiert. Das kann im Akutfall alle zwei Stunden geschehen.

Modifikation

Von besonderer Wirksamkeit ist Zedernholzöl. Handelt es sich um kleinflächige Hauterscheinungen, können der Mischung noch acht Tropfen Zedernholzöl hinzugefügt werden.

Sicherheitshinweise und Kontraindikationen

Nur allergische Reaktionen von geringem Ausmaß und ohne generalisierte Symptomatik dürfen vom Patienten selbst behandelt werden. Bei regelmäßig auftretenden allergischen Hauterscheinungen ist es außerdem sicher von Vorteil, eine Alternative zu Kortison an der Hand zu haben.

2.1.4 Bartflechte

Zusammensetzung

Palmarosa	3 Tr.
Petitgrain	5 Tr.
Teebaum	1 Tr.
Vetiver	1 Tr.
Zypresse	1 Tr.
Aloe-vera-Öl	30 ml
Nachtkerzenöl	20 ml

Verabreichung

Äußerliche Anwendung durch Einreibung der betroffenen Hautpartien.

Therapeutische Wirkung

- Antibakteriell
- Antimykotisch
- Hautpflegend und -regenerierend
- Entzündungshemmend

Klinische Befunde und Symptome

Die Bartflechte wird durch Bakterien, häufig Staphylokokken, oder durch Faden-

oder Sprosspilze ausgelöst. Sie weist einen meist chronischen Verlauf auf und zeigt sich in eitrigen Pusteln oder Krusten auf der Haut und flächige, entzündliche Rötung im Bartbereich. Bei schweren Verlaufsformen kommt es zu tiefliegenden, knotenartigen Entzündungen. Die Bartpilzflechte fällt durch gerötete, scharf begrenzte, runde, schuppende Flecken auf.

Klinische Anwendungen

Die Gesichtshaut im Bereich des Barts wird morgens und abends mit Rosen-, Hamamelis- oder Pfefferminzhydrolat gereinigt und befeuchtet. Dann wird die Mischung in die ggf. noch feuchte Haut (▸ Teil II, Kap. 3.4.1) eingerieben. Dabei darf kein Druck ausgeübt werden, da dies die bereits geschädigte Haut zusätzlich reizen könnte.

2.1.5 Blasen

Siehe auch Kapitel 2.1.1 (Abszesse) und Kapitel 2.1.12 (Furunkel und Karbunkel).

Wirksame Öle Bergamotte, Bergbohnenkraut, Eukalyptus, Galbanum, Geranie, Grapefruit, Immortelle, Kamille (blau und römisch), Lavandin, Lavendel, Lemongrass, Manuka, Muskatellersalbei, Myrrhe, Niaouli, Oregano, Patchouli, Petitgrain, Sandelholz, Speiklavendel, Teebaum, Thymian rot, Wacholderbeere, Zitrone.

Fette Trägeröle Calophyllum inophyllum, Ringelblumenmazerat, Sheabutter.

Blasen 1

Heilungsfördernde Sofortmaßnahme

Zusammensetzung

Kamille blau	1 Tr.
Lavendel	1 Tr.

Verabreichung

Äußerliche Anwendung als Einreibung.

Therapeutische Wirkung

- Entzündungshemmend
- Wundheilungsfördernd
- Schmerzlindernd
- Antibakteriell

Klinische Befunde und Symptome

Blasen entstehen durch mechanische Überbeanspruchung der Haut, häufig an den Füßen durch langes Gehen in ungeeigneten Schuhen oder an den Händen durch ungewohnte Arbeiten. Zunächst sind die Blasen mit Flüssigkeit gefüllt. Sie entleeren sich dann meist im Laufe einiger Tage. Sie sind schmerzhaft und führen dazu, dass die betroffenen Extremitäten in der Zeit bis zum Abheilen immobilisiert werden.

Klinische Anwendungen

Kamille blau und Lavendel werden pur angewendet. Mehrfach täglich wird die Blase mit diesen etherischen Ölen dünn eingerieben. Zum Schutz kann ein Pflaster aufgeklebt werden.

Sicherheitshinweise und Kontraindikationen

Auch wenn Blasen in der Regel unkompliziert abheilen und die genannten etherischen Öle antiseptisch sind, müssen Superinfektionen ärztlich abgeklärt werden. Blasen, die durch Chemikalien oder Strahleneinwirkung entstanden sind, bedürfen einer ärztlichen Therapie.

Zusätzlich wirksame Öle

Eucalyptus citriodora, Pfefferminze, Teebaum, Weihrauch, Zedernholz, Zitrone.

Blasen 2

Präventiv wirkende und heilungsfördernde Salbe

Zusammensetzung

Lavendel	8 Tr.
Sanddorn	10 Tr.
Teebaum	8 Tr.
Weihrauch	6 Tr.
Ringelblumenmazerat	20 ml
Sheabutter	20 g

Verabreichung

Äußerliche Anwendung als Einreibung.

Therapeutische Wirkung

- Gewebe schützend
- Wundheilung fördernd
- Scherkräfte vermindernd
- Schmerzlindernd
- Antimikrobiell
- Entzündungshemmend
- Hautstabilisierend

Klinische Befunde und Symptome

Zu erwartende Belastung der Füße oder bereits bestehende Blasen, egal ob geschlossen oder offen.

Klinische Anwendungen

Die Salbe kann präventiv oder in jedem Stadium der Blasen angewendet werden. Vor einer anstehenden Belastung die Füße auf mit Rosenwasser befeuchtete Haut (▶ Teil II, Kap. 3.4.1) mit der Mischung einreiben, bis sie gut eingezogen ist. Bei bereits bestehender Blase kann die Mischung als Pflegemittel mehrfach täglich aufgetragen werden.

Für die Herstellung der Salbe lässt man Sheabutter im Öl schmelzen (Wasserbad). Nun werden die etherischen Öle hinzugegeben. Es wird so lange gründlich gerührt, bis die Sheabutter vollständig aufgelöst ist. Die Salbe wird kühl gestellt, bis sie ganz ausgehärtet ist (▶ Teil II, Kap. 3.4.2).

Erläuterung

Diese Salbe ist sehr hautpflegend und erhöht die Widerstandskraft der Haut. Die Öle beschleunigen die Wundheilung und lindern die Schmerzen.

Modifikation

Wer keine Salbe anrühren möchte, kann die etherischen Öle in dieser Mischung einfach in 50 ml Ringelblumenmazerat geben und als Fußöl verwenden.

Zusätzlich wirksame Öle

Mit etwas Erfahrung kann die Rezeptur abgewandelt werden. Bewährt haben sich Bestandteile wie Eucalyptus citriodora, Lemongrass, Nanaminze und Rosengeranie.

Kommentar der Autoren

Blaue Flecken und Hämatome nicht vergessen (▶ Kap. 1.3.1).

2.1.6 Dermatitis

Siehe auch Kapitel 2.1.9 (Ekzem).

Wirksame Öle Alant, Benzoe, Geranie, Hopfen, Immortelle, Kamille (blau, römisch und wild), Karottensamen, Lavendel, Lavendelsalbei, Linaloe, Litsea cubeba, Lorbeer, Manuka, Melisse, Muskatellersalbei, Palmarosa, Patchouli, Pfefferminze, Ravensara/Ravintsara, Rosmarin, Thymian ct. thujanol, Wacholderbeere, Ylang-Ylang, Ysop, Zedernholz.

Fette Trägeröle Johanniskrautmazerat (Rotöl), Mandelöl, Nachtkerzenöl, Olivenöl.

Dermatitis

Reizlindernd und balsamisch

Zusammensetzung

Kamille blau	4 Tr.
Linaloeholz	5 Tr.
Patchouli	3 Tr.
Weihrauch	4 Tr.
Ylang-Ylang	2 Tr.
Zedernholz	4 Tr.
Nachtkerzenöl	15 ml
Olivenöl	35 ml

Verabreichung

Äußerliche Anwendung als Einreibung bei gereizter, entzündeter Haut.

Therapeutische Wirkung

- Antihistaminisch
- Hautberuhigend
- Antiallergisch
- Juckreizstillend
- Hautheilend und -schützend

Klinische Befunde und Symptome

Durch diverse auslösende Noxen juckende und entzündete Hautstellen. Die Hautdecke ist geschlossen und intakt, aber meist durch Juckreiz bedingtes Kratzen und verminderte Widerstandskraft gefährdet, wund zu werden.

Klinische Anwendungen

Zunächst kann die Haut evtl. mit Rosenwasser befeuchtet werden (▶ Teil II, Kap. 3.4.1). Dann wird die Mischung auf die Haut aufgetragen und mit leichtem Druck einmassiert, bis sie ganz eingezogen ist.

Erläuterung

Etherische Öle können den Hautstoffwechsel so beeinflussen, dass Entzündungsmediatoren und Gewebehormone nicht mehr ihre volle Wirkung entfalten. Zudem schützen, heilen und regenerieren die etherischen Öle die Haut, sodass sie schneller abheilt. Erstaunlicherweise zeigt sich eine hervorragende Wirkung gegen Juckreiz.

Säuglingsdermatitis 1

Stark regenerierend

Zusammensetzung

Lavendel	2 Tr.
Palmarosa	2 Tr.
Mandelöl	50 ml

Verabreichung

Äußerliche Anwendung als Einreibung.

Therapeutische Wirkung

- Hautberuhigend
- Entzündungshemmend
- Hautregenerierend

2

2

Klinische Befunde und Symptome

Eine Säuglingsdermatitis tritt in den ersten drei bis fünf Monaten nach der Entbindung auf. Meist vergeht sie einige Monate später wieder. Es kommt zu Rötungen und Schuppungen der Haut, meist im Bereich des behaarten Kopfs und des Gesichts, aber auch an anderen Körperstellen.

Klinische Anwendungen

Die mit Rosenwasser befeuchtete Babyhaut (▸ Teil II, Kap. 3.4.1) sollte nach Möglichkeit zweimal täglich mit der Mischung massiert werden.

Erläuterung

Die Säuglingsdermatitis muss von Milchschorf (seborrhoische Dermatitis, ▸ Kap. 5.2.6), Neurodermitis (▸ Kap. 2.1.22) oder anderen Hauterkrankungen abgegrenzt werden. Eine Diagnose liefert der Kinderarzt, auch wenn es oft nicht leicht ist, die einzelnen Hauterscheinungen voneinander abzugrenzen.

Säuglingsdermatitis 2

Stark wirksam

Zusammensetzung

Teebaum	50 Tr.
Mandelöl	50 ml

Verabreichung und Anwendung

▸ *Säuglingsdermatitis 1.*

Zusätzliche Rezeptur

▸ Kap. 5.2.6 (Milchschorf).

Säuglingsdermatitis 3

Sanft, bei empfindlicher Haut

Zusammensetzung

Zedernholz	5 Tr.
Mandelöl	50 ml

Verabreichung

Äußerliche Anwendung als Einreibung.

Therapeutische Wirkung

- Hautpflegend
- Antihistaminisch
- Juckreizlindernd
- Entzündungshemmend und beruhigend

Klinische Befunde und Symptome

Dermatitis bei Säuglingen, ggf. mit empfindlicher Haut.

Klinische Anwendungen

Morgens nach dem Waschen den Körper des Säuglings mit der Mischung pflegen. Die Einreibung ggf. abends wiederholen.

Windeldermatitis

Zusammensetzung

Neroli	2 Tr.
Palmarosa	1 Tr.
Rosenholz (oder Linaloeholz)	1 Tr.
Sandelholz	1 Tr.
Mandelöl	30 ml
Johanniskrautmazerat (Rotöl)	20 ml

Verabreichung

Äußerliche Anwendung als Einreibung.

Therapeutische Wirkung

- Hautberuhigend
- Heilungsfördernd
- Antimykotisch
- Antimikrobiell
- Juckreizlindernd

Klinische Befunde und Symptome

Bei der Windeldermatitis handelt es sich um eine Reizung der Haut im mit der Windel bedeckten Bereich des Unterleibs. Feuchtigkeit durch Wärmestau und Schwitzen, Urin, der längere Zeit mit der Haut in Berührung ist, und Reiben der Windel auf der Haut liegen dieser Dermatitis häufig zugrunde. Eine Neigung zur Windeldermatitis ist oft auch veranlagt. Durch kleine Läsionen der Haut ist die Gefahr einer Superinfektion mit Krankheitserregern gegeben. Bei einer Pilzinfektion spricht man dann von Windelsoor.

Klinische Anwendungen

Die betroffene Haut wird bei jedem Windelwechsel mit milden Pflegeprodukten gereinigt. Abschließend kann die Haut mit Rosenhydrolat befeuchtet (▶ Teil II, Kap. 3.4.1) werden. Die Mischung wird dann mit nur wenig Druck in die betroffene Haut eingerieben, bis das Öl in die Haut eingezogen ist.

Erläuterung

Diese Mischung wirkt gegen pathogene Pilze und pflegt und schützt dabei auch noch die Haut. Die Hautbarriere wird mit der Aromapflege in der Regel so gut stabilisiert, dass eine Windeldermatitis erst gar nicht auftritt oder nach kurzer Zeit wieder abheilt. Sollte die Mischung keine deutlich sichtbare Besserung bringen, muss jedoch zumindest kurzfristig mit abdeckenden Schutzsalben gearbeitet werden, um die Haut erst einmal ganz vor dem Urin zu schützen.

2.1.7 Dekubitus und Dekubitusprophylaxe

Siehe auch Kapitel 1.3.3 (Wundrandbehandlung und Narbenprophylaxe).

Wirksame Öle Cajeput, Geranie, Kamille blau, Lavendel, Lemongrass, Niaouli, Geranie, Rose, Rosmarin ct. cineol, Teebaum.

Fette Trägeröle Johanniskrautmazerat (Rotöl), Nachtkerzenöl, Olivenöl, Ringelblumenmazerat.

Hydrolate Lavendelwasser, Rosenwasser.

Dekubitus 1

Entzündungshemmend und stark regenerierend

Zusammensetzung

Geranie	2 Tr.
Kamille blau	2 Tr.
Lavendel	10 Tr.
Lemongrass	1 Tr.
Rose	7 Tr.
Teebaum	2 Tr.
Johanniskrautmazerat (Rotöl)	20 ml
Nachtkerzenöl	5 ml
Ringelblumenmazerat	5 ml

Verabreichung

Einreibung zur Dekubituspflege.

2

2

Therapeutische Wirkung

- Antiseptisch mit breiter Wirkung
- Wundheilungsfördernd
- Zellregenerierend
- Milieuverbessernd
- Wundschützend

Klinische Befunde und Symptome

Druckgeschwüre entstehen durch mangelnde Mobilisierung und Lagerung immobiler Patienten oder unerkannte Druckbelastungen der Haut. Trophische Störungen der Haut führen zu einer lokalen Ischämie und zur Anreicherung saurer Stoffwechselprodukte. Dadurch kommt es zum Gewebeuntergang.

Klinische Anwendungen

Die Hautdecke über dem Dekubitus muss noch geschlossen sein. Offene Wunden bedürfen einer anderen Behandlung. Der Dekubitus wird mit frischem und hygienisch einwandfreiem Rosenwasser besprüht, um die Haut zu befeuchten. Danach kann diese Mischung in die ggf. noch feuchte Haut ohne Druck einmassiert werden. Das kann bei jedem Lagerungswechsel erfolgen.

Sicherheitshinweise und Kontraindikationen

Auch aromapflegerische Maßnahmen ersetzen keine individuell angepassten Lagerungsintervalle.

Dekubitus 2

Milieusanierend, schmerzlindernd

Zusammensetzung

Cajeput	5 Tr.
Lavendel	7 Tr.
Niaouli	5 Tr.
Olivenöl	50 ml

Verabreichung

Einreibung zur Pflege beginnender Dekubitalprozesse.

Therapeutische Wirkung

- Hautstoffwechsel verbessernd
- Zellregenerierend
- Heilungsfördernd

Klinische Befunde und Symptome

Beginnender dekubitaler Prozess mit lokaler Rötung, die sich nicht wegdrücken lässt.

Klinische Anwendungen

Bei jedem Lagerungswechsel kann die Mischung auf die betroffenen Hautstellen aufgetragen werden, solange die Hautdecke unverletzt ist. Es hat sich auch bewährt, am Anfang jeder Behandlung reines Rosenwasser aufzusprühen. Die Inhaltsstoffe wirken schmerzlindernd und heilungsfördernd.

Sicherheitshinweise und Kontraindikationen

▸ *Dekubitus 1.*

Dekubitusprophylaxe 1

Hautfunktion erhaltend

Zusammensetzung

Geranie	5 Tr.
Lavendel	10 Tr.
Niaouli	5 Tr.
Rosmarin ct. cineol	2 Tr.
Olivenöl	50 ml

Verabreichung

Einreibung zur Pflege bei erhöhtem Dekubitusrisiko.

Therapeutische Wirkung

- Sehr hautpflegend
- Stoffwechselregulierend
- Lymphatisch anregend

Klinische Befunde und Symptome

Steigendes Dekubitusrisiko mit beginnenden wegdrückbaren Rötungen der Haut an gefährdeten Stellen.

Klinische Anwendungen

Bereits bei der Körperpflege kann diese Mischung großflächig verwendet werden. Bei jedem Lagerungswechsel wird sie mit den evtl. mit Rosenwasser angefeuchteten Händen (▸ Teil II, Kap. 3.4.1) in die Haut einmassiert.

Sicherheitshinweise und Kontraindikationen

▸ *Dekubitus 1.*

Dekubitusprophylaxe 3

Vitalisierung der Haut

Zusammensetzung

Lavendel	6 Tr.
Myrte	5 Tr.
Rosengeranie	3 Tr.
Rosmarin	4 Tr.
Johanniskrautmazerat (Rotöl)	50 ml

Verabreichung

Einreibung zur Hautpflege bei erhöhtem Dekubitusrisiko.

Verabreichung

Äußerliche Anwendung als Einreibung.

Therapeutische Wirkung

- Hautmilieu und Hautstoffwechsel verbessernd
- Heilungsfördernd

Klinische Befunde und Symptome

Zunehmende Rötungen an druckbelasteten Hautstellen, die regelmäßig trotz angemessener Lagerung auftreten.

Klinische Anwendungen

Bei der Körperpflege und bei jedem Lagerungswechsel kann diese Mischung auf gefährdete Hautstellen aufgetragen werden. Dabei kann auf der ggf. mit Rosenwasser angefeuchteten Haut (▸ Teil II, Kap. 3.4.1) gearbeitet werden.

Erläuterung

Hautpflege ist in der Dekubitusprophylaxe unerlässlich. Pflanzenöle und etherische Öle bewähren sich täglich in der pflegerischen Praxis bei der Reduzierung von Dekubiti.

Sicherheitshinweise und Kontraindikationen

▸ *Dekubitus 1.*

Dekubitusprophylaxe 2

Stark hautpflegend

Zusammensetzung

Linaloeholz	6 Tr.
Palmarosa	6 Tr.
Olivenöl	50 ml

Therapeutische Wirkung

- Hautfunktion verbessernd
- Hautstoffwechsel anregend
- Wundheilungsfördernd
- Reizlindernd

Klinische Befunde und Symptome

Diese Mischung eignet sich für überwiegend immobile Patienten mit unzureichenden Eigenbewegungen und dadurch erhöhtem Dekubitusrisiko.

Klinische Anwendungen

Bei Bedarf kann diese Mischung bei jedem Umlagern auf erreichbare Hautareale mit erhöhter Dekubitusgefährdung aufgetragen und einmassiert werden. Da sie die Hautfunktion verbessert, kann sie auch auf nicht druckbelastete Hautareale mit verminderter Perfusion oder Regenerationskraft aufgetragen werden. Hierunter fallen z.B. Füße, Rücken oder Gelenke. Die Mischung kann mehrfach täglich angewendet werden.

Erläuterung

Die Mischung erhöht die Widerstandskraft und Regenerationsfähigkeit der Haut. Somit verbessert sie allgemein die Stabilität der Hautbarriere gegen Belastungen.

Modifikation

Bei Irritationen oder diffusen Läsionen kann statt Johanniskrautmazerat (Rotöl) auch Ringelblumenmazerat verwendet werden.

Sicherheitshinweise und Kontraindikationen

Trotz Aromapflege bleiben regelmäßige, individuell festgelegte Lagerungswechsel und Hautkontrollen unerlässlich.

Zusätzlich wirksame Öle

Bei Dekubitusrisiko kommen nahezu alle hautpflegenden und regenerierenden Öle infrage. Auch Teebaumöl hat sich in der Prophylaxe sehr bewährt, wobei 0,5 bis 1 % Teebaumöl in einer Mischung genügen.

Dekubitusprophylaxe 4

Hautstärkend, balsamisch und nährend

Zusammensetzung

Lavendel	6 Tr.
Niaouli	6 Tr.
Sanddorn	10 Tr.
Teebaum	4 Tr.
Weihrauch	7 Tr.
Johanniskrautmazerat (Rotöl)	25 ml
Ringelblumenmazerat	25 ml

Verabreichung

Einreibung zur äußerlichen, lokalen Anwendung an druck- und schädigungsgefährdeten Hautarealen.

Therapeutische Wirkung

- Hautbarriere stabilisierend
- Regenerierend
- Keimmilieu sanierend
- Juckreiz mindernd
- Antimykotisch
- Widerstandsfähigkeit der Haut verbessernd
- Zellen stabilisierend

Klinische Befunde und Symptome

Der Patient weist allgemein eine schwache Hautbarriere auf, neigt zu Dekubiti, Intertrigo, Juckreiz mit Kratzspuren und Superinfektionen.

Klinische Anwendungen

Zur Prävention können dekubitusgefährdete Hautareale drei- bis viermal täglich beim Lagerungswechsel mit dieser Mischung eingerieben werden. Zudem können Hautgebiete, die Zeichen einer Winderdermatitis aufweisen, mit dieser Mischung gepflegt werden. Sie ist auch bei Intertrigo, juckender Haut am Unterleib und im Intimbereich anwendbar.

Erläuterung

Häufig verursacht Inkontinenzmaterial durch Wärmestau und kumulierende Feuchtigkeit Juckreiz, was den Patienten dazu veranlasst, sich zu kratzen. Kratzspuren bieten eine Grundlage für Superinfektionen. Schlecht ernährte Altershaut verfügt über eine geringe Widerstandskraft gegen Druck, mechanische Belastung und mikrobielle Angriffe. Es entwickeln sich nicht selten multiple dermale Probleme auf ein und demselben Hautareal.

Modifikationen

Die Reinigung und Behandlung der Haut lässt sich besonders gut mit Rosenwasser durchführen (schmerzlindernd und wirksam gegen Juckreiz, heilungsfördernd). Bei Intertrigogefahr kann auch Teebaumhydrolat verwendet werden. Vor dem Ölauftrag kann die Haut u. U. mit demselben Hydrolat befeuchtet (▸ Teil II, Kap. 3.4.1) werden. Es ist dann aber darauf zu achten, dass so lange eingerieben wird, bis die Feuchtigkeit mit dem Öl spürbar in die Haut eingezogen ist.

Sicherheitshinweise und Kontraindikationen

Infizierte Hautläsionen, beginnende Dekubiti und Intertrigo entwickeln sich schnell. Die gewählte Strategie sollte innerhalb weniger Tage einen deutlichen Erfolg zeigen. Ggf. muss ein Arzt hinzugezogen oder die Wahl der Methode überdacht werden.

Kommentar der Autoren

Tatsächlich sind Anwender in der Praxis oft froh über vielseitig wirksame Lösungen, da sich das auftretende Problem kaum auf eine isolierte Ursache reduzieren lässt.

2.1.8 Diabetischer Fuß

Diabetischer Fuß 1

Stark regenerierend und schützend

Zusammensetzung

Lavendel	6 Tr.
Rosengeranie	4 Tr.
Teebaum	5 Tr.
Zedernholz	5 Tr.
Ringelblumenmazerat	50 ml

Verabreichung

Einreibung zur täglichen Pflege der Füße.

Therapeutische Wirkung

- Keimmilieu verbessernd
- Antimykotisch
- Hautläsionen reduzierend
- Heilend
- Mikrozirkulation verbessernd
- Krusten und Schuppen lösend
- Hautregenerierend

Klinische Befunde und Symptome

Die Mikrozirkulation in den Extremitäten ist vermindert, die Füße sind schuppig, verhornt, schlecht ernährt, stoß- und druckanfällig und zum Teil mit Krusten bedeckt.

Klinische Anwendungen

Ein- oder besser zweimal täglich sollten beide Füße mit der Mischung gründlich eingerieben werden. Unter Umständen die Haut zuvor mit Rosenwasser befeuchten (▶ Teil II, Kap. 3.4.1).

Erläuterung

Diabetesgeschädigte Haut kann sich häufig aus eigener Kraft nicht mehr gesund erhalten. Gezielte Pflege kann dieses Defizit ausgleichen.

Modifikation

Bei extrem trockener Haut kann aus dem Basisöl mit einem 30-prozentigen Anteil Sheabutter auch eine Salbengrundlage hergestellt werden. Die Sheabutter wird anteilig zugegeben und mit milder Wärme vorsichtig geschmolzen. Dann werden die etherischen Öle hinzugefügt. Bis die Salbe fest wird, muss sie immer wieder gründlich gerührt werden, damit sich eine homogene Masse ergibt (▶ Teil II, Kap. 3.4.2).

Sicherheitshinweise und Kontraindikationen

Feuchtigkeit und Öl müssen ganz einziehen. Es darf keine Restfeuchte zurückbleiben (v.a. zwischen den Zehen).

Zusätzlich wirksame Öle

Bei hartnäckigen, resistenten, harten, spröden Schuppen und Krusten können wahlweise 0,5 % Cistrose, Narde oder Patchouli zugegeben werden.

Kommentar der Autoren

Mit Mischungen wie dieser können viele Komplikationen bei desolaten diabetischen Füßen hinausgezögert oder verhindert werden. Ein wahrer Segen.

Diabetischer Fuß 2

Verbesserung der Gewebeversorgung

Zusammensetzung

Ingwergras	5 Tr.
Lavendel	5 Tr.
Manuka	3 Tr.
Pfefferminze	2 Tr.
Rosmarin ct. cineol	2 Tr.
Olivenöl	50 ml

Verabreichung

Einreibung zur täglichen Pflege der Füße.

Therapeutische Wirkung

- Breitspektrisch antibakteriell
- Hautpflegend und -regenerierend
- Schmerzlindernd
- Wundheilungsfördernd

Klinische Befunde und Symptome

Durch Diabetes verändert sich deutlich die Stoffwechselsituation der Haut. Die auftretenden Veränderungen bedürfen besonderer Pflege. Bleibt diese aus, kann es schnell zu Wunden kommen, deren Heilung langwierig ist und die anfällig für Komplikationen sind. Das Hautbild ist oft trocken und schuppig, die Hautbarriere ist anfällig gegen geringste Einflüsse von außen. Oft bestehen Schmerzen in den Beinen.

Klinische Anwendungen

In die mit Rosenwasser befeuchtete Haut (▶ Teil II, Kap. 3.4.1) wird die Mischung einmassiert, bis sie vollständig eingezogen ist. Diese Mischung wird am besten zweimal täglich angewendet.

Sicherheitshinweise und Kontraindikationen

Bei diabetischen Füßen muss die Haut engmaschig auf Verletzungen untersucht werden.

Diabetischer Fuß 3

Stark heilungsfördernd und nährend

Zusammensetzung

Immortelle	2 ml
Lavendel	2 ml
Medizinischer Honig	100 ml

Verabreichung

Abendliche Einreibung der Füße.

Therapeutische Wirkung

- Milieusanierend
- Hautpflegend
- Heilungsfördernd

Klinische Befunde und Symptome

Diabetisch veränderte Haut an den Füßen.

Klinische Anwendungen

Am Abend wird diese Mischung dünn auf die betroffene Haut gestrichen und einmassiert.

Erläuterung

Bereits in der Antike wurde Honig in der Wundheilung und zur Hautpflege verwendet. Honig ist mittlerweile wieder Bestandteil der medizinischen Wundversorgung.

Diabetischer Fuß 4

Stark pflegend und belebend

Zusammensetzung

Eucalyptus citriodora	4 Tr.
Grapefruit	4 Tr.
Litsea cubeba	3 Tr.
Nanaminze	5 Tr.
Teebaum	6 Tr.
Sesamöl	20 ml
Sheabutter	20 g

Verabreichung

Einreibung zur Pflege der Füße.

Therapeutische Wirkung

- Hautpflegend
- Hornhaut erweichend
- Erfrischend und schmerzlindernd
- Antimykotisch und antimikrobiell

Klinische Befunde und Symptome

Die Füße neigen zu Schweißbildung, evtl. sogar zu Fußpilz. Auch müde, schwere Füße, die nach Belastung schmerzen, profitieren von dieser Mischung.

Klinische Anwendungen

Dieses Pflegemittel kann morgens und abends in die Füße einmassiert werden. Besonders nach Belastung ist dies angenehm.

Zur Herstellung ▶ Teil II, Kap. 3.4.2.

Erläuterung

Die dickere, zum Teil verhornte Haut an den Füßen benötigt eine kräftige Pflegegrundlage. Dadurch kann den spezifischen Problemen an den Füßen entgegengewirkt werden.

Modifikationen

Je nach individueller Problematik können die etherischen Öle variiert werden. So eignen sich auch Nadelöle sehr gut. Vor allem das frisch duftende Weißtannenöl erzeugt in der Mischung einen besonders angenehmen Duft und hat eine schmerzlindernde und erfrischende Wirkung. Es können 1 % Weißtanne und 0,75 % Grapefruit zugegeben werden. Bei heißen, brennenden Füßen hat sich die Zugabe von 1 % Eucalyptus globulus bewährt. Dabei werden andere etherische Öle reduziert oder aus der Rezeptur genommen, sodass der Gesamtgehalt der etherischen Öle im Rahmen bleibt.

2.1.9 Ekzem (Hautausschlag)

Siehe auch Kapitel 2.1.6 (Dermatitis) und Kapitel 2.1.22 (Neurodermitis).

Wirksame Öle Ackerminze, Basilikum, Bergamotte, Cistrose, Geranie, Hopfen, Immortelle, Kamille (blau, römisch und wild), Lavandin, Lavendel, Lavendelsalbei, Myrrhe, Narde, Palmarosa, Patchouli, Pfefferminze, Ringelblume, Rose, Rosmarin, Schafgarbe, Teebaum, Thymian (ct. geraniol und ct. linalool), Tolubalsam, Wacholderbeere, Weihrauch, Tolu, Ysop, Zedernholz, Zitronenmelisse.

Fette Trägeröle Avocadoöl, Calophyllum inophyllum, Hanföl, Mandelöl, Nachtkerzenöl, Ringelblumenmazerat, Sheabutter, Wildrosenöl.

Hydrolate Myrtenwasser, Rosenwasser, Teebaumwasser, Zedernwasser.

Ekzem 1

Basispflege

Zusammensetzung

Cistrose	4 Tr.
Lavendel	7 Tr.
Rosenextrakt	3 Tr.
Sanddorn	20 Tr.
Schafgarbe	5 Tr.
Weihrauch	4 Tr.
Zedernholz	5 Tr.
Hanföl	15 ml
Nachtkerzenöl	10 ml
Wildrosenöl	25 ml

Verabreichung

Äußerliche Anwendung als Einreibung.

Therapeutische Wirkung

- Epithelisierend
- Juckreizlindernd
- Entzündungshemmend
- Antiallergisch
- Psychisch ausgleichend

Klinische Befunde und Symptome

Ein Ekzem ist eine nicht-infektiöse, jedoch entzündliche Erscheinung der Haut. Die Betroffenen leiden meist unter Juckreiz und stigmatisierenden Effloreszenzen der Haut, die nur langsam wieder abheilen. Die Gefahr einer Superinfektion ist bei vermehrtem Kratzen gegeben. Ekzeme werden nach ihrer Erscheinungsform, Lokalisation oder ihrer auslösenden Ursache eingeteilt. Oft ist eine genetische Veranlagung gegeben. Bei vielen Formen ist die Ursache nicht einmal bekannt.

Klinische Anwendungen

Die ekzematösen Hautareale werden zunächst evtl. mit Rosenwasser befeuchtet (▶ Teil II, Kap. 3.4.1). Die Mischung sollte mit Umsicht und ohne Druck eingerieben werden, um die Haut nicht auch noch mechanisch zu strapazieren. Bei stark ausgeprägtem Juckreiz sollte man dem Rosenhydrolat den Vorzug geben. Je nach Empfinden kann die Mischung zwei- bis mehrmals täglich lokal angewendet werden.

Erläuterung

Ekzeme durchlaufen bestimmte Stadien. Manchmal nässen sie, manchmal bilden sich starre Krusten, die gelegentlich die Beweglichkeit einschränken und reißen können. Je nach Stadium sollten unterschiedlich stark fettende Grundlagen für eine Mischung verwendet werden. Besonders Krusten und Beläge benötigen oft eine gut fettende Grundlage, um sie weich zu halten und ggf. zu lösen.

Modifikation

Je nach Empfinden und Stadium des Ekzems können die etherischen Öle in eine geeignete Salbengrundlage gemischt werden. Hierzu kann man sich in einer aromapflegerisch versierten Apotheke beraten lassen oder auch die Salbengrundlage aus der Rezeptur *Diabetische Füße 4* verwenden, wobei das Sesamöl durch Nachtkerzenöl oder Hanföl ersetzt werden kann.

Sicherheitshinweise und Kontraindikationen

Superinfektionen müssen von einem Arzt in Augenschein genommen werden.

Ekzem 2

Chronisches Ekzem

Zusammensetzung

Geranie	2 Tr.
Immortelle	1 Tr.
Kamille blau	2 Tr.
Lavendel	2 Tr.
Sanddorn	2 Tr.
Mandelöl oder Sheabutter	50 ml

Verabreichung

Einreibung zur Hautpflege bei langwierigen Ekzemen.

Therapeutische Wirkung

- Entzündungshemmend
- Heilungsfördernd
- Feuchtigkeitsspendend
- Juckreizlindernd

Klinische Befunde und Symptome

Ekzeme, die trotz aller Therapieversuche langfristig erhalten bleiben.

Klinische Anwendungen

Die Ekzeme u. U. mit Rosenhydrolat befeuchten (▶ Teil II, Kap. 3.4.1) und die Mischung einreiben. Das kann zwei- bis dreimal täglich durchgeführt werden.

Erläuterung

Führen die Ekzeme zu sehr trockener Haut, empfiehlt es sich, eine Salbe aus Mandelöl und Sheabutter anzufertigen. Für eine geschmeidige Salbengrundlage kann man 30 g Sheabutter langsam im Wasserbad zergehen lassen (nicht überhitzen) und mit 20 ml Mandelöl mischen. Vor dem Abkühlen werden die etherischen Öle hinzugegeben. Die Salbe erstarrt kühl gelagert nach kurzer Zeit. Um eine streichfähige Salbe zu erhalten, muss bis zum Abkühlen ständig gerührt werden (▸ Teil II, Kap. 3.4.2).

Fingerkuppenekzem

Zusammensetzung

Geranie	3 Tr.
Lavendel	5 Tr.
Myrrhe	10 Tr.
Niaouli	5 Tr.
Sanddorn	5 Tr.
Avocadoöl	30 ml
Ringelblumenmazerat	40 ml
Wildrosenöl	20 ml

Verabreichung

Hautpflegende Einreibung und Verband.

Therapeutische Wirkung

- Balsamisch und feuchtigkeitsspendend
- Heilungsfördernd
- Antimikrobiell
- Juckreizlindernd

Klinische Befunde und Symptome

Das Fingerkuppenekzem ist eine nicht-infektiöse Hauterkrankung, die an den Fingerkuppen lokalisiert ist. Nicht selten tritt dieses Ekzem im Rahmen einer allergischen Reaktion, einer Neurodermitis oder einer chemischen Reizung auf und zeigt sich durch Rötung, Schuppung, Juckreiz, schmerzhafte Missempfindungen und Einrisse der Haut.

Klinische Anwendungen

Die oft borkige, verhärtete Haut der Fingerkuppen sollte vor der Anwendung befeuchtet und gereinigt werden. Am besten geschieht das durch ein kurzes, warmes Handbad. Hierfür kann ein Kamillenauszug verwendet werden. Nachdem die Haut mit einem Handtuch abgetupft wurde, wird die Mischung bis zum Einziehen eingerieben. Sollte ein Handbad nicht möglich sein, wird nur die Mischung eingerieben. Dies sollte mehrmals täglich durchgeführt werden. Über Nacht werden die Hände mit der Mischung gründlich eingerieben und mit einem Okklusivverband abgedeckt. Über Nacht können Handschuhe getragen werden.

Modifikation

Auch hier kann ein Teil der Basisöle durch Sheabutter ersetzt werden, um eine feuchtigkeitserhaltende und pflegende Salbengrundlage zu erhalten.

2.1.10 Erysipel

Zusammensetzung

Lavendel	3 Tr.
Lemongrass	10 Tr.
Lorbeer	3 Tr.
Manuka	5 Tr.
Niaouli	5 Tr.
Borretschsamenöl	20 ml
Johanniskrautmazerat (Rotöl)	20 ml
Mandelöl	60 ml

Verabreichung

Äußerliche Anwendung als Einreibung.

Therapeutische Wirkung

- Entzündungshemmend
- Schmerzlindernd
- Antibakteriell
- Heilungsfördernd

Klinische Befunde und Symptome

Beim Erysipel, auch Wundrose genannt, kommt es zu einer Infektion der Lymphspalten der Haut mit beta-hämolysierenden Streptokokken der Gruppe A, seltener auch Staphylokokken. Einhergehend mit Schwellung und Hitze kommt es nach einigen Stunden bis wenigen Tagen zu einer flammenden, scharf begrenzten Rötung. Meist sind kleine Bagatellverletzungen oder Fußpilz die Eintrittspforte für die Krankheitserreger. Häufig ist das Erysipel am Fuß oder im Gesicht lokalisiert.

Klinische Anwendungen

Mehrfach, jedoch mindestens dreimal täglich, wird die Mischung ohne Druck auf die betroffene Haut aufgebracht. Milde Kühlung mit einem in ein Handtuch gewickelten Kühlakku wird meist als sehr angenehm empfunden.

Modifikationen

Ein bis zwei Esslöffel der Mischung können auch in Quark gegeben und dieser als Quarkwickel aufgelegt werden (▸ Teil II, Kap. 3.4.4). Auch die etherischen Öle allein können von erfahrenen Anwendern in reduzierter Dosis in den Quark gegeben werden.

Sicherheitshinweise und Kontraindikationen

Das Erysipel muss ärztlich beurteilt werden. Neben der medizinischen Therapie erweist sich die Aromapflege als sehr sinnvoll und nutzbringend. Hier muss mit dem Arzt die aromapflegerische Begleitung abgeklärt werden.

2.1.11 Erythem

Zusammensetzung

Anis	3 Tr.
Mandarine rot	5 Tr.
Melisse	3 Tr.
Neroli	4 Tr.
Wildrosenöl	50 ml

Verabreichung

Lokale Anwendung als Einreibung.

Therapeutische Wirkung

- Psychisch stabilisierend
- Gefäßpflegend
- Vegetativ ausgleichend

Klinische Befunde und Symptome

Erytheme sind Rötungen der Haut, die meist lokal begrenzt auftreten und durch eine vermehrte Durchblutung der Haut entstehen. Daher lassen sie sich durch Fingerdruck für wenige Momente zum Abblassen bringen. Die Ursachen sind sehr unterschiedlich. Zum Teil sind die Erytheme Zeichen einer schwerwiegenden Erkrankung, zum Teil ein Symptom nervöser Beschwerden oder treten als Schamesröte auf sowie als Zeichen von Aufregung und innerer Anspannung.

Klinische Anwendungen

Bei harmlosen, aber häufig wiederkehrenden Erythemen kann diese Mischung lokal oder zur Hautpflege regelmäßig und präventiv angewendet werden. Unterstützend wird sie bei Erythemen lokal zweimal täglich

2

einmassiert. Die Haut kann evtl. zuvor mit Rosenwasser befeuchtet werden (▶ Teil II, Kap. 3.4.1).

Sicherheitshinweise und Kontraindikationen

Bei scheinbar grundlos auftretenden und persistierenden Erythemen muss eine ärztliche Abklärung erfolgen.

2.1.12 Furunkel und Karbunkel

Siehe auch Kapitel 2.1.1 (Abszesse) und Kapitel 2.1.5 (Blasen).

Wirksame Öle Bergamotte, Bergbohnenkraut, Eukalyptus, Galbanum, Geranie, Grapefruit, Immortelle, Kamille (blau und römisch), Lavandin, Lavendel, Lemongrass, Manuka, Muskatellersalbei, Myrrhe, Niaouli, Oregano, Patchouli, Petitgrain, Sandelholz, Speiklavendel, Teebaum, Thymian rot, Wacholderbeere, Zitrone.

Fette Trägeröle Calophyllum inophyllum, Johanniskrautmazerat (Rotöl), Olivenöl.

Furunkel und Karbunkel 1

Antiseptische Badeanwendung

Zusammensetzung

Lavendel	2 Tr.
Teebaum	2 Tr.

Verabreichung

Anwendung als Teilbad.

Therapeutische Wirkung

- Antiseptisch
- Wundheilungsfördernd
- Eiterziehend

Klinische Befunde und Symptome

Es handelt sich bei einem Furunkel um eine schmerzhafte Entzündung eines Haarbalgs, meist ausgelöst durch Staphylokokken. Bei einem Karbunkel sind mehrere benachbarte Haarbalge entzündet oder mehrere Furunkel verschmolzen.

Klinische Anwendungen

Die etherischen Öle werden durch Schütteln in einem verschließbaren Gefäß mit warmem Wasser vermengt und das Furunkel bzw. Karbunkel einige Minuten darin gebadet. Dieses Bad sollte zweimal täglich durchgeführt werden.

Erläuterung

Lavendel- und Teebaumöl eignen sich im besonderen Maß zur Bekämpfung von Staphylokokken.

Modifikation

Wenn die Entzündung besonders stark ausgeprägt ist, wird der Mischung ein Tropfen blaue Kamille zugegeben.

Sicherheitshinweise und Kontraindikationen

Furunkel und Karbunkel dürfen niemals ausgedrückt werden.

Kommentar der Autoren

Um die Haut für das Bad empfänglicher zu machen und das Öl mit dem Wasser zu verbinden, sollte man einen Tropfen Emulgator zu der Mischung geben (▶ Teil II, Kap. 3.4.3). Dadurch werden die Öle dem Wasser angepasst.

Furunkel und Karbunkel 2

Stark antibakteriell

Zusammensetzung

Lavendel	3 Tr.
Teebaum	2 Tr.
Thymian rot	2 Tr.
Olivenöl	5 ml

Verabreichung

Einreibung zur äußerlichen Anwendung.

Therapeutische Wirkung

- Stark antibakteriell
- Eiteraustreibend
- Heilungsfördernd

Klinische Befunde und Symptome

▸ *Furunkel und Karbunkel 1.*

Klinische Anwendungen

Diese Mischung wird zweimal täglich vorsichtig auf die betroffenen Stellen aufgetragen.

Erläuterung

Thymian rot verstärkt die antibakterielle Wirkung.

Sicherheitshinweise und Kontraindikationen

▸ *Furunkel und Karbunkel 1.*

Zusätzliche Rezeptur

Eine altbewährte Methode ist das Auftupfen von purem Lavendel- oder Pfefferminzöl.

Pfefferminzöl nicht in die Augen bringen. Es kann zu Reizungen führen.

Furunkel und Karbunkel 3

Punktuell pur, stark antibakteriell

Zusammensetzung

Cajeput
Manuka
Niaouli
Teebaum

Verabreichung

Punktuelle, äußerliche Anwendung.

Therapeutische Wirkung

- Stark antibakteriell mit breitem Spektrum
- Zugsalbenartig wirksam
- Heilungsfördernd

Klinische Befunde und Symptome

▸ *Furunkel und Karbunkel 1.*

Klinische Anwendungen

Die etherischen Öle werden zu gleichen Teilen in einer Flasche (z. B. 10 ml) zusammengemischt. Mehrfach täglich wird eine kleine Menge der Mischung unverdünnt auf die betroffene Stelle gegeben. Nach etwa drei Tagen sollte die Mischung zu 50 % mit einem Basisöl (z. B. Jojobaöl oder Calophyllum inophyllum) verdünnt werden. Nach weiteren drei Tagen kann auf 5 % verdünnt und bis zum vollständigen Abheilen weiterbehandelt werden.

Erläuterung

Punktuelle, lokal begrenzte Anwendungen können bei richtiger Auswahl der Öle unverdünnt stattfinden. Innerhalb eines gewissen Zeitfensters (oft ein bis drei Tage) empfiehlt es sich, die Mischung zu verdünnen, damit die puren etherischen Öle nicht die Haut reizen oder zu sehr austrocknen.

Furunkel und Karbunkel 4

Kühlend und antibakteriell

Zusammensetzung

Cajeput	20 Tr.
Galbanum	20 Tr.
Niaouli	20 Tr.
Oregano	20 Tr.
Schafgarbe	20 Tr.
Johanniskrautmazerat (Rotöl)	5 ml

Verabreichung

Punktuelle, äußerliche Anwendung.

Therapeutische Wirkung

- Entzündungshemmend
- Antiseptisch
- Kühlend
- Schmerzlindernd

Klinische Befunde und Symptome

Furunkel und Karbunkel mit starker Entzündung und störendem Hitzeempfinden.

Klinische Anwendungen

Die Mischung sollte mehrfach täglich aufgetragen werden. Abschließend kann ein in ein Handtuch eingewickeltes Kühlelement aufgelegt werden.

2.1.13 Fußpilz

Wirksame Öle Eukalyptus, Geranie, Kamille wild, Lavendel, Lavandin, Lemongrass, Lorbeer, Manuka, Myrrhe, Nelke, Patchouli, Pfefferminze, Speiklavendel, Teebaum, Thymian rot, Zitrone.

Fette Trägeröle Calophyllum inophyllum, Johanniskrautmazerat (Rotöl), Mandelöl, Sheabutter.

Hydrolate Teebaumwasser.

Fußpilz 1

Kühlend und heilend

Zusammensetzung

Lavendel	2 ml
Nelke	1 ml
Pfefferminz	1 ml
Teebaum	2 ml
Mandelöl	25 ml

Verabreichung

Einreibung zur lokalen Fußpflege.

Therapeutische Wirkung

- Antimykotisch
- Heilungsfördernd
- Antibakteriell
- Juckreizlindernd

Klinische Befunde und Symptome

Bei Fußpilz handelt es sich um eine Fadenpilzerkrankung der Haut, die durch unterschiedliche Faktoren ausgelöst wird. Grunderkrankungen wie Diabetes mellitus oder Minderdurchblutung der peripheren Körperteile steigern das Erkrankungsrisiko, ebenso wie eine langfristige Antibiotikatherapie, Stress sowie falsche oder fehlende Haut- und Kleidungshygiene. Typisch sind der Juckreiz der befallenen Haut und Einrisse zwischen den Zehen oder Hauterscheinungen an den Fußsohlen, je nach Lokalisation des Pilzes. Es können auch die Nägel befallen sein, die sich gelb, grau oder braun verfärben, eine verdickte Form annehmen oder zu bröckeln beginnen.

Klinische Anwendungen

Die etherischen Öle dieser Mischung können zu Beginn einige Tage pur aufgetragen werden. Anschließend werden sie mit dem Mandelöl gemischt und zweimal täglich lokal auf alle befallenen Stellen aufgetragen. Bei dieser Anwendung wird die Haut nicht befeuchtet.

Erläuterung

Langfristig muss die Aromapflegemaßnahme mit einer intensivierten Fußhygiene unterstützt werden, da der Pilz sonst immer wieder Nährboden findet. Hierzu gehören täglich frische Socken aus Naturfasern, regelmäßiges Wechseln und Trockenhalten der Schuhe und Hautkontrollen.

Sicherheitshinweise und Kontraindikationen

Die lädierte, rissige Haut an den Füßen und das durch den chronischen Pilz gestörte Immunsystem begünstigen eine Infektion mit Streptokokken. Diese zeigen sich als Erysipel in flammender, aufsteigender Röte, ggf. mit Fieber. Hier muss auf jeden Fall zeitnah eine ärztliche Behandlung erfolgen.

Kommentar der Autoren

Eine schnelle Hilfe ist das direkte Auftragen von unverdünntem Öl der Nelke. Die Haut verfärbt sich allerdings gelblich. Diese Verfärbung verschwindet jedoch nach Abschluss der Behandlung wieder.

Fußpilz 2

Schnelle Milieusanierung, heilend

Zusammensetzung

Lavendel	1 Tr.
Teebaum	2 Tr.

Verabreichung

Lokale äußerliche Anwendung durch Auftupfen mittels Wattepad.

Therapeutische Wirkung

- Antimykotisch
- Heilungsfördernd
- Milieuverbessernd

Klinische Befunde und Symptome

▸ *Fußpilz 1.*

Klinische Anwendungen

Diese Anwendung eignet sich besonders als kurzzeitige Anwendung für frisch entstandenen Fuß- und Nagelpilz. Die etherischen Öle werden auf ein Wattepad gegeben und zwei- bis dreimal täglich auf die betroffenen Hautstellen und Nägel aufgetupft.

Erläuterung

Frisch entstandener Hautpilz lässt sich meist schnell zurückdrängen. Daher können die Öle durchaus lokal pur angewendet werden. Ist die Symptomatik großflächig oder hat sie sich über einen langen Zeitraum etabliert, ist auch die Behandlung längerfristig und erfordert eine hautfreundlichere Mischung mit fetten Ölen.

Sicherheitshinweise und Kontraindikationen

▸ *Fußpilz 1.*

2

2

Fußpilz 3

Präventiv wirkende und heilende Pflege

Zusammensetzung

Lemongrass	5 Tr.
Manuka	5 Tr.
Rosengeranie	4 Tr.
Teebaum	10 Tr.
Johanniskrautmazerat (Rotöl)	25 ml
Sheabutter	25 g

Verabreichung

Einreibung der Füße.

Therapeutische Wirkung

- Antimykotisch
- Antibakteriell
- Wundheilungsfördernd (pilzbedingte Hautläsionen)
- Schmerz- und juckreizlindernd

Klinische Befunde und Symptome

Die Betroffenen leiden regelmäßig oder dauerhaft unter Fußpilz. Kleine Hautläsionen zwischen den Zehen, Rötungen und ein brennendes Gefühl sowie die typischen Veränderungen an den Nägeln sind bezeichnend.

Klinische Anwendungen

Nach dem Waschen wird die Mischung auf beide Füße aufgetragen und einmassiert, v. a. die Zehenzwischenräume und Nägel sollten mitgepflegt werden. Feuchte Kammern gilt es zu vermeiden. Die Mischung sollte zwei- bis dreimal täglich angewendet werden. Tägliches Waschen der Füße und Wechseln der Socken sind unerlässlich. Die Socken sollten aus natürlichen Fasern bestehen.

Zur Herstellung der Salbe ▶ Teil II, Kap. 3.4.2.

Sicherheitshinweise und Kontraindikationen

Bei diabetischen Füßen (▶ Kap. 2.1.8) ist es ratsam, sich fachkundige Unterstützung bei der Hornhaut- und Nagelpflege zu holen.

Kommentar der Autoren

Nagelpilz ist deutlich hartnäckiger als der reine Hautpilz. Bei Nagelpilz wirksame Öle sind Geranie, Nelke und Teebaum, die in höherprozentigen Mischungen angewendet oder pur aufgepinselt werden.
Bei akkurater Pflege unter Anwendung aromapflegerischer Produkte ist ein reiner Hautpilz in der Regel schnell saniert.

2.1.14 Hämorrhoiden

Wirksame Öle Amyris, Benzoe, Cajeput, Cistrose, Kamille blau, Lavendel, Manuka, Muskatellersalbei, Myrte, Narde, Niaouli, Patchouli, Sandelholz, Schafgarbe, Teebaum, Vetiver, Wacholderbeere, Zedernholz, Zypresse.

Fette Trägeröle Aloe-vera-Mazerat, Johanniskrautmazerat (Rotöl), Leinöl, Ringelblumenmazerat.

Hämorrhoiden 1

Stark juckreizlindernd

Zusammensetzung

Benzoe	3 Tr.
Lavendel	5 Tr.
Sandelholz	4 Tr.
Zedernholz	5 Tr.
Zypresse	6 Tr.
Johanniskrautmazerat (Rotöl)	30 ml
Ringelblumenmazerat	20 ml

Verabreichung

Mischung zur lokalen Einreibung am Darmausgang.

Therapeutische Wirkung

- Juckreizlindernd
- Schmerzlindernd
- Bindegewebe stärkend
- Wundheilungsfördernd
- Darmentleerung erleichternd

Klinische Befunde und Symptome

Beim Stuhlgang treten Schmerzen auf. Teilweise ist frisches Blut auf dem Toilettenpapier und dem Stuhl aufgelagert. Juckreiz und Nässen können den ganzen Tag über zum Problem werden. Hämorrhoidale Strukturen treten beim Pressen nach außen oder sind auch ohne Pressdruck von außen tast- oder sichtbar.

Klinische Anwendungen

Bereits vor dem Stuhlgang kann der Anus mit dieser Mischung eingeölt werden, was Einrisse und Schleimhautläsionen beim Stuhlaustritt stark reduziert. Nach dem Stuhlgang muss der Anus gut gereinigt werden. Die mechanische Strapaze mit trockenem Toilettenpapier kann durch feuchtes Toilettenpapier (ohne künstliche Zusätze) oder Reinigung mit Wasser vermieden werden. Danach wird der Anus mit dieser Mischung eingeölt und mit den Fingerkuppen massiert. Dadurch soll der Schließmuskel entspannt werden. Die Mischung kann mehrfach täglich, auch nach jedem Stuhlgang angewendet werden.

Erläuterung

Ein erhöhter Muskeltonus im Schließmuskel ist eine häufig auftretende Ursache für Analfissuren und schmerzhafte Darmentleerung. Da regelmäßig eine Darmentleerung stattfinden muss, kommt es immer wieder zur mechanischen Belastung des empfindlichen Analgewebes. Um dieser entgegenzuwirken und dem Teufelskreis zu entkommen, ist eine gezielte Pflege notwendig.

Modifikation

In der Apotheke kann man sich auch eine Salbengrundlage mischen lassen. Die etherischen Öle werden im selben Mengenverhältnis zugegeben. Eine solche Salbengrundlage wirkt noch pflegender. Als wässrigen Bestandteil hierfür verwendet man am besten Hamamelishydrolat.

Sicherheitshinweise und Kontraindikationen

Blut im Stuhl muss auf jeden Fall ärztlich abgeklärt werden. Dieses kann auch andere Ursachen haben.

Hämorrhoiden 2

Badeanwendung

Zusammensetzung

Lavendel fein	3 Tr.
Manuka	2 Tr.
Sandelholz	1 Tr.
Zypresse	2 Tr.
Milch	15 ml

Verabreichung

Anwendung als Sitzbad.

Therapeutische Wirkung

- Gewebeheilung fördernd
- Juckreizlindernd

2

- Bindegewebe stabilisierend
- Keimmilieu sanierend

Klinische Befunde und Symptome

Der Juckreiz, das Nässen und die Schleimhauteinrisse quälen den ganzen Tag über, und die Darmentleerungen sind entsprechend schmerzhaft. Eventuell sind die Hämorrhoiden auch schon nach außen getreten.

Klinische Anwendungen

Die Sitzbäder können ein- bis zweimal täglich bei der morgendlichen Hygiene, nach dem Stuhlgang oder am Abend stattfinden.

Die etherischen Öle werden mit der Milch in ein sauberes Schraubglas gegeben und kräftig verschüttelt. Diese Mischung wird in lauwarmes Wasser für ein Sitzbad in einer Sitzbadewanne oder ein entsprechend geeignetes Gefäß gegeben (▶ Teil II, Kap. 3.4.5).

Erläuterung

Bei hämorrhoidalen Beschwerden lenken der Juckreiz und das häufig auftretende Nässen permanent die Aufmerksamkeit auf das Problem. Meist erhöht sich reflektorisch der Tonus im Schließmuskel, was die Problematik verschlechtert und die Darmentleerungen zusätzlich schmerzhaft werden lässt. Werden die Begleiterscheinungen gemildert, bildet sich ein großer Teil der Symptomatik oft rasch zurück.

Modifikationen

Statt Manuka lässt sich auch sehr gut Teebaumöl verwenden. Sandelholzöl kann durch dieselbe Menge an Patchouli, Vetiver oder Zedernholz ersetzt werden. Die persönlichen Erfahrungen, der Preis und die Vorlieben lenken hier die Wahl.

Zusätzlich wirksame Öle

Nach dem Sitzbad kann reines Ringelblumen- oder Johanniskrautmazerat auf die Analregion aufgetragen werden oder aber auch eine speziell hierfür konzipierte Mischung mit etherischen Ölen.

Kommentar der Autoren

Milch ist kein sehr effektiver Emulgator. Es gibt natürliche Emulgatoren im Angebot, z. B. Lecithin (▶ Teil II, Kap. 3.4.3).

Hämorrhoiden 3

Entzündungshemmend und antiseptisch

Zusammensetzung

Kamille blau	2 Tr.
Lavendel	1 Tr.
Myrte	6 Tr.
Niaouli	2 Tr.
Teebaum	2 Tr.
Wacholderbeere	2 Tr.
Zypresse	4 Tr.
Johanniskrautmazerat (Rotöl)	13 ml
Ringelblumenmazerat	15 ml

Verabreichung

Einreibung von Hämorrhoidengewebe und Analausgang.

Therapeutische Wirkung

- Bindegewebe festigend
- Schmerzlindernd
- Schleimhautpflegend
- Antimikrobiell
- Haut- und schleimhautregenerierend
- Entzündungshemmend
- Juckreizlindernd

Klinische Befunde und Symptome

Schmerzende und entzündliche Hämorrhoiden in jedem Stadium, teils blutend und den Stuhlgang erschwerend. Ein schwaches Bindegewebe und analer Juckreiz gehören zu den Begleiterscheinungen.

Klinische Anwendungen

Zweimal täglich wird diese Mischung auf den gereinigten After und die Hämorrhoiden aufgetragen. Die Mischung kann zusätzlich vor und nach jedem Stuhlgang verwendet werden. Dadurch wird das Austreiben des Stuhls erleichtert und die gereizte Schleimhaut gepflegt.

Hämorrhoiden 4

Heilungsfördernd und entstauend

Zusammensetzung

Cistrose	3 Tr.
Lavendel	3 Tr.
Schafgarbe	3 Tr.
Zypresse	3 Tr.
Johanniskrautmazerat (Rotöl)	40 ml
Leinöl	10 ml

Verabreichung

Einreibung von Hämorrhoiden, Analprolaps und Analfissuren.

Therapeutische Wirkung

- Entzündungshemmend
- Wundheilend
- Bindegewebe festigend
- Juckreizlindernd

Klinische Befunde und Symptome

Konkrete oder diffuse Beschwerden in der Analregion, besonders beim Stuhlgang, einhergehend mit Blutungen, Juckreiz, Schmerzen und Nässen.

Klinische Anwendungen

Mit dieser Mischung werden der Analkanal und der Anus eingerieben. Dies kann bei der Körperpflege präventiv und pflegend geschehen, ebenso nach jedem Stuhlgang.

Hämorrhoiden 5

Bei Juckreiz und Entzündung

Zusammensetzung

Kamille blau	3 Tr.
Lavendel	5 Tr.
Zypresse	3 Tr.
Aloe-vera-Mazerat	30 ml

Verabreichung

Einreibung nach Reinigung des Analbereichs.

Therapeutische Wirkung

- Juckreizlindernd
- Entzündungshemmend
- Bindegewebe festigend

Klinische Befunde und Symptome

Hämorrhoidale Beschwerden in jedem Stadium, v. a. aber bei beginnenden Beschwerden ohne allzu spezifische Symptomatik.

Klinische Anwendungen

Nach der Reinigung mit warmem Wasser wird die Mischung auf den After aufgetragen und, soweit möglich, in den Anus eingebracht. Vor dem Stuhlgang angewendet, erleichtert die Mischung die Austreibung des Stuhls ohne Pressdruck und Schleimhautläsionen. Die Mischung sollte vor und

2

nach jedem Stuhlgang zur Anwendung kommen. Als Basisbehandlung wird die Mischung morgens und abends angewendet.

Modifikationen

Für die Reinigung vor der Anwendung empfehlen sich auch hier Hydrolate. Diese werden nach der Symptomatik ausgewählt. Zu empfehlen sind Hamamelishydrolat (venös entstauend, schleimhautpflegend), Myrtenhydrolat (schleimhaut- und venenpflegend), Rosenhydrolat (juckreizlindernd, antiseptisch, heilungsfördernd) oder Teebaumhydrolat (antiseptisch, juckreizlindernd, pflegend).

2.1.15 Herpes (Lippen, allgemein, genital)

Wirksame Öle Bergamotte, Cajeput, Eucalyptus citriodora, Katzenminze, Lavendel, Melisse, Nelke, Pfefferminze, Ravensara, Teebaum, Zitrone.

Fette Trägeröle Calophyllum inophyllum, Johanniskrautmazerat (Rotöl), Mandelöl, Sanddornfruchtfleischöl, Sheabutter, Wildrosenöl.

Hydrolat Melissenwasser.

Herpes 1

Antiviral

Zusammensetzung

Lavendel	5 Tr.
Manuka	5 Tr.
Melisse	5 Tr.
Teebaum	5 Tr.
Hagebuttenkernöl (Wildrosenöl)	20 ml

Verabreichung

Betupfen befallener Stellen.

Therapeutische Wirkung

- Stark antiviral
- Schmerz- und reizlindernd
- Heilungsbeschleunigend

Klinische Befunde und Symptome

Herpesinfektionen können an ganz verschiedenen Körperregionen auftreten und durch unterschiedlichste Herpesviren verursacht werden. Meist gehen diese Ausbrüche mit starken Schmerzen und Missempfindungen sowie Bläschenbildung einher. Der wässrige Inhalt der Bläschen ist bis zu deren Abheilen infektiös.

Klinische Anwendungen

Die befallenen Hautareale werden mindestens dreimal täglich mit dieser Mischung betupft. Im Anfangsstadium und bei schlimmen Verlaufsformen kann alle zwei Stunden eine Anwendung erfolgen. Die Behandlung kann nach Abheilen der Bläschen beendet werden. Bleiben nach Abheilen der Herpesinfektion noch Schmerzen zurück, kann begleitend mit einer Mischung für Nervenschmerzen weitergearbeitet werden.

Modifikationen

Zum eventuellen Befeuchten der Haut (► Teil II, Kap. 3.4.1) wird am besten Melissenhydrolat aufgesprüht, das stark antiviral ist. Bei stark ausgeprägten Schmerzen kann zu 50 % Rosenhydrolat beigemengt werden, dieses lindert deutlich die Schmerzen.

Sicherheitshinweise und Kontraindikationen

Bitte nie ärztliche Begleitung ausklammern, v.a. wenn eine pathologische Immunschwäche oder Zeichen einer Superinfektion vorliegen.

Zusätzliche Rezepturen

Auch die Mischungen für Herpes zoster (▶ Kap. 2.1.16) sind hier wirksam.

Kommentar der Autoren

Ein natürliches Sofortmittel sind frische Blätter der Zitronenmelisse, die in jedem Garten wächst. Blatt zwischen den Fingern verreiben und die Masse auf die befallene Stelle auftragen.

Herpes 2

Fieberbläschen

Wirksame Öle Bergamotte, Cajeput, Eukalyptus, Kamille (blau und römisch), Katzenminze, Lorbeer, Melisse, Myrrhe, Niaouli, Ravensara, Rose, Salbei, Teebaum, Zitrone.

Zusammensetzung

Lokale Kompresse	
Geranie	1 Tr.
Einreibung	
Geranie	10 Tr.
Lavendel	10 Tr.
Thymian rot	2 Tr.
Zitrone	8 Tr.
Calophyllum inophyllum	30 ml

Verabreichung

Lokale und großflächige äußerliche Anwendung als Kompresse und Einreibung.

Therapeutische Wirkung

- Immunstimulierend
- Antiviral
- Heilungsbeschleunigend
- Ganzheitlich ausgleichend

Klinische Befunde und Symptome

Fieberbläschen sind der lokale Ausdruck einer systemischen Immunschwächung, meist bei grippalen Infekten mit Fieber. Daher ist es legitim, hier auch systemisch stabilisierend zu arbeiten. Herpes labialis (Lippenherpes) und anderweitig lokalisierte Herpesbläschen können auch durch anhaltenden Stress, hormonelle Dysbalance und psychische Einbrüche reaktiviert werden.

Klinische Anwendungen

So früh wie möglich sollte mit diesen Anwendungen begonnen werden. Ein Tropfen Geranie wird auf ein Stück fusselfreies Vlies oder eine Kompresse gegeben und auf die Fieberbläschen aufgelegt. Diese Kompresse kann dort auch mit einem Pflaster befestigt werden. Wichtig ist hierbei nur, dass die Kompresse atmen kann und nicht luftdicht bedeckt wird. Zeitgleich wird mit der Einreibungsmischung eine Massage durchgeführt. Dabei werden das von den Fieberbläschen betroffene Gebiet, der Nacken, der Rücken und der Bauch eingerieben. Die Einreibung findet zweimal täglich statt, die Kompresse bis zu dreimal täglich.

Erläuterung

Fieberbläschen können symptomatisch behandelt werden. Sie sind jedoch nur die

Spitze des Eisbergs. Ganzheitliches Arbeiten erfasst auch die Immunsymptomatik und die Psyche des Betroffenen.

Herpes 3

Lippenherpes

Zusammensetzung

Lavendel	5 Tr.
Melisse	5 Tr.
Pfefferminze	5 Tr.
Ravensara/Ravintsara	10 Tr.
Teebaum	7 Tr.
Akazienhonig	10 g
Calophyllum inophyllum	5 g
Melissenhydrolat	10 g
Sanddornfruchtfleischöl	0,75 g
Sheabutter	20 g

Verabreichung

Einreibung zur Lippenpflege.

Therapeutische Wirkung

- Antiviral
- Schmerzlindernd
- Lippenpflegend
- Heilungsfördernd

Klinische Befunde und Symptome

Akuter und chronisch rezidivierender Lippenherpes.

Klinische Anwendungen

Bei den allerersten Anzeichen eines aufblühenden Lippenherpes sollten die Lippen alle zwei Stunden mit der Salbe dünn eingerieben werden. Wenn bereits ein Bläschen erschienen ist, die Salbe nur noch auf die Hauterscheinung auftragen, bis zu deren Abheilen.

Diese Salbe (zur Selbstherstellung von Salben ▸ Teil II, Kap. 3.4.2) sollte in einer aromapflegerisch versierten Apotheke gemischt und am besten auf 5-ml- oder 10-ml-Kruken verteilt werden.

Erläuterung

Je früher eine Anwendung einsetzt, umso größer ist die Chance, den Ausbruch abzuwenden oder das Abheilen deutlich zu beschleunigen und das Ausmaß des Herpes drastisch zu reduzieren. Bei floridem Herpes sollte der Lippenbalsam mit einem kleinen Spatel entnommen werden, um eine Kontamination der Salbe zu vermeiden.

Modifikation

Bei chronisch rezidivierendem Lippenherpes werden für die Salbe die Pfefferminze und das Teebaumöl entfernt, Ravensara/Ravintsara auf fünf Tropfen reduziert und fünf Tropfen Rosenextrakt hinzugefügt. Die Salbe wird dann täglich für die Lippenpflege verwendet.

Zusätzlich wirksame Öle

Im Akutfall können gewisse etherische Öle über einen kurzen Zeitraum von wenigen Tagen auch pur auf einen Lippenherpes aufgetragen werden. Zu beachten ist dabei, dass etherische Öle die empfindliche Haut der Lippen austrocknen und diese nach kurzer Zeit reißt. Daher immer vor der Anwendung die gesunden Bereiche der Lippe gründlich mit einer Lippenpflege einreiben und dann das etherische Öl dünn auftragen. Geeignet sind Cajeput, Lavendel, Pfefferminze (v.a. bei starken Schmerzen und Brennen der Lippen), Ravensara/Ravintsara (besonders gut verträglich) und Teebaum.

Kommentar der Autoren

Die Aromatherapie setzt prinzipiell keine Produkte tierischen Ursprungs wie z. B. Lanolin (Wollwachs) ein. Außerdem sind darin häufig Spuren der Pestizide enthalten, mit denen die Schafe während des Wachstums der Wolle eingesprüht werden.

Herpes 4

Herpes genitalis, antiviral

Zusammensetzung

Geranie	6 Tr.
Lavendel	6 Tr.
Niaouli	3 Tr.
Teebaum	3 Tr.
Johanniskrautmazerat (Rotöl)	30 ml

Verabreichung

Einreibung des betroffenen Genitalbereichs.

Therapeutische Wirkung

- Antiviral
- Schmerzlindernd
- Heilungsbeschleunigend

Klinische Befunde und Symptome

Es handelt sich um ein sehr unangenehmes Erkrankungsbild an den Genitalien, ausgelöst durch eine HSV-Typ-2-Infektion. Bläschen, Rötungen und brennende Schmerzen sind begleitende Symptome.

Klinische Anwendungen

Mehrfach täglich wird die Mischung auf die betroffene genitale Haut aufgetragen. Dabei wird eingerieben, soweit es die Schmerzen zulassen.

Sicherheitshinweise und Kontraindikationen

Bei diesem Krankheitsbild muss eine ärztliche Diagnose gestellt werden. Es gilt dabei, andere Geschlechtskrankheiten, z. B. den syphilitischen Primäraffekt oder das Ulcus molle, auszuschließen.

2.1.16 Herpes zoster (Gürtelrose)

Wirksame Öle Cajeput, Calophyllum inophyllum, Eucalyptus citriodora, Kamille römisch, Lavendel, Lorbeer, Manuka, Melisse, Pfefferminze, Ravensara/Ravintsara, Rose, Teebaum.

Fette Trägeröle Calophyllum inophyllum, Johanniskrautmazerat (Rotöl).

Hydrolat Melisse.

Herpes zoster 1

Stark antiviral

Zusammensetzung

Calophyllum inophyllum	5 ml
Ravensara/Ravintsara	5 ml

Verabreichung

Pflegemischung zum Aufsprühen oder Auftragen auf die betroffenen Hautstellen.

Therapeutische Wirkung

- Stark antiviral
- Schmerzlindernd
- Heilungsbeschleunigend

Klinische Befunde und Symptome

Beim Herpes zoster (umgangssprachlich: Gürtelrose) handelt es sich um den Ausbruch einer viralen Erkrankung. Das Varizella-Zoster-Virus wird meist in der Kindheit aufgenommen und verursacht zunächst die Windpocken. Im späteren Lebensalter kann das im Körper persistierende Virus, meist ausgelöst durch hohes Lebensalter, Stress oder Immunschwäche jeder Art, erneut ausbrechen und verursacht eine Entzündung des Nervengewebes. In der Mehrzahl der Fälle handelt es sich um die Interkostalnerven (zwischen den Rippen). Sichtbar wird dann eine meist einseitige, gürtelförmige Rötung der Haut mit Bläschenbildung und oft starken Schmerzen.

2

Klinische Anwendungen

Da das betroffene Hautareal in der Regel sehr schmerzempfindlich ist, kann diese Mischung in eine geeignete Sprühflasche gegeben und mehrfach täglich aufgesprüht werden. Die Anwendung sollte mindestens dreimal täglich erfolgen. Die Sprühflasche muss für etherische Öle geeignet sein. Nur wenn der Patient es toleriert, wird die Mischung manuell aufgetragen. Die Anwendung wird solange fortgeführt, bis die Bläschen abgetrocknet sind, die Rötung rückläufig ist und die Schmerzen vergehen.

Sicherheitshinweise und Kontraindikationen

Die Gürtelrose muss zeitnah behandelt werden. Bei rezidivierenden Ausbrüchen, oft bei onkologischen Patienten, beginnt die Anwendung bei Auftreten der ersten Symptome, also den beginnenden Schmerzen im Bereich des Rückens oder der Flanken. Auch die Prognose für den Schmerz verbessert sich bei frühzeitigem Behandlungsbeginn und konsequenter Anwendung.

Kommentar der Autoren

Zoster wird oft durch starken, auch mentalen Stress ausgelöst. Die Immunkraft ist dabei kurzzeitig stark geschwächt. Aufmerksame Patienten spüren oft schon lange vor einem Ausbruch ein deutliches Jucken noch ohne Schmerzen. Hier sollte die Mischung sofort eingesetzt werden. Oft wird ein Ausbruch auf diese Weise verhindert.

Herpes zoster 2

Antiviral und heilungsbeschleunigend

Zusammensetzung

Jojoba	10 Tr.
Lavendel	1 Tr.
Melisse	1 Tr.
Ravensara/Ravintsara	2 Tr.
Teebaum	1 Tr.

Verabreichung

Äußerliche Anwendung als Kompresse.

Therapeutische Wirkung

- Stark antiviral
- Schmerzlindernd
- Nervenstärkend und beruhigend
- Heilungsbeschleunigend

Klinische Befunde und Symptome

▶ *Herpes zoster 1.*

Klinische Anwendungen

Die Hauteffloreszenzen werden mit dieser Mischung drei- bis viermal täglich mit Hilfe einer sterilen Kompresse betupft. Die Behandlung erfolgt bis zum Abklingen der Symptome.

Modifikation

Zur Linderung der Schmerzen kann das Gebiet vor der Behandlung mit Rosenwasser besprüht werden (▸ Teil II, Kap. 3.4.1). Dabei ist auf hygienisch einwandfreies Rosenwasser zu achten.

Sicherheitshinweise und Kontraindikationen

Es besteht, v.a. bei immunsupprimierten Patienten, immer die Gefahr einer Superinfektion mit Bakterien.

Herpes zoster 3

Stark antiviral, schmerzlindernd

Zusammensetzung

Lavendel	7 Tr.
Ravensara/Ravintsara	15 Tr.
Teebaum	7 Tr.
Calophyllum inophyllum	30 ml
Johanniskrautmazerat (Rotöl)	20 ml

Verabreichung

Pflegemischung zum Aufsprühen oder Betupfen befallener Haut.

Therapeutische Wirkung

- Stark antiviral
- Wundheilungsfördernd
- Schmerzlindernd

Klinische Befunde und Symptome

▸ *Herpes zoster 1.*

Klinische Anwendungen

Die Mischung wird drei- bis viermal täglich auf die betroffenen Areale aufgetupft, wenn der Patient dies erträgt. Eine Einreibung entfällt aufgrund der Schmerzen. Die Mischung kann auch mittels einer geeigneten Sprühflasche aufgesprüht werden.

Erläuterung

Herpes zoster kann auch im Gesicht, im Genitalbereich oder an anderen Körperteilen auftreten. Gerade bei älteren Menschen erscheint der Zoster symptomarm oder ohne Effloreszenzen. Da hier oft eine gezielte Behandlungsnotwendigkeit unerkannt bleibt, leiden viele Menschen noch lange Zeit unter chronischen, neuralgischen Schmerzen.

Sicherheitshinweise und Kontraindikationen

Das Erscheinungsbild einer Gürtelrose kann sehr variieren. Wichtig ist hier eine rasche Diagnosestellung und Absprache mit dem Arzt über das Vorgehen.

Kommentar der Autoren

Die Behandlung der Gürtelrose mit etherischen Ölen hat sich als sehr effektiv erwiesen. Auch die Schmerzen lassen sich durch etherische Öle meist regulieren. Die Gefahr von Spätfolgen ist deutlich reduziert.

Herpes zoster 4

Kühlend und erfrischend

Zusammensetzung

Bergamotte	3 Tr.
Geranie	5 Tr.
Pfefferminze	5 Tr.
Ravensara/Ravintsara	5 Tr.
Johanniskrautmazerat (Rotöl)	60 ml
Melissenhydrolat	40 ml

2

2

Verabreichung

Schüttelemulsion zum Aufsprühen auf die betroffene Haut.

Therapeutische Wirkung

- Kühlend
- Stark antiviral

Klinische Befunde und Symptome

Herpes zoster mit starkem Hitzeempfinden oder brennenden Schmerzen, die nach Kühlung verlangen.

Klinische Anwendungen

Alle Bestandteile werden in eine 100-ml-Sprühflasche gegeben. Vor der Anwendung wird die Mischung gründlich geschüttelt, bis eine milchige Flüssigkeit entstanden ist. Dann wird die Mischung zügig auf die betroffenen Hautgebiete aufgesprüht. Die Anwendung erfolgt so oft wie nötig, d.h. bei Aufflammen der Beschwerden, mindestens aber viermal täglich.

Erläuterung

Bei der Schüttelemulsion entsteht keine stabile Verbindung aus Wasser und Öl. Alle Bestandteile werden durcheinandergewirbelt, trennen sich jedoch rasch wieder. Die Anwendung muss daher unmittelbar nach dem Schütteln stattfinden.

Herpes zoster 5

Hautregenerierend

Zusammensetzung

Geranie	5 Tr.
Lavendel	3 Tr.
Melisse	2 Tr.
Palmarosa	3 Tr.
Pfefferminze	5 Tr.
Johanniskrautmazerat (Rotöl)	60 ml
Melissenhydrolat	40 ml

Verabreichung

Schüttelemulsion zum Aufsprühen auf die betroffene Haut.

Therapeutische Wirkung

- Hautregenerierend und heilungsfördernd
- Kühlend
- Antiviral

Klinische Befunde und Symptome

Durch Zoster stark angegriffene und lädierte Haut.

Klinische Anwendungen

Alle Bestandteile werden in eine 100-ml-Sprühflasche gegeben. Mehrfach täglich wird die Emulsion kräftig geschüttelt, bis eine milchige Lösung entstanden ist, die dann rasch auf die betroffene Haut aufgesprüht wird. Wenn es für den Patienten erträglich ist, wird die Mischung in die Haut eingerieben. Die Anwendungen erfolgen mindestens viermal täglich.

2.1.17 Impetigo

Zusammensetzung

Bohnenkraut	7 Tr.
Geranie	8 Tr.
Johanniskrautmazerat (Rotöl)	20 ml
Wildrosenöl	30 ml

Verabreichung

Therapiebegleitende Einreibung zur äußerlichen Anwendung.

Therapeutische Wirkung

- Stark antibakteriell
- Heilungsbeschleunigend

Klinische Befunde und Symptome

Impetigo contagiosa ist eine hoch ansteckende Infektionskrankheit der Haut, bei der meist *Staphylococcus aureus*, aber auch *Streptococcus pyogenes* oder Mischinfektionen mit beiden aufzufinden sind. Es kommt im Verlauf der Erkrankung zu Rötungen und wassergefüllten Bläschen.

Klinische Anwendungen

Wenn keine lokale Salbentherapie, sondern eine systemische Antibiose erfolgt, können die Hauteffloreszenzen mehrfach täglich (drei- bis viermal) mit der Mischung eingerieben werden. Dies wird bis zum Abheilen der Blasen durchgeführt. Dabei sind unbedingt Handschuhe zu tragen und es ist auf Händedesinfektion zu achten.

Sicherheitshinweise und Kontraindikationen

Impetigo contagiosa wird über Schmierinfektion übertragen. Die Erkrankung darf nach dem Infektionsschutzgesetz nur von einem Arzt behandelt werden. Eine aromapflegerische Begleittherapie muss unbedingt mit dem Arzt abgeklärt werden.

Zusätzlich wirksame Öle

Lemongrass, Manuka, Teebaum.

2.1.18 Insektenstiche (-bisse)

Wirksame Öle Basilikum, Bergamotte, Bohnenkraut, Cajeput, Geranie, Eukalyptus, Kamille (blau und römisch), Kampfer, Lemongrass, Melisse, Niaouli, Pfefferminze, Salbei, Teebaum, Zitrone.

Zusammensetzung

Kampfer	2 ml
Pfefferminze	3 ml
Teebaum	3 ml
Zedernholz	2 ml

Verabreichung

Punktuelle, lokale Betupfung von Insektenstichen.

Therapeutische Wirkung

- Antihistaminisch
- Schmerz- und entzündungslindernd
- Abschwellend und kühlend
- Insekten vertreibend

Klinische Befunde und Symptome

Blutsaugende Insekten treten regional und saisonal gehäuft auf. Ihre Stiche hinterlassen juckende und gerötete Male. Kratzen lindert den Juckreiz für Momente ein wenig, verstärkt aber die Symptomatik deutlich. Kratzen schädigt nämlich die histaminfreisetzenden Zellen in der Haut, wodurch Juckreiz und Schwellung stärker werden, ein klassischer Teufelskreis.

Klinische Anwendungen

Zunächst muss ein evtl. vorhandener Stachel entfernt werden. Als Erstmaßnahme kann pures Lavendelöl auf den Stich gegeben werden, Kühlung wird meist als ange-

2

nehm empfunden. In einem kleinen 10-ml-Fläschchen kann die Mischung in der entsprechenden Jahreszeit mitgeführt werden. Nach Bedarf werden die Stiche mit einer Spur der Mischung benetzt. Dies kann wiederholt werden, bis die Symptomatik nachlässt.

Erläuterung

Bei entsprechender Neigung ist das Risiko einer Superinfektion der Kratzspuren gegeben.

Modifikation

Statt Pfefferminze kann Kampfer verwendet werden. Dieser hat sich ebenso bei Juckreiz bewährt und scheint ganz hervorragend Insekten abzuwehren.

Sicherheitshinweise und Kontraindikationen

In exotischen Ländern kommt man mit fremden Insekten und ungewohnter mikrobieller Flora in Berührung. Treten Komplikationen wie z.B. Eiterungen und Fieber auf, übersteigt dies das Wirkungsspektrum dieser Mischung und ärztliche Hilfe ist gefragt.

Kommentar der Autoren

In Südostasien erstand der Autor in einem Geschäft eine kleine Flasche mit aromatischem Inhalt. Als später auf einer Insel die Insekten zu einer wahren Plage wurden und keine anderen Mittel zur Verfügung standen, betupfte er die Stiche mit dem Inhalt des Fläschchens. Weitere Insekten blieben dadurch fern, der Juckreiz verschwand. Es handelte sich um reines Kampferöl.

2.1.19 Juckreiz (Pruritus)

Wirksame Öle Ackerminze, Benzoe, Bergamotte, Geranie, Kamille (wild und blau), Lavendel, Myrrhe, Narde, Patchouli, Rose, Sandelholz, Teebaum, Vetiver, Wacholderbeere, Weihrauch, Zedernholz.

Fette Trägeröle Mandelöl, Sanddornfruchtfleischöl.

Hydrolat Rosenwasser.

Juckreiz 1

Basisrezeptur

Zusammensetzung

Lavendel	10 Tr.
Mandelöl	50 ml

Verabreichung

Einreibung zur Hautpflege.

Therapeutische Wirkung

- Juckreizlindernd
- Hautregenerierend

Klinische Befunde und Symptome

Juckreiz jeder Genese.

Klinische Anwendungen

Diese Mischung wird zur Hautpflege und bei Bedarf mehrfach täglich angewendet. Es können auch mehrfach Einreibungen bei lokal begrenztem Juckreiz vorgenommen werden.

Zusätzliche Rezeptur

Alternativ bei Abneigung gegen Lavendelgeruch hat sich auch folgende Rezeptur bewährt: 3 Tr. Benzoe, 5 Tr. Sandelholz, 1 Tr.

Vetiver in 50 ml fettem Öl, z. B. Aprikosen-, Mandel- oder Sonnenblumenöl.

Juckreiz 2

Antihistaminisch, stark regenerierend

Zusammensetzung

Benzoe	3 Tr.
Lavendel fein	4 Tr.
Sandelholz	3 Tr.
Weihrauch	3 Tr.
Zedernholz	4 Tr.
Sanddornfruchtfleischöl	0,75 ml
Mandelöl	50 ml

Verabreichung

Anwendung als lokale Einreibung oder Hautpflegeöl.

Therapeutische Wirkung

- Antihistaminisch
- Hautpflegend
- Wundheilungsfördernd
- Antiseptisch
- Nervosität beruhigend

Klinische Befunde und Symptome

Juckreiz jeder Genese mit unbeherrschbarem Zwang zum Kratzen. Kratzspuren sind auf der Haut sichtbar. Die Gefahr einer Superinfektion ist gegeben. Juckreiz führt Tag und Nacht zu bewusstem und unbewusstem Kratzen.

Klinische Anwendungen

Die Mischung kann als lokale oder Ganzkörpereinreibung zur Linderung von Juckreiz jeder Genese angewendet werden. Je nach Compliance des Patienten können zwei Esslöffel dieser Mischung auch ins Waschwasser gegeben werden. Die Einreibung kann ein- bis dreimal täglich erfolgen. Die Haut kann u. U. vor dem Auftragen des Öls mit Rosenwasser angefeuchtet werden (▶ Teil II, Kap. 3.4.1).

Diese Mischung reduziert die Ausschüttung von Histamin, einem Gewebehormon, das Entzündung und Juckreiz vermittelt. Bei Juckreiz wird normalerweise durch das Kratzen des Patienten noch mehr Histamin freigesetzt, was zu einem Teufelskreis führt. Dieser kann durch die Aromapflege durchbrochen werden.

Die verletzte Haut weist ein erhöhtes Risiko für Superinfektionen auf. Kratzspuren heilen durch diese Mischung schneller ab. Die antiseptische Wirkung verringert das Risiko für Superinfektionen weiter.

Modifikation

Besonders nützlich ist eine Kombination mit Rosenhydrolat. Dieses kann auf die entsprechenden Stellen aufgesprüht werden, bevor der Ölauftrag erfolgt oder auch mit Verzicht des Ölauftrages. Rosenhydrolat verbessert die Wundheilung und nimmt zusätzlich Schmerzen und Juckreiz. Hier sind zwei Inhaltsstoffe besonders wirksam: Phenylethanol gegen Jucken und Schmerzen und Farnesol als heilsam und hautpflegend. Beide sind stark antibiotisch. Der Auftrag von Rosenwasser sollte häufiger und in kurzen Zeitabständen erfolgen. Der sanfte Duft erhöht von der emotionalen Seite die lindernde Wirkung.

Sicherheitshinweise und Kontraindikationen

Wundexperten raten davon ab, geschädigte Haut mit fetten oder etherischen Ölen zu behandeln. Hiernach wäre diese Mischung

2

nur auf unverletzte Haut aufzutragen. Die wundheilungsfördernde und antiseptische Wirkung selbst auf offener Haut hat sich jedoch ausnahmslos und komplikationsfrei in der Praxis bewährt.

Es wird vorausgesetzt, dass die Ursache des Juckreizes medizinisch abgeklärt und eventuelle Noxen nach Möglichkeit ausgeschaltet werden.

Kommentar der Autoren

Erfahrungsgemäß lindert diese Mischung den Juckreiz ca. vier bis zwölf Stunden. In vielen Fällen genügte eine einmalige Einreibung pro Tag und in einigen Fällen verschwand der Juckreiz nach einigen Tagen der Anwendung vollständig.

Juckreiz 3

Pruritus sine materia

Zusammensetzung

Bergamotte	3 Tr.
Lavendel	5 Tr.
Zedernholz	5 Tr.
Mandelöl	50 ml

Verabreichung

Äußerliche Anwendung als Einreibung.

Therapeutische Wirkung

- Histamin unterdrückend
- Juckreizlindernd
- Hautpflegend

Klinische Befunde und Symptome

Juckreiz unbekannter Genese.

Klinische Anwendungen

Die Mischung wird so oft wie nötig, mindestens aber einmal täglich auf die betroffene und zuvor befeuchtete Haut aufgetragen.

2.1.20 Nagelgeschwür (Panaritium)

Wirksame Öle Eukalyptus, Galbanum, Geranie, Lorbeer, Manuka, Myrrhe, Nelke, Niaouli, Petitgrain, Rosmarin, Teebaum, Wacholderbeere, Zedernholz.

Nagelgeschwür 1

Stark antibakteriell

Zusammensetzung

Thymian rot	2 Tr.
Zitrone	3 Tr.

Verabreichung

Äußerliches punktuelles Auftragen auf den betroffenen Nagel.

Therapeutische Wirkung

Stark antibakteriell

Klinische Befunde und Symptome

Durch Verletzungen können Krankheitserreger in das Gewebe des Nagelbetts eindringen und zu einer schmerzhaften Entzündung führen. Bei schwereren Verlaufsformen kommt es zu Vereiterung und Allgemeinsymptomen wie Fieber und Schüttelfrost.

Klinische Anwendungen

Dreimal täglich wird ein Tropfen der Mischung unverdünnt auf die betroffene Stelle gegeben.

Modifikationen

Zu dieser Mischung können noch zwei Tropfen Teebaumöl hinzugegeben werden. Teebaum kann auch pur alleine angewendet werden, v.a. bei leichten Verlaufsformen. Lag eine Vereiterung vor und ist der Eiter ausgetreten, führt man die Behandlung noch drei Tage lang mit folgender Mischung fort: 2 Tr. Kamille blau, 2 Tr. Lavendel.

Nagelgeschwür 2

Zugsalbenwirkung, antibakteriell

Zusammensetzung

Galbanum	1 ml
Niaouli	1 ml
Ringelblumenmazerat	2 ml
Teebaum	1 ml

Verabreichung

Äußerliche Anwendung als Einreibung oder Kompresse.

Therapeutische Wirkung

- Eiterziehend
- Breitspektrisch antibakteriell

Klinische Befunde und Symptome

▶ *Nagelgeschwür 1.*

Klinische Anwendungen

Diese Mischung mit Zugsalbenwirkung kommt besonders bei Eiterung zum Einsatz. Die Mischung wird drei- bis viermal täglich ohne Druck in das betroffene Areal einmassiert. Wahlweise kann eine Kompresse mit wenigen Tropfen der Mischung getränkt und auf dem Panaritium befestigt werden.

2.1.21 Narbenpflege

Siehe auch Kapitel 1.3.3 (Wundrandbehandlung und Narbenprophylaxe).

Wirksame Öle Bergamotte, Eucalyptus dives, Geranie, Kamille blau, **Lavendel**, Mandarine, Myrrhe, Neroli, Palmarosa, Patchouli, Pfefferminze, Poleiminze, Rose, Rosmarin verbenon, Salbei, Sandelholz, Wacholderbeere, Weihrauch, Ysop.

Fette Trägeröle Arnikamazerat, Borretschsamenöl, Calophyllum, Hagebuttenkernöl (Wildrosenöl), Hanföl, Johanniskrautmazerat (Rotöl, v.a. bei Schmerzen), Jojobaöl, Nachtkerzenöl, Ringelblumenmazerat, Sheabutter, Weizenkeimöl.

Narbenpflege 1

Junge Narben

Zusammensetzung

Lavendelöl	5 ml
Hagebuttenkernöl (Wildrosenöl)	3 ml
Nachtkerzenöl	2 ml

Verabreichung

Einreibung bei frisch entstandenen Narben.

Therapeutische Wirkung

- Stark wundheilungsfördernd
- Antiinfektiös
- Kosmetisch narbenwirksam

Klinische Befunde und Symptome

Nach dem Wundverschluss können je nach Veranlagung und Heilungsverlauf mehr oder minder stark sichtbare Narben zurückbleiben. Beim Abheilen kann es zu überschießender Narbenbildung kommen, dem sogenannten Narbenkeloid. Dieses ist

2

durch seine Auffälligkeit kosmetisch ungünstig.

Klinische Anwendungen

Die erste Zeit nach der Wundentstehung kann mit unverdünntem Lavendelöl gearbeitet werden. Dieses wird bis zu viermal täglich aufgetragen. Nach weitgehendem Abschluss der Wundheilung wird die Mischung zwei- bis viermal täglich aufgetragen und einmassiert. Nach dem Weichwerden der Narbe wird mit einer einprozentigen Mischung aus Lavendel- und Jojobaöl ein- bis zweimal täglich weitergearbeitet.

Erläuterung

Je früher man beginnt, eine Narbe aromatisch zu pflegen, umso schöner wird meist das Ergebnis. Die Keloidbildung lässt sich erstaunlich gut vermeiden, die Gefahr einer Superinfektion ist minimiert, das Abheilen beschleunigt. Aber auch bei später Narbenbehandlung erreicht man schöne Resultate. Hier muss jedoch teils wesentlich länger gearbeitet werden. Bei alten Narben sollte eine Anwendungsdauer von zwölf Monaten nicht unterschritten werden.

Narbenpflege 2

Kosmetisch stark wirksame Pflege

Zusammensetzung

Geranie	5 Tr.
Lavendel	8 Tr.
Mandarine rot	6 Tr.
Myrrhe	4 Tr.
Weihrauch	5 Tr.
Sanddornfruchtfleischöl	2 ml
Sheabutter	35 g
Wildrosenöl	15 g

Verabreichung

Äußerliche Anwendung als Einreibung.

Therapeutische Wirkung

- Stark hautpflegend
- Kosmetisch narbenwirksam
- Feuchtigkeitsspendend

Klinische Befunde und Symptome

Narben stören oft das Hautbild durch ihre Optik oder die härtere Struktur. Auch eine dunklere Pigmentierung kann auftreten und die Narbe noch auffälliger machen.

Klinische Anwendungen

Die Sheabutter wird bei niedriger Temperatur geschmolzen. Die verflüssigte Sheabutter abkühlen lassen und das Wildrosenöl und die etherischen Öle und das Sanddornfruchtfleischöl dazugeben. Weiter kühlen und unter regelmäßigem Rühren fest werden lassen (▶ Teil II, Kap. 3.4.2). Die Mischung in Kruken füllen. Diese Salbe wird zwei- bis dreimal täglich auf die störenden Narben aufgetragen und einmassiert. Das Gebiet kann zuvor mit Rosenwasser befeuchtet werden (▶ Teil II, Kap. 3.4.1).

Erläuterung

Je älter die Narbe ist, umso länger wird die pflegerische Anwendung brauchen, um eine Verbesserung zu bewirken.

Modifikation

Geranie, Mandarine, Myrrhe und Weihrauch können um einen Tropfen reduziert und dafür durch zwei Tropfen Rosenextrakt und drei Tropfen Neroli ergänzt werden. Die hautpflegende Eigenschaft wird dadurch ein wenig verbessert.

Narbenpflege 3

Generelle Narbenpflege

Zusammensetzung

Bergamotte	5%
Lavendel	50%
Myrrhe	6%
Neroli	4%
Rosmarin verbenon	20%
Wacholderbeere	15%
Separate Trägermischung	
Calophyllum	30 ml
Jojobaöl	50 ml
Wildrosenöl	20 ml

Verabreichung

Äußerliche Anwendung als Einreibung.

Therapeutische Wirkung

- Durchblutungssteigernd
- Narbengewebe langsam aufweichend
- Desinfizierend
- Feuchtigkeitsspendend

Klinische Befunde und Symptome

Junge und alte Narben.

Klinische Anwendungen

Die Mischung der etherischen Öle wird zu der Trägermischung am Anfang in 50-prozentiger Konzentration gegeben und zweimal täglich einmassiert. Nach einigen Tagen sollte die Mischung auf 30% und nach einer Woche auf 10% reduziert werden. Die Narbe damit massieren, bis sie geglättet ist. Danach als kosmetische Einreibung einprozentig weiter anwenden.

Kommentar der Autoren

Die Konzentration darf verändert werden.

Narbenpflege 4

Massageöl

Zusammensetzung

Geranie	1 Tr.
Immortelle	1 Tr.
Lavendel	5 Tr.
Johanniskrautmazerat (Rotöl)	20 ml

Verabreichung

Äußerliche Anwendung als Einreibung.

Therapeutische Wirkung

- Stark hautpflegend
- Narbengewebe erweichend

Klinische Befunde und Symptome

Diese Mischung ist zur Narbenprävention (z.B. Schwangerschaftsstreifen) sowie zur Behandlung alter Narben jeder Größe geeignet.

Klinische Anwendungen

Ein- bis mehrfach täglich werden die betroffenen Hautgebiete eingerieben bzw. massiert.

Erläuterung

Bei Narben muss langfristig gepflegt werden. Die Erfolge stellen sich nach Wochen oder Monaten recht zuverlässig ein.

2.1.22 Neurodermitis

Wirksame Öle Amyris, Benzoe, Cistrose, Ho-Blätter, Lavendel, Narde, Patchouli, Rose, (Rosenholz), Sandelholz, Vetiver, Weihrauch, Zedernholz.

2

Fette Trägeröle Hagebuttenkernöl (Wildrosenöl), Hanföl, Leinöl, Nachtkerzenöl, Olivenöl, Sanddornfruchtfleischöl.

Hydrolat Rosenwasser.

Neurodermitis 1

Stark heilend und antiseptisch

Zusammensetzung

Cistrose	4 Tr.
Lavendel	10 Tr.
Manuka	4 Tr.
Rose	4 Tr.
Jojobaöl	80 ml
Nachtkerzenöl	20 ml

Verabreichung

Einreibung zur Hautpflege.

Therapeutische Wirkung

- Entzündungshemmend
- Juckreizlindernd
- Epithelisierend
- Hautpflegend

Klinische Befunde und Symptome

Die Neurodermitis (auch atopisches Ekzem genannt) ist eine chronisch-entzündliche, aber nicht infektiöse Hautkrankheit. Sie verläuft oft in Schüben, die nicht selten durch psychische Faktoren verstärkt werden. Die genauen Ursachen sind bis heute nicht klar einzugrenzen, scheinen sich jedoch aus vielen Quellen zu speisen. Die Neurodermitis wird zu den „Holy Seven" der psychosomatischen Erkrankungen gezählt. Die fleckigen Haute̱ffloreszenzen gehen mit starker Trockenheit der Haut und Juckreiz einher. Durch Kratzen kann es zu Blutungen und Hautläsionen kommen. Klassisch westlich-medizinisch wird die Neurodermitis mit feuchtigkeitserhaltenden Salben und lokaler Entzündungshemmung behandelt.

Klinische Anwendungen

Die neurodermitischen Herde werden häufiger mit Rosenwasser befeuchtet (▶ Teil II, Kap. 3.4.1). Danach wird die Mischung einmassiert. Das kann je nach momentanem Bedarf einmal oder mehrfach täglich geschehen.

Erläuterung

Bei der Pflege neurodermitischer Hautherde ist auf ein individuell angepasstes Pflegeintervall zu achten. Auch die Trägergrundlage der Mischung kann angepasst werden. Die etherischen Öle können so oft variiert werden, bis der Patient sich damit wohl fühlt. Viele Neurodermitiker berichten über einen Zusammenhang zwischen der psychischen Verfassung bzw. Stress und der Ausprägung der Neurodermitis. Allein deshalb eignet sich die Aromapflege schon als pflegende Begleitmethode. Der Duft verankert seine Wirkung im Unbewussten, die Regelmäßigkeit der Anwendung verstärkt also die ganzheitliche Wirksamkeit.

Modifikationen

Bei Kindern bis zum sechsten Lebensjahr wird die Dosierung der etherischen Öle um die Hälfte reduziert. Bei starker Trockenheit der Haut kann eine Salbe mit Sheabutter zubereitet werden. Hierzu werden je nach gewünschter Festigkeit 60 bis 80 % Sheabutter bei niedriger Temperatur geschmolzen und mit dem gewünschten Pflanzenöl und den etherischen Ölen intensiv zu einer Salbe gerührt (▶ Teil II, Kap. 3.4.2). Als Pflanzenöle eignen sich auch Nachtkerzen-, Lein-, Hanf-, Oliven- oder Wildrosenöl. Auch eine 1- bis 2-prozentige Zugabe von Sanddornfruchtfleischöl hat sich bewährt. Mehr schadet zwar keinesfalls, es färbt die Salbe dann jedoch intensiv gelb. Auch Weihrauch, Zedernholz, Sandelholz, Patchouli und Narde haben sich gegen Juckreiz und für die beschleunigte Heilung bewährt. Die Haut wird am besten öfter mit Rosenhydrolat befeuchtet. Es hilft gegen den Juckreiz, ist antibakteriell und hautregenerierend.

Sicherheitshinweise und Kontraindikationen

Stets sollte im Auge behalten werden, dass Kratzspuren auch immer eine Pforte für Superinfektionen sind. Viele Neurodermitispatienten neigen zu Allergien. Dem muss besondere Aufmerksamkeit geschenkt und die Rezepturen entsprechend angepasst werden.

Kommentar der Autoren

Als Erste-Hilfe-Maßnahme eignet sich Rosenwasser, das man öfter auf die befallenen Hautflächen sprüht. Es hilft, den Juckreiz wesentlich zu mildern, desinfiziert und leitet die Heilung von Infektionen ein. Danach kann die Ölmischung eingesetzt werden.

Neurodermitis 2

Kühlend

Zusammensetzung

Benzoe	1 Tr.
Cistrose	1 Tr.
Narde	1 Tr.
Sanddorn	5 Tr.
Sandelholz	5 Tr.
Kokosöl	40 ml
Nachtkerzenöl	20 ml

Verabreichung

Äußerliche Anwendung als Einreibung.

Therapeutische Wirkung

- Entzündungshemmend
- Kühlend
- Hautpflegend und -erneuernd
- Juckreizlindernd

Klinische Befunde und Symptome

Neurodermitis mit Juckreiz, starkem Hitzeempfinden und Hautdefekten.

Klinische Anwendungen

Die Hautstellen mit Rosenwasser befeuchten (▶ Teil II, Kap. 3.4.1), dann die Mischung auftragen und unter leichter Berührung einreiben. Die Anwendung wird mehrfach täglich vorgenommen.

Erläuterung

Das Kokosöl entfaltet auf der Haut einen angenehm kühlenden Effekt.

2

2

Neurodermitis 3

Hautpflege mit herbem Duft

Zusammensetzung

Cistrose	2 Tr.
Narde	1 Tr.
Sanddorn	3 Tr.
Sandelholz	5 Tr.
Nachtkerzenöl	50 ml

Verabreichung

Äußerliche Anwendung als Einreibung.

Therapeutische Wirkung

- Hautregenerierend
- Juckreizlindernd
- Antihistaminisch
- Antiseptisch

Klinische Befunde und Symptome

Neurodermitis mit lädierter Haut und Juckreiz.

Klinische Anwendungen

Diese Mischung eignet sich zur Hautpflege bei Neurodermitis. Sie wird in der Regel zweimal täglich angewendet. Neurodermitische Herde können öfter eingerieben werden.

Erläuterung

Vor allem Männer mögen den herberen Duft dieser Mischung.

Neurodermitis 4

Balsamische Mischung

Zusammensetzung

Benzoe	3 Tr.
(Rosenholz) oder Linaloeholz oder Ho-Blätter	2 Tr.
Sanddorn	3 Tr.
Sandelholz	5 Tr.
Nachtkerzenöl	50 ml

Verabreichung

Äußerliche Anwendung als Einreibung.

Therapeutische Wirkung

- Juckreizlindernd
- Hautregenerierend und stark hautpflegend
- Entzündungshemmend und antiseptisch

Klinische Befunde und Symptome

Neurodermitis, stark entzündlich und mit Wundheitsgefühl der Haut.

Klinische Anwendungen

Die neurodermitischen Herde werden mehrfach täglich mit Rosenwasser befeuchtet und mit der Mischung eingerieben (► Teil II, Kap. 3.4.1).

Neurodermitis 5

Frischblumiger Duft

Zusammensetzung

Lavendel	3 Tr.
Neroli	5 Tr.
Rose	1 Tr.
Sanddorn	3 Tr.
Zedernholz	1 Tr.
Nachtkerzenöl	50 ml

Verabreichung

Äußerliche Anwendung als Einreibung.

Therapeutische Wirkung

- Nervosität beruhigend und seelisch ausgleichend
- Juckreizlindernd
- Entzündungshemmend
- Heilungsfördernd und hautregenerierend

Klinische Befunde und Symptome

Neurodermitis mit psychischer Belastung.

Klinische Anwendungen

Mehrfach täglich sollten die Haut und besonders die neurodermitischen Herde mit der Mischung gepflegt werden. Die Haut am besten häufiger mit Rosenwasser befeuchten (▶ Teil II, Kap. 3.4.1).

Erläuterung

Psychische Symptome können die Folge stark belastender Neurodermitis sein, diese aber auch verstärken oder gar verursachen. Daher sind seelisch stark wirksame Düfte auf vielfältige Weise wirksam und keineswegs zu vernachlässigen.

Neurodermitis 6

Für Kinder

Zusammensetzung

Cistrose	1 Tr.
Kamille blau	1 Tr.
(Rosenholz) oder Linaloeholz oder Ho-Blätter	2 Tr.
Sanddorn	5 Tr.
Sandelholz	5 Tr.
Nachtkerzenöl	50 ml
Schwarzkümmelöl	20 ml

Verabreichung

Äußerliche Anwendung als Einreibung zur Hautpflege.

Therapeutische Wirkung

- Entzündungshemmend
- Stark hautregenerierend und -pflegend
- Antiseptisch
- Nervosität beruhigend

Klinische Befunde und Symptome

Neurodermitis bei Kindern.

Klinische Anwendungen

Auch bei Kindern kann die Haut öfter mit Rosenwasser befeuchtet werden (▶ Teil II, Kap. 3.4.1). Die Mischung kann mehrfach täglich in die Haut, besonders in die Neurodermitisherde, eingerieben werden.

2.1.23 Psoriasis (Schuppenflechte)

Wirksame Öle Angelika, Bergamotte, Cajeput, Kamille (blau und römisch), Lavendel, Manuka, Narde, Niaouli, Thymian (ct. geraniol und ct. linalool), Zitronenverbene (Eisenkraut).

Fette Trägeröle Avocadoöl, Borretschsamenöl, Jojobaöl, Nachtkerzenöl, Schwarzkümmelöl, Sheabutter.

Hydrolat Rosenwasser.

Psoriasis 1

Hautpflegend und -schützend

Zusammensetzung

Lavendel	10 Tr.
Rose	3 Tr.
Sandelholz	10 Tr.
Jojobaöl	50 ml

2

Verabreichung
Einreibung zur Hautpflege.

Therapeutische Wirkung
- Juckreizlindernd
- Zellstabilisierend
- Wundheilungsfördernd
- Hautpflegend

Klinische Befunde und Symptome
Die Psoriasis ist eine Verhornungsstörung der Haut. Statt alle 27 Tage erneuert sich beim Psoriatiker die Hornhaut alle drei bis sieben Tage und dazu in überschießendem Ausmaß. Hierbei treten fleckige, entzündliche und verhornende Rötungen, überwiegend an den Streckseiten von Gelenken, dem Schienbein aber auch an Nabel, Steißbein und Anus auf. Systemisch kann die Psoriasis auch auf andere Organe und Hautanhangsgebilde übergreifen. Die Betroffenen leiden nicht nur unter Juckreiz der scharf umschriebenen, leicht erhabenen Hauteffloreszenzen, sondern auch unter der Schuppung, der kosmetischen Beeinträchtigung und der Blutungsneigung beim Kratzen. Die Ursachen sind multifaktoriell und der Verlauf individuell.

Klinische Anwendungen
Die psoriatischen Herde werden je nach Befinden und Ausprägung der Symptome ein- bis mehrfach täglich mit der Mischung eingerieben. Zuvor werden die zu pflegenden Gebiete befeuchtet.

Kommentar der Autoren
Auch hier eignet sich häufigeres Einsprühen mit Rosenwasser als erste Hilfe.

Psoriasis 2
Bei starkem Juckreiz, balsamisch

Zusammensetzung

Cistrose	4 Tr.
Lavendel	4 Tr.
Narde	4 Tr.
Patchouli	4 Tr.
Zedernholz	5 Tr.
Avocadoöl	10 ml
Jojobaöl	20 ml
Sheabutter	20 g

Verabreichung
Einreibung zur Hautpflege.

Therapeutische Wirkung
- Nährend und regenerierend
- Blutungswidrig
- Schuppen und Krusten lösend
- Entzündungswidrig
- Juckreizlindernd
- Antihistaminisch

Klinische Befunde und Symptome
▶ *Psoriasis 1.*

Klinische Anwendungen
Je nach Bedarf und Schwere der Symptomatik wird die Mischung ein- bis dreimal täglich in die befeuchteten Hauteffloreszenzen eingerieben.

Zur Herstellung der Salbe ▶ Teil II, Kap. 3.4.2.

Erläuterung
Die Ursachen der Psoriasis sind multifaktoriell und letztlich noch nicht vollständig geklärt. Die Psyche spielt eine wesentliche Rolle.

Psoriasis 3

Feuchtigkeitserhaltend, juckreizlindernd

Zusammensetzung

Benzoe	2 Tr.
Patchouli	3 Tr.
Petitgrain	6 Tr.
Sanddorn	5 Tr.
Sandelholz	3 Tr.
Borretschsamen- oder Schwarzkümmelöl	20 ml
Nachtkerzenöl	40 ml
Sheabutter	40 g

Verabreichung

Salbenmischung zur äußerlichen Anwendung als Salbe.

Therapeutische Wirkung

- Feuchtigkeitsregulierend
- Hautschützend und -regenerierend
- Juckreizlindernd
- Entzündungshemmend

Klinische Befunde und Symptome

Psoriasis mit Juckreiz und Wundheitsgefühl der Haut. Stark pflegebedürftige und trockene Psoriasisareale.

Klinische Anwendungen

Die Salbe schmilzt bei Körpertemperatur und zieht gut ein. Eine kleine Menge der Salbe wird mehrfach täglich auf die betroffenen Areale aufgetragen und bis zum vollständigen Einziehen einmassiert.

Zur Herstellung der Salbe ▶ Teil II, Kap. 3.4.2.

Erläuterung

Vor allem bei Spannungsgefühl und starker Trockenheit der Haut ist Sheabutter sehr geeignet. Entzündliche Haut büßt an Elastizität ein und droht bei Dehnung zu reißen und zu bluten. Sheabutter hält die Haut elastisch und regenerationsfreudig.

2

Psoriasis 4

Hautpflege mit herbem Duft

Zusammensetzung

Benzoe	3 Tr.
Vetiver	1 Tr.
Ylang-Ylang	2 Tr.
Zedernholz	1 Tr.
Nachtkerzenöl	30 ml
Schwarzkümmelöl	20 ml

Verabreichung

Äußerliche Anwendung als Einreibung.

Therapeutische Wirkung

- Juckreizlindernd
- Heilungsfördernd
- Hautberuhigend

Klinische Befunde und Symptome

▶ *Psoriasis 1.*

Klinische Anwendungen

Die Mischung wird mehrmals täglich auf die betroffene Haut einmassiert. Zur Befeuchtung eignet sich v.a. Rosenhydrolat (▶ Teil II, Kap. 3.4.1). Die Mischung kann nach dem Waschen auch als Körperöl verwendet werden.

2

Erläuterung

Den eher herben Duft der Mischung empfinden sehr viele Menschen als beruhigend und angenehm. Er wirkt sich balsamisch und heilend auf die strapazierte Haut aus.

2.1.24 Quetschungen und Prellungen

Siehe auch Kapitel 1.3.1 (Hämatome).

Wirksame Öle Johanniskraut (etherisches Öl), Kamille (blau und römisch), Lemongrass, Schafgarbe, Ysop, Zypresse.

Fette Trägeröle Johanniskrautmazerat (Rotöl)

Zusammensetzung

Geranie	1 Tr.
Lavendel	2 Tr.
Rosmarin	3 Tr.

Verabreichung

Wechselwarme Kompressen zur Erstbehandlung.

Therapeutische Wirkung

- Geweberegenerierend
- Antitraumatisch
- Schmerzlindernd
- Heilungsfördernd
- Psychisch ausgleichend

Klinische Befunde und Symptome

Quetschungen und Prellungen sind traumatische Ereignisse, bei denen durch heftige Stöße oder Einquetschung Gewebe geschädigt wird. Hierbei kommt es zu teils heftigen Schmerzen, Schwellung und durch Gefäßschäden zu Einblutungen in das Gewebe.

Klinische Anwendungen

Eine Schale mit warmem und eine Schale mit kaltem Wasser werden bereitgestellt. In jede Schale wird die angegebene Menge etherischer Öle gegeben und jeweils ein Flanelltuch gründlich darin getränkt. Die Tücher werden dabei mehrfach ausgewrungen, sodass sich die etherischen Öle gut im textilen Gewebe verteilen. Die betroffene Körperstelle wird freigelegt und die beiden unterschiedlich temperierten Tücher als feuchte Kompressen angewendet (▶ Teil II, Kap. 3.4.4). Die Kompressen werden jeweils ein bis zwei Minuten auf dem Körper belassen und dann gewechselt. Anfang und Ende der Anwendung erfolgen mit der kalten Kompresse.

Nach dem Abtrocknen des Gebietes wird vorsichtig folgende Mischung eingerieben: 2 Tr. Geranie, 2 Tr. Lavendel, 2 Tr. Rosmarin und 1 TL Johanniskrautmazerat (Rotöl).

Modifikation

Bei starker Traumatisierung von Blutgefäßen und ausgeprägtem Hämatom empfiehlt es sich, das betroffene Gebiet alle drei Stunden mit einem Tropfen purem Immortellenöl und nach einem Tag mit einer Hämatom-Mischung mit Immortelle (▶ Kap. 1.3.1) einzureiben.

Sicherheitshinweise und Kontraindikationen

Neben einer nachhaltigen Schädigung und Beeinträchtigung des Gewebes können sich großräumige Hämatome infizieren. Kommt es also nicht zeitnah zur Besserung der Symptomatik oder verstärken sich die Beschwerden, sollte ein Arzt aufgesucht werden.

Zusätzlich wirksame Öle

Cistrose, Eukalyptus, Immortelle, Pfefferminze, Wacholderbeere, Weihrauch, Wintergrün.

Zusätzliche Rezepturen

▶ Kap. 1.3.1 (Hämatome).

2.1.25 Stomapflege

Zusammensetzung

Lavendel	10 Tr.
Palmarosa	3 Tr.
Pfefferminze	2 Tr.
Zedernholz	5 Tr.
Rosenhydrolat	100 ml

Verabreichung

Äußerliche Anwendung durch Aufsprühen zur Reinigung und Pflege der stomaumgebenden Haut.

Therapeutische Wirkung

- Starke Reinigungswirkung
- Stark hautberuhigend und -heilend
- Juckreizlindernd

Klinische Befunde und Symptome

Ein Stoma im medizinischen Sinn ist ein künstlicher Ausgang. Sehr oft ist damit ein künstlich angelegter Darmausgang gemeint, der mit einer Beutelplatte beklebt wird und in den der Darm seinen Stuhl fortan entleert. Es gibt auch Urostomata, die den Harn über einen künstlich angelegten Ausgang nach außen leiten, Gastrostomata, Stomata aus anderen Bereichen des Verdauungstrakts und Tracheostomata.

Das Tracheostoma befindet sich am Hals unterhalb des Kehlkopfs und ermöglicht das Atmen trotz eines Hindernisses in den oberen Luftwegen. Das Tracheostoma wird nicht mit einer Platte versorgt. Um die eingesetzte Trachealkanüle wird oft eine Schlitzkompresse gelegt, ältere Tracheostomata bleiben bei gutem Hautzustand sogar manchmal ganz offen. Die Platte mit Beutel besteht aus einem hautfreundlichen und klebenden Material, das das Stoma abdichtet und das Material in den Beutel abführt. Trotzdem kommt es nicht selten zu Kontakt der Haut z. B. mit Stuhl, Feuchtigkeit oder Wundsekret. Dadurch kann es zu Reizungen, Irritationen, Wundheit und Infektionen kommen. Die Pflege der stomaumgebenden Haut ist daher sehr bedeutsam.

Klinische Anwendungen

Nach dem Entfernen der Stomaplatte werden grobe Verunreinigungen mit einem geeigneten, feuchten Tuch entfernt. Die Mischung kann in einer gewöhnlichen Glasflasche oder einer Sprühflasche angewendet werden. Hierzu wird die Flasche mit dem Inhalt gründlich geschüttelt, um alle Inhaltsstoffe miteinander zu vermengen. Ist das geschehen, kann die Mischung sofort entweder auf die stomaumgebende Haut aufgesprüht und anschließend mit einer trockenen, weichen Kompresse nachgereinigt werden oder aus einer gewöhnlichen Flasche auf eine weiche Kompresse gegeben werden. Dann wird mit der Kompresse die Haut gereinigt. Bevor die neue Stomaplatte aufgeklebt wird, muss die Haut trocken sein. Auch beim Tracheostoma ist die Reinigung mit dieser Mischung sinnvoll, v. a. wenn es neu angelegt wurde und noch gereizt ist und exsudiert. Beim Tracheostoma sollte lediglich kein Aufsprühen der Mischung erfolgen, da der feine Sprühnebel ins Innere der Luftröhre gelangen und Hustenreiz und Irritationen auslösen kann. Hier wird mit der getränkten Kompresse gearbeitet. Die Reinigung erfolgt in allen genannten Fällen bei jedem Wechsel der Stomaplatte, der Kompressen oder bei Bedarf.

Erläuterung

Das starke Schütteln der Mischung vor der Anwendung ist unabdingbar. Die Bestandteile vermischen sich nicht dauerhaft miteinander, da sie ölliebend (lipophil) bzw. wasserabstoßend (hydrophob) sind.

Modifikation

Es können auch bis zu 5% Nachtkerzen- oder 2% Sanddornfruchtfleischöl (Vorsicht: dieses Öl führt zu leichter Orangefärbung) zugegeben werden. Die Mischung muss aber gut einmassiert werden, damit die Plattenversorgung haftet. Die milde Rückfettung unterstützt dann sogar das Anhaften der Platte.

2.1.26 Ulcus cruris

Wirksame Öle Geranie, Immortelle, Kamille blau, Lavendel, Narde, Niaouli, Schafgarbe, Teebaum, Zedernholz, Zitrone.

Fette Trägeröle Johanniskrautmazerat (Rotöl), Jojobaöl, Olivenöl.

Hydrolate Immortellenwasser, Rosenwasser, Teebaumwasser.

Ulcus cruris 1

Antiseptisch und heilungsfördernd

Zusammensetzung

Geranie	2 Tr.
Lavendel	2 Tr.
Niaouli	2 Tr.
Zedernholz	2 Tr.
Jojoba- oder Johanniskrautmazerat (Rotöl)	50 ml

Verabreichung

Als Einreibung und Kompresse zur Wund- und Wundrandpflege.

Therapeutische Wirkung

- Antiseptisch
- Heilungsfördernd und -beschleunigend
- Zellregenerierend und -schützend
- Hautschützend

Klinische Befunde und Symptome

Beim Ulcus cruris entsteht durch eine Störung der Gewebeernährung eine meist chronische Wunde am Unterschenkel. Zu 80% ist eine Störung des venösen Rückflusses ursächlich. Aber auch eine Verminderung der arteriellen Versorgung und andere Ursachen kommen infrage. Der Gewebedefekt entsteht oft ohne äußere Ursache, aber auch kleine Verletzungen heilen sehr langsam oder weiten sich zu großen Wunden aus. Das Ulcus cruris ist meist gelblich-fibrinös belegt, was die Heilung erschwert.

Klinische Anwendungen

Das Ulcus wird bei jedem Verbandswechsel gereinigt. Hierzu eignen sich v.a. die frischen und einwandfreien Hydrolate von Immortelle, Rose oder Teebaum. Zunächst wird der Wundrand mit der Mischung eingerieben und ohne Druck massiert. Sterile Kompressen werden mit der Mischung getränkt und auf das Ulcus aufgelegt. Abschließend wird das Ulcus mit einem Okklusivverband wie gewohnt abgedeckt. Der Verbandswechsel wird einmal täglich durchgeführt. Die Mischung kann auch präventiv für die gesunde Haut der Unterschenkel als Hautpflege angewendet werden.

Erläuterung

Im klinischen Bereich sind Verbände wie diese unüblich, da man hier den offiziellen Empfehlungen der Wundexperten folgt. Die Erfolge sprechen jedoch für die Aromapflege.

Modifikation

Bei hartnäckigen Belägen, die sich nicht durch die Ölkompressen lösen, kann statt des Basisöls auch Honig mit den etherischen Ölen versetzt werden.

Sicherheitshinweise und Kontraindikationen

Durch die Chronizität der Wunde und die Dauer der Anwendung sowie durch die chronische Reizung des Areals kann es zu einer Sensibilisierung gegen eines der Öle kommen. Lässt sich der Auslöser klar ausmachen, wird es weggelassen und ersetzt. Gegebenenfalls muss wegen der Reaktion auf etherische Öle verzichtet werden. Alternativ kann mit Jojobaöl, Olivenöl oder Johanniskrautmazerat (Rotöl) gearbeitet werden.

Zusätzlich wirksame Öle

Immortelle, Kamille blau, Narde, Schafgarbe, Teebaum.

Ulcus cruris 2

Antiseptisches und heilendes Badesalz

Zusammensetzung

Niaouli	30 Tr.
Teebaum	10 Tr.
Zitrone	30 Tr.
Totes-Meer-Salz	200 g

Verabreichung

Badeanwendung für die Beine.

Therapeutische Wirkung

- Antiseptisch
- Wundmilieu sanierend
- Heilungsfördernd

Klinische Befunde und Symptome

Chronische Ulzeration am Unterschenkel, entstanden durch eine Minderversorgung des Gewebes mit Blut, Nährstoffen und Sauerstoff. Schlecht heilende Wunde, oft mit hartnäckigem Belag.

Klinische Anwendungen

Die Badeanwendung findet häufig, wenn möglich täglich statt. Für die Herstellung des Badesalzes werden die etherischen Öle in Totes-Meer-Salz gegeben und gründlich verrührt. Das Salz wird in ein verschließbares Gefäß gegeben. Für das Bad wird ein gehäufter Teelöffel der Mischung in fünf Liter warmem Wasser aufgelöst. Dann werden die Beine für 10 bis 15 Minuten darin gebadet. Die Wunde anschließend mit einer Kompresse trocken tupfen und einen Wundverband anlegen.

2

Sicherheitshinweise und Kontraindikationen

Vom Salz aufgenommen hat der Luftsauerstoff eine größere Fläche für die Oxidation. Die Mischung sollte also zügig (binnen weniger Wochen) aufgebraucht werden, da sie sonst ranzig werden kann.

2.1.27 Warzen

Wirksame Öle Cajeput, Lavendel, Limette, Nelke, Palmarosa, Pfefferminze, Teebaum, Thymian rot, Zimtrinde, Zitrone.

Fette Trägeröle Calophyllum inophyllum, Neemöl.

Warzen 1

Einfache, antivirale Anwendung

Zusammensetzung

Teebaumöl	1 Tr.

Verabreichung

Punktuelles Auftupfen auf die Warzen.

Therapeutische Wirkung

Stark antiviral.

Klinische Befunde und Symptome

Warzen sind in der Regel viral bedingte Geschwulste der Epidermis. Sie können unter gewissen Umständen infektiös sein. Menschen mit geschwächtem Immunsystem und Kinder mit ihrem noch unreifen Immunsystem sind anfällig für Warzen.

Klinische Anwendungen

Bei Warzen hat sich eine Behandlung mit Teebaumöl hervorragend bewährt. Sie dauert etwa zwei bis fünf Wochen. Täglich wird ein Tropfen Teebaumöl auf die Warze gegeben und die Warze mit einem Pflaster abgedeckt. Dies kann in der ersten Woche ein wenig brennen und ist ein Zeichen der Besserung. Zu schnelleren Wirkungen führt folgende Anwendung: Täglich fünf- bis sechsmal Teebaumöl auf die Warze auftropfen und das Öl eintrocknen lassen. Erst nachts mit einem Pflaster abdecken.

Warzen 2

Antivirale, punktuelle Pflege

Zusammensetzung

Cajeputöl	2 ml
Nelkenöl	1 ml
Teebaumöl	3 ml
Calophyllum Inophyllum	4 ml

Verabreichung

Punktuelle Anwendung auf Warzen.

Therapeutische Wirkung

Antiviral.

Klinische Befunde und Symptome

Viral bedingte Warzen aller Art.

Klinische Anwendungen

Die Warzen werden zwei- bis viermal täglich mit dieser Mischung bestrichen. Kontakt mit Schleimhäuten und den Augen ist zu vermeiden.

Erläuterung

Warzen sind meist viral bedingt. Sie nutzen oft eine Lücke im Immunsystem aus. Antivirale Mischungen müssen oft einige Wochen angewendet werden, zeigen dann aber meist sehr gute Resultate.

Sicherheitshinweise und Kontraindikationen

Der Anteil an etherischen Ölen ist relativ hoch. Daher nicht in die Augen oder auf Schleimhäute bringen.

Warzen 3

Alte einfache Anwendung

Zusammensetzung

Neemöl	

Verabreichung

Aufstreichen auf die Warze.

Therapeutische Wirkung

Warzen heilend.

Klinische Befunde und Symptome

▶ *Warzen 1.*

Klinische Anwendungen

Das Öl wird unverdünnt auf die Warze gestrichen.

Erläuterung

Diese alte Anwendung aus der ayurvedischen Medizin hat erstaunlich gute Wirkung. Der Duft des fetten Neemöls ist allerdings gewöhnungsbedürftig. Daher kann ein Tropfen Lavendel dazugemischt werden.

2.1.28 Wundsein (Intertrigo)

Zusammensetzung

Lavendel	20 Tr.
Palmarosa	10 Tr.
Teebaum	20 Tr.
Mandelöl	50 ml

Verabreichung

Punktuelle, äußerliche Anwendung als Einreibung.

Therapeutische Wirkung

- Entzündungshemmend
- Heilungsfördernd
- Antimykotisch
- Reizlindernd

Klinische Befunde und Symptome

Intertrigo entsteht durch Mazeration der Haut, Reibung, Wärme und durch eine mykotische oder bakterielle Besiedelung. Die Intertrigo entwickelt sich meist in Hautfalten und Hautberührungsstellen, wie z. B. unter den Brüsten, in der Leiste, unter den Armen oder in der Analfalte. Feuchtigkeit und Reibung schädigen die Haut. Hautpilze oder auch Bakterien erzeugen eine deutliche, entzündliche Rötung.

Klinische Anwendungen

Mehrfach täglich werden die betroffenen Hautstellen gereinigt. Dies kann mit einem Schleimhautdesinfektionsmittel geschehen oder aber mit Rosenhydrolat. Anschließend wird die Mischung auf die Haut aufgetragen und eingerieben. Abschließend sollten Kompressen oder weiche Heilwolle eingelegt werden, um sich anstauende Feuchtigkeit abzuleiten.

2

2.2 Kosmetische Dermatologie

2.2.1 Cellulite

Wirksame Öle Fenchel, Geranie, Grapefruit, Immortelle, Lemongrass, Orange, Salbei, Rose, Rosmarin, Thymian, Wacholderbeere, Zedernholz, Zitrone, Zypresse.

Fettes Trägeröl Calophyllum inophyllum, Johanniskrautmazerat (Rotöl), Jojobaöl.

Cellulite 1

Bindegewebe stärkend, hautpflegend

Zusammensetzung

Grapefruit	5 Tr.
Lavendel	10 Tr.
Orange	4 Tr.
Rose	1 Tr.
Zypresse	1 Tr.
Jojobaöl	95 ml

Verabreichung

Äußerliche Anwendung als Einreibung.

Therapeutische Wirkung

- Bindegewebe stabilisierend
- Hautstraffend
- Lipolytisch

Klinische Befunde und Symptome

Cellulite ist eine sehr weit verbreitete Strukturveränderung des Fettgewebes mit sichtbaren Dellen an der Hautoberfläche. Diese Dellen erinnern an die Schale einer Orange, daher wird die Cellulite auch Orangenhaut genannt.

Klinische Anwendungen

Die Mischung wird zur täglichen Hautpflege benutzt. Dabei kann auch der ganze Körper gepflegt werden, zumindest jedoch sollten die von Cellulite betroffenen Areale täglich mindestens einmal eingerieben werden. Die Haut kann evtl. zuvor mit Rosenwasser angefeuchtet werden (▸ Teil II, Kap. 3.4.1).

Erläuterung

Die Anwendung muss regelmäßig und über einen längeren Zeitraum durchgeführt werden, damit sich eine sichtbare Wirkung einstellen kann. Begleitende sportliche Aktivitäten sind bei Cellulite sehr wichtig.

Cellulite 2

Durchblutungsfördernd und anregend

Zusammensetzung

Grapefruit	2 Tr.
Orange	2 Tr.
Rosmarin	2 Tr.
Calophyllum inophyllum oder Johanniskrautmazerat (Rotöl)	2 EL

Verabreichung

Äußerliche Anwendung als Einreibung.

Therapeutische Wirkung

- Durchblutungsfördernd
- Lymphatisch entstauend
- Lipolytisch

Klinische Befunde und Symptome

▸ *Cellulite 1*.

Klinische Anwendungen

Die Mischung wird täglich in die betroffene Haut einmassiert.

Erläuterung

▶ *Cellulite 1.*

2.2.2 Dehnungsstreifen

Wirksame Öle Elemi, Galbanum, Ho-Blätter, Immortelle, Lavendel, Linaloeholz, Narde, Mandarine, Neroli, Palmarosa, Patchouli, (Rosenholz), Rosengeranie, Sandelholz, Schafgarbe, Spearmint, Weihrauch, Ysop, Zedernholz.

Fette Trägeröle Avocadoöl, Macadamianussöl, Wildrosenöl.

Hydrolat Rosenwasser.

Zusammensetzung

Lavendel	8 Tr.
Patchouli	5 Tr.
Rosengeranie	8 Tr.
Zedernholz	7 Tr.
Avocadoöl	20 ml
Macadamianussöl	20 ml
Wildrosenöl	30 ml

Verabreichung

Äußerliche Anwendung als Einreibung.

Therapeutische Wirkung

- Bindegewebe stärkend
- Hautregenerierend
- Hautbild verbessernd
- Hautturgor verbessernd

Klinische Befunde und Symptome

Das Bindegewebe steht zu stark unter Spannung oder ist durch Medikamente oder Erkrankungen geschwächt. Mögliche Ursachen sind Schwangerschaft, extremer Sport, zunehmende Adipositas oder schnelles Wachstum in der Pubertät oder bei Muskelaufbau. Dadurch werden die kollagenen Fasern des Bindegewebes überdehnt.

Klinische Anwendungen

Diese Mischung wird auf die u.U. zuvor mit Rosenwasser befeuchtete Haut (▶ Teil II, Kap. 3.4.1) aufgetragen.

Erläuterung

Die Mischung sollte ausreichend lange vor der Belastung des Bindegewebes angesetzt werden und muss über Monate ein- bis zweimal täglich angewendet werden, um Risse im Bindegewebe zu verhindern oder zumindest zu minimieren.

2.2.3 Falten

Wirksame Öle Benzoe, Bergamotte, Lavendel, Myrrhe, Myrte, Niaouli, Patchouli, Rosengeranie, Rose, Weihrauch, Ylang-Ylang, Zedernholz.

Fette Trägeröle Aloe-vera-Mazerat, Avocadoöl, Macadamianussöl, Ringelblumenmazerat, Sanddornfruchtfleischöl, Wildrosenöl.

Hydrolate Immortellenwasser, Myrtenwasser, Orangenblütenwasser, Rosenwasser.

2

Falten 1

Falten glättend bei dünner, trockener Haut

Zusammensetzung

Myrrhe	2 Tr.
Patchouli	3 Tr.
Rose	3 Tr.
Sanddorn	8 Tr.
Weihrauch	3 Tr.
Ylang-Ylang	2 Tr.
Avocadoöl	10 ml
Macadamianussöl	15 ml
Nachtkerzenöl	5 ml
Wildrosenöl	20 ml

Verabreichung

Äußerliche Anwendung als Einreibung.

Therapeutische Wirkung

- Rekollagenisierend
- Hautturgor verbessernd
- Nährend
- Antioxdativ
- Hautfunktion verbessernd
- Reizlindernd, entzündungshemmend
- Falten reduzierend

Klinische Befunde und Symptome

Die Haut hat ihren Turgor weitgehend eingebüßt. Kollagene Fasern wurden durch hohes Lebensalter oder alterungsbeschleunigende Noxen wie Rauchen, Alkohol oder Stress abgebaut. Die Haut ist faltig, dünn und fahl.

Klinische Anwendungen

Sämtliche Hautareale, die dünn, faltig und schlaff wirken, können zweimal täglich mit dieser Mischung eingerieben werden. Natürlich ist hier besonders das Gesicht ein interessantes Anwendungsgebiet. Da wünscht man sich ein frisches, jugendliches Aussehen und dieser Wunsch ist legitim. Die Haut mit Rosenwasser befeuchten (▸ Teil II, Kap. 3.4.1).

Erläuterung

Die Erwartungen an eine faltenreduzierende Mischung sollten realistisch sein. Die Lebensumstände an sich wirken sich genauso auf das Hautbild aus. Wer diese optimieren kann, wird allerdings entzückt sein von den teils wundervollen Effekten lebendiger, natürlicher Hautpflege.

Da die Basisöle, v. a. Sanddornfruchtfleisch- und Nachtkerzenöl, zum Oxidieren neigen, empfiehlt es sich, kleinere Gebinde (20-ml-Fläschchen) zu verwenden.

Modifikation

Für sehr trockene Haut können 5 g Sheabutter in verflüssigter Form hinzugegeben werden. Die Basisöle sollten nicht mit erwärmt werden, da diese sehr wärmeempfindlich sind.

Kommentar der Autoren

Die wundersamen Versprechen der Kosmetikindustrie erfüllen sich in der Wirklichkeit nur selten vollständig. Die Liste der Inhaltsstoffe synthetischer Kosmetika ist oft lang und enthält eine Vielzahl hochverarbeiteter, denaturierter oder vollsynthetischer Substanzen. Unsere Haut setzt sich allerdings aus lebenden Zellen zusammen. Es erscheint naheliegend, dass möglichst natürliche Pflegemittel von diesen Zellen auch wirklich aufgenommen werden und wirken können. Die Praxis zeigt häufig schon nach kurzer Zeit der Anwendung ein deutlich frischeres und vitaleres Hautbild.

Falten 2

Feuchtigkeitsspendend, regenerierend

Zusammensetzung

Bergamotte	6 Tr.
Patchouli	5 Tr.
Rosengeranie	6 Tr.
Weihrauch	6 Tr.
Ylang-Ylang	4 Tr.
Zedernholz	8 Tr.
Aloe-vera-Mazerat	20 ml
Avocadoöl	30 ml
Macadamianussöl	20 ml
Ringelblumenmazerat	30 ml

Verabreichung

Äußerliche Anwendung als Einreibung.

Therapeutische Wirkung

- Hautturgor verbessernd
- Vorzeitig gealtertes Erscheinungsbild regenerierend
- Entzündungshemmend
- Kollagenbildung anregend

Klinische Befunde und Symptome

Trockene Haut mit vorzeitig gealtertem Erscheinungsbild.

Klinische Anwendungen

Nach dem Waschen, Duschen oder Baden wird diese Mischung auf die evtl. mit Rosenwasser befeuchtete Haut (► Teil II, Kap. 3.4.1) aufgetragen und einmassiert. Ziel ist ein Gefühl samtig weicher und geschmeidiger Haut, die sich jedoch nicht ölig und schmierig anfühlen darf. Sonst ist zu viel Öl aufgetragen worden, oder die Haut ist nass und nicht nur feucht. Überschüssiges Öl kann mit einem Handtuch abgerieben werden. Besonders pflegebedürftige Areale wie die Gelenke oder Beine können auch zweimal täglich eingerieben werden.

Erläuterung

Die fetten Bestandteile dieser Mischung haben stark nährende Eigenschaften und stabilisieren den Feuchtigkeitshaushalt der Haut. Die etherischen Öle wirken v.a. bei vorzeitig gealterter Haut pflegend und antioxidativ. Die Mikrozirkulation und der Hautstoffwechsel werden verbessert, Stoffwechselabbauprodukte werden schneller abtransportiert. Dadurch werden die Regenerationskraft der Haut und das Hautbild gebessert.

Pflegeprodukte auf natürlicher, pflanzlicher Basis verbessern den Hautstoffwechsel und ermöglichen eine gute Hautatmung. Oft schält sich sogar nach wenigen Tagen in dünnen, dunklen Rieben eine alte Hornschicht von der Haut ab, was bereits einen verbesserten Stoffwechsel anzeigt.

2.2.4 Fissuren

Zusammensetzung

Cistrose	3 Tr.
Lavendel	3 Tr.
Schafgarbe	3 Tr.
Zypresse	3 Tr.
Johanniskrautmazerat (Rotöl)	40 ml
Leinöl	10 ml

Verabreichung

Äußerliche Anwendung als Einreibung.

Therapeutische Wirkung

- Haut- und schleimhautregenerierend
- Juckreizlindernd
- Bindegewebe festigend

2

Klinische Befunde und Symptome

Fissuren sind schmerzhafte Einrisse am Übergang von Haut zu Schleimhaut. Meist ist der Analkanal betroffen und die Fissuren sind durch harten Stuhlgang verursacht.

Klinische Anwendungen

Mindestens zweimal täglich und nach jedem Stuhlgang den gereinigten Anus mit der Mischung einreiben.

Erläuterung

Begleitend ist es wichtig, für weichen Stuhlgang zu sorgen. Hier spielt auch eine ausreichende Flüssigkeitszufuhr eine Rolle. Flohsamen unterstützen die Darmpassage, die Stuhlkonsistenz und die Defäkation.

Modifikation

Zur Erleichterung des Stuhlgangs kann der Anus zuvor mit Johanniskrautmazerat (Rotöl) eingerieben werden.

Sicherheitshinweise und Kontraindikationen

Vorsicht mit Leinöl. Dieses wundervolle fette Öl enthält sehr viele ungesättigte Fettsäuren und kann sehr schnell ranzig werden.

2.2.5 Flechte

Zusammensetzung

Bergbohnenkraut	7 Tr.
Geranie	6 Tr.
Rose	4 Tr.
Johanniskrautmazerat (Rotöl)	50 ml

Verabreichung

Äußerliche Anwendung als Einreibung.

Therapeutische Wirkung

- Antimykotisch
- Juckreizlindernd
- Hautregenerierend

Klinische Befunde und Symptome

Hautflechten werden von Fadenpilzen verursacht. Diese werden oft von Mensch zu Mensch übertragen. Symptomatisch treten häufig Juckreiz, Rötungen, Papeln und Schuppungen der Haut auf.

Klinische Anwendungen

Die betroffene Haut wird am besten mit Rosenwasser befeuchtet (▸ Teil II, Kap. 3.4.1) und dann zweimal täglich mit der Mischung eingerieben.

2.2.6 Gewebe, schlaffes

Wirksame Öle **Bergamotte,** Geranie, Grapefruit, Lemongrass, Limette, Majoran, Mandarine, Myrte, Neroli, Patchouli, Petitgrain, Rose, Rosmarin, Schafgarbe, Pfeffer schwarz, Wacholderbeere, Zypresse.

Fette Trägeröle Centella-asiatica-Mazerat, Macadamianussöl, Wildrosenöl.

Hydrolate Rosenwasser, Myrtenwasser.

Zusammensetzung

Bergamotte	5 Tr.
Myrte	5 Tr.
Patchouli	3 Tr.
Rosendestillat	3 Tr.
Zypresse	5 Tr.
Centella-asiatica-Mazerat	25 ml
Macadamianussöl	25 ml

Verabreichung

Äußerliche Anwendung als Einreibung auf betroffenen Arealen oder dem ganzen Körper.

Therapeutische Wirkung

- Kollagene Strukturen stärkend
- Bindegewebe stabilisierend

Klinische Befunde und Symptome

Es zeigen sich deutliche Schwächen im Gefüge des Bindegewebes, was zu einem schlaffen, formlosen Hautbild führt.

Klinische Anwendungen

Die betroffene Haut kann mit Rosenwasser angefeuchtet werden (▶ Teil II, Kap. 3.4.1). Ein- bis zweimal täglich wird die Mischung in die Haut einmassiert. Man sollte sich bei der Einreibung Zeit lassen, da es den Hautstoffwechsel fördert.

2.2.7 Haar, schütteres

Zusammensetzung

Calophyllum inophyllum	0,5 ml
Lavendel	2 ml
Nachtkerze	0,5 ml
Neem	1 ml
Rosmarin	1,5 ml
Thymian rot	1,5 ml
Zedernholz	3 ml

Verabreichung

Äußerliche Anwendung als Haarpflegeöl und/oder Shampoo.

Therapeutische Wirkung

- Haarwachstum fördernd
- Haut- und haarpflegend

Klinische Befunde und Symptome

Schütteres Haar.

Klinische Anwendungen

Diese Mischung wird zu 10% in Jojobaöl gegeben und einmal täglich am Abend auf die Kopfhaut aufgetragen und einmassiert. Außerdem wird die Mischung mindestens 3-prozentig in ein neutrales Shampoo gegeben und morgens angewendet.

2.2.8 Haarausfall

Wirksame Öle Bay, Grapefruit, Kamille (blau und römisch), Kümmel, Lavandin, Lavendel, Lorbeer, Muskatellersalbei, Patchouli, Rose, Rosmarin, Salbei, Sandelholz, Schafgarbe, Teebaum, Thymian (rot und schwarz), Wacholderbeere, Ylang-Ylang, Zedernholz.

Fette Trägeröle Borretschsamenöl, Calophyllum inophyllum, Hagebuttenkernöl (Wildrosenöl), Jojobaöl, Nachtkerzenöl, Neemöl, Traubenkernöl.

Zusammensetzung

Lavendel	3 Tr.
Rosmarin	3 Tr.
Thymian rot	2 Tr.
Zedernholz	2 Tr.
Jojobaöl	3 ml
Traubenkernöl	20 ml

Verabreichung

Einreibung der Kopfhaut.

2

Therapeutische Wirkung

- Durchblutungsfördernd
- Haarwachstum anregend
- Kopfhaut pflegend

Klinische Befunde und Symptome

Haarausfall.

Klinische Anwendungen

Diese Mischung wird abends 15 Minuten lang in die Kopfhaut einmassiert. Danach sollte ein warmes Handtuch um den Kopf geschlungen werden. Die Mischung kann so über Nacht einwirken. Bei Jojoba als Trägeröl ist eine Kopfwäsche am nächsten Morgen meistens nicht nötig. Diese Anweisung gilt v. a. für die Formen von Alopecia (areata und totalis). Die Behandlung sollte mindestens sechs Monate lang täglich erfolgen.

Erläuterung

Haarausfall ist multifaktoriell bedingt. Nicht alle Ursachen lassen sich durch die Aromapflege ausgleichen. Tatsächlich gibt es jedoch Studien, die eine deutliche Wirksamkeit in vielen Fällen bestätigen. Laut einer schottischen Studie war die Erfolgsquote mit 44 % vollem Haarwuchs erstaunlich hoch.

Kommentar der Autoren

Indische Autoren berichten von der starken positiven Wirkung von Neemöl auf den Haarwuchs. Man kann den Duft dieses fetten Öls mit wenigen Tropfen Lavendel oder auch Rose wesentlich angenehmer gestalten. Von den Inseln im indischen Ozean und im Pazifik wird berichtet, dass das fette Öl Calophyllum inophyllum (dort Tamanu genannt) starke positive Wirkung auf den Haarwuchs hat. Täglich zweimaliges Auftragen auf die Kopfhaut stärkt den Haarwuchs und verleiht dem Haar seidigen Glanz.

2.2.9 Haut, fettige

Wirksame Öle Angelika, Basilikum, Bergamotte, Cajeput, Cistrose, Fenchel, Geranie (Rosengeranie und Zdravetz), Grapefruit, Immortelle (Strohblume), Jasmin, Kamille blau, Kampfer, Kanuka, Kiefernnadel, Lavandin, Lavendel, Lemongrass, Litsea, Lorbeer, Mandarine, Manuka, Melisse, Mimose, Muskatellersalbei, Myrrhe, Myrte, Narde, Nelke, Niaouli, Orange süß, Palmarosa, Patchouli, Petitgrain, Rose (v. a. das Destillat, aber auch der Extrakt), Rosmarin, Salbei, Sandelholz, Schafgarbe, Teebaum, Thymian, Vetiver, Wacholderbeere, Weihrauch, Ylang-Ylang, Ysop, Zedernholz, Zitrone, Zypresse.

Fette Trägeröle Calophyllum inophyllum, Hagebuttenkernöl (Wildrosenöl), Johanniskrautmazerat (Rotöl), Jojobaöl, Mandelöl, Nachtkerzenöl, Neemöl, Ringelblumenmazerat, Sheabutter, Weizenkeimöl.

Hydrolate Myrtenwasser, Teebaumwasser, Zypressenwasser.

Zusammensetzung

Grapefruit	5 Tr.
Lemongrass	4 Tr.
Teebaum	4 Tr.
Ylang-Ylang	3 Tr.
Jojobaöl	50 ml

Verabreichung

Äußerliche Anwendung als Einreibung.

Therapeutische Wirkung

- Hautfettgehalt und -produktion normalisierend
- Hautpflegend
- Entzündungshemmend

Klinische Befunde und Symptome

Fettige Haut produziert zu viel Talg. Sie neigt dazu zu glänzen. Verstopfen die Talgdrüsen der Haut und dringen Krankheitserreger ein, kann es zu Entzündungen kommen.

Klinische Anwendungen

Nach der Reinigung der Haut mit Rosenwasser kann auf die u.U. noch feuchte Haut (▶ Teil II, Kap. 3.4.1) eine angemessene Menge des Öls aufgetragen und einmassiert werden. Es darf nicht zu viel verwendet werden, es soll vollständig einziehen können und die Haut darf anschließend nicht glänzen.

Erläuterung

Ein völliger Entzug von rückfettender Pflege kann die Haut dazu anregen, noch mehr Talg zu produzieren. Daher sollte nach der Reinigung auch eine angemessene Pflege stattfinden.

2.2.10 Haut, gereizte und entzündete

Wirksame Öle Angelika, Benzoe, Elemi, Geranie, Immortelle, Jasmin, Kamille (blau, römisch und wild), Kampfer weiß, Lavandin, Lavendel, Manuka, Muskatellersalbei, Myrrhe, Narde, Niaouli, Palmarosa, Patchouli, Pfefferminze, Ringelblume, Rose, Rosmarin, Salbei, Sandelholz, Schafgarbe, Teebaum, Weihrauch, Ysop, Zedernholz.

Fette Trägeröle Aprikosenkernöl, Nachtkerzenöl, Olivenöl, Ringelblumenmazerat, Sanddornfruchtfleischöl, Wildrosenöl.

Hydrolate Myrtenwasser, Orangeblütenwasser, Rosenwasser, Sandelholzwasser, Teebaumwasser, Weihrauchwasser.

Gereizte und entzündete Haut 1

Juckreizlindernd und balsamisch

Zusammensetzung

Lavendel	5 Tr.
Rose	3 Tr.
Sanddorn	10 Tr.
Schafgarbe	4 Tr.
Weihrauch	4 Tr.
Zedernholz	4 Tr.
Nachtkerzenöl	5 ml
Olivenöl	20 ml
Ringelblumenmazerat	25 ml

Verabreichung

Lokale Anwendung als Einreibung.

Therapeutische Wirkung

- Entzündungshemmend
- Haut- und zellregenerierend
- Juckreizlindernd
- Antioxidativ
- Hautfunktion verbessernd

Klinische Befunde und Symptome

Klein- oder großflächige Hautreizungen zeigen sich als entzündliche Effloreszenzen. Ursächlich können Feuchtigkeit, mechanische Belastung oder unklare dermatologische Prozesse vorliegen.

Klinische Anwendungen

Die betroffenen Hautareale werden dezent mit Rosenwasser befeuchtet (▶ Teil II, Kap. 3.4.1) und die Mischung zwei- bis dreimal täglich eingerieben. In Hautfalten können zusätzlich Kompressen eingelegt werden, um das feuchte Milieu zu sanieren.

Erläuterung

Nicht immer ist die Ursache gereizter Haut deutlich erkennbar. Oft entsteht ein selbsterhaltender Teufelskreis aus Juckreiz, Brennen, Kratzen oder Reiben und dadurch weiterer Schädigung, welche die Entzündung unterhält. Wird dieser Kreislauf durchbrochen, regeneriert sich die Haut meist sehr schnell.

Modifikationen

Zur Befeuchtung der Haut (▶ Teil II, Kap. 3.4.1) eignet sich v. a. Rosenhydrolat. Dieses lindert stark den Juckreiz und die Missempfindungen und wirkt heilungsfördernd. Bei vordergründigen Hautläsionen kann der Anteil an Lavendel um drei bis fünf Tropfen erhöht werden.

Sicherheitshinweise und Kontraindikationen

Natürlich muss die Ursache der Hautreizungen erforscht und nach Möglichkeit behoben werden.

Zusätzlich wirksame Öle

Statt Schafgarbe kann auch blaue Kamille verwendet werden. Wer Weihrauch nicht mag, kann stattdessen Sandelholzöl verwenden.

Gereizte und entzündete Haut 2

Pflegend und belebend

Zusammensetzung

Geranie	2 Tr.
Lavendel	5 Tr.
Niaouli	2 Tr.
Palmarosa	2 Tr.
Rosmarin ct. cineol	2 Tr.
Wildrosenöl	50 ml

Verabreichung

Äußerliche Anwendung als Einreibung.

Therapeutische Wirkung

- Reizlindernd
- Hautpflegend und -regenerierend
- Zellregenerierend

Klinische Befunde und Symptome

Allgemein neigt trockene Haut zu Juckreiz. Bei entsprechender Disposition kommen oft auch noch Immunreaktionen mit Entzündungen hinzu. Die mechanische Belastung durch Kratzen verschlimmert die Symptomatik.

Klinische Anwendungen

Die Mischung kann auf den ganzen Körper oder nur auf die betroffenen Stellen aufgetragen werden. Zum Befeuchten der Haut (▶ Teil II, Kap. 3.4.1) eignet sich wegen seiner heilenden und juckreizstillenden Wirkung besonders Rosenhydrolat.

Erläuterung

Eventuell muss mehrfach täglich eingerieben werden, um den Fettgehalt der Haut aufrechtzuerhalten.

Modifikation

Statt Wildrosenöl kann auch Aprikosenkernöl verwendet werden.

2.2.11 Haut, geschwollene

Wirksame Öle Angelika, Bitterorange, Fenchel, Geranie, Grapefruit, Lavandin, Lavendel, Limette, Linaloeholz, Mandarine, Myrte, Niaouli, Orange, Palmarosa, Pfefferminze, Rose, Rosenholz, Rosmarin, Ylang-Ylang, Zitrone.

Fette Trägeröle Jojobaöl, Mandelöl, Nachtkerzenöl, Wildrosenöl.

Hydrolat Rosenwasser.

Geschwollene Haut

Zusammensetzung

Angelika	4 Tr.
Geranie	3 Tr.
Niaouli	5 Tr.
Palmarosa	3 Tr.
Jojobaöl	25 ml
Wildrosenöl	25 ml

Verabreichung

Äußerliche Anwendung als Einreibung.

Therapeutische Wirkung

- Lymphatisch entstauend
- Entzündungshemmend
- Antimikrobiell
- Hautpflegend

Klinische Befunde und Symptome

Je nach Veranlagung neigen Menschen zu Problemen der Haut, die lymphatisch bedingt geschwollen ist, spannt und zu Entzündungen neigt.

Klinische Anwendungen

Die betroffenen Hautareale werden mit Rosenwasser befeuchtet (▶ Teil II, Kap. 3.4.1), dann wird die Mischung einmassiert. Die Anwendung sollte zweimal täglich erfolgen.

Gespannte Haut

Zusammensetzung

Lavendel	6 Tr.
Neroli	2 Tr.
Rose	3 Tr.
Jojobaöl	10 ml
Mandelöl	30 ml
Nachtkerzenöl	10 ml

Verabreichung

Äußerliche Anwendung als Einreibung.

Therapeutische Wirkung

- Stark hautpflegend
- Hautturgor verbessernd
- Hautstoffwechsel anregend

Klinische Befunde und Symptome

Ein Spannungsgefühl der Haut kann viele Ursachen haben. Meist liegt eine Unterversorgung durch die Rückfettungsfunktion der Haut vor. Aber auch Störungen des Bindegewebes können zu dem Missempfinden führen.

Klinische Anwendungen

Es ist hier besonders wichtig, die Haut mit Rosenwasser zu befeuchten (▶ Teil II, Kap. 3.4.1). Die Mischung wird nach Bedarf in die Haut einmassiert.

2.2.12 Haut, reife

Siehe auch Kapitel 4.2 (Altershaut).

Wirksame Öle Cistrose, Elemi, Fenchel, Galbanum, Geranie, Ho-Blätter, Immortelle, Jasmin, Lavendel, Linaloeholz, Mandarine, Muskatellersalbei, Myrrhe, Myrte, Narde, Neroli, Palmarosa, Patchouli, Petitgrain, Rose, (Rosenholz), Sandelholz, Weihrauch, Ylang-Ylang, Zedernholz.

Fette Trägeröle Avocadoöl, Centella-asiatica-Mazerat, Granatapfelöl, Johanniskrautmazerat (Rotöl), Macadamianussöl, Mandelöl, Nachtkerzenöl, Sanddornfruchtfleischöl.

Hydrolate Lavendelwasser, Myrtenwasser, Rosenwasser, Zedernwasser.

Reife Haut 1

Gereizte, entzündliche Haut

Zusammensetzung

Myrte	3 Tr.
Rosengeranie	2 Tr.
Rosendestillat	3 Tr.
Weihrauch	3 Tr.
Avocadoöl	20 ml
Granatapfelöl	5 ml
Macadamianussöl	20 ml
Nachtkerzenöl	5 ml

Verabreichung

Äußerliche Anwendung als Einreibung.

Therapeutische Wirkung

- Nährend und feuchtigkeitserhaltend
- Kollagenbildung verbessernd
- Entzündungshemmend
- Zellregenerierend
- Antioxidativ
- Östrogenmangel ausgleichend

Klinische Befunde und Symptome

Die Haut wirkt minderversorgt, schlaff und mit geringer Spannkraft. Oft liegen Begleiterscheinungen wie Juckreiz oder dermatologische Probleme vor.

Klinische Anwendungen

Die Mischung kann ein- bis dreimal täglich lokal oder am ganzen Körper zur Pflege angewendet werden. Sie wird in die evtl. mit Rosenwasser befeuchtete Haut (▶ Teil II, Kap. 3.4.1) eingerieben, bis Öl und Feuchtigkeit eingezogen sind.

Modifikationen

Bei schuppiger Haut kann statt Weihrauch dieselbe Menge Nardenöl zugegeben werden. Bei zu Läsionen neigender Haut empfiehlt es sich, die Mischung mit sechs bis zehn Tropfen Sanddornfruchtfleischöl zu verfeinern.

Zusätzlich wirksame Öle

Ein weiteres gutes Basisöl ist das Mazerat aus Centella asiatica (Wassernabelkraut). Dieses spendet Feuchtigkeit und wirkt erfahrungsgemäß festigend auf das Bindegewebe.

Reife Haut 2

Trockene Haut

Zusammensetzung

Lavendel	2 Tr.
Petitgrain	5 Tr.
(Rosenholz) oder Linaloeholz, Ho-Blätteröl	2 Tr.
Sanddorn	4 Tr.
Weihrauch	2 Tr.
Mandelöl	50 ml

Verabreichung

Äußerliche Anwendung als Einreibung.

Therapeutische Wirkung

- Feuchtigkeitserhaltend
- Entzündungshemmend
- Reizlindernd

Klinische Befunde und Symptome

Durch Alterung büßt die Haut nach und nach die Fähigkeit ein, Feuchtigkeit zu speichern. Dadurch verliert sie ihre Elastizität und neigt zu Reizungen, Rötungen und Juckreiz. Ihr Erscheinungsbild ist fahl und glanzlos.

Klinische Anwendungen

Die Haut unbedingt mit Rosenwasser (▶ Teil II, Kap. 3.4.1) befeuchten. Dann wird die Mischung eingerieben. Die Anwendung sollte zwei- oder mehrmals täglich und über einen längeren Zeitraum erfolgen, bis sich das Hautbild nachhaltig verbessert. Hautreizungen und Elastizität verbessern sich erfahrungsgemäß nach kurzer Zeit.

Modifikation

Bei sehr trockener, reifer Haut können 20 ml des Mandelöls durch Sheabutter ersetzt werden. Diese wird bei milden Temperaturen geschmolzen und dem Mandelöl zugegeben. Danach die etherischen Öle zugeben und bis zum Erstarren regelmäßig und intensiv cremig rühren (▶ Teil II, Kap. 3.4.2).

Reife Haut 3

Papierhaut

Zusammensetzung

Immortelle	2 Tr.
Lavendel	5 Tr.
Zedernholz	3 Tr.
Johanniskrautmazerat (Rotöl)	20 ml
Mandelöl	30 ml

Verabreichung

Äußerliche Anwendung als Einreibung der Haut.

Therapeutische Wirkung

- Elastizität fördernd
- Feuchtigkeitserhaltend
- Stark hautpflegend
- Juckreizlindernd
- Regenerationsfördernd
- Hämatom auflösend

Klinische Befunde und Symptome

Papier- bzw. Pergamenthaut ist dadurch gekennzeichnet, dass sie extrem dünn ist, manchmal fast schon durchscheinend wirkt. Sie ist kaum mehr in der Lage, Feuchtigkeit zu speichern und hat sehr wenig Widerstandskraft gegen äußere Einflüsse. Durch Scherkräfte kommt es zu den typischen Ablederungsverletzungen, bei denen ein dünner Hautlappen z. B. durch Stöße oder Reibung abgeschert wird und eine klaffende, schlecht heilende Wunde entsteht. Pergamenthaut hat eine deutliche Neigung zu Hämatomen, die lange Zeit bestehen bleiben und nur langsam abblassen. Durch die Trockenheit der Haut leiden viele Betroffene unter unstillbarem Juckreiz. Kann das Kratzen nicht unterlassen werden, kommt es schnell zu Kratzspuren und damit zu Verletzungen, die als Eintrittspforte für Superinfektionen infrage kommen. Hier kommt es zum Teil zu schweren Komplikationen.

2

2

Klinische Anwendungen

Die Haut sollte mit Rosenwasser befeuchtet werden (▸ Teil II, Kap. 3.4.1), das sehr gut bei heftigem Juckreiz wirkt. Die Mischung ohne viel Druck einreiben. Sie ist für den ganzen Körper geeignet. Die Anwendung sollte ein- bis mehrmals täglich über einen längeren Zeitraum erfolgen.

Modifikationen

Alternativ und bei gegebener Symptomatik eignen sich hervorragend auch die Mischungen bei Juckreiz (▸ Kap. 2.1.19).

2.2.13 Haut, rissige

Wirksame Öle Benzoe, Bergamotte, Cistrose, Lavendel, Myrrhe, Narde, Patchouli, Rose, Sandelholz, Tolubalsam, Weihrauch.

Fette Trägeröle Avokadoöl, Jojobaöl, Macadamianussöl, Mandelöl, Nachtkerzenöl, Olivenöl, Ringelblumenmazerat, Sanddornfruchtfleischöl, Sheabutter, Wildrosenöl.

Hydrolat Rosenwasser.

Zusammensetzung

Bergamotte	4 Tr.
Cistrose	3 Tr.
Lavendel	5 Tr.
Narde	3 Tr.
Patchouli	2 Tr.
Rosendestillat	3 Tr.
Olivenöl	30 ml
Sheabutter	20 g

Verabreichung

Äußerliche Anwendung als Einreibung.

Therapeutische Wirkung

- Feuchtigkeitsspendend
- Verhornungswidrig
- Läsionen und Risse heilend
- Haut nährend und schützend

Klinische Befunde und Symptome

Durch äußere Einflüsse oder auch durch unbekannte Ursachen neigen Hautgebiete wiederkehrend zu Einrissen. Oft ist die Haut sehr trocken und hornartig verdickt, sodass sie sich notwendigen Bewegungen nicht mehr anpassen kann und reißt.

Klinische Anwendungen

Gerade bei rissiger Haut sollte das Hautgebiet mit Rosenwasser befeuchtet werden (▸ Teil II, Kap. 3.4.1). Die Mischung wird dann vorsichtig einmassiert. Da diese Areale meist sehr pflegebedürftig sind, ist oft ein mehrfach täglich wiederholtes Einreiben notwendig. Bei deutlicher Besserung können die Einreibungen reduziert werden.

Zur Herstellung der Salbe ▸ Teil II, Kap. 3.4.2. Sie wird mehrmals täglich auf die betroffenen Stellen aufgetragen.

Erläuterung

Durch längerfristige Pflege mit einem geeigneten Produkt kann das betroffene Hautgebiet oft ganz saniert werden. Die Verhornung geht zurück, die Haut wird geschmeidiger und widerstandsfähiger.

Modifikation

Statt Olivenöl kann Ringelblumenmazerat verwendet werden. Es unterstützt das Abheilen der Hautläsionen.

2.2.14 Haut, trockene und empfindliche

Siehe auch Kapitel 4.2 (Altershaut).

Wirksame Öle Ho-Blätteröl, Jasmin, Kamille (blau und römisch), Lavandin, Lavendel, Linaloeholz, Patchouli, Rose (Rosenholz), Sandelholz, Speiklavendel, Tolubalsam, Weihrauch, Zedernholz.

Fette Trägeröle Johanniskrautmazerat (Rotöl), Mandelöl, Weizenkeimöl.

Zusammensetzung

Kamille blau	5 Tr.
Patchouli	4 Tr.
Sandelholz	5 Tr.
Johanniskrautmazerat (Rotöl)	10 ml
Mandelöl	80 ml
Weizenkeimöl	10 ml

Verabreichung

Äußerliche Anwendung als Einreibung.

Therapeutische Wirkung

- Entzündungshemmend
- Feuchtigkeitsspendend
- Hautbild verbessernd

Klinische Befunde und Symptome

Hier kommen konstitutionelle Trockenheit der Haut und eine Neigung zu Entzündungen zusammen. Die Trockenheit reduziert die Schutzfunktion der Haut und verursacht meist auch Juckreiz. Die Entzündungen der Haut reduzieren die Barriere noch weiter. Oft entsteht ein Teufelskreis aus Jucken und Kratzen.

Klinische Anwendungen

Die Haut mit Rosenwasser (▶ Teil II, Kap. 3.4.1) befeuchten. Anschließend wird die Mischung (auch großflächig) in die Haut einmassiert. Diese Pflege kann beliebig oft wiederholt werden.

Zusätzliche Rezepturen

▶ Kap. 2.1.19 (Juckreiz).

2.2.15 Hornhaut

Wirksame Öle Cistrose, Latschenkiefer, Lemongrass, Limette, Narde, Patchouli, Spearmint, Teebaum, Wacholderbeere, Zedernholz, Zimt, Zitrone.

Fette Trägeröle Avocadoöl, Macadamianussöl, Mandelöl, Olivenöl, Sesamöl, Sheabutter.

Zusammensetzung

Lemongrass	4 Tr.
Patchouli	3 Tr.
Spearmint	4 Tr.
Teebaum	5 Tr.
Zitrone	5 Tr.
Avocadoöl	15 ml
Sheabutter	35 g

Verabreichung

Äußerliche Anwendung als Einreibung.

Therapeutische Wirkung

- Feuchtigkeitshaushalt verbessernd
- Hornhautlösend
- Haut geschmeidig machend

2

Klinische Befunde und Symptome

Hornhaut tritt meist an mechanisch stark beanspruchter Haut auf. Betroffen sind oft die Fußsohlen, die Hände und die Streckseiten von Gelenken. Hornhaut kann sich in dicken Schichten aufbauen und ist kaum mit Feuchtigkeit versorgt, wodurch sie trocken und starr wird und die Bewegung einschränkt. Durch Bewegung kann die Hornhaut auch einreißen und zu Schmerzen und Blutungen führen, wenn tiefere Gewebeschichten von der Schädigung mitbetroffen sind.

Klinische Anwendungen

Zunächst sollte die Hornhaut angefeuchtet werden. Das kann durch Duschen oder Baden geschehen. Auch Aromafußbäder eignen sich sehr gut. Nach dem Abtrocknen wird der Pflegebalsam in die Hornhaut einmassiert. Abschließend kann das Gebiet auch abgedeckt werden, um das Einziehen zu erleichtern. Je nach Befinden kann das einmal, aber auch mehrmals täglich durchgeführt werden.

Zur Herstellung des Balsams ▶ Teil II, Kap. 3.4.2.

Kommentar der Autoren

Latschenkiefer sollte nicht vergessen werden. Sie entfaltet eine starke Wirkung auf dieses alte Gewebe, weicht es auf und desinfiziert. Wacholderbeere kann dazugemischt werden.

2.2.16 Lippen, aufgesprungene

Wirksame Öle Benzoe, Bergamotte, Eukalyptus, Geranie, Kamille, Lavendel, Manuka, Myrrhe, Patchouli, Rose, Sandelholz, Zitrone.

Fette Trägeröle Mandelöl, Olivenöl, Ringelblumenmazerat, Sanddornfruchtfleischöl, Sheabutter, Wildrosenöl.

Aufgesprungene Lippen 1

Heilend und pflegend

Zusammensetzung

Geranie	2 Tr.
Kamille blau	2 Tr.
Oliven- oder Mandelöl	1 TL

Verabreichung

Einreibung zur Pflege der Lippen.

Therapeutische Wirkung

- Entzündungshemmend
- Hautregenerierend
- Feuchtigkeitserhaltend

Klinische Befunde und Symptome

Die Haut der Lippen ist nicht in der Lage, sich selbst zu fetten, da sie weder über Talg- noch Schweißdrüsen verfügt. Zudem ist sie mit nur drei bis sechs Zellschichten sehr dünn und neigt zu schnellem Austrocknen. Dadurch werden Lippen bei ungeeigneten Umgebungsbedingungen schnell spröde und können reißen. Das geschieht v.a. in kalter und trockener Winterluft. Diese Einrisse sind schmerzhaft und potenzielle Eintrittspforten für Krankheitserreger.

Klinische Anwendungen

Diese schnell herzustellende ölige Mischung wird mehrfach täglich auf die Lippen aufgetragen und einmassiert. Vor allem in der Winterzeit lohnt sich auch die präventive Anwendung.

Aufgesprungene Lippen 2

Heilungsfördernd, reizlindernd

Zusammensetzung

Geranie	10 Tr.
Kamille blau	10 Tr.
Lavendel	5 Tr.
Zitrone	5 Tr.
Wildrosenöl oder Ringelblumenmazerat	30 ml

Verabreichung

Pflegemischung zum Auftragen auf die Lippen.

Therapeutische Wirkung

- Heilungsbeschleunigend
- Entzündungshemmend
- Haut- und schleimhautpflegend

Klinische Befunde und Symptome

Entzündliche und schmerzhaft aufgesprungene Lippen. Diese Mischung ist bei stärkerer Wundheit der Lippen vorzuziehen.

Klinische Anwendungen

Präventiv und bei auftretender Symptomatik die Mischung mehrmals täglich auf die Lippen auftragen. Auf jeden Fall sollten die Lippen im Winter bei kalter Witterung vor dem Verlassen des Hauses mit dieser Mischung gepflegt werden.

Aufgesprungene Lippen 3

Stark pflegend und schützend

Zusammensetzung

Benzoe	5 Tr.
Lavendel fein	6 Tr.
Rosenextrakt	3 Tr.
Rosengeranie	3 Tr.
Akazienhonig	10 g
Bienenwachs	5 g
Olivenöl	5 g
Rosenhydrolat	10 g
Sanddornfruchtfleischöl	0,5 g
Sheabutter	20 g

Verabreichung

Intensive Pflegemischung zum Auftragen auf die Lippen.

Therapeutische Wirkung

- Feuchtigkeitserhaltend
- Stark rückfettend
- Wundheilungsbeschleunigend
- Stark lippenpflegend

Klinische Befunde und Symptome

► *Aufgesprungene Lippen 1.*

Klinische Anwendungen

Diese intensiv pflegende Salbe wird bei besonders ausgeprägter Symptomatik mit starker Trockenheit der Lippen, spröden, wunden und rissigen Lippen angewendet. In einer versierten Apotheke zu einer Salbe mischen und in 5-ml- oder 10-ml-Kruken füllen lassen. Mehrmals täglich dünn auf die Lippen auftragen.

Erläuterung

Der Akazienhonig und das Sanddornfruchtfleischöl beschleunigen die Heilung spröder Lippen und pflegen die empfindliche Haut. Bienenwachs und Sheabutter schützen intensiv vor Trockenheit.

2

2

2.2.17 Pickel und Flecken

Siehe auch Kapitel 2.1.2 (Akne) und Kapitel 2.1.12 (Furunkel und Karbunkel).

Wirksame Öle Bergamotte, Cajeput, Eukalyptus, Geranie, Kamille, Lavendel, Lemongrass, Mandarine, Patchouli, Rosmarin, Sandelholz, Teebaum.

Fette Trägeröle Hagebuttenkernöl (Wildrosenöl), Mandelöl, Olivenöl, Traubenkernöl.

Zusammensetzung

Kamille blau	1 Tr.
Lavendel	1 Tr.
Fettes Basisöl (z. B. Mandel- oder Olivenöl)	1 TL

Verabreichung

Auftragen der Mischung auf Pickel und entzündliche Flecken.

Therapeutische Wirkung

- Entzündungshemmend
- Antibakteriell
- Heilungsbeschleunigend
- Fettproduktion der Haut regulierend

Klinische Befunde und Symptome

Durch eine Hyperkeratose verstopfen die Haarfollikel der Haut. Der rückgestaute Talg kann durch *Propionibacterium acnes* infiziert werden, was zu einer eitrigen Pustel führt. Diese wird als Pickel bezeichnet.

Klinische Anwendungen

Die Mischung wird zwei- bis dreimal täglich in das betroffene Hautareal sanft einmassiert.

Modifikationen

Die sanfteste Methode ist die direkte unverdünnte Anwendung von Lavendel auf dem Pickel. Will man schnell zum Abheilen der Hauteffloreszenz kommen, gibt man Teebaum- oder auch Pfefferminzöl unverdünnt auf den Pickel. Man kann die Prozedur wesentlich beschleunigen, indem man einen mit dem Öl getränkten Wattebausch auf den Pickel legt und mit einem Pflaster befestigt. Häufig angewendet, führt dies dazu, dass die Haut austrocknet. In diesem Fall ist es wichtig, entweder ein fettes Öl oder eine Hautcreme zum Beruhigen der Haut einzusetzen.

Kommentar der Autoren

Wildrosenöl, d.h. das Öl der Hagebuttenkerne, ist sehr hilfreich gegen Hautflecken. Die Farbe der Hautflecken wird durch regelmäßiges Auftragen wesentlich gemildert (v.a. bei Altersflecken).

2.2.18 Schuppen

Wirksame Öle Cistrose, Geranie, Eukalyptus, Grapefruit, Lavendelsalbei, Lemongrass, Muskatellersalbei, Myrrhe, Narde, Patchouli, Rosmarin, Speiklavendel, Teebaum, Wacholderbeere, Lorbeer, Sandelholz, Zedernholz, Zimt, Zitrone.

Schuppen 1

Einfache und schnelle Hilfe

Zusammensetzung

Teebaumöl	10 ml
Mildes Bio-Shampoo	90 ml

Verabreichung

Als Shampoo bei starken Kopfschuppen.

Therapeutische Wirkung

- Schuppenlösend
- Schuppungswidrig
- Hautstoffwechsel verbessernd
- Mikrobielles Milieu sanierend

Klinische Befunde und Symptome

Kopfschuppen sind kosmetisch beeinträchtigend und dem Betroffenen meist sehr unangenehm. Sie können als Symptom einer Psoriasis (▸ Kap. 2.1.23) oder eines Ekzems (▸ Kap. 2.1.9) auftreten. Aber auch zu trockene oder zu fette Kopfhaut kann die Ursache sein. Oft findet man gerade bei der zu fetten Kopfhaut eine unphysiologische Besiedelung mit Hautpilzen oder Bakterien.

Klinische Anwendungen

Das Shampoo kann wie gewohnt benutzt werden. Es kann je nach Ausprägung der Kopfschuppung auch einige Zeit einwirken, bevor es ausgespült wird.

Erläuterung

Die Ursache der Schuppen sollte bestimmt und das Shampoo dementsprechend ausgewählt werden.

Schuppen 2

Nachhaltig sanierend und befreiend

Zusammensetzung

Grapefruit	1 ml
Lemongrass	2 ml
Teebaum	2 ml
Shampoogrundlage	100 ml

Verabreichung

Shampoo zur täglichen Anwendung bei Schuppen des Kopfes.

Therapeutische Wirkung

- Mikrobiell regulierend
- Schuppenlösend
- Hautstoffwechsel verbessernd
- Talgproduktion regulierend

Klinische Befunde und Symptome

Kopfschuppen durch Hyperkeratose oder zu fettige Kopfhaut. Chronische Schuppen, die fest im Haar kleben oder sich in großen Borken von der Kopfhaut lösen.

Klinische Anwendungen

Das Shampoo wird einmal täglich verwendet. Vor dem Ausspülen kann man es einige Minuten einwirken lassen.

Erläuterung

Die Erfahrung mit diesem Shampoo hat gezeigt, dass sich die Schuppung deutlich bessert. Ohne allzu viel zu versprechen, soll auch erwähnt werden, dass damit bereits Schuppen gänzlich ausgeblieben sind und das Shampoo bei langfristig gesunder Kopfhaut abgesetzt werden konnte.

Schuppen 3

Balsamisch pflegendes Kopfhautöl

Zusammensetzung

Cistrose	3 Tr.
Narde	4 Tr.
Patchouli	3 Tr.
Teebaum	7 Tr.
Zedernholz	5 Tr.
Olivenöl	50 ml

Verabreichung

Einreibung der Kopfhaut.

Therapeutische Wirkung

- Schuppenlösend
- Hautstoffwechsel verbessernd
- Mikrobiell sanierend
- Antihistaminisch

Klinische Befunde und Symptome

Kosmetisch sehr beeinträchtigende starke Kopfschuppen, die an eine Form der Psoriasis (▶ Kap. 2.1.23) erinnern.

Klinische Anwendungen

Das Öl wird jeden Abend in die Kopfhaut einmassiert und der Kopf mit einem Handtuch umwickelt. Am nächsten Morgen werden die Haare mit einem geeigneten Shampoo ausgewaschen.

Schuppen 4

Stark pflegende Kopfhauteinreibung

Zusammensetzung

Geranie	5 Tr.
Myrrhe	5 Tr.
Patchouli	5 Tr.
Rosmarin ct. campher	10 Tr.
Sandelholz	10 Tr.
Teebaum	5 Tr.
Zimtrinde	3 Tr.
Aloe-vera-Gel	50 ml

Verabreichung

Einreibung zur Kopfhautpflege.

Therapeutische Wirkung

- Durchblutungsfördernd
- Schuppenlösend
- Hautberuhigend
- Antibakteriell und antimykotisch
- Juckreizlindernd
- Feuchtigkeitsspendend
- Hautmilieu verbessernd

Klinische Befunde und Symptome

Kopfschuppen.

Klinische Anwendungen

Die Mischung wird bei Kopfschuppen mit starker Beeinträchtigung der Lebensqualität angewendet. Auch bei starker Schuppung, ggf. mit Juckreiz, kann sie zum Einsatz kommen.

2.2.19 Venenpflege

Siehe auch Kapitel 1.1.2 (Krampfadern).

Wirksame Öle Immortelle, Lavendel, Myrte, Niaouli, Schafgarbe, Wacholderbeere, Zitrone, Zypresse.

Fette Trägeröle Calophyllum inophyllum, Jojobaöl, Mandelöl, Ringelblumenmazerat.

Hydrolat Rosenwasser.

Venenpflege 1

Belebend und venenpflegend

Zusammensetzung

Lavendel	5 Tr.
Myrte	3 Tr.
Niaouli	1 Tr.
Schafgarbe	2 Tr.
Mandelöl	25 ml
Ringelblumenmazerat	25 ml

Verabreichung

Einreibung zur Pflege der Beine.

Therapeutische Wirkung

- Bindegewebe stabilisierend
- Entzündungshemmend
- Venenglättend

Klinische Befunde und Symptome

Die Venen der Beine leiden unter dem hydrostatischen Druck des Bluts, v.a. bei einem Lebensstil mit geringer körperlicher Aktivität. Es kommt, auch durch konstitutionelle Bindegewebeschwäche, zu Aussackungen der Venen mit Entzündungen und schweren Beinen durch lymphatische Stauung.

Klinische Anwendungen

Ein- bis zweimal täglich die Haut mit Rosenwasser befeuchten (▶ Teil II, Kap. 3.4.1). Die Mischung wird auf die Beine bzw. das betroffene Areal eingerieben, bis Feuchtigkeit und Öl ganz eingezogen sind. Dabei streicht man stets herzwärts, damit der Rückfluss des Bluts angeregt wird.

Kommentar der Autoren

Alle Öle für die Lymphdrainage sind angesagt: v.a. Immortelle, Lavendel, Lemongrass und Zedernholz.

Venenpflege 2

Varizen

Zusammensetzung

Immortelle	1 Tr.
Wacholderbeere	3 Tr.
Zitrone	4 Tr.
Zypresse	4 Tr.
Calophyllum inophyllum	20 ml
Jojobaöl	30 ml

Verabreichung

Einreibung zur Pflege der Beine.

Therapeutische Wirkung

- Bindegewebe festigend
- Blutfluss verbessernd
- Schmerzlindernd
- Antithrombotisch und thrombolytisch
- Lymphfluss verbessernd

Klinische Befunde und Symptome

Am häufigsten sind die Beinvenen betroffen. Es kann sich aber auch um Venen an anderen Körperstellen handeln, meist nach Traumata oder Punktionen. Die Venen sind oft schmerzhaft oder druckschmerzhaft. Bei chronischen Problemen treten immer wieder Entzündungen auf, meist bedingt durch Stau des venösen Bluts in den ausgesackten Venen. Durch die Stauung entsteht auch das häufig begleitend auftretende Lymphödem. Thrombosen treten in diesem Milieu gehäuft auf.

2

Klinische Anwendungen

Die Mischung kann wie ein Hautpflegeöl verwendet werden. Sie ist besonders gut für chronische Venenprobleme wie Krampfadern oder rezidivierende Entzündungen und Thrombosen geeignet. Ein- bis zweimal täglich das betroffene Areal mit Rosenwasser anfeuchten (▸ Teil II, Kap. 3.4.1), Mischung auftragen und einmassieren.

Erläuterung

Durch Bindegewebeschwäche bedingte Varizen sind ein chronisches Leiden. Die Behandlung sollte also als Langzeitpflegeanwendung gesehen werden. Jedoch werden sich die unangenehmen Begleiterscheinungen in der Regel sehr schnell bessern.

Modifikation

Ein Teil des Basisöls kann durch Johanniskrautmazerat (Rotöl) ersetzt werden, wenn chronisch schmerzhafte Venen vorhanden sind.

Das Wacholderbeerenöl kann durch Cistrosenöl ersetzt werden, wenn die Beschwerden chronischer Natur sind. Vor allem dann, wenn Ödeme die Beschwerden begleiten.

Sicherheitshinweise und Kontraindikationen

Bei akuten Thrombosen in den tiefen oder oberflächlichen Venen sind manuelle Anwendungen kontraindiziert, da die Gefahr besteht, eine Embolie auszulösen. Hier gilt es, Rücksprache mit einem Arzt zu halten. Eine baldige, drucklos streichende Anwendung aus der Aromapflege kann den Heilungsprozess deutlich beschleunigen.

2.2.20 Vitiligo

Zusammensetzung

Bergamotte	10 Tr.
Weihrauch	4 Tr.
Wildrosenöl	50 ml

Verabreichung

Einreibung von Hautarealen, die von Vitiligo betroffen sind.

Therapeutische Wirkung

- Psychisch ausgleichend
- Immunologisch regulierend
- Pigmentregulierend

Klinische Befunde und Symptome

Vitiligo wird auch Weißfleckenkrankheit genannt. Es handelt sich um eine nicht ansteckende Hauterscheinung, deren Ursachen noch nicht ganz geklärt sind. Eine autoimmune Schädigung der Melanozyten scheint eine Rolle zu spielen.

Klinische Anwendungen

Die beeinträchtigten Hautgebiete werden mehrmals täglich mit der Mischung gepflegt.

Erläuterung

Vitiligo kann in jedem Lebensalter auftreten und auch spontan zum Stillstand kommen oder sich weiter ausbreiten. Bei Ausbruch und Verschlechterung der Vitiligo kann Stress eine Rolle spielen.

3 Erste Hilfe

3.1 Blutungen

Wirksame Öle Cistrose, Eukalyptus, Geranie, Kamille blau, Lavendel, Nelke, Patchouli, Pfefferminze, Rose, Schafgarbe, Weihrauch, Zitrone, Zypresse.

Zusammensetzung

Geranie	1 Tr.
Kamille blau	1 Tr.
Zitrone	1 Tr.

Verabreichung

Wundbehandlung mit steriler Kompresse.

Therapeutische Wirkung

- Blutungsstillend
- Heilungsfördernd
- Antiinfektiös

Klinische Befunde und Symptome

Kleine, blutende Bagatellverletzungen, die nach fachlicher Einschätzung keiner ärztlichen Betreuung bedürfen.

Klinische Anwendungen

Die etherischen Öle werden auf die sterile Kompresse getropft und diese zur Reinigung der Wunde genutzt. Mit dieser Kompresse kann auch von außen Druck auf die Wunde ausgeübt werden, um die Blutung zu stillen. Die Kompresse kann mehrfach erneuert und bis zur Blutstillung angewendet werden.

Erläuterung

Etherische Öle haben eine gute Lösekraft und helfen enorm bei der Wundreinigung. Da es sich um punktuelle und zeitlich limitierte Anwendungen handelt, kann mit unverdünnten etherischen Ölen gearbeitet werden, sofern man über genügend Sachkenntnis zum jeweiligen Öl verfügt.

Modifikation

Unverdünntes Lavendel- oder auch Pfefferminzöl eignet sich sehr gut zur Erstversorgung von Bagatellverletzungen. Es kommt zu einem kosmetisch wesentlich schöneren Abheilen der Wunde und Infektionen bleiben in der Regel aus. Zudem nimmt v.a. das Pfefferminzöl, aber auch das Lavendelöl die Schmerzen.

Sicherheitshinweise und Kontraindikationen

Großflächige, tiefe, stark verunreinigte und stark blutende Wunden gehören in sofortige ärztliche Behandlung. Auch wenn der Zustand der Wunde sich nicht verbessert oder eine Infektion erkennbar ist, ist ein Arzt aufzusuchen. Etherische Öle ersetzen auch keine Impfungen.

3

3.2 Frostbeulen und Erfrierungen

Wirksame Öle Geranie, Kamille (blau und römisch), Lavendel, Limette, Majoran, Nelke, Pfeffer schwarz, Rosmarin, Teebaum, Zitrone.

Fettes Trägeröl Calophyllum inophyllum.

Zusammensetzung

Geranie	5 Tr.
Lavendel	1 Tr.
Rosmarin	1 Tr.
Calophyllum inophyllum	1 EL

Verabreichung

Äußerliche Anwendung als Einreibung.

Therapeutische Wirkung

- Geweberegenerierend
- Heilungsfördernd
- Durchblutung stabilisierend

Klinische Befunde und Symptome

Zu lange oder zu intensive Kälteeinwirkung bei unpassender Kleidung führt zur Schädigung von Körpergewebe. Vor allem Nase, Ohrmuschel, Finger und Zehen sind betroffen. Zunächst treten Schmerzen und Veränderungen der Hautfarbe auf. In späteren Stadien kommt es zum unwiderruflichen Untergang von Gewebe mit Blasenbildung und Nekrosen. Die Selbsthilfe endet dort, wo erkennbar Gewebe geschädigt wurde oder sich die Beschwerden durch die Maßnahmen nicht stetig zurückbilden.

Klinische Anwendungen

Ein- bis zweimal täglich kann das betroffene Gebiet mit der Mischung vorsichtig eingerieben werden, ohne zu massieren.

Erläuterung

Als Sofortmaßnahme können einige wenige Tropfen unverdünntes Geranienöl auf die Erfrierung aufgetragen werden. Die betroffenen Stellen sollten nicht überwärmt oder massiert werden. Bei Erfrierungen an den Zehen sollte der Patient nicht umhergehen.

Modifikation

Wenn die betroffene Person sich wieder erwärmt hat, kann das Gebiet mit folgender Mischung eingerieben werden: 4 Tr. Geranie und 1 Tr. Nelke in einem EL Basisöl.

Sicherheitshinweise und Kontraindikationen

Erfrierungen müssen ärztlich untersucht und behandelt werden, vor allem wenn es bereits zu Blasenbildung und anderweitig sichtbarer Gewebeveränderung gekommen ist. Die genannten Maßnahmen haben sich bei beginnenden Erfrierungen bewährt.

3.3 Hautabschürfungen

Wirksame Öle Benzoe, Geranie, Johanniskraut, Kamille blau, Lavendel, Lavandin, Myrrhe, Patchouli, Pfefferminze, Rose, Sandelholz, Tagetes, Teebaum, Thymian rot, Weihrauch, Ysop, Zedernholz.

Fettes Trägeröl Johanniskrautmazerat (Rotöl).

Hydrolate Lavendelwasser, Rosenwasser, Teebaumwasser.

Zusammensetzung

Lavendel	5 Tr.

Verabreichung

Wundbehandlung mit steriler Kompresse.

Therapeutische Wirkung

- Wundreinigend
- Heilungsbeschleunigend
- Antiinfektiös
- Kosmetisch narbenverbessernd

Klinische Befunde und Symptome

Bei der Abschürfung kommt es zu einem oberflächlichen Hautdefekt durch Reibung. Oft ist die entstandene Wunde verunreinigt.

Klinische Anwendungen

Zunächst wird die Wunde mit einem geeigneten Wunddesinfektionsmittel keimfrei gemacht und gut gesäubert. Fünf Tropfen Lavendel werden in eine Tasse mit warmem Wasser gegeben und gut vermischt. Eine sterile Kompresse wird darin getränkt und die Wunde damit benetzt. Das kann mehrfach täglich durchgeführt werden, bis sich der Zustand der Wunde verbessert. Je weiter die Wunde abheilt, umso größer kann das Intervall ausfallen.

Modifikation

Das Auswaschen der Wunde kann auch mit gutem Rosenhydrolat vorgenommen werden, es reinigt, desinfiziert und lindert Schmerzen.

Sicherheitshinweise und Kontraindikationen

Stark verschmutzte, tiefe und stark blutende Wunden müssen ärztlich behandelt werden. Aromapflegerische Maßnahmen ersetzen außerdem keine notwendigen Impfungen wie z. B. gegen Tetanus.

Johanniskrautmazerat (Rotöl) vorsichtig auftragen.

3.4 Schnittwunden

Wirksame Öle Ackerminze, Balsamtanne, Benzoe, Bergamotte, Cistrose, Elemi, Eucalyptus (dives, globulus und citriodora), Galbanum, Geranie, Immortelle, Kamille (blau und römisch), Kiefer, Lavandin, Lavendel, Limette, Linaloe, Manuka, Myrrhe, Nelke, Niaouli, Patchouli, Pfefferminze, Poleiminze, Rose, Rosmarin, Salbei, Sandelholz, Schafgarbe, Schopflavendel, Teebaum, Thymian, Tolubalsam, Vetiver, Wacholderbeere, Weihrauch, Ysop, Zedernholz, Zimtrinde.

Fette Trägeröle Johanniskrautmazerat (Rotöl), Nachtkerzenöl, Olivenöl, Ringelblumenmazerat, Sanddornfruchtfleischöl, Wildrosenöl.

Hydrolate Lavendelwasser, Pfefferminzwasser, Rosenwasser, Teebaumwasser.

Schnittwunden 1

Wundreinigung

Zusammensetzung

Lavendel	5 Tr.
Teebaum	2 Tr.
Wasser	500 ml

Verabreichung

Wundauflage mit steriler Kompresse.

Therapeutische Wirkung

- Antiseptisch
- Wundreinigend
- Heilungsbeschleunigend
- Blutstillend
- Kosmetisch narbenwirksam

Klinische Befunde und Symptome

Schnittwunden im Rahmen von Bagatellverletzungen, die keiner ärztlichen Betreuung bedürfen.

Klinische Anwendungen

Das Wasser und die etherischen Öle werden gründlich durch Schütteln vermischt. Mit sterilen Kompressen wird zunächst die Wunde mit der Mischung ausgewaschen. Dann wird eine weitere Kompresse mit einigen wenigen Tropfen Lavendelöl auf die Wunde aufgelegt und mit Pflaster befestigt. Die Wundauflage wird zweimal täglich erneuert. Diese Maßnahme wird wenige Tage durchgeführt, bis die Wundheilung vorangeschritten ist.

Modifikation

Zur Wundreinigung können auch Lavendel- oder Rosenhydrolat verwendet werden, die desinfizieren und Schmerzen lindern.

Sicherheitshinweise und Kontraindikationen

Tiefe, stark blutende oder verschmutzte Wunden müssen ärztlich behandelt werden. Der Impfschutz muss abgeklärt werden.

Zusätzlich wirksame Öle

Kleine Schnittwunden können auch punktuell mit unverdünnten etherischen Ölen behandelt werden. Vor allem Ackerminze, Lavendel und Pfefferminze eignen sich dafür. Ackerminze und Pfefferminze nehmen zudem eventuell vorhandene Schmerzen und bewirken eine erstaunlich schnelle Wundheilung. Sie sollten aber nicht in Augennähe angewendet werden. Zu Beginn können diese Öle alle zwei Stunden auf die Wunde aufgetragen werden. Ab dem zweiten Tag wird das Intervall vergrößert, bis die Wunde weiter abgeheilt ist. Da pure etherische Öle die Haut austrocknen können, sollte bei länger dauernder Wundheilung nach wenigen Tagen das etherische Öl mit einem geeigneten fetten Öl verdünnt werden. Vor allem Ringelblumen- und Johanniskrautmazerat eignen sich dafür. Zunächst kann zu 50 %, später bis auf 10 % verdünnt werden.

Schnittwunden 2

Wundpflege

Zusammensetzung

Johanniskrautmazerat (Rotöl)	5 ml
Lavendel	5,5 ml
Pfefferminze	2,5 ml
Ringelblumenmazerat	5 ml
Teebaum	2 ml

Verabreichung

Punktuelle Anwendung durch Auftragen auf kleine Verletzungen der Haut.

Therapeutische Wirkung

- Blutstillend
- Schmerzlindernd
- Stark wundheilungsfördernd
- Antiseptisch
- Juckreizstillend

Klinische Befunde und Symptome

Diese Mischung wird bei kleinen Verletzungen wie Schnitt- und Stichwunden oder auch bei kleinen, unkomplizierten Verbrennungen, die keine Versorgung durch einen Arzt erfordern, eingesetzt. Die Wunden können schmerzhaft sein und auch bluten.

Klinische Anwendungen

Die Mischung dient als Sofortmittel bei kleinen Verletzungen. Sie wird punktuell aufgetragen. Wunden heilen sehr rasch und komplikationslos ab. Die Anwendung kann alle zwei Stunden wiederholt werden.

Erläuterung

Es handelt sich um eine 50-prozentige Mischung aus etherischen und fetten Ölen. Diese Dosierung ist bei punktueller und zeitlich limitierter Anwendung unbedenklich und dem Problem angemessen. Die fetten Öle verhindern das Austrocknen des Wundmilieus und bringen als Wirkstofföle einen zusätzlichen Heileffekt.

Diese Rezeptur wirkt auch hervorragend bei Insektenstichen (▸ Kap. 2.1.17).

Modifikationen

Statt Teebaumöl kann auch Manuka verwendet werden. Um die antiseptische Wirkung zu verstärken, können zwei bis drei Tropfen Zimtrindenöl zugegeben werden. Zimtrindenöl kann bei falscher Dosierung eine hautreizende Wirkung haben. Auf die Verträglichkeit ist also stets zu achten. Im exotischen Ausland ist man jedoch gelegentlich sehr froh um ein stark antiseptisch wirksames Wundheilmittel.

Sicherheitshinweise und Kontraindikationen

Da diese Rezeptur eine therapeutische Wirkung hat und die Anwendung den pflegerischen Rahmen sprengt, ist für eine Anwendung am Patienten eine Arztanordnung vonnöten.

Ab Beginn der Anwendung sollte sich der Zustand der Wunde verbessern und die Heilung rasch voranschreiten. Ist dies nicht der Fall, muss ein Arzt aufgesucht werden.

Zusätzlich wirksame Öle

Für akute Anwendungen in der Selbstmedikation ist es auch möglich, auf kleine Bagatellverletzungen lediglich einen Tropfen pures Lavendelöl zu geben. Dies kann in der akuten Phase ebenfalls alle zwei Stunden erfolgen.

Kommentar der Autoren

Erfahrungsgemäß lässt sich bei akkurater aromapflegerischer Behandlung das Wundmilieu stabil halten oder verbessern. Die beschleunigte Wundheilung ist meist erstaunlich.

Wie bei ▸ *Schnittwunden 1* kann Rosenwasser als erster Schritt zur Desinfektion und Schmerzlinderung angewendet werden.

3.5 Schock

Wirksame Öle Kamille römisch, Lavandin, Lavendel, Neroli, Rose, Speiklavendel, Zitronenmelisse.

Zusammensetzung

Neroli	1 Tr.

3

Verabreichung

Aromakompresse zur trockenen Inhalation (▸ Teil II, Kap. 3.3.1).

Therapeutische Wirkung

- Seelisch stabilisierend
- Schocklösend
- Vegetativ stabilisierend

Klinische Befunde und Symptome

Akuter seelischer Schock, ausgelöst durch ein plötzliches Ereignis oder eine emotionale Traumatisierung.

Klinische Anwendungen

Das Neroliöl wird auf die Kompresse gegeben und zur trockenen Inhalation genutzt. Diese dauert so lange, wie es der Betroffene als angenehm empfindet.

Erläuterung

Zunächst kann es sein, dass das Neroliöl Weinen auslöst. Das ist wünschenswert, da sich der Zustand des Schocks auflöst und Gefühle wieder in Fluss kommen. Es sollte nicht beschwichtigt oder verdrängt werden. Sicheres und ruhiges Begleiten ist das Beste, was man tun kann, bis sich alles wieder stabilisiert.

Modifikationen

Zu dem Tropfen Neroli kann auch noch ein Tropfen Rose gegeben werden, vor allem wenn starke Angst und Weinen zu den Symptomen zählen. Zur Stabilisierung bei Kreislauflabilität und drohender Ohnmacht (Synkope) kann man den Betroffenen intensiv an ein paar Tropfen Kampfer oder Pfefferminze riechen lassen. Angewendet werden diese Öle dann z. B. auf einem Taschentuch oder einer Kompresse.

Sicherheitshinweise und Kontraindikationen

Gemeint sind hier der emotionale Schock und die vegetativ-emotionale Ebene des Schocks im umgangssprachlichen Sinne. Der eigentliche Schock in der Medizin ist ein komplexes akutes Kreislaufversagen, das unverzüglich in medizinische Behandlung gehört, da die Symptomatik in kurzer Zeit zum Tod führen kann. Während der fachlich-medizinischen Behandlung eines Schockzustands können jedoch die genannten Maßnahmen in angepasster Form zusätzlich sehr hilfreich sein und das Outcome verbessern.

Kommentar der Autoren

Hier kann Rosenabsolute zusätzlich zum Neroli eingesetzt werden.

3.6 Sonnenbrand

Wirksame Öle Benzoe, Eukalyptus, Geranie, Johanniskraut, Kamille (blau und römisch), Lavendel, Lavandin, Manuka, Neroli, Niaouli, Patchouli, Rose, Rosmarin, Sandelholz, Teebaum, Weihrauch, Zedernholz, Zypresse.

Fette Trägeröle Aloe-vera-Gel, Johanniskrautmazerat (Rotöl), Kokosöl, Nachtkerzenöl, Olivenöl, Ringelblumenmazerat, Sanddornfruchtfleischöl.

Hydrolate Immortellenwasser, Lavendelwasser, Pfefferminzwasser, Rosenwasser.

Sonnenbrand 1

Praktische Schüttelemulsion

Zusammensetzung

Lavendel	20 Tr.
Sanddorn	20 Tr.
Teebaum	10 Tr.
Immortellenhydrolat	40 ml
Nachtkerzenöl	10 ml
Rosenhydrolat	50 ml

Verabreichung

Äußerliche Anwendung als Einreibung.

Therapeutische Wirkung

- Schmerzlindernd
- Wundheilungsfördernd
- Entzündungshemmend
- Hautpflegend
- Juckreizlindernd

Klinische Befunde und Symptome

Durch zu viel Sonneneinstrahlung auf ungeschützte Haut kommt es v.a. wegen der UV-B-Strahlung des Sonnenlichts zu Verbrennungen der Haut. Zeichen sind Überwärmung, Rötung, Schmerzen, Juckreiz und Abschälung der Haut. Häufiger Sonnenbrand gilt als ein Risikofaktor für Hautkrebs.

3

Klinische Anwendungen

Alle Bestandteile werden in eine 100-ml-Sprühflasche gegeben und vor der Anwendung kräftig verschüttelt und dann unverzüglich aufgesprüht. Die aufgesprühte Emulsion wird ohne Druck so gut wie möglich eingerieben, bis Flüssigkeit und Öl in die Haut eingezogen sind. Die Anwendung beginnt am besten bei Auftreten der ersten Symptome oder direkt nach der Sonnenexposition bei Verdacht auf eine unangemessen hohe und schädigende Sonnenbestrahlung. Die Anwendung wird alle zwei Stunden wiederholt, bis die Symptome abklingen.

Sicherheitshinweise und Kontraindikationen

Diese Maßnahme entschuldigt keine unvorsichtigen und übermäßigen Sonnenbäder ohne Sonnenschutz. Die langfristigen Risiken durch rezidivierende Sonnenbrände bleiben erhalten und verlangen einen vernünftigen und zeitgemäßen Umgang mit Sonnengenuss.

3

Kommentar der Autoren
Erster Schritt: Rosenwasser aufsprühen (Desinfektion, Schmerzlinderung).

Sonnenbrand 2

Kühlend und regenerierend

Zusammensetzung

Lavendel	5 Tr.
Niaouli	5 Tr.
Aloe-vera-Gel oder Kokosöl	50 ml

Verabreichung

Sanfte Einreibung der verletzten Haut.

Therapeutische Wirkung

- Kühlend
- Schmerzlindernd
- Hautregenerierend und -pflegend
- Antiseptisch
- Heilungsbeschleunigend
- Zellregenerierend

Klinische Befunde und Symptome

▸ *Sonnenbrand 1.*

Klinische Anwendungen

Bei den allerersten Anzeichen einer Dermatitis (Rötung, Juckreiz, Schmerz) wird die Mischung auf die betroffene Haut aufgetragen. Einmassieren kann man sie nur so gut, wie die Schmerzen es zulassen. Die Anwendung wird am besten alle zwei Stunden wiederholt, bis sich die Beschwerden bessern. Das Intervall der Anwendungen wird bis auf dreimal täglich vergrößert. Nach dem Abheilen kann die Mischung abgesetzt werden.

Erläuterung

Beim Schmelzen entzieht das Kokosöl Energie aus der Umgebung, in diesem Fall der Haut. Dadurch entsteht ein angenehm kühlender Effekt. Aloe-vera-Gel gilt seit langem als kosmetisch wirksam, entzündungshemmend und hautregenerierend. Wird Aloe-vera-Gel verwendet, muss die Mischung vor der Anwendung gut gerührt werden. Die etherischen Öle vermengen sich nicht dauerhaft mit dem hydrophilen Gel, sondern lassen sich durch die gelartige Konsistenz lediglich gut unterrühren und fein verteilen.

Sicherheitshinweise und Kontraindikationen

Die Prävention in Form von ausreichendem Sonnenschutz ist in jedem Fall vorzuziehen.

3.7 Verbrennungen

Wirksame Öle Bergamotte, Eukalyptus, Geranie, Johanniskraut, Kamille (blau und römisch), Lavandin, Lavendel, Nelke, Niaouli, Patchouli, Pfefferminze, Rose, Rosmarin, Schafgarbe, Speiklavendel, Immortelle, Teebaum.

Fette Trägeröle Johanniskrautmazerat (Rotöl), Jojobaöl, Ringelblumenmazerat.

Zusammensetzung

Lavendel	4 ml
Pfefferminze	1 ml

Verabreichung

Auftragen der Mischung zur Akutversorgung von Bagatellverbrennungen.

Therapeutische Wirkung

- Schmerzlindernd
- Wundheilungsbeschleunigend
- Antiseptisch
- Entzündungshemmend

Klinische Befunde und Symptome

Kleine Verbrennungen, die keiner ärztlichen Behandlung bedürfen.

Klinische Anwendungen

Man sollte direkt nach der Verbrennung damit beginnen, die Mischung unverdünnt auf die Wunde aufzutragen. Die Anwendung kann am ersten Tag alle zwei Stunden wiederholt werden. Die Wunde kann mit Ringer-Lösung feucht gehalten werden. Am nächsten oder übernächsten Tag können die etherischen Öle zu 50 % in Jojobaöl verdünnt und dann aufgetragen werden. Nach einer Woche wird die Mischung auf 3 % verdünnt und bis zum vollständigen Abheilen angewendet.

Erläuterung

Die Verbrennung sollte umgehend gekühlt werden. Dabei keine aggressive Kälte anwenden, wie es vor einiger Zeit noch empfohlen wurde, sondern schonend und moderat kühlen. Gerade bei Brandblasen sollte sofort lokal gekühlt werden.

Modifikation

Im Akutfall kann Lavendelöl unverdünnt angewendet werden. So wurde übrigens im Jahr 1935 durch Gattefossé die Aromatherapie wiederentdeckt.

Sicherheitshinweise und Kontraindikationen

Alles, was über kleine Bagatellverbrennungen hinausgeht, muss ärztlich behandelt werden. Die Behandlung muss mit dem Arzt abgeklärt werden.

Brandblasen dürfen nicht aufgestochen werden.

3.8 Vereiterung

Wirksame Öle Bergbohnenkraut, Cajeput, Fichte, Lavendel, Lemongrass, Manuka, Nelke, Niaouli, Teebaum, Thymian ct. thymol, Zimtrinde.

Zusammensetzung

Lavendel	
Zimtrinde	

Verabreichung

Direkt unverdünnt auftragen.

Therapeutische Wirkung

Schnelle Desinfektion.

Erläuterung

▸ *Kommentar der Autoren.*

Sicherheitshinweise und Kontraindikationen

Eiterungen sprechen für eine bakterielle Besiedelung mit immunologischer Reaktion. Diese sind sehr ernst zu nehmen. Ein spontaner Erfolg ist nicht garantiert, da die Sensibilität eines Erregers auf ein etherisches Öl nicht pauschal ausgesprochen werden kann. Diese Anwendungen erfordern ein hohes Maß an Fachkenntnis und medizinische Erfahrung. Es gibt kleine, lokale Eiterherde, die gut selbst behandelbar sind. Die Grenze zur dringend notwendigen ärztlichen Hilfe ist jedoch fließend.

Kommentar der Autoren

Der Verfasser zog sich vor einigen Jahren in Südostasien eine eiternde Verletzung am Fuß zu. Das feucht-warme Klima und das exotische Keimmilieu begünstigten das Voranschreiten der eiternden Entzündung. Alles, was für eine Behandlung zur Verfügung stand, waren je ein Fläschchen Zimtrindenöl und Lavendelöl. Die kleine, aber dramatische Verletzung wurde dreimal täglich pur mit Zimtrindenöl betupft. Bereits nach einem Tag kam die Eiterung zum Stillstand. Nach einem weiteren Tag wurde mit Lavendelöl weitergearbeitet, bis der Hautdefekt abgeheilt war. Das reine Zimtrindenöl verursachte ein leichtes Brennen am Fuß, was wegen der dickeren Haut dort jedoch erträglich war. In Südostasien hatte der Verfasser nicht viele Alternativen. Zimtöl ist zwar äußerst wirksam, aber potenziell hautreizend.

3.9 Verstauchungen und Zerrungen

Wirksame Öle Cajeput, Eucalyptus (globulus und dives), Immortelle, Ingwer, Jasmin, Kamille (blau und römisch), Kampfer weiß, Kiefer, Latschenkiefer, Lavandin, Lavendel, Lorbeer, Majoran, Nelke, Pfeffer schwarz, Rosmarin, Speiklavendel, Thymian, Vetiver, Wacholderbeere, Weißtanne, Wintergrün.

Fette Trägeröle Arnikaöl, Johanniskrautmazerat (Rotöl), Jojobaöl.

Hydrolate Immortellenwasser, Pfefferminzwasser, Rosenwasser.

Verstauchungen und Zerrungen 1

Akute Hilfe

Zusammensetzung

Eucalyptus globulus	1 Tr.
Immortelle	2 Tr.
Ingwer	3 Tr.
Lavendel oder Lavandin	2 Tr.
Latschenkiefer	3 Tr.
Rosmarin ct. verbenon	2 Tr.
Wacholderbeere	3 Tr.
Johanniskrautmazerat (Rotöl)	10 ml
Jojobaöl	20 ml

Verabreichung

Äußerliche Anwendung als Einreibung im Akutfall.

Therapeutische Wirkung

- Schmerzlindernd
- Lymphatisch entstauend
- Entzündungswidrig
- Heilungsbeschleunigend
- Muskulär entspannend

Klinische Befunde und Symptome

Verstauchungen und Zerrungen kommen durch traumatische Einwirkung von außen zustande. Sie sind schmerzhaft und führen zu Schwellung und Bewegungseinschränkung.

Klinische Anwendungen

Das schmerzhafte Areal wird drei- bis viermal täglich mit der Mischung eingerieben. Zum Befeuchten (▶ Teil II, Kap. 3.4.1) eignet sich besonders Rosenwasser. Bei der Einreibung sollte kein Druck ausgeübt werden. Eine Kühlung wird meist als angenehm empfunden.

Sicherheitshinweise und Kontraindikationen

Was genau bei der traumatischen Einwirkung im Gewebe geschehen ist, kann nur ein Arzt diagnostizieren.

Zusätzliche Rezeptur

Sehr angenehm und lindernd ist folgende Mischung: 1 Tr. Kamille blau, 5 Tr. Lavendel und 1 Tr. Thymian rot in kaltes Wasser (u.U. mit Rosenwasser gemischt) geben und eine Kompresse ca. zehnmal darin eintauchen und auswringen, um die Öle gründlich in den textilen Fasern zu verteilen. Danach die kalte Kompresse auflegen. Sobald sich die Kompresse erwärmt hat, das Ganze wiederholen. Die Anwendung kann solange durchgeführt werden, wie sie als angenehm empfunden wird.

Kommentar der Autoren

Rosenwasser als Ersatz für das seltene Immortellenwasser ist sinnvoll und ebenso wirksam.

Verstauchungen und Zerrungen 2

Distorsion mit ausgeprägten Hämatomen

Zusammensetzung

Cajeput	10 Tr.
Immortelle	10 Tr.
Lavendel	10 Tr.
Rosmarin ct. cineol	5 Tr.
Wintergrün	5 Tr.
Johanniskrautmazerat (Rotöl)	30 ml

Verabreichung

Äußerliche Anwendung als Einreibung.

Therapeutische Wirkung

- Hämatome zügig auflösend
- Stark entzündungshemmend
- Schmerzlindernd
- Heilungsbeschleunigend

Klinische Befunde und Symptome

Verstauchung, Quetschung oder andere traumatische Ereignisse mit starker Einblutung ins Gewebe, Schmerzen, Schwellung und Entzündung.

Klinische Anwendungen

Die Mischung ist sowohl für die akute als auch für die weiterführende Behandlung geeignet. Das beste Outcome wird erreicht, wenn die Anwendung zeitnah zum Trauma erfolgt. In den ersten Stunden oder Tagen sollte die Mischung alle zwei bis vier Stunden angewendet werden. Sie wird auf das

3

betroffene Gelenk aufgetragen, bei Bedarf kann ein fester Verband angelegt werden. Bessert sich das traumatisierte Gewebe, kann die Behandlung anschließend zwei- bis dreimal täglich erfolgen, bis Trauma und Hämatom erfolgreich behandelt sind.

Erläuterung

Immortellenöl ist hervorragend wirksam, wenn es um die Prävention und Behandlung von Hämatomen (► Kap. 1.3.1) geht. Dem Autor ist keine effektivere Substanz hierfür bekannt. Dabei ist dieses Öl hautfreundlich und problemlos anzuwenden. Bei akuten Hämatomen wird die Dosis, wie in dieser Rezeptur, relativ hoch angesetzt. Bei chronischer Hämatomneigung, z. B. bei Kortisonpatienten, empfiehlt sich eine dauerhafte Anwendung von Immortellenöl in geringerer Dosierung. Oft genügen schon 0,5 %.

Verstauchungen und Zerrungen 3

Einreibung bei Verstauchung

Zusammensetzung

Eucalyptus globulus	3 Tr.
Latschenkiefer	5 Tr.
Lavendel	3 Tr.
Rosmarin ct. campher	2 Tr.
Wacholderbeere	5 Tr.
Weißtanne	5 Tr.
Arnikamazerat oder Johanniskrautmazerat (Rotöl)	30 ml

Verabreichung

Äußerliche Anwendung als Einreibung.

Therapeutische Wirkung

- Kühlend
- Entzündungshemmend
- Schmerzlindernd

Klinische Befunde und Symptome

Verstauchungen und Zerrungen ohne allzu spezifische Symptomatik.

Klinische Anwendungen

Mindestens zweimal täglich, besser drei- bis viermal täglich wird das betroffene, schmerzende Gebiet mit der Mischung eingerieben. Die Anwendung kann bis zum Abklingen der Schmerzen erfolgen und später in der Häufigkeit auf ein- bis zweimal täglich reduziert werden.

Erläuterung

Die Mischung eignet sich für viele schmerzende muskuloskelettale Beschwerden.

3.10 Wundversorgung

In diesem Abschnitt werden nur normale, d.h. gut heilende Wunden besprochen. Problematische (z. B. mit multiresistenten Keimen infizierte) Wunden sind das Thema von Kapitel 8.9 (Multiresistenzen).

Wirksame Öle Bergamotte, Bohnenkraut, Cajeput, Eucalyptus (dives und globulus), Geranie, Immortelle, Johanniskraut, Kamille blau, Lavandin, Lavendel, Lemongrass, Manuka, Myrrhe, Narde, Neroli, Niaouli, Oregano, Palmarosa, Patchouli, Pfefferminze, Poleiminze, Rose, Rosmarin ct. cineol, Salbei, Schafgarbe, Teebaum, Thymian ct. thymol, Vetiver, Wacholderbeere, Ysop, Zedernholz, Zitrone, Zypresse.

Fette Trägeröle Calendulamazerat, Hagebuttenkernöl (Wildrosenöl), Johanniskrautmazerat (Rotöl), Weizenkeimöl.

Wundversorgung 1

Wundhonig

Zusammensetzung

Etherisches Öl (z. B. Bohnenkraut, Lemongrass, Manuka, Oregano, Teebaum, Thymian ct. thymol)	2 %
Medizinischer Honig	

Verabreichung

Wundhonig zum Auftragen auf die Wunde.

Therapeutische Wirkung

- Wundheilungsfördernd
- Antiseptisch
- Durchblutungsfördernd
- Wundreinigend
- Entzündungshemmend
- Schmerzlindernd

Klinische Befunde und Symptome

Flächige Wunden, z. B. Dekubiti oder Verbrennungen.

Klinische Anwendungen

In den sterilen medizinischen Honig werden bis zu 2 % etherische Öle gegeben. Die Wunde wird damit gut eingestrichen. Bei starker Verdünnung durch Exsudat sollte die Auflage erneuert werden.

Wundversorgung 2

Erste Hilfe bei kleinen Wunden

Zusammensetzung

Lavendel

Verabreichung

Äußerliche Anwendung durch Auftropfen.

Therapeutische Wirkung

- Wundheilungsfördernd
- Antiseptisch
- Entzündungshemmend
- Schmerzlindernd

Klinische Befunde und Symptome

Kleine Wunden und Bagatellverletzungen, z. B. kleine Verbrennungen, Schürf- oder Schnittwunden.

Klinische Anwendungen

Das Lavendelöl wird unverdünnt auf die Wunde aufgetropft. Diese Behandlung sollte in den ersten ein bis zwei Tagen alle halbe Stunden wiederholt werden.

Wundversorgung 3

Kleine Wunden

Zusammensetzung

Lavendel	40 Tr.
Teebaum	20 Tr.

Verabreichung

Wundauflage mit steriler Kompresse oder direktes Auftropfen.

Therapeutische Wirkung

- Antiseptisch
- Heilungsbeschleunigend
- Blutungsstillend
- Schmerzlindernd

Klinische Befunde und Symptome

▶ *Wundversorgung 2.*

Klinische Anwendungen

Für die erste Wundversorgung einen Tropfen der Mischung auf eine sterile Kompresse, auf ein Heftpflaster oder direkt in die Wunde träufeln. Den Umschlag vorsichtig auf die Wunde auflegen. Die Anwendung kann als Akutmaßnahme durchgeführt werden.

Erläuterung

Reine etherische Öle haben den Vorteil, dass sie die Exsudation der anfangs stark nässenden oder blutenden Wunde reduzieren und das Milieu verbessern. Wenn die Wunde nicht mehr so stark exsudiert, sollte für die weitere Versorgung jedoch eine Mischung verwendet werden, in der die etherischen Öle mit fettem Öl verdünnt werden. Dadurch werden die Wundheilung und das kosmetische Ergebnis optimiert.

Modifikation

Auch Pfefferminze kann unverdünnt direkt aufgetragen werden. Schmerzen sind dadurch nicht zu erwarten. Die Pfefferminze ist hervorragend zur Linderung von Wundschmerzen geeignet. Vorsicht ist allerdings in der Nähe der Augen und Schleimhäute geboten.

Sicherheitshinweise und Kontraindikationen

Bei Platzwunden darf dies nur eine Erstversorgung sein. Die Wunde muss vom Arzt genäht werden.

Kommentar der Autoren

Pfefferminze zeigt wie Lavendel eine starke Wirkung.

Wundversorgung 4

Wundheilöl zur längerfristigen Behandlung

Zusammensetzung

Lavendel	15 Tr.
Manuka	5 Tr.
Teebaum	10 Tr.
Johanniskrautmazerat (Rotöl)	50 ml

Verabreichung

Auftragen auf die Wunde.

Therapeutische Wirkung

- Antiseptisch
- Geweberegenerierend
- Heilungsbeschleunigend
- Milieuverbessernd
- Schmerz- und juckreizlindernd

Klinische Befunde und Symptome

Wunden, die nach der Erstversorgung zum vollständigen Abheilen gebracht werden sollen.

Klinische Anwendungen

Ölmischung wiederholt vorsichtig auf die Wunde auftragen. Danach einen Okklusivverband anbringen. Diese Rezeptur eignet sich auch für schlecht heilende, nässende Wunden.

Wundversorgung 5

Nachbehandlung

Zusammensetzung

Geranie	8 Tr.
Lavendel	5 Tr.
Narde	4 Tr.
Neroli	4 Tr.
Hagebuttenkernöl (Wildrosenöl)	30 ml
Weizenkeimöl	20 ml

Verabreichung

Auftragen auf die Wunde.

Therapeutische Wirkung

- Narbenverhindernd und -glättend
- Heilungsbeschleunigend
- Kosmetisch stark wirksam und pflegend
- Milieusanierend und antiseptisch

Klinische Befunde und Symptome

Weitgehend verheilte Wunden. Besonders geeignet für Menschen mit Neigung zu starker Keloidbildung (überschießende, wulstige Narbenbildung).

Klinische Anwendungen

Die Mischung sollte zweimal täglich auf die abheilende Wunde aufgetragen werden. Zuvor am besten mit Rosenwasser befeuchten. Je nach Wundheilungstyp, Zustand und Alter der Wunde erfolgt diese Anwendung über Tage, Wochen oder Monate.

Wundversorgung 6

Durchblutungsförderndes Ölbad

Zusammensetzung

Rosmarin ct. cineol	20 Tr.
Wacholderbeere	10 Tr.
Zitrone	10 Tr.
Zypresse	5 Tr.
Meersalz	2 EL

Verabreichung

Anwendung als Fußbad.

Therapeutische Wirkung

- Durchblutungsfördernd
- Lymphatisch anregend
- Bindegewebe stärkend

Klinische Befunde und Symptome

Schlecht durchblutete Wunden am Fuß mit dementsprechend schwacher Heilungstendenz.

Klinische Anwendungen

Die etherischen Öle werden mit dem Meersalz gemischt. Für ein Fußbad werden zwei Teelöffel dieser Mischung verwendet. Das warme Fußbad zweimal täglich zehn Minuten lang durchführen.

Wundversorgung 7

Nicht infizierte Schnitt- und Operationswunden

Zusammensetzung

Geranie	5 Tr.
Kamille blau oder Schafgarbe	5 Tr.
Lavendel	10 Tr.
Niaouli	5 Tr.
Teebaum	5 Tr.

Verabreichung

Einreibung zur Behandlung von Schnitt- und Operationswunden.

Therapeutische Wirkung

- Stark heilungsfördernd
- Antiseptisch und milieuverbessernd
- Lymphatisch entstauend
- Entzündungshemmend
- Schmerzlindernd
- Kosmetisch narbenwirksam

Klinische Befunde und Symptome

Diese Mischung eignet sich für saubere und infektfreie Schnitt- oder Operationswunden, deren Heilung beschleunigt und deren kosmetisches Ergebnis verbessert werden soll.

Klinische Anwendungen

Je nach Größe der Wunde sollten zwei bis drei Tropfen der Mischung auf die betroffene Stelle geträufelt werden. Danach wird die Wunde mit einem sterilen Verband bedeckt, damit sie nicht austrocknet und geschützt ist. Die Behandlung sollte zweimal täglich wiederholt werden, nach drei bis vier Tagen nur noch einmal täglich. Sobald die Wunde geschlossen ist, kann die Mischung mit fettem Öl (am besten Wildrosenöl) auf 5% verdünnt werden. Die Wunde damit täglich zweimal einreiben, bis die Heilung ganz abgeschlossen ist.

Zusätzliche Rezepturen

Infizierte Wunden (MRSA, MRE) ▶Kap. 8.9 (Multiresistenzen), Wundrandbehandlung ▶Kap. 1.3.3 (Wundrandbehandlung und Narbenprophylaxe).

4 Geriatrie

4.1 Wirksame Öle in der Altenpflege

- **Wohlfühlen** (▸ Kap. 13.12): Grapefruit, Jasmin, Lavendel, Muskatellersalbei, Neroli, Orange, Rose, Vanille, Zedernholz.
- **Schlafstörungen** (▸ Kap. 14.23): Angelikawurzel, Kamille römisch, Lavendel *(kein Lavandin)*, Lemongrass, Majoran, Mandarine rot, Neroli.
- **Magen-Darm-Probleme, Obstipation** (▸ Kap. 9.6): Fenchel, Grapefruit, Ingwer, Majoran, Pfeffer schwarz, Pfefferminze.
- **Hautprobleme, schlecht heilende Wunden** (▸ Kap. 1.3.3, Kap. 3.10): Kamille blau, Lavandin, Lavendel, Niaouli, Pfefferminze, Teebaum, Thymian rot, Zitrone, Johanniskrautmazerat (Rotöl), Ringelblumenmazerat.
- **Dekubitus** (▸ Kap. 2.1.7): Lavandin, Lavendel, Rosengeranie, Teebaum, Weihrauch, Zedernholz.
- **Osteoarthritis** (▸ Kap. 12.1): Angelikawurzel, Bohnenkraut (Sommer), Eucalyptus globulus, Koriander, Lemongrass, Majoran, Rosmarin, Wacholderbeere, Weihrauch, Zitrone, Zypresse.
- **Demenz** (▸ Kap. 10.1): Geranie, Kiefer, Lavendel, Lemongrass, Pfefferminze, Rosmarin, Ylang-Ylang, Zitrone.
- **Raumgerüche, Körpergerüche** (▸ Kap. 13.3): Eucalyptus citriodora, Geranie, Lavendel, Pfefferminze, Rosmarin ct. cineol, Zitrone.
- **Zusätzlich:** Fenchel, Patchouli, Teebaum, Thymian (rot und weiß).

4.2 Altershaut

Siehe auch Kapitel 2.2.12 (Reife Haut) und Kapitel 2.2.14 (Trockene und empfindliche Haut).

Zusammensetzung

Geranie	2 Tr.
Immortelle	1 Tr.
Lavendel	3 Tr.
Petitgrain	8 Tr.
Sandelholz	3 Tr.
Mandelöl	50 ml
Ringelblumenmazerat	20 ml
Schwarzkümmelöl	10 ml
Wildrosenöl	20 ml

Verabreichung

Äußerliche Anwendung als Einreibung zur Hautpflege.

Therapeutische Wirkung

- Stark hautpflegend
- Juckreizlindernd und antihistaminisch
- Stark heilungsfördernd
- Feuchtigkeitserhaltend

Klinische Befunde und Symptome

Im Rahmen der Alterung verliert die Haut an Elastizität, Feuchtigkeit, Widerstandskraft und Dicke. Durch Trockenheit und mangelnde Anpassungsfähigkeit, aber auch durch andere, bislang nicht restlos erforschte Faktoren neigt Altershaut zum Teil zu sehr starkem Juckreiz. Oft zeigen alte

4

Menschen wenig Compliance, was das Unterlassen des Kratzens angeht. Bei der ohnehin wenig widerstandsfähigen Haut kommt es nun rasch zu Kratzspuren, und die Gefahr von Superinfektionen steigt. Zudem wird durch das Kratzen weiteres Histamin freigesetzt, sodass ein Teufelskreis des Juckreizes entsteht.

Klinische Anwendungen

Gerade bei Altershaut ist ein Befeuchten der Haut (▶ Teil II, Kap. 3.4.1) mit Rosenwasser vor dem Ölauftrag wichtig. Dann wird der Körper mit der Mischung eingerieben, bis Wasser und Öl vollständig eingezogen sind. Die Anwendung erfolgt mindestens einmal, besser zweimal täglich. Wiederholte Teilanwendungen (z.B. an den Beinen oder am Rücken) sind mehrfach täglich möglich.

Erläuterung

Kratzer heilen sehr schnell ab, die Gefahr von Superinfektionen wird reduziert.

4.3 Altersherz

Siehe auch Kapitel 9.2.1 (Arrhythmie), Kapitel 9.2.4 (Herzstärkend) und Kapitel 14.12 (Funktionelle Herzbeschwerden).

Altersherz 1

Insuffizienz

Zusammensetzung

Kampfer	2 Tr.
Lavendel	5 Tr.
Rosmarin ct. campher	2 Tr.
Mandelöl	30 ml

Verabreichung

Einreibung der Brust.

Therapeutische Wirkung

- Herzstärkend
- Blutdruckstabilisierend und -tonisierend
- Kräftigend und aktivierend

Klinische Befunde und Symptome

Herzinsuffizienz mit Schwindel, Schwäche und Müdigkeit, evtl. mit Wassereinlagerungen und rasch eintretender Atemnot.

Klinische Anwendungen

Mit dieser Mischung wird vornehmlich die Brust eingerieben. Am besten erfolgt eine Einreibung schon am Morgen und später wiederholt bei Auftreten von Symptomen oder pauschal dreimal täglich.

Altersherz 2

Tachykardie

Zusammensetzung

Melisse	3 Tr.
Narde	5 Tr.
Rosendestillat	2 Tr.
Ylang-Ylang	5 Tr.
Mandelöl	30 ml

Verabreichung

Äußerliche Anwendung als Einreibung auf Brust und Handgelenke.

Therapeutische Wirkung

- Stark beruhigend, entspannend und stressreduzierend

- Angstlösend
- Den Herzschlag beruhigend und rhythmisierend

Klinische Befunde und Symptome

Aufgrund von Organalterung und seelischen Konflikten auftretende Beschleunigung des Herzschlags.

Klinische Anwendungen

Hals und Radialispulse mehrmals täglich mit der Ölmischung einreiben.

Kommentar der Autoren

In der Mischung können zwei Tropfen der Narde und zwei Tropfen von Ylang-Ylang durch Neroli ersetzt werden. Die Mischung hat eine starke Wirkung auf das Herz. Sie setzt die Herzmuskelkontraktionen herab und ist daher bei Herzklopfen und krampfartigen Herzbeschwerden (▸Kap. 14.12) von Nutzen.
Sehr wirksam ist Neroliöl, da es die Herzmuskelkontraktionen herabsetzt und körperlich und vor allem seelisch beruhigt.

4.4 Fußpflege (Deformationen, Hautprobleme)

Siehe auch Kapitel 2.1.13 (Fußpilz).

Fußpflege 1

Fußbad

Zusammensetzung

Lavendel	2 Tr.
Lemongrass	1 Tr.
Salz	1 EL

Verabreichung

Anwendung als Fußbad.

Therapeutische Wirkung

- Antimykotisch
- Hautpflegend
- Hornhautlösend

Klinische Befunde und Symptome

Die Füße zeigen im hohen Lebensalter deutliche Alterungserscheinungen. Es kommt zu Gelenkdeformationen, Hornhautbildung und Schmerzen. Häufig sind Haut und Nägel der Füße von Pilzen befallen.

Klinische Anwendungen

Zunächst das Salz und die etherischen Öle vermengen. Die Mischung in eine Waschschüssel mit warmem Wasser einrühren. Die Füße darin 10 bis 15 Minuten baden. Nach dem Fußbad die Füße gut abtrocknen, auch im Zehenzwischenraum. Abschließend kann eine Einreibung der Füße erfolgen, um die Feuchtigkeit und Geschmeidigkeit der Haut zu erhalten.

Fußpflege 2

Fußeinreibung

Zusammensetzung

Geranie	2 Tr.
Lavendel	5 Tr.

Lemongrass	2 Tr.
Zedernholz	5 Tr.
Avocado- oder Johanniskrautmazerat (Rotöl)	50 ml

Verabreichung

Einreibung zur Pflege der Füße.

Therapeutische Wirkung

- Verbesserung der Hautfeuchtigkeit und -elastizität
- Antimykotisch
- Gut bei trockener, schuppender Haut

Klinische Befunde und Symptome

Haut- und Knochenveränderungen der Füße, mit Schmerzen und Tendenz zur Wundheit. Auch Nagel- und Hautpilze können vorliegen.

Klinische Anwendungen

Die Ölmischung nach dem Waschen der Füße auftragen und schonend einmassieren. Die fetten Öle machen die Haut weich und elastisch.

Erläuterung

Beim Einreiben der Füße kann man häufig feststellen, dass ältere Menschen in der Regel eine sanfte Massage bevorzugen. Die Füße sind häufig starr und schmerzhaft bei Manipulation. Besonders zwischen den Zehen sollte man behutsam vorgehen.

Fußpflege 3

Fußbalsam

Zusammensetzung

Krauseminze	6 Tr.
Latschenkiefer	5 Tr.
Lemongrass	5 Tr.
Weißtanne	6 Tr.
Wintergrün	7 Tr.
Jojobaöl	15 g
Rosenhydrolat	7 g
Sheabutter	20 g
Vitamin-E-Acetat	2 g

Verabreichung

Einreibung zur Pflege der Füße.

Therapeutische Wirkung

- Stark hautpflegend
- Hornhaut lösend
- Schmerzlindernd und entspannend
- Durchblutungsfördernd
- Feuchtigkeitsspendend
- Antimykotisch

Klinische Befunde und Symptome

Diese Mischung eignet sich bei Altersbeschwerden an den Füßen mit desolatem Hautzustand und Schmerzen.

Klinische Anwendungen

Wer geübt ist im Herstellen von Salben (▶ Teil II, Kap. 3.4.2), kann sich aus den Bestandteilen selbst den Balsam herstellen. Sonst empfiehlt es sich, die Rezeptur in einer aromatherapeutisch versierten Apotheke mischen zu lassen. Zweimal täglich werden die Füße mit dem Fußbalsam eingerieben und sanft massiert. Die Anwendungen können auch nach einem Fußbad stattfinden.

Erläuterung

Der Duft des Balsams hat den angenehmen Effekt, dass er an Hausmittel erinnert, die alte Menschen gut kennen und sehr mögen. Diese Rezeptur hat sich zudem bei Restless-Legs-Symptomen bewährt. Sie eignet sich auch hervorragend als Handcreme.

Zusätzliche Rezeptur

▸ Kap. 2.2.15 (Hornhaut).

4.5 Inkontinenz

Inkontinenz 1

Hautpflege

Zusammensetzung

Geranie	3 Tr.
Lavendel	5 Tr.
Manuka	5 Tr.
Niaouli	2 Tr.
Johanniskrautmazerat (Rotöl) oder Olivenöl	50 ml

Verabreichung

Äußerliche Anwendung als Einreibung.

Therapeutische Wirkung

- Antimykotisch und antiseptisch
- Haut- und schleimhautpflegend und -schützend
- Juckreizlindernd
- Stark heilungsbeschleunigend

Klinische Befunde und Symptome

Bei Inkontinenz kann Urin die Hautbarriere schädigen. Infolgedessen können Pilze und andere Keime eindringen und sich im feuchten Milieu vermehren. Rötungen, Entzündungen, Juckreiz und Wundheitsgefühl sind die Folge. Die geschädigte Haut neigt eher zum Wundliegen und zu weiteren Hautschäden.

Klinische Anwendungen

Mindestens dreimal täglich den Windelbereich mit der Mischung pflegen. Dabei muss die Haut nicht befeuchtet werden, da sie in der Regel eher zu feucht ist. Bei jedem Inkontinenzhosenwechsel kann die Haut abschließend eingeölt werden.

4

Erläuterung

In der Regel hat man mit Mischungen wie dieser erstaunliche Erfolge. Manchmal jedoch sind Urin und Stuhl so aggressiv, dass ein pflanzliches Öl einfach nicht gut genug abdeckt. Dann muss zumindest zeitweise mit einer abdeckenden Salbe gearbeitet werden.

Inkontinenz 2

Hautschutzöl bzw. -salbe

Zusammensetzung

Ho-Blätter oder Linaloeholz	3 Tr.
Lavendel	2 Tr.
Niaouli	2 Tr.
Johanniskrautmazerat (Rotöl) oder Olivenöl oder Sheabutter	50 ml 50 ml 50 g

Verabreichung

Pflegeöl oder -salbe zum Hautschutz.

Therapeutische Wirkung

- Hautberuhigend und -heilend
- Antiseptisch, antimykotisch
- Juckreizlindernd

Klinische Befunde und Symptome

Hautirritationen, Juckreiz, Hautschäden und -rötungen durch Inkontinenz.

Klinische Anwendungen

Die Mischung wird mehrfach täglich auf die Haut und Schleimhaut aufgetragen, wenn nötig nach jedem Toilettengang.

4.6 Lungenfunktion, eingeschränkte

Siehe auch Kapitel 9.5.2 (COPD).

Zusammensetzung

Fichte oder Tanne	5 Tr.
Myrte	3 Tr.
Thymian ct. linalool	3 Tr.
Zitrone	8 Tr.
Mandelöl	50 ml

Verabreichung

Atemstimulierende Einreibung.

Therapeutische Wirkung

- Atemaktivierend und -vertiefend
- Antiviral und antibakteriell
- Schleimlösend

Klinische Befunde und Symptome

Die Lunge ist im Alter u. U. mehrfach geschädigt. Die Reinigungsfunktion des Flimmerepithels ist reduziert, chronifizierte Bronchitiden, Rauchen und das höhere Lebensalter können zu Bronchiektasien und Emphysemen führen, sodass Sekret schwer abgehustet werden kann. Schwache Lungenbelüftung erhöht das Risiko von Bronchitiden und Lungenentzündungen.

Klinische Anwendungen

Diese Mischung ist besonders geeignet für atemstimulierende Einreibungen bzw. Einreibungen von Brust und Rücken. Besonders morgens und abends sollten Brust und Rücken mit kreisenden Bewegungen, der Patientenatmung folgend, für ca. zehn Minuten mit der Ölmischung eingerieben werden.

Erläuterung

Die meisten Menschen im höheren Lebensalter lieben Einreibungen des Rückens. So können Rückenschmerzen gelindert, die Beweglichkeit verbessert und die Lungengesundheit gefördert werden. Der Duft der Mischung erinnert an viele altbekannte Lungen- und Einreibungsmittel.

Kommentar der Autoren

Der Thymian ct. linalool kann durch Thymian ct. thymol ersetzt werden, dann wirkt die Mischung stärker atembefreiend.

4.7 Psychische und Verhaltensänderungen

Psychische und Verhaltensänderungen 1

Aktivierend

Zusammensetzung

Bergamotte	5 Tr.
Pfeffer	2 Tr.
Rosmarin ct. cineol	2 Tr.
Weißtanne	5 Tr.
Mandelöl	50 ml

Verabreichung

Einreibung des Hals- und Brustwirbelsäulenbereichs, trockene Inhalation über Kompresse.

Therapeutische Wirkung

- Erfrischend und tonisierend
- Körperlich und geistig belebend
- Schmerzlindernd

Klinische Befunde und Symptome

Leistungsreduktion, Müdigkeit am Tag.

Klinische Anwendungen

Die Mischung sollte unter Daumendruck entlang der Brust- und Halswirbelsäule hinauf zum Okziput verstrichen werden. Die Hyperämisierung und der tonisierende Geruch bewirken Wachheit und Wohlempfinden. Bei dementen Patienten kann man auch ein paar Tropfen der Mischung auf ein Taschentuch oder eine Kompresse träufeln. Die Anwendung eignet sich v.a. für den Morgen zur Aktivierung.

Psychische und Verhaltensänderungen 2

Stimmungsaufhellend

Zusammensetzung

Die folgenden Rezepturen können alternativ eingesetzt werden.

Mischung 1	
Benzoe	3 Tr.
Bergamotte	5 Tr.
Lavendel	2 Tr.
Melisse	2 Tr.
Mandelöl	50 ml
Mischung 2	
Lavendel	5 Tr.
Mandarine rot	5 Tr.
Rose	2 Tr.
Mischung 3	
Blutorange	5 Tr.
Grapefruit	2 Tr.
Limette	1 Tr.
Sandelholz	2 Tr.
Vanille	3 Tr.
Weißtanne	1 Tr.
Zitrone	1 Tr.

Verabreichung

- **Mischung 1:** Einreibung zur Pflege des Körpers oder zur Bauchmassage.
- **Mischung 2:** trockene Inhalation über Taschentuch, Anwendung als Teil- oder Vollbad sowie als Körperöl.
- **Mischung 3:** Raumbeduftung oder Gesichtsmassage.

Therapeutische Wirkung

- Stimmungshebend und ausgleichend
- Antidepressiv und geistig aktivierend
- Gesunden Tag-Nacht-Rhythmus fördernd

4

Klinische Befunde und Symptome

Psychische Veränderungen im Alter sind keine Seltenheit, diese können durch Mikroinfarkte im Gehirn und verminderte Gehirndurchblutung entstehen oder aber durch degenerative, dementielle Prozesse. Auch Veränderungen im Gehirnstoffwechsel und im Neurotransmitterhaushalt spielen eine große Rolle. Als Folge treten depressive Stimmungslagen immer häufiger auf und reduzieren die körperliche und geistige Aktivität. Die zunehmende Inaktivität schädigt wiederum auf Dauer den körperlichen Zustand, und es beginnt ein ganzheitlicher Verfall.

Klinische Anwendungen

- **Mischung 1:** Diese Mischung wird als Körperöl angewendet. Da depressive Patienten nicht selten an Verdauungsstörungen leiden, kann diese Mischung mehrmals täglich auch für eine Bauchmassage angewendet werden. Dadurch kann u. U. eine träge Verdauung wieder angeregt werden.
- **Mischung 2:** Lavendel, Mandarine und Rose oder alternativ Lavendel und Mandarine rot zu gleichen Teilen mischen. Einige wenige Tropfen auf ein Taschentuch geben und dieses an der Oberkörper-Bekleidung befestigen oder damit inhalieren lassen (▶ Teil II, Kap. 3.3.1). Alternativ ist diese Mischung als Badeöl geeignet. Zu Fuß- und Handbädern dazugeben oder für Vollbäder zu 3 % in ein Badeöl mischen. Die Ölbad-Grundlage kann leicht selbst hergestellt werden: 90 ml Pflanzenöl nach Wahl und 10 ml Mulsifan vermischen, abschließend die etherischen Öle dazugeben. Als Körperöl einprozentig mit einem pflanzlichen Basisöl vermischen (▶ Teil II, Kap. 3.4.5).
- **Mischung 3:** Aus der Mischung eine Raumbeduftung (z. B. mit 50 ml Alkohol ab 75 %) herstellen bzw. ein Körperöl einprozentig mit Mandel- oder Jojobaöl zubereiten. Eine Gesichtsmassage hilft dementen, verwirrten Patienten dabei, die destruktive und traurige Stimmung zu überwinden und sich wohlzufühlen.

Erläuterung

Die Behandlung führt häufig zu sehr raschen Erfolgen. Auf jeden Fall sollten die Mischungen langfristig und regelmäßig angewendet werden, um die Kompetenzen des Duftgedächtnisses zu nutzen. Gerade demente Menschen reagieren erstaunlich schnell und gut.

4.8 Scheidentrockenheit

Zusammensetzung

Manuka	1 Tr.
Palmarosa	3 Tr.
Ylang-Ylang	4 Tr.
Zedernholz	3 Tr.
Johanniskrautmazerat (Rotöl)	50 ml

Verabreichung

Einreibung zur Pflege des Intimbereichs.

Therapeutische Wirkung

- Juckreizlindernd
- Feuchtigkeitsspendend und -erhaltend
- Schleimhautpflegend

Klinische Befunde und Symptome

Scheidentrockenheit im höheren Lebensalter.

Klinische Anwendungen

Die Ölmischung wird ein- bis zweimal täglich, z.B. nach jedem Toilettengang, v.a. auf die betroffene Schleimhaut aufgetragen.

Kommentar der Autoren

Sehr wirksam sind auch Scheidentampons mit Biojoghurt, in den einige Tropfen der Mischung ohne Rotöl eingerührt werden (▶ Kap. 5.1.12 [Vaginalmykosen]).

4.9 Störung des Schlaf-Wach-Rhythmus

Siehe auch Kapitel 14.23 (Schlafstörungen).

Störung des Schlaf-Wach-Rhythmus 1

Fußbad

Zusammensetzung

Lavendel	2 Tr.
Milch oder Kaffeesahne	Ca. 10–20 ml

Verabreichung

Anwendung als Fußbad.

Therapeutische Wirkung

- Angstlösend und ganzheitlich entspannend
- Nervosität beruhigend und stresslösend
- Schlafanstoßend

Klinische Befunde und Symptome

Schlaflosigkeit und Tag-Nacht-Umkehr bei älteren Menschen.

Klinische Anwendungen

Das Lavendelöl und die Milch werden gemischt und in ein warmes Fußbad gegeben, das allabendlich für 10 bis 20 Minuten durchgeführt wird. Die Anwendungen können über einen längeren Zeitraum erfolgen, um den Effekt zu stabilisieren, aber auch spontan als Wohlfühlmaßnahme.

Erläuterung

Fußbäder immobilisieren ruhelose Menschen auf sehr angenehme Weise für einige Minuten. Diese einkehrende Ruhe ist ein ideales Abendritual, um auf die Nacht einzustimmen.

Modifikation

Der schlaflosen Person kann am Abend auch ein Tropfen Lavendel auf die Handfläche gegeben werden. Das Öl dann zwischen beiden Händen verreiben und die Handflächen auf das Gesicht legen und einige Zeit still inhalieren lassen. Falls der Patient Lavendel nicht mag, kann ein alternatives Einzelöl verwendet werden.

Zusätzlich wirksame Öle

Basilikum, Mandarine rot, Neroli, Weihrauch, Ylang-Ylang, Zedernholz.

Störung des Schlaf-Wach-Rhythmus 2

Massageöle

Zusammensetzung

Bei den beiden Rezepturvorschlägen entscheidet der Patient, welche Mischung für ihn angenehmer riecht.

Mischung 1	
Benzoe	3 Tr.
Melisse	2 Tr.
Rose	1 Tr.
Sandelholz	2 Tr.
Zedernholz	2 Tr.
Mandelöl	50 ml
Mischung 2	
Lavendel	2 Tr.
Majoran	2 Tr.
Orange	4 Tr.
(Rosenholz) oder Ho-Blätter oder Linaloeholz	2 Tr.
Mandelöl	50 ml

Verabreichung

Äußerliche Anwendung als Einreibung.

Therapeutische Wirkung

- Stark entspannend
- Schlafanstoßend
- Nerven beruhigend und euphorisierend
- Hilfreich bei Kummer und Unruhe

Klinische Befunde und Symptome

Unruhe und Schlaflosigkeit bei älteren Menschen.

Klinische Anwendungen

Die schlaflose Person an beiden Mischungen riechen lassen. Egal welche Mischung sie wählt, die Entscheidung ist immer richtig. Hände, Arme, Rücken oder Schultern mit der jeweiligen Mischung einreiben. Am besten wird die Einreibung über einen längeren Zeitraum und immer zur selben Uhrzeit durchgeführt.

Erläuterung

Demente Menschen blockieren die emotionalen Effekte etherischer Öle nicht, da die Verstandesfunktion eingeschränkt ist. Dadurch erlebt man mit der Aromapflege in der Demenz oft wunderbare Effekte.

Störung des Schlaf-Wach-Rhythmus 3

Gute-Nacht-Mischung

Zusammensetzung zu gleichen Teilen

Lavendel
Mandarine rot

Verabreichung

Riechflasche bzw. trockene Inhalation über Kompresse, Badeanwendung, Einreibung zur Pflege des Körpers sowie Anwendung als Raumbeduftung.

Therapeutische Wirkung

- Ganzheitlich entspannend
- Schlaffördernd
- Beruhigend und tröstend
- Nervenstärkend

Klinische Befunde und Symptome

Schlaflosigkeit und Unruhe bei älteren Menschen. Auch bei Demenz gut geeignet.

Klinische Anwendungen

Für eine **Inhalation** werden Lavendel und rote Mandarine gemischt. Man kann nun direkt am Öl schnüffeln oder alternativ einen Tropfen auf ein Taschentuch oder eine Kompresse geben und daran schnüffeln.

Für ein **Badeöl** verwendet man 6 Tr. Lavendel und 6 Tr. rote Mandarine. Die Mischung wird entweder mit 20 ml Milch verschüttelt oder in ein Badeöl aus 90 % fettem Pflanzenöl und 10 % Mulsifan gegeben.

Für die Anwendung als **Körperöl** werden Lavendel und rote Mandarine mit Mandelöl zu einem 1-prozentigen Körperöl zubereitet. Der Körper wird damit eingerieben oder die Mischung als Teilmassage angewendet.

Lavendel kann auch allein angewendet werden, auch gut als Spray unverdünnt in der Luft (auf geeigneten Sprühkopf achten).

Störung des Schlaf-Wach-Rhythmus 4

Spray

Zusammensetzung

Basilikum	2 Tr.
Kardamom	3 Tr.
Lavendel	10 Tr.
Mandarine rot	13 Tr.
Kamille römisch	6 Tr.
Tonka	4 Tr.
Vetiver	5 Tr.
Ylang-Ylang	3 Tr.
Alkohol 96 %	50 ml

Verabreichung

Anwendung als Kissen- oder Raumspray.

Therapeutische Wirkung

- Ruhelose Gedanken beruhigend, Grübeln vermindernd
- Schlafanstoßend
- Schnelles Einschlafen fördernd
- Stark entspannend

Klinische Befunde und Symptome

Schlaflosigkeit und Unruhe, Gemütserregung, Tag-Nacht-Umkehr bei Demenzpatienten.

Klinische Anwendungen

Abends vor dem Zubettgehen wird mit dem Spray das Kopfkissen der schlaflosen Person eingesprüht. Der Alkohol verdunstet sehr schnell, der Duft bleibt und lässt rasch zur Ruhe kommen. Auf den Alkohol sollte verzichtet werden, wenn Patient alkoholabhängig war bzw. ist. Die Ölmischung kann auch auf ein Taschentuch oder das Bett gesprüht werden.

4

5 Gynäkologie und Geburtshilfe

5.1 Gynäkologische Indikationen

5.1.1 Amenorrhö, schwache Menstruation

Wirksame Öle Anis, Basilikum, Dill, Estragon, Fenchel, Hopfen, Kamille (blau und römisch), Lorbeer, Majoran, Muskatellersalbei, Myrrhe, Myrte, Niaouli, Rosendestillat, Rosmarin ct. cineol, Salbei, Schafgarbe, Vetiver, Wacholderbeere, Ysop, Zimt.

Fettes Trägeröl Mandelöl.

Zusammensetzung

Fenchel	3 Tr.
Geranie	4 Tr.
Muskatellersalbei	4 Tr.
Schafgarbe	4 Tr.
Vetiver	2 Tr.
Mandelöl	50 ml

Verabreichung

Einreibung des Unterleibs und der Füße.

Therapeutische Wirkung

- Psychisch entspannend
- Hormonell ausgleichend und anregend

Klinische Befunde und Symptome

Ausbleibende oder spärliche Menstruation, oft ohne erkennbare Ursache oder aufgrund von hormoneller Dysbalance oder Stress.

Klinische Anwendungen

Die Mischung wird morgens als Körperöl benutzt und später am Tag noch ein weiteres Mal auf den Unterleib massiert. Auch abendliche Fußmassagen erwiesen sich schon als hilfreich.

Erläuterung

Bei Schwangerschaftswunsch ist es zudem ratsam, sich um Entspannung zu bemühen. Stress (auch Kinderwunsch-Stress) wirkt sich negativ auf die Empfängnisbereitschaft aus.

Kommentar der Autoren

Das Badeöl mit einem Emulgator (z. B. Lecithin oder Mulsifan 10 %) mischen und regelmäßig Fußbäder durchführen.

5

5.1.2 Dysmenorrhö

Siehe auch Kapitel 5.1.3 (Endometriose).

Wirksame Öle Angelika, Anis, Basilikum, Cajeput, Estragon, Fenchel süß, Geranie, Hopfen, Ingwer, Jasmin, Kamille (blau und römisch), Lavandin, Lavendel, Majoran, Muskatnuss, Muskatellersalbei, Myrte, Neroli, Palmarosa, Patchouli, Pfefferminze, Rosendestillat, Salbei, Schafgarbe, Speiklavendel, Thymian ct. linalool, Wacholderbeere, Weihrauch, Ylang-Ylang, Zitronenmelisse, Zypresse.

Fettes Trägeröl Johanniskrautmazerat (Rotöl).

Dysmenorrhö 1

Entspannend

Zusammensetzung

Angelika	3 Tr.
Geranie	3 Tr.
Majoran	4 Tr.
Muskatellersalbei	4 Tr.

Rosendestillat	3 Tr.
Weihrauch	2 Tr.
Johanniskrautmazerat (Rotöl)	50 ml

Verabreichung

Einreibung des Unterleibs oder des ganzen Körpers.

Therapeutische Wirkung

- Krampflösend
- Vegetativ entspannend
- Hormonell ausgleichend
- Ganzheitlich entspannend und erdend

Klinische Befunde und Symptome

Beschwerden vor und während der Menstruation.

Klinische Anwendungen

Die Mischung kann bereits präventiv angewendet werden, wenn das zyklische Auftreten der Beschwerden bekannt ist. Sonst wird die Mischung bei Einsetzen der Symptome entweder als Körperöl oder für entspannende Einreibungen des Unterleibs benutzt. Oft wird Wärme als angenehm empfunden. Daher kann es sinnvoll sein, abschließend eine milde Wärmequelle aufzulegen.

Zusätzliche Rezeptur

Auch Aromabäder sind gut geeignet, um den Beschwerden entgegenzuwirken. Hierfür können 2 Tr. Basilikum, 5 Tr. Geranie, 5 Tr. Lavendel, 4 Tr. Majoran und 4 Tr. Patchouli in ca. 20 ml Milch verschüttelt und in ein Vollbad gegeben werden (▶ Teil II, Kap. 3.4.5).

Dysmenorrhö 2

Bei kongestiven Schmerzen

Zusammensetzung

Kamille blau	10 Tr.
Muskatellersalbei	5 Tr.
Thymian ct. linalool	10 Tr.
Jojobaöl oder Wildrosenöl	30 ml

Verabreichung

Einreibung des Unterleibs.

Therapeutische Wirkung

- Hormonell ausgleichend und antientzündlich
- Muskelentspannend und gewebeentstauend
- Erwärmend und lösend
- Schmerzlindernd
- Seelisch kräftigend und entspannend

Klinische Befunde und Symptome

Dysmenorrhö mit Blut- und Flüssigkeitsandrang im Unterleib. Gestautes und nach außen oder unten drängendes Gefühl.

Klinische Anwendungen

Der Unterbauch wird zwei- bis dreimal täglich mit der Mischung eingerieben, bis eine Besserung eintritt.

Kommentar der Autoren

Eine regelmäßige Lymphdrainage ist von Vorteil (Immortelle, Cistrose).

Dysmenorrhö 3

Bei spasmodischen Schmerzen

Zusammensetzung

Lavendel	5 Tr.
Muskatnuss	10 Tr.
Pfefferminze	10 Tr.
Zypresse	5 Tr.
Jojobaöl oder Sesamöl	30 ml

Verabreichung

Einreibung des Unterleibs.

Therapeutische Wirkung

- Kühlend
- Krampflösend und entspannend
- Schmerzlindernd
- Anregend und kräftigend

Klinische Befunde und Symptome

Menstruationsbeschwerden mit starken Krämpfen und kolikartigen Schmerzen.

Klinische Anwendungen

Zweimal täglich wird der Unterleib bis zum Zwerchfell mit der Mischung eingerieben. Im Bedarfsfall kann die Einreibung auch öfter durchgeführt werden.

Dysmenorrhö 4

Badeöl

Zusammensetzung

Geranie	10 Tr.
Muskatellersalbei	10 Tr.
Neroli	5 Tr.
Palmarosa	10 Tr.
Rose	10 Tr.
Badeöl (90 ml Mandelöl oder Sonnenblumenöl und 10 ml Mulsifan)	100 ml

Verabreichung

Anwendung als Ganzkörperbad.

Therapeutische Wirkung

- Hormonell ausgleichend
- Nerven und Muskeln entspannend
- Stimmungshebend und emotional beruhigend
- Krampflösend

Klinische Befunde und Symptome

Menstruationsbeschwerden mit psychischem Stress und Unausgeglichenheit, evtl. mit Schlaflosigkeit und erhöhter Aggressivität.

Klinische Anwendungen

Angenehm warmes Wasser in die Wanne einlassen, ca. 20 ml des Badeöls ins Wasser geben und beliebig lange darin baden. Die Anwendung kann bei Bedarf täglich erfolgen oder mit einer Einreibungsmischung kombiniert werden.

Das Badeöl kann man leicht selbst herstellen. Das fette Basisöl muss hierzu in eine wasserlösliche Form gebracht werden. Man kann mehrere Emulgatoren (Lösungsvermittler) verwenden. Sehr einfach anzuwenden sind Mulsifan oder Lysolecithin. Beide Emulgatoren sind leicht erhältlich (Mulsifan in der Apotheke und Lysolecithin im Onlineversandhandel). Sie werden 10-prozentig angewendet. Das bedeutet, man benötigt 90 % fettes Basisöl und 10 % Emulgator (Mulsifan oder Lysolecithin). Öl und Emulgator gut miteinander verrühren und abschließend die etherischen Öle hinzugeben (▸ Teil II, Kap. 3.4.5).

5

Kommentar der Autoren
Fußbäder sind einfacher durchführbar als Ganzkörperbäder und ebenso wirksam.

5.1.3 Endometriose
Siehe auch Kapitel 5.1.2 (Dysmenorrhö).

Zusammensetzung

Geranie	10 Tr.
Muskatellersalbei	5 Tr.
Muskatnuss	10 Tr.
Rosenextrakt	5 Tr.
Fettes Öl (z.B. Mandelöl)	30 ml

Verabreichung
Massageöl zur Einreibung.

Therapeutische Wirkung
- Hormonell ausgleichend
- Schmerzlindernd
- Entkrampfend und spannungslösend

Klinische Befunde und Symptome
Bei einer Endometriose tritt Gebärmutterschleimhaut (Endometrium) an uterushöhlenfremden Stellen im Körper auf. Dabei ist meist die Bauchhöhle oder das Becken betroffen, aber auch innere Organe und andere Bereiche des Körpers. Oft kommt es dann zu zyklusabhängigen Schmerzen und Dysmenorrhö.

Klinische Anwendungen
Bei Auftreten der Beschwerden werden die schmerzenden Körperbereiche mehrmals täglich mit der Mischung eingerieben.

Zusätzliche Rezepturen
▸ Kap. 5.1.2 (Dysmenorrhö 4).

Kommentar der Autoren
Prinzipiell ist eine Massage des Bauchbereichs unterhalb des Nabels von Vorteil.

5.1.4 Hitze, fliegende
Siehe auch Kapitel 5.1.13 (Wechseljahresbeschwerden) und Kapitel 10.15 (Schwitzen).

Wirksame Öle Anis, Benzoe, Bergamotte, Fenchel, Geranie, Grapefruit, Kamille römisch, Lavendel, Limette, Limone, Muskatellersalbei, Narde, Patchouli, Pfefferminze, Rosengeranie, Salbei, Styrax, Thymian ct. linalool, Zitrone, Zypresse.

Fettes Trägeröl Mandelöl.

Hydrolate Pfefferminzwasser, Rosenwasser.

Fliegende Hitze 1
Ausgleichendes Körperspray

Zusammensetzung

Geranie	5 Tr.
Pfefferminze	7 Tr.
Salbei	4 Tr.
Pfefferminzwasser	50 ml
Rosenwasser	50 ml

Verabreichung
Anwendung als Körperspray.

Therapeutische Wirkung
- Hormonell ausgleichend
- Kühlend und erfrischend
- Schweißmindernd

Klinische Befunde und Symptome

Die fliegende Hitze begleitet häufig die hormonelle Umstellung in den Wechseljahren. Das Ausmaß der Symptome kann beeindruckend und sehr unangenehm sein und ist oft mit starkem Schwitzen verbunden.

Klinische Anwendungen

Vor jeder Anwendung muss das Spray gut verschüttelt werden. Mehrfach täglich kann der Körper bei Auftreten der Symptome nach Belieben besprüht werden. Oft werden Anwendungen im Nacken, an Beinen, Bauch und Armen als sehr angenehm beschrieben.

Fliegende Hitze 2

Bei Hitzewallungen

Zusammensetzung

Geranie	11 Tr.
Muskatellersalbei	10 Tr.
Salbei	2 Tr.
Zitrone	7 Tr.
Mandelöl	30 ml

Verabreichung

Einreibung des Bauch-, Brustbein- und Zwischenschulterbereichs.

Therapeutische Wirkung

- Schweißhemmend
- Hormonell regulierend
- Erfrischend

Klinische Befunde und Symptome

Die fliegende Hitze ist ein Begleitsymptom einer hormoneller Umstellung, wie sie in den Wechseljahren stattfindet. Von vielen Betroffenen wird sie als belastend empfunden, zumal sie auch nachts auftritt und mit starkem Schwitzen verbunden ist.

Klinische Anwendungen

Die Mischung wird zweimal täglich in den unteren Bauch, das Sternum und den Bereich zwischen den Schultern eingerieben.

Erläuterung

Die Einreibungsmischung kann auch mit dem Körperspray (► *Fliegende Hitze 1*) kombiniert werden.

Fliegende Hitze 3

Übermäßiges Schwitzen

Zusammensetzung

Grapefruit	10 Tr.
Limette	10 Tr.
Salbei	5 Tr.
Thymian ct. linalool	5 Tr.
Mandelöl	30 ml

Verabreichung

Einreibung der Radialispulse und des Bereichs zwischen den Schultern.

Therapeutische Wirkung

- Erfrischend und geistig klärend
- Schweißreduzierend
- Hormonell regulierend

Klinische Befunde und Symptome

Hormonelle Umstellung, die mit starkem Schwitzen einhergeht.

Klinische Anwendungen

Einreibungen sind mehrfach täglich möglich. Die Mischung sollte dort, wo die Hitze besonders intensiv empfunden wird, sowie an den Radialispulsen und zwischen den Schultern angewendet werden.

5.1.5 Kinderwunsch

Wirksame Öle Angelika, Basilikum, Bergamotte, Fenchel, Geranie, Grapefruit, Ingwer, Jasmin, Kamille römisch, Koriander, Melisse, Muskatellersalbei, Muskatnuss, Narde, Neroli, Orange, Petitgrain, Pfeffer schwarz, Rosendetillat und -extrakt, Rosengeranie, Sandelholz, Thymian, Vetiver, Ylang-Ylang, Zedernholz, Zypresse.

Fettes Trägeröl Mandelöl.

5

Kinderwunsch 1

Massagemischung für Frauen

Zusammensetzung

Geranie	20 Tr.
Muskatnuss	5 Tr.
Rosenextrakt	5 Tr.
Mandelöl	30 ml

Verabreichung

Teilmassage bzw. Einreibung von Bauch, Kreuzbein und Füßen.

Therapeutische Wirkung

- Hormonell wirksam und ausgleichend
- Stressreduzierend und seelisch erhebend
- Fruchtbarkeitsfördernd

Klinische Befunde und Symptome

Kinderlosigkeit trotz diagnostizierter Fruchtbarkeit beider Partner, evtl. hormonelle Dysbalancen, die die Empfängnis erschweren.

Klinische Anwendungen

Diese Mischung wird zweimal täglich auf den Bauch zwischen Schambein und Zwerchfell und auf das Kreuzbein aufgetragen und sanft einmassiert. Am Abend empfiehlt sich zudem eine Fußmassage.

Erläuterung

Vor allem gilt es, Stress zu reduzieren, welcher sich als zuverlässiger Empfängnisverhinderer herausgestellt hat. Das gilt auch für den Stress, den man sich bezüglich des Kinderwunsches macht. Als Erstes also gilt: entspannt und offen sein. Die Aromapflege kann hierbei sehr hilfreich sein.

Modifikation

Statt Muskatnuss wird sehr häufig zur Geranie Muskatellersalbei gegeben.

Kinderwunsch 2

Anregende und würzige Einreibung

Zusammensetzung

Fenchel	15 Tr.
Geranie	10 Tr.
Koriander	5 Tr.
Muskatellersalbei	3 Tr.
Mandelöl	30 ml

Verabreichung

Einreibung von Bauch, Kreuzbein und Füßen.

Therapeutische Wirkung

- Entspannend und euphorisierend
- Hormonell stark wirksam
- Empfängnisbereitschaft erhöhend

Klinische Befunde und Symptome

Ausbleibende Empfängnis trotz Geschlechtsverkehr und intakter Fruchtbarkeit. Hormonelle Unregelmäßigkeiten oder Defizite erschweren die Empfängnis.

Klinische Anwendungen

Zweimal täglich werden der Unterleib zwischen Schambein und Zwerchfell, das Kreuzbein sowie die Füße mit der Mischung eingerieben und massiert.

Erläuterung

Auch hier gilt es, Stress jeder Art zu reduzieren und sich in der Beziehung liebevoll zu verwöhnen und niemals unter sexuellen Druck zu setzen.

Kommentar der Autoren

Regelmäßige Ganzkörper- und Fußbäder sind sehr zu empfehlen (▶ Teil II, Kap. 3.4.5).

5.1.6 Leukorrhö

Wirksame Öle Bergamotte, Eukalyptus, Lavandin, Lavendel, Majoran, Muskatellersalbei, Myrrhe, Niaouli, Rosendestillat, Rosmarin ct. verbenon, Salbei, Sandelholz, Speiklavendel, Teebaum, Thymian, Weihrauch, Ysop, Zedernholz, Zimt.

Fettes Trägeröl Mandelöl.

Zusammensetzung

Muskatellersalbei	4 Tr.
Myrrhe	3 Tr.
Rosendestillat	3 Tr.
Teebaum	5 Tr.
Ysop	2 Tr.
Mandelöl	50 ml

Verabreichung

Einreibung zur Pflege des Intimbereichs.

Therapeutische Wirkung

- Hormonell ausgleichend
- Antimykotisch
- Antibakteriell
- Antiviral
- Sekrethemmend
- Vaginal pflegend

Klinische Befunde und Symptome

Leukorrhö (Weißfluss) ist ein veränderter Ausfluss aus der Vagina. Meist ist er mengenmäßig auffällig erhöht und von weißer Farbe. Als Ursache kommen Infekte, vaginale Läsionen, Fremdkörper oder hormonelle Schwankungen infrage.

Klinische Anwendungen

Morgens und abends wird die Mischung nach der äußerlichen Reinigung der Scheide aufgetragen und einmassiert. Dabei die Labien spreizen und die Mischung ohne Druck einreiben. Zu Beginn der Anwendung kann die Mischung auch dreimal täglich angewendet werden.

Erläuterung

Die Intimpflege sollte nur äußerlich und mit einem geeigneten Reinigungsmittel erfolgen, das den pH-Wert und die Intimflora nicht beeinträchtigt.

Modifikation

Es können auch Sitzbäder angewendet werden. Hierfür werden 2 Tr. Teebaumöl, 1 Tr. Muskatellersalbei und 1 Tr. Lavendel in ca. 10 ml Milch verschüttelt. Die Mischung wird in warmes Wasser gegeben und darin

5

ein- oder zweimal täglich für 10 bis 15 Minuten ein Sitzbad durchgeführt.

Sicherheitshinweise und Kontraindikationen

Es gilt, immer auch die Ursache herauszufinden, wenn die Leukorrhö kein passageres Ereignis ist und lang anhaltend besteht oder Schmerzen, starkes Brennen oder ein auffallender Geruch hinzukommen. Die Behandlung verfeinert sich dann je nach Ursache. So sollte ggf. das Erregerspektrum bestimmt oder eine hormonelle Dysbalance ausgeglichen werden.

5

Kommentar der Autoren

Diese Rezeptur hat sich auch als Fußbad sehr bewährt.

5.1.7 Menorrhagie

Zusammensetzung

Cistrose	4 Tr.
Lavendel	7 Tr.
Mandelöl	50 ml

Verabreichung

Anwendung als Baucheinreibung.

Therapeutische Wirkung

- Antiviral
- Antibakteriell
- Krampflösend
- Blutungsstillend

Klinische Befunde und Symptome

Bei der Menorrhagie handelt es sich um eine pathologisch verlängerte und zu starke Menstruationsblutung. Sie kann 7 bis 14 Tage andauern. Als Auslöser können gutartige oder bösartige Gewebeneubildungen oder ein hormonelles Ungleichgewicht vorliegen.

Klinische Anwendungen

Die Mischung wird dreimal täglich auf den Unterleib aufgetragen und einmassiert. Davor kann die Haut befeuchtet werden (▶ Teil II, Kap. 3.4.1), am besten mit Rosenhydrolat. Optional kann zur Linderung eine milde Wärmequelle aufgelegt werden, sofern dies nicht die Blutungen anregt.

Sicherheitshinweise und Kontraindikationen

Bei anhaltenden oder rezidivierenden Beschwerden muss gynäkologisch unbedingt die Ursache der Menorrhagie geklärt werden.

5.1.8 Menstruation, seltene

Wirksame Öle Anis, Fenchel, Lavendel, Muskat, Muskatellersalbei, Niaouli, Pfefferminze, Poleiminze, Rosmarin ct. cineol, Salbei, Schafgarbe, Sternanis, Vetiver, Ysop, Zimtrinde.

Fettes Trägeröl Mandelöl.

Zusammensetzung

Anis	3 Tr.
Muskat	3 Tr.
Muskatellersalbei	4 Tr.
Zimtrinde	2 Tr.
Mandelöl	50 ml

Verabreichung

Anwendung als Baucheinreibung.

Therapeutische Wirkung

- Erwärmend und entspannend
- Hormonell anregend
- Sekretorisch anregend

Klinische Befunde und Symptome

Bei seltener Menstruation kommen viele Auslöser infrage, nicht zuletzt hormonelle Störungen oder Gewebeneubildungen. Oftmals jedoch scheint somatisch alles in Ordnung und die Störung funktioneller Natur zu sein.

Klinische Anwendungen

Um die regelmäßige Menstruation anzuregen, wird der Unterleib mit der Mischung in die u.U. mit Rosenwasser befeuchtete Haut (▶ Teil II, Kap. 3.4.1) eingerieben. Die Anwendungen können zweimal täglich erfolgen und sollten immer einige Tage vor der zu erwartenden Menstruation durchgeführt werden.

Modifikation

Auch Fußbäder sind gut geeignet. Die Füße stehen reflektorisch mit dem Unterleib in Verbindung und sind sehr aufnahmefähig, was etherische Öle angeht. Für ein Fußbad können 1 Tr. Anis, 2 Tr. Muskatellersalbei und 1 Tr. Zimtrinde mit ca. 10 ml Milch verschüttelt und in eine Fußbadewanne gegeben werden. Das Fußbad sollte einmal täglich für ca. 10 bis 15 Minuten durchgeführt werden.

Sicherheitshinweise und Kontraindikationen

Nicht anwenden bei hormonrezeptorpositiven Tumoren.

Kommentar der Autoren

Englische Hebammen geben zur Wirkungsverstärkung einen Tropfen Poleiminze *(Mentha pulegium)* zu dieser Mischung dazu.

5.1.9 Menstruation, verlängerte

Zusammensetzung

Kamille römisch	4 Tr.
Rosendestillat	4 Tr.
Zypresse	7 Tr.
Mandelöl	50 ml

Verabreichung

Einreibung des Bauchs.

Therapeutische Wirkung

- Vegetativ und muskulär entspannend
- Blutungsstillend
- Hormonell ausgleichend

Klinische Befunde und Symptome

Die Menstruation ist über das normale Zeitmaß hinaus verlängert.

Klinische Anwendungen

Dreimal täglich wird die Haut an Bauch und Unterleib am besten mit Rosenhydrolat befeuchtet (▶ Teil II, Kap. 3.4.1) und anschließend mit der Mischung eingerieben.

Sicherheitshinweise und Kontraindikationen

Wie bei der Menorrhagie (▶ Kap. 5.1.7) ist auch hier bei regelmäßigem Auftreten und ungewohnten Begleiterscheinungen ein Gynäkologe zu Rate zu ziehen.

5.1.10 Menstruationsfördernd

Wirksame Öle Anis, Fenchel, Geranie, Kamille, Majoran, Pfefferminze, Poleiminze, Rosenextrakt, Wacholderbeere, Ysop.

Fettes Trägeröl Mandelöl.

Zusammensetzung

Anis	2 Tr.
Fenchel	2 Tr.
Geranie	3 Tr.
Rosenextrakt	3 Tr.
Ysop	1 Tr.
Mandelöl	50 ml

5

Verabreichung

Einreibung von Bauch und Füßen.

Therapeutische Wirkung

- Hormonell anregend
- Durchblutungsfördernd
- Entspannend

Klinische Befunde und Symptome

Die Menstruation ist zu schwach oder spärlich, evtl. mit unangenehmen Begleiterscheinungen wie z.B. Krämpfen.

Klinische Anwendungen

Mehrfach täglich wird die Mischung auf den Unterleib und die Füße einmassiert. Abschließende Wärmeanwendungen wirken sich förderlich aus.

Modifikation

Auch Fußbäder eignen sich sehr gut. Es können 1 Tr. Anis, 2 Tr. Geranie und 1 Tr. Majoran in 10 ml Milch verschüttelt dem warmen Fußbad zugegeben werden. Fußbäder können ein- bis zweimal täglich angewendet werden.

Kommentar der Autoren

Auch hier hilft nach Aussage englischer Therapeutinnen ein Tropfen Poleiminze in der Mischung sehr stark.

5.1.11 Prämenstruelles Syndrom (PMS)

Wirksame Öle Anis, Basilikum, Estragon, Fenchel, Geranie, Grapefruit, Ingwer, Jasmin, Kamille (blau und römisch), Kiefernnadel, Kümmel, Lavendel, Majoran, Mandarine, Melisse, Muskatellersalbei, Myrrhe, Neroli, Orange, Patchouli, Rosendestillat und -extrakt, Rosmarin, Salbei, Sandelholz, Schafgarbe, Teebaum, Vetiver, Wacholderbeere, Weihrauch, Ylang-Ylang, Ysop, Zimt, Zitrone, Zypresse.

Fettes Trägeröl Olivenöl.

PMS 1

Badeanwendung

Zusammensetzung

Muskatellersalbei	6 Tr.
Orange	5 Tr.
Patchouli	6 Tr.
Rosengeranie	6 Tr.
Vetiver	3 Tr.
Milch	25–30 ml

Verabreichung

Anwendung als Vollbad.

Therapeutische Wirkung

- Hormonell ausgleichend
- Stimmungshebend
- Vegetativ und muskulär entspannend und krampflösend
- Seelisch stabilisierend
- Hautpflegend

Klinische Befunde und Symptome

Die Beschwerden in den Tagen vor dem Einsetzen der Menstruation sind sehr schillernd und vielfältig und können sowohl somatischer als auch psychischer Natur sein. Emotionale Aufgewühltheit, Antriebslosigkeit und Reizbarkeit durch hormonelle Dysbalance sowie Hauterscheinungen, Ödeme oder Spannungsgefühle sind häufige Symptome.

Klinische Anwendungen

Bei Einsetzen der Beschwerden wird ein Vollbad durchgeführt. Hierfür werden alle Bestandteile in einem sauberen Schraubglas gründlich verschüttelt und in ein Vollbad gegeben (► Teil II, Kap. 3.4.5). Das Wannenbad sollte 15 bis 40 Minuten dauern. Es kann ein- bis zweimal pro Woche durchgeführt werden, bei auftretenden Beschwerden auch täglich. Dabei können auch ein bis zwei Teelöffel Oliven- oder Mandelöl in die Mischung gegeben werden, um die Haut nachhaltig und luxuriös zu pflegen. Das Bad hat häufig eine sehr gute Wirkung bei pubertierenden Mädchen.

Erläuterung

Ein Vollbad ist zudem eine Handlung der Selbstpflege, Wärme und inneren und äußeren Ruhe. Diese Umstände verstärken die Wirkung der etherischen Öle.

Kommentar der Autoren

Statt Milch kann auch ein Emulgator eingesetzt werden (► Teil II, Kap. 3.4.3).

PMS 2

Bauchmassage

Zusammensetzung

Lavendel	1 Tr.
Mandarine rot	1 Tr.
Muskatellersalbei	1 Tr.
Olivenöl	1 TL

Verabreichung

Anwendung als Bauchmassage.

Therapeutische Wirkung

- Hormonell ausgleichend
- Stimmungshebend
- Krampflösend
- Vegetativ und nerval beruhigend

Klinische Befunde und Symptome

Körperliche, geistige und psychische Erscheinungen in den Tagen vor Einsetzen der Menstruation.

Klinische Anwendungen

Die Mischung kann für entspannende Massagen des Unterbauchs und des unteren Rückens ein- bis mehrfach täglich angewendet werden.

5.1.12 Vaginalmykosen

Siehe auch Kapitel 8.10 (Mykosen).

Wirksame Öle Geranie, Ho-Blätter Lavendel, Lemongrass, Linaloeholz, Manuka, Muskatellersalbei, Palmarosa, Rosendestillat, Rosengeranie, (Rosenholz), Rosmarin ct. verbenon, Sandelholz, Teebaum, Thymian (ct. linalool und ct. geraniol), Ylang-Ylang, Zedernholz.

Fette Trägeröle Johanniskrautmazerat (Rotöl), Mandelöl, Olivenöl.

Vaginalmykose 1

Tamponanwendung

Zusammensetzung

Lavendel	5 Tr.
Lemongrass	3 Tr.
Manuka	5 Tr.
Muskatellersalbei	3 Tr.
Palmarosa	5 Tr.
Teebaum	7 Tr.
Johanniskrautmazerat (Rotöl)	30 ml
Mandelöl	20 ml

Verabreichung

Anwendung als Vaginaltampon.

Therapeutische Wirkung

- Stark antimykotisch
- Schleimhautpflegend

Klinische Befunde und Symptome

Eine Vaginalmykose zeigt sich häufig in Juckreiz am äußeren Genitale, einem vermehrten, weißen Ausfluss oder auch in weißen, nicht abwischbaren Belägen der vaginalen Schleimhaut. Pilze sind durchaus normal in der vaginalen Flora, können sich jedoch unter bestimmten Umständen pathologisch vermehren. Hierzu gehören eine Störung des sauren pH-Werts der Scheide, Antibiotikatherapie und andere Therapien, Stress, falsche Intimhygiene, Geschlechtsverkehr, hormonelle Schwankungen und ein geschwächtes Immunsystem oder andere Erkrankungen wie z. B. Diabetes. Der Erreger ist fast immer *Candida albicans.*

Klinische Anwendungen

In diese Mischung wird ein Tampon eingetaucht und dieser in die Scheide eingeführt (► Teil II, Kap. 3.2.3). Der Tampon sollte zwei- bis dreimal täglich erneuert werden.

Vaginalmykose 2

Joghurttampon

Zusammensetzung

Teebaum	5–10 Tr.
Bio-Joghurt	1 Becher

Verabreichung

Anwendung als Vaginaltampon.

Therapeutische Wirkung

- Antimykotisch
- PH-Wert optimierend
- Mikrobiell sanierend

Klinische Befunde und Symptome

Vaginale Infektionen mit *Candida albicans.*

Klinische Anwendungen

Mehrmals wöchentlich, bei Bedarf täglich einen Tampon in der Joghurt-Teebaum-Mischung tränken und diesen in die Scheide einführen. Diese Anwendung kann beispielsweise über Nacht erfolgen.

Modifikation

Mit den oben bei *Vaginalmykose 1* und *Vaginalmykose 2* beschriebenen Mischungen können auch Vaginalsuppositorien (▶ Teil II, Kap. 3.2.3) hergestellt werden, die morgens, mittags und abends angewendet werden. Vaginalsuppositorien (Ovula) mit 200 mg Gesamtmenge des etherischen Öls in 2,8 g Ovula haben sich in der Praxis bewährt, da durch diese Menge eine ausreichende Benetzung der Vaginalwände möglich ist. 1-g-Suppositorien benetzen nur Teile, auch wenn sie bei den Patientinnen beliebter sind, da sie weniger morgendlichen Ausfluss verursachen. Gelegentlich ist es bei 1-g-Suppositorien auch schon zur Verwechselung mit Zubereitungen zur rektalen Anwendung gekommen.

Kommentar der Autoren

Statt Teebaum können auch Niaouli und Cajeput eingesetzt werden.

Vaginalmykose 3

Schleimhautregeneration

Zusammensetzung

Manuka	1 Tr.
Palmarosa	3 Tr.
Ylang-Ylang	4 Tr.
Zedernholz	3 Tr.
Johanniskrautmazerat (Rotöl)	50 ml

Verabreichung

Einreibung des Intimbereichs.

Therapeutische Wirkung

- Stark antimykotisch
- Stark schleimhautpflegend und -regenerierend
- Juckreizlindernd

Klinische Befunde und Symptome

Vaginalpilz, der mit Juckreiz und Wundheit einhergeht.

Klinische Anwendungen

Mehrfach täglich wird das äußere Genitale mit der Mischung eingerieben. Soweit möglich kann die Mischung auch in die Scheide eingebracht werden.

Vaginalmykose 4

Tamponanwendung bei Candidainfektion

Zusammensetzung

Geranie	4 Tr.
Lavendel	15 Tr.
Palmarosa	5 Tr.
Sandelholz	1 Tr.
Teebaum	25 Tr.
Mandelöl	50 ml

Verabreichung

Anwendung als Vaginaltampon.

Therapeutische Wirkung

- Stark antimykotisch
- Juckreizlindernd
- Schleimhautregenerierend

Klinische Befunde und Symptome

Vaginalcandidose.

Klinische Anwendungen

Die Mischung auf einen Tampon träufeln und eine Woche lang jeden Abend einen Tampon in die Scheide einführen (▶ Teil II, Kap. 3.2.3).

Zusätzliche Rezepturen

- **Alternative Mischung 1** (stark antimykotisch und schleimhautregenerierend): 25 Tr. Lavendel, 10 Tr. Palmarosa, 25 Tr. Teebaum und 50 ml Johanniskrautmazerat (Rotöl) oder Olivenöl.
- **Alternative Mischung 2** (stark antimykotisch, milieuerneuernd und -stabilisierend, feuchtigkeitsspendend und schleimhautpflegend): 25 Tr. Lavendel, 25 Tr. Teebaum,1 Becher Naturjoghurt.

5.1.13 Wechseljahresbeschwerden

Siehe auch Kapitel 5.1.4 (Fliegende Hitze).

Wirksame Öle Anis, Bergamotte, Fenchel, Geranie, Jasmin, Kanuka, Kamille römisch, Kiefernnadel, Lavendel, Majoran, Mandarine rot, Melisse, Muskatellersalbei, Neroli, Petitgrain, Rosendestillat und -extrakt, Sandelholz, Salbei, Sternanis, Tonka, Weihrauch, Ylang-Ylang, Zitrone, Zypresse.

Wechseljahresbeschwerden 1

Variable Grundmischung

Zusammensetzung

Geranie	5 ml
Lavendel	2 ml
Mandarine rot	1 ml
Muskatellersalbei	0,5 ml
Tonka	1 ml
Ylang-Ylang	0,5 ml

Verabreichung

Riechfläschchen, trockene Inhalation über Taschentuch, Bade- oder Körperöl.

Therapeutische Wirkung

- Hormonell ausgleichend
- Seelisch entspannend
- Vegetativ beruhigend
- Hautpflegend (als Bade- und Körperöl)

Klinische Befunde und Symptome

Die Wechseljahre sind durch eine hormonelle Umstellung geprägt. Diese Zeit kann von den unterschiedlichsten Beschwerden begleitet sein. Einige sind sehr körperlich, wie Scheidentrockenheit, starkes Schwitzen, Hitzewallungen oder Veränderungen im Haarwuchs. Andere erfassen die fühlende Frau. So können sich ein emotionales Ungleichgewicht, verstärkte Aggressivität, Weinerlichkeit, Schlaflosigkeit und viele andere Beschwerden einstellen.

Klinische Anwendungen

Die Mischung kann zunächst ganz praktisch als Riechfläschchen benutzt werden. Dieses kann man stets bei sich führen, was Anwendungen im Bedarfsfall erleichtert. Es kann direkt an der Flasche gerochen oder ein Tropfen der Mischung auf ein Taschentuch zur trockenen Inhalation gegeben werden (► Teil II, Kap. 3.3.1). Für die Herstellung eines Badeöls verwendet man 85 ml fettes Basisöl, 10 ml Mulsifan aus der Apotheke und 5 ml der Mischung (► Teil II, Kap. 3.4.5). Die Bäder können bei Bedarf und nach Belieben angewendet werden. Zur Herstellung eines Körperöls gibt man 1 % der etherischen Ölmischung in ein geeignetes fettes Basisöl. Dieses kann nach Hauttyp gewählt und der Lebensphase entsprechend mit 10 bis 20 % Granatapfelöl verfeinert werden.

Modifikation

Zu 5 bis 10 % in Jojobaöl gemischt kann die Mischung in ein kleines Roll-on-Fläschchen gegeben und als Naturparfüm unterwegs angewendet werden.

Wechseljahresbeschwerden 2

Körper- und Badeöl

Zusammensetzung

Mandarine	2 Tr.
Muskatellersalbei	2 Tr.
Sandelholz	2 Tr.
Zitrone	2 Tr.

Verabreichung

Anwendung als Körper- oder Badeöl.

Therapeutische Wirkung

- Nervosität beruhigend
- Hormonell ausgleichend
- Lymphatisch entstauend
- Stimmungshebend

Klinische Befunde und Symptome

Wechseljahresbeschwerden mit starker emotionaler Beteiligung, ggf. mit Wassereinlagerungen im Gewebe und Unruhe.

Klinische Anwendungen

Die etherischen Öle können in 20 ml Basisöl gegeben und als Körperöl benutzt werden. Auch eine Badeanwendung ist möglich. Hierzu können die etherischen Öle in ca. 25 ml Milch verschüttelt einem Vollbad zugegeben werden (▶ Teil II, Kap. 3.4.5).

5

5.2 Geburtshilfe und postpartale Begleitung

5.2.1 Dammmassage

Wirksame Öle Anis, Baldrian, Bergamotte, Geranie, Grapefruit, Jasmin, Kamille römisch, Lavendel, Mandarine rot, Muskat, Muskatellersalbei, Neroli, Niaouli, Pfefferminze, Rosendestillat und -extrakt, Salbei, Sandelholz, Thymian (ct. geraniol und ct. linalool), Weihrauch, Ylang-Ylang.

Fette Trägeröle Johanniskrautmazerat (Rotöl), Nachtkerzenöl, Weizenkeimöl.

Zusammensetzung

Geranie	1 Tr.
Lavendel	2 Tr.
Neroli	2 Tr.
Rosenextrakt	2 Tr.
Johanniskrautmazerat (Rotöl)	10 ml
Nachtkerzenöl	10 ml
Weizenkeimöl	10 ml

Verabreichung

Massageöl zur Pflege des Damms.

Therapeutische Wirkung

- Stark hautpflegend
- Elastizität des Bindegewebes verbessernd
- Seelisch aufbauend

Klinische Befunde und Symptome

Während einer Geburt kommt es zu einer großen Dehnungsbelastung des Damms. Es kann zu Einrissen kommen, vor allem wenn das Gewebe sich nicht ausreichend der Dehnung anpassen kann.

Klinische Anwendungen

Meist wird empfohlen, mit der Dammmassage ab der 34. Schwangerschaftswoche zu beginnen. Sie dient der Pflege des Bereichs zwischen Scheide und Anus, welcher während der Geburt einer großen Belastung ausgesetzt ist. Die regelmäßig angewendete Dammmassage macht das Gewebe weich, geschmeidig und dehnungsfähiger. Die Massageanwendungen können nach Anleitung durch eine Hebamme selbst oder durch den Partner täglich erfolgen.

5

Kommentar der Autoren

Kurz vor der Geburt kann nach einer Idee der Traditionellen Chinesischen Medizin die Mitte des Beckenbodens mit reinem Lavendel massiert werden. Auch deutsche Hebammen sind hiervon begeistert. Der Beckenboden wird weich, Dammrisse werden verhindert und die Geburt erleichtert.

5.2.2 Gebärmutter stärkend und regulierend

Zusammensetzung

Jasmin	1 Tr.
Melisse	3 Tr.
Muskatellersalbei	4 Tr.
Myrrhe	2 Tr.
Rosendestillat	3 Tr.
Weihrauch	2 Tr.
Zypresse	3 Tr.
Mandelöl	40 ml
Nachtkerzenöl	10 ml

Verabreichung

Einreibung von Bauch, Füßen oder Rücken.

Therapeutische Wirkung

- Bindegewebe pflegend
- Hautpflegend und -regenerierend
- Hormonell stabilisierend

Klinische Befunde und Symptome

Während der Schwangerschaft, bei zu starker Menstruationsblutung, PMS und anderen gynäkologischen Problemen.

Klinische Anwendungen

Die Anwendungen mit dieser Mischung erfolgen über einen längeren Zeitraum und sollten täglich durchgeführt werden. Vor allem Einreibungen des unteren Bauchs eignen sich. Auch abendliche Fußmassagen und Einreibungen des unteren Rückens sind effektiv.

5.2.3 Geburtsbegleitung

Zusammensetzung

Grapefruit	7 Tr.
Jasmin	1 Tr.
Neroli	3 Tr.
Rosenextrakt	3 Tr.
Mandelöl	50 ml

Verabreichung

Einreibung von Händen, Sternum, Schultern und Bauch während der Geburt.

Therapeutische Wirkung

- Angstlösend
- Seelisch kräftigend
- Die Aufbruchsstimmung in eine Zukunft mit Kind fördernd
- Seelische Schockzustände lösend
- Euphorisierend

Klinische Befunde und Symptome

Mit dieser Mischung begleitet man durch die Geburt. Vor allem bei lang dauernden Geburtsprozessen mit Verzagtheit, Angst und ganzheitlicher Erschöpfung.

Klinische Anwendungen

Der Gebärenden werden in regelmäßigen Abständen Einreibungen mit der Mischung gemacht. Dabei eignen sich Hände, Sternum, Schultern und Bauch und v. a. Füße. Auch der geburtsbegleitende Vater kann sich einreiben, um Ruhe und positive Energie auszustrahlen und den Duft somit auch an die werdende Mutter weiterzugeben.

Erläuterung

Diese Mischung ist unspezifisch in Bezug auf geburtsbegleitend auftretende Komplikationen. Sie bezieht sich auf die seelische Kraft, die notwendige Energie für eine Geburt und die Gestimmtheit der Gebärenden.

Modifikation

Der Gebärenden kann auch eine Kompresse mit 2 Tr. Grapefruit und 1 Tr. Neroli auf die Brust gelegt werden.

Zusätzlich wirksame Öle

- **Schmerzlindernd:** Jasmin, Kamille römisch, Lavendel, Majoran, Mandarine, Muskatellersalbei, Rosenextrakt. Jedes der Öle kann der Schmerzlinderung dienen, aber in jeweils anderem Zusammenhang und individuell für jede Frau und ihren persönlichen Gebärvorgang. Die Öle werden in der Regel in eine Mischung eingebracht.
- **Kühlend und stimmungshebend:** Grapefruit, Zitrone. Die Zitrone verstärkt die Wirkung anderer Öle. Die Pfefferminze ist ebenso kühlend wie der Eukalyptus, hilft auch bei Brechreiz und laufender Nase.
- **Atembeschwerden, Asthma:** Cajeput, Eucalyptus (globulus, radiata, dives), Fichte, Neroli, Rosenextrakt, Weihrauch.
- **Ängste und Depressionen:** Jasmin, Rosenextrakt. Beide Öle sind extrem emotional wärmend, exzellente Schmerzmittel und entspannend, aber immer muss die Nase der Gebärenden entscheiden. Bergamotte, Lavendel, Neroli, Ylang-Ylang.

Kommentar der Autoren

Die nasale Anwendung sollte nicht vergessen werden: Ein Taschentuch mit der Mischung betropft zur trockenen Inhalation wirkt Wunder (▶ Teil II, Kap. 3.3.1).

5.2.4 Geburtseinleitung

Zusammensetzung

Ingwer	4 Tr.
Lemongrass	4 Tr.
Nelke	4 Tr.
Ysop	2 Tr.
Zimtrinde	2 Tr.
Zitrone	3 Tr.
Mandelöl	50 ml

Verabreichung

Einreibung von Bauch, Kreuzbein und Füßen.

5

Therapeutische Wirkung

- Wehenfördernd
- Tonisierend
- Durchblutend

Klinische Befunde und Symptome

Notwendigkeit der Weheneinleitung und -förderung, zu schwache, ausbleibende oder abbrechende Wehentätigkeit.

Klinische Anwendungen

Die Mischung wird als Einreibung für den Bauch und das Kreuzbein benutzt und wenn nötig alle zwei Stunden eingesetzt. Begleitend sollten mit dieser Mischung auch die Füße massiert werden.

Modifikation

Als Fußbad eignet sich folgende Mischung: 3 Tr. Ingwer und 1 Tr. Lemongrass werden mit 20 ml Milch in einem verschließbaren Gefäß kräftig verschüttelt und in ein warmes Fußbad gegeben. Dieses kann zehn Minuten durchgeführt und bei Bedarf wiederholt werden.

Sicherheitshinweise und Kontraindikationen

Wehenfördernde Maßnahmen bitte immer nur nach Rücksprache mit einer kundigen Hebamme oder dem Gynäkologen anwenden.

5.2.5 Milchbildung

Wirksame Öle Anis, Dill, Fenchel, Hopfen, Jasmin, Koriander, Lavendel, Lemongrass, Mandarine rot.

Fette Trägeröle Mandelöl, Ringelblumenmazerat.

Zusammensetzung

Anis	5 Tr.
Fenchel	5 Tr.
Koriander	5 Tr.
Lavendel	5 Tr.
Mandarine rot	5 Tr.
Mandelöl	30 ml
Ringelblumenmazerat	30 ml

Verabreichung

Mischung für Brusteinreibungen.

Therapeutische Wirkung

- Milchproduktion fördernd
- Milchfluss fördernd
- Gewebe pflegend

Klinische Befunde und Symptome

Mangelhafte Milchbildung oder Beschwerden bei der Laktation.

Klinische Anwendungen

Die Brust wird mit Rosenwasser warm befeuchtet (► Teil II, Kap. 3.4.1) und die Ölmischung eingerieben. Dabei sollte man darauf achten, dass die Einreibung nicht schmerzhaft ist, aber der Brustkörper sanft durchbewegt wird. Die Einreibung kann zweimal täglich durchgeführt werden.

5.2.6 Milchschorf

Siehe auch Kapitel 2.1.22 (Neurodermitis).

Zusammensetzung

Teebaum	50 Tr.
Jojobaöl	50 ml

Verabreichung

Auftragen der Mischung zur Hautpflege.

Therapeutische Wirkung

- Juckreizstillend
- Hautregenerierend
- Schorflösend

Klinische Befunde und Symptome

Der Milchschorf beschreibt einen Hautausschlag bei Säuglingen, der etwa 8 Wochen bis wenige Monate nach der Geburt auftreten kann. Betroffen sind meist der Kopf und das Gesicht, er kann aber auch am Nacken und an den Gliedmaßen auftreten. Milchschorf zählt zum atopischen Ekzem. Er ist mit Juckreiz und Schorfbildung verbunden. Der Schorf ähnelt angebrannter Milch, was zur Namensgebung geführt hat.

Klinische Anwendungen

Zweimal pro Woche wird die Mischung auf die Effloreszenzen aufgetragen. Sie darf 10 bis 15 Minuten einwirken und wird danach abgewaschen. Die Anwendungen erfolgen bis zum Abklingen der Symptome.

Erläuterung

Die kurzzeitige Anwendung auf der Haut rechtfertigt den relativ hohen Anteil an Teebaumöl.

Sicherheitshinweise und Kontraindikationen

Das Öl darf nicht auf der Haut verbleiben, sondern muss abgewaschen werden.

5.2.7 Milchstau

Zusammensetzung

Anis	3 Tr.
Fenchel	10 Tr.
Koriander	5 Tr.
Lavendel	10 Tr.
Rosendestillat	5 Tr.
Mandelöl	30 ml
Ringelblumenmazerat	30 ml

Verabreichung

Einreibung der Brust.

Therapeutische Wirkung

- Entstauend
- Schmerzlindernd

Klinische Befunde und Symptome

Beim Milchstau kommt es zu einer unvollständigen Entleerung der Brust beim Stillen und einem oft schmerzhaften Rückstau der Milch. Als Komplikation kann es zu einer Milchdrüsenentzündung kommen. Abstillen ist keine Option, da die Milch aus der Brust entleert werden muss.

Klinische Anwendungen

Die Brust wird zwei- bis dreimal täglich mit Rosenwasser warm befeuchtet (▶ Teil II, Kap. 3.4.1) und mit der Mischung massiert. Dabei sollten keine Schmerzen entstehen. Der Brustkörper sollte sanft durchbewegt und massiert werden.

5.2.8 Milchbildung verringernd

Zusammensetzung

Lavendel	3 Tr.
Myrrhe	3 Tr.
Pfefferminze	4 Tr.
Salbei	3 Tr.
Sanddorn	10 Tr.
Zypresse	4 Tr.
Mandelöl	40 ml
Nachtkerzenöl	10 ml

Verabreichung

Einreibung der Brust beim Abstillen oder bei überschießender Milchbildung.

5

Therapeutische Wirkung

- Milchproduktion reduzierend
- Bindegewebe festigend
- Schmerzlindernd
- Hautpflegend

Klinische Befunde und Symptome

Stark ausgeprägte und überschüssige Milchbildung mit Schmerzen und Spannungsgefühl in den Brüsten. Begleitend auch in der Zeit des Abstillens, um den Milchfluss zeitnah zum Versiegen zu bringen.

Klinische Anwendungen

Die Brust sollte mehrfach täglich mit der Mischung eingerieben werden. Zum Stillen muss immer ein zeitlicher Abstand gewahrt oder die Brust vor dem Stillen von der Mischung gereinigt werden. Bei stark ausgeprägtem Spannungsgefühl können begleitend Quarkwickel angewendet werden, evtl. im Wechsel mit den Einreibungen.

Kommentar der Autoren

Besonders effektiv gelingt die Reduktion der Milchproduktion, wenn sie pflanzenheilkundlich begleitet wird. Hierfür gibt es speziell angemischte Tees. Ansonsten empfehlen sich Salbei- und Pfefferminztee.

5.2.9 Postpartal

Wirksame Öle Benzoe, Lavendel, Sandelholz, Rosenextrakt, Ylang-Ylang, Zedernholz.

Zusammensetzung

Lavendel	5 Tr.
Rosenextrakt	2 Tr.
Sanddorn	10 Tr.
Ylang-Ylang	4 Tr.
Zedernholz	4 Tr.
Nachtkerzenöl	20 ml
Olivenöl	30 ml

Verabreichung

Äußerlich als Einreibung.

Therapeutische Wirkung

- Wundheilungsfördernd
- Antiseptisch
- Schmerzlindernd
- Haut- und Schleimhautpflegend

Klinische Befunde und Symptome

Postpartale Wunden, Verletzungen im Dammbereich.

Klinische Anwendungen

Dreimal täglich den Dammbereich und postpartale Verletzungen mit der Mischung einreiben.

Erläuterung

Wunden, z.B. am Perineum (Nähungen), heilen schneller mit Aromapflege. Die Aromamaßnahmen reduzieren die Gefahr einer Entzündung und verbessern das kosmetische Ergebnis beim Abheilen. Lavendel hat sich besonders bei allen Problemen mit Verletzungen im Dammbereich bewährt, auch wenn sich eine Nähung nicht vermeiden ließ. Lavendel sollte pur nur für kurze Zeit angewendet werden, sonst in einer Mischung mit fetten Ölen.

Zusätzlich wirksame Öle

- **Hämorrhoiden:** Cistrose, Geranie, Immortelle, Lavendel, Zypresse.
- **Postpartale Depressionen, Müdigkeit** (▶ Kap. 5.2.15): Bergamotte, Grapefruit, Jasmin, Lavendel, Limette, Mandarine, Neroli, Orange, Rosenextrakt, Ylang-Ylang, Zitrone.

5.2.10 Schwangerschaftsbegleitung

Wirksame Öle Baldrian, Bergamotte, Eukalyptus, Grapefruit, Ingwer, Kamille römisch, Lavendel, Mandarine, Neroli, Orange, Rosenextrakt, Sandelholz, Spearmint, Weihrauch, Ylang-Ylang, Zitrone.

Verabreichung

Anwendung als Voll- oder Fußbad, Einreibung, Raumbeduftung, direkte Inhalation, Cremes/Lotionen, Salben oder Körperöle.

Therapeutische Wirkung

▶ „Klinische Anwendungen".

Klinische Befunde und Symptome

Übelkeit, Erbrechen, Magenverstimmung, Obstipation, Kopfschmerzen, Schlaflosigkeit, Ängste.

Klinische Anwendungen

- **Vollbad:** Die etherischen Öle müssen in einem Trägeröl mit Lösungsvermittler oder Emulgator (meist 10%, z.B. Mulsifan) gelöst sein, und zwar vier bis sechs Tropfen in der Schwangerschaft und sechs bis acht Tropfen nach der Geburt. Die Badezeit sollte mindestens 15 Minuten betragen. Auf Seifen oder andere Schaumbäder kann verzichtet werden.
- **Fußbad:** Wird wie oben durchgeführt, aber mit nur zwei bis drei Tropfen in der Schwangerschaft und drei bis vier Tropfen nach der Geburt. Der Einsatz von Sprudelbädern wird nicht empfohlen.
- **Massage** (Bauch, Rücken, Füße): Sanftes Einreiben und Einmassieren von Mischungen mit fetten Trägerölen kann wundervolle körperliche und vor allem emotionale Wirkung haben.
- **Spray:** Eine kleine Plastiksprühflasche wie zum Bügeln kann sehr hilfreich sein, vor allem bei der Geburt, denn die ist bekanntlich Schwerstarbeit (der Vorgang heißt in England bezeichnenderweise labour). Die Flasche wird mit warmem Wasser gefüllt und zwei bis drei Tropfen etherisches Öl oder Mischung werden dazugegeben (nicht mit fettem Öl gemischt, also pur). Dann wird geschüttelt, um das Öl mit dem Wasser zu vermischen, und gesprüht, z.B. über Kopf in die Luft und keinesfalls ins Gesicht (Augen und Mund sind zu schützen). Damit kühlt und erfrischt man die Schwangere am besten am Tag vor der Geburt oder allgemein zur Geburtsvorbereitung.
- **Inhalation:** Diese erfolgt am einfachsten über ein Taschentuch oder mit einem Gerät wie der Aromalampe oder einem

Diffusor. Bei Übelkeit und Angst kann dies Erleichterung verschaffen.
- **Creme/Lotion, Körperöl, Salbe:** Diese Anwendungen können in der Schwangerschaft bei Hautreizungen und kleineren Unpässlichkeiten benutzt werden.

Erläuterung

Alle etherischen Öle können nur zur trockenen Inhalation oder Raumbeduftung pur verwendet werden. Für dermale Anwendungen müssen sie immer mit einem fetten Basisöl gemischt werden.

Die im Folgenden mit * markierten Öle sollten aufgrund ihrer Wirkungen am besten erst nach der 16. Schwangerschaftswoche benutzt werden.

- **Magenverstimmung:** Ingwer, Mandarine, Orange, Spearmint.
- **Übelkeit und Erbrechen:** Grapefruit, Ingwer, Orange, Spearmint, Zitrone.
- **Obstipation:** Grapefruit, Mandarine, Neroli, Orange.
- **Ängste:** Bergamotte, Lavendel*, Mandarine, Neroli, Rose, Sandelholz.
- **Kopfschmerzen:** Eukalyptus, Lavendel*, Spearmint.
- **Schlaflosigkeit:** Baldrian, Kamille römisch*, Lavendel*, Mandarine, Sandelholz, Ylang-Ylang.
- **Vorbeugend:** Lavendel*, Mandarine, Neroli, Weihrauch*.

Für alle Anfängerinnen gilt: Bevor eine der genannten Methoden angewendet wird, ist eine Beratung mit einer qualifizierten Aromatherapeutin sinnvoll, um sicherzustellen, dass die richtige und sicherste Kombination gewählt wurde.

5.2.11 Schwangerschaftsstreifen

Zusammensetzung

Grapefruit	8 Tr.
Lavendel	4 Tr.
Orange	3 Tr.
Jojobaöl	10 ml
Mandelöl	30 ml
Nachtkerzenöl	10 ml

Verabreichung

Präventive Einreibung des Bauchs.

Therapeutische Wirkung

- Bindegewebe pflegend
- Elastizität fördernd

Klinische Befunde und Symptome

Bei Dehnungsstreifen in der Schwangerschaft kommt es zur Überdehnung der kollagenen Fasern des Bindegewebes in der Lederhaut. Dies führt zu irreparablen Rissen, die zunächst als bläuliche Streifen sichtbar werden und im Laufe der Zeit verblassen, aber als helle Narben sichtbar bleiben. Auch bei schnellem Wachstum in der Pubertät, aggressivem Bodybuilding oder bei langzeitiger Kortisontherapie können diese Streifen auftreten.

Klinische Anwendungen

Mit den Anwendungen startet man am besten zu Beginn der Schwangerschaft. Somit hat die Haut genug Zeit, an Elastizität dazuzugewinnen. Bereits morgens wird die mit Rosenwasser befeuchtete Haut (► Teil II, Kap. 3.4.1) des Bauchs eingerieben, bis das Öl in die Haut eingezogen ist. Dabei wird während der Schwangerschaft ohne Druck gerieben und das Öl in sanften Kreisen einmassiert. Am Abend wird die Anwendung wiederholt.

Erläuterung

Nicht immer lassen sich Schwangerschaftsstreifen ganz verhindern, aber deren Ausmaß deutlich reduzieren.

Zusätzlich wirksame Öle

Lavendel, Mandarine, Neroli, Weihrauch.

Kommentar der Autoren

Besonders wirksam ist auch das Hagebuttenkernöl (Wildrosenöl). Es kann ggf. gegen Jojoba- und Nachtkerzenöl ausgetauscht werden.

5.2.12 Schwangerschaftsübelkeit

Siehe auch Kapitel 9.6.18 (Übelkeit und Erbrechen bei Magen-Darm-Erkrankungen).

Zusammensetzung

Grapefruit	3,5 ml
Neroli	0,5 ml
Sandelholz	1 ml

Verabreichung

Anwendung als Riechflasche.

Therapeutische Wirkung

- Übelkeit reduzierend
- Vegetativ beruhigend

Klinische Befunde und Symptome

Schwangerschaftsübelkeit in unterschiedlich starker Ausprägung ist ein relativ häufiges Symptom während einer Schwangerschaft. Die genauen Ursachen sind noch unbekannt, hormonelle Faktoren spielen wahrscheinlich eine Rolle.

Klinische Anwendungen

Die Flasche mit der Mischung führt frau am besten immer bei sich. Sobald sich die ersten Anzeichen von Übelkeit oder Erbrechen zeigen, gönnt frau sich eine kleine Pause und inhaliert an der offenen Flasche. Das kann beliebig oft wiederholt werden.

Zusätzlich wirksame Öle

Bitterorange, Ingwer (nasal), Zitrone.

Kommentar der Autoren

Vor allem Zitronen- und Ingweröl haben sich in Studien als wirksam erwiesen.

5

5.2.13 Stillzimmer

Wirksame Öle Bergamotte, Douglasie, Ho-Blätter, Linaloeholz, Rose.

Stillzimmer 1

Raumbeduftung für starke Nerven

Zusammensetzung

Bergamotte	2 Tr.
Linaloeholz oder Ho-Blätter	2 Tr.
Melisse	2 Tr.
Rosenextrakt	1 Tr.

Verabreichung

Anwendung als Raumbeduftung.

Therapeutische Wirkung

- Stimmungshebend
- Nerval und emotional beruhigend
- Den Eintritt in eine neue Lebensphase erleichternd

Klinische Befunde und Symptome

Beginn einer neuen Lebensphase als Mutter, Einsetzen der Verantwortung als nährende Mutter.

Klinische Anwendungen

Die etherischen Öle können auf eine Kompresse oder ein Taschentuch gegeben werden. Dieses wird dann im Raum oder im Umfeld der Mutter ausgelegt, die Beduftung erfolgt angenehm dezent. Normalerweise ist eine solche Raumbeduftung für einen ganzen Tag ausreichend.

Stillzimmer 2

Entspannend und stimmungshebend

Zusammensetzung

Bergamotte	4 Tr.
Douglasie	2 Tr.
Linaloeholz oder Ho-Blätter	3 Tr.

Verabreichung

Anwendung als Raumbeduftung.

Therapeutische Wirkung

- Mental weitend
- Emotional ausgleichend
- Stimmungshebend

Klinische Befunde und Symptome

Die Zeit nach der Entbindung und das beginnende Stillen können eine emotionale Belastung für die Mutter darstellen, ohne dass die Gründe immer benannt werden können.

Klinische Anwendungen

Die Raumbeduftung erfolgt am Tag mit einer elektrischen Duftlampe, einer Kompresse oder einem Taschentuch.

5.2.14 Wehenhemmend

Zusammensetzung

Jasmin	1 Tr.
Majoran	5 Tr.
Muskatellersalbei	4 Tr.
Narde	1 Tr.
Ylang-Ylang	2 Tr.
Mandelöl oder Jojoabaöl	50 ml

Verabreichung

Einreibung zur Wehenhemmung.

Therapeutische Wirkung

- Wehenhemmend
- Angstlösend
- Muskulär entspannend und krampflösend
- Nervosität beruhigend

Klinische Befunde und Symptome

Zu früh einsetzende Wehentätigkeit, zu heftig ausfallende Wehentätigkeit.

Klinische Anwendungen

Die Mischung wird als Einreibung für den Bauch und das Kreuzbein benutzt und wenn nötig alle zwei Stunden eingesetzt. Auch Schultern und Nacken sowie die Hände können mit der Mischung eingerieben werden.

Modifikation

Eine warme Kompresse, getränkt mit Olivenöl und fünf Tropfen Lavendelöl benetzt, kann der betroffenen Schwangeren auf das Sternum gelegt (mit der Lavendelseite auf die Haut) und mit einem warmen, trockenen Handtuch abgedeckt werden. Diese

Kompresse kann so lange belassen werden, wie es die Schwangere als angenehm empfindet.

Sicherheitshinweise und Kontraindikationen

Wehenhemmende Maßnahmen bitte immer nur nach Rücksprache mit einer kundigen Hebamme oder dem Gynäkologen anwenden.

5.2.15 Wochenbettdepression

Wirksame Öle Basilikum, Bergamotte, Grapefruit, Jasmin, Lavendel, Mandarine rot, Muskatellersalbei, Neroli, Rosenextrakt, Ylang-Ylang, Zedernholz.

Wochenbettdepression 1

Traumalösend, entspannend

Zusammensetzung

Basilikum	1 Tr.
Grapefruit	2 Tr.
Lavendel	2 Tr.
Muskatellersalbei	2 Tr.
Neroli	2 Tr.

Verabreichung

Anwendung als Raumduft oder Körperöl.

Therapeutische Wirkung

- Antidepressiv
- Nerval und emotional entspannend
- Traumalösend
- Euphorisierend
- Hormonell ausgleichend

Klinische Befunde und Symptome

Die Wochenbettdepression ist umgangssprachlich die vage Umschreibung einer emotionalen Veränderung im Wochenbett. Dabei kann es ein paar Stunden oder Tage zum „Babyblues“ kommen, was mit Weinen und dysthymer Stimmung einhergeht. Hier muss nicht unbedingt medizinisch interveniert werden.

Eine Wochenbettdepression im medizinischen Sinn reicht jedoch auch bis hin zu einer schwerwiegenden Störung mit hohem Krankheitswert, dem Risiko einer bleibenden Beeinträchtigung und Suizidgefahr. Die Betroffenen müssen medizinisch behandelt werden, ebenso bei einer Wochenbettpsychose. Dies ist eine der schlimmsten Komplikationen im Wochenbett und muss ärztlich betreut werden.

Klinische Anwendungen

Die Mischung kann zur Raumbeduftung verwendet werden. Hierzu nutzt man eine elektrische Duftlampe, Kompressen oder ein Taschentuch. Zudem können die etherischen Öle in 20 bis 30 ml Jojobaöl gegeben und die Mischung als Körperöl verwendet werden. Wird weniger Basisöl verwendet, eignet sich die Mischung auch als Naturparfüm.

Sicherheitshinweise und Kontraindikationen

Eine echte Wochenbettdepression muss unbedingt ärztlich begleitet werden. Aromapflege wirkt unterstützend.

Wochenbettdepression 2

Nervenstärkend und stimmungshebend

Zusammensetzung

Basilikum	1 Tr.
Bergamotte	4 Tr.
Muskatellersalbei	2 Tr.
Ylang-Ylang	1 Tr.

Verabreichung

Anwendung als Raumduft oder Körperöl.

Therapeutische Wirkung

- Antidepressiv
- Angstlösend
- Stimmungshebend
- Entspannend
- Beruhigend und schlaffördernd

Klinische Befunde und Symptome

Emotionale Verstimmung mit Weinerlichkeit im Wochenbett.

Klinische Anwendungen

▸ *Wochenbettdepression 1.*

Sicherheitshinweise und Kontraindikationen

▸ *Wochenbettdepression 1.*

Kommentar der Autoren

Wichtig: trockene Inhalation, Schnüffeln am Fläschchen oder Taschentuch (▸ Teil II, Kap. 3.3.1).

6 Hals-Nasen-Ohrenheilkunde

6.1 Halsentzündung, Halsschmerzen

Siehe auch Kapitel 8.1 (Angina tonsillaris).

Wirksame Öle Bergamotte, Bergbohnenkraut, Cajeput, Eucalyptus (globulus und dives), Geranie, Ingwer, Kiefernnadel, Latschenkiefer, Lavandin, Lavendel, Lemongrass, Lorbeer, Majoran, Muskatellersalbei, Myrrhe, Myrte, Nelke, Niaouli, Orange, Oregano, Petitgrain, Pfefferminze, Ravensara/Ravintsara, Rosenextrakt, Salbei, Sandelholz, Speiklavendel, Teebaum, Thymian (ct. thymol und ct. linalool), Weihrauch, Ysop, Zitrone, Zimtrinde.

Fettes Trägeröl Olivenöl.

Halsentzündung, Halsschmerzen 1

Antivirale Gurgellösung

Zusammensetzung

Kamille blau	1 ml
Lavendel	1 ml
Muskatellersalbei	1 ml
Pfefferminze	4 ml
Ravensara/Ravintsara	2 ml
Teebaum	1 ml
Mulsifan (Apotheke)	1 ml

Verabreichung

Gurgellösung bei Halsentzündung.

Therapeutische Wirkung

- Stark antiseptisch
- Entzündungshemmend
- Schmerzlindernd
- Stark antiviral

Klinische Befunde und Symptome

Halsentzündungen können unterschiedliche Ursachen haben, sind jedoch meist viral bedingt. Seltener sind auch beta-hämolysierende Streptokokken die Auslöser, oder es handelt sich um ein Symptom einer systemischen Erkrankung. Die Entzündung des Halses geht meist mit mehr oder minder stark ausgeprägten Schmerzen, Schluckbeschwerden und einer Rötung des Rachens einher.

Klinische Anwendungen

Alle Bestandteile der Mischung werden in einer Flasche vermengt. Mehrfach täglich einige wenige Tropfen davon in ein Glas Wasser geben und damit gurgeln.

Erläuterung

Diese Mischung wirkt sowohl symptomatisch lindernd als auch ursächlich. In Erkältungszeiten kann diese Mischung zwei- bis dreimal täglich auch präventiv wie ein Mundwasser verwendet werden.

Halsentzündung, Halsschmerzen 2

Antiviral und entzündungshemmend

Zusammensetzung

Kamille blau	2 Tr.
Thymian (ct. linalool od. ct. thymol)	1 Tr.
Zitrone	2 Tr.
Fettes Basisöl (z. B. Olivenöl)	1 EL

Verabreichung

Lokale Einreibung bei Halsinfekt.

Therapeutische Wirkung

- Antiviral
- Lymphaktivierend
- Entzündungshemmend
- Schmerzlindernd
- Grippepräventiv

Klinische Befunde und Symptome

Virale Halsentzündung, ggf. mit Beteiligung der Lymphknoten oder als beginnender grippaler Infekt mit systemischer Symptomatik.

Klinische Anwendungen

Die Mischung wird mehrfach täglich am Nacken, hinter den Ohren und an Unterkiefer und Hals aufgetragen und mit mäßigem Druck einmassiert.

Erläuterung

Die Mischung wirkt, über die Haut aufgenommen, systemisch antiviral. Sie dringt in die Lymphspalten und Lymphbahnen ein und folgt der Lymphe in die Lymphknoten, wo die Viren sich zunächst absiedeln, woraufhin systemisch der grippale Infekt entsteht. Daher dient diese Anwendung auch sehr effektiv der Infektprävention. Lokal nimmt sie die Schmerzen der Halsentzündung und lässt diese schneller auskurieren.

Modifikation

Menschen mit sehr empfindlicher Haut sollten Thymian ct. thymol am besten durch Thymian ct. linalool ersetzen.

Halsentzündung, Halsschmerzen 3

Antivirale, entzündungshemmende Inhalation

Zusammensetzung

Kamille blau	2 Tr.
Lavendel	3 Tr.
Thymian (ct. thymol)	1 Tr.

Verabreichung

Trockene Inhalation über Kompresse.

Therapeutische Wirkung

- Stark antiviral
- Abschwellend, entzündungshemmend

Klinische Befunde und Symptome

Halsentzündung mit Schmerzen und Schwellung.

Klinische Anwendungen

Die Mischung wird zweimal täglich auf eine Kompresse oder ein dünnes Taschentuch gegeben. Diese(s) wird vor Nase und Mund gehalten, ohne dass direkter Hautkontakt entsteht. Für einige Minuten wird tief und entspannt inhaliert.

Modifikation

Die Kompresse kann man auch bei sich tragen oder nachts an der Nachtkleidung auf Brusthöhe befestigen. Auch hier sollte kein Hautkontakt stattfinden. Es ist darauf zu achten, dass blaues Kamillenöl die Kleidung bei Kontakt färben kann.

Halsentzündung, Halsschmerzen 4

Innerliche Anwendung

Zusammensetzung

Lavendel	1 Tr.
Zitrone	2 Tr.
Honig	1 TL
Rosenwasser	1 Weinglas voll

Verabreichung

Gurgellösung zur Benetzung des Halses.

Therapeutische Wirkung

- Schmerzlindernd
- Antiviral
- Lymphatisch anregend
- Antiseptisch

Klinische Befunde und Symptome

Schmerzhafte Halsentzündung.

Klinische Anwendungen

Die etherischen Öle werden gründlich mit dem Honig vermengt, dann wird das Rosenwasser hinzugefügt. Wenn sich alles gut gelöst und vermischt hat, nimmt man von Zeit zu Zeit einen kleinen Schluck der Mischung in den Mund, gurgelt damit und benetzt den Hals innerlich. Über den Tag verteilt wird die Mischung schluckweise angewendet, bis das Glas leer ist.

Erläuterung

Rosenwasser hat zusätzlich eine lokal anästhesierende Wirkung.

Modifikation

Man kann der Mischung anstelle des Lavendels zwei Tropfen Ravensara/Ravintsara zufügen. Dadurch wird die Mischung stärker antiviral.

Halsentzündung, Halsschmerzen 5

Gurgellösung

Zusammensetzung

Rosenextrakt	1 Tr.
Teebaum	3 Tr.
Klarer Schnaps	1 TL

Verabreichung

Anwendung als Gurgellösung.

Therapeutische Wirkung

- Antiviral
- Lokal anästhesierend

Klinische Befunde und Symptome

Schmerzhafte und viral bedingte Halsentzündung.

Klinische Anwendungen

Die etherischen Öle werden zunächst mit dem Schnaps vermengt und die Mischung dann in ein Glas mit warmem Wasser gegeben. Mit dieser Lösung mehrfach täglich gurgeln.

Halsentzündung, Halsschmerzen 6

Schmerzlindernde, innerliche Anwendung

Zusammensetzung

Rosenextrakt	1 Tr.
Sandelholz	1 Tr.

Verabreichung

Lokale innerliche Anwendung.

Therapeutische Wirkung

- Stark antiseptisch
- Stark schmerzlindernd
- Lymphatisch aktivierend und entstauend

Klinische Befunde und Symptome

Schmerzhafte, infektiöse Entzündung des Halses.

Klinische Anwendungen

Die beiden Tropfen der etherischen Öle werden im Mund gründlich eingespeichelt und dann langsam nach und nach geschluckt. Die Anwendung kann zwei- bis dreimal täglich durchgeführt werden.

Erläuterung

Die Kombination aus Rose und Sandelholz kann selbst zusammengestellt werden. Es gibt jedoch eine Zubereitung aus Indien, die sich Ghulab Attar nennt. Hierbei wird die Rose in Sandelholzöl hinein destilliert. Das Produkt ist nicht nur ein betörendes Parfüm, sondern auch für die genannte Anwendung geeignet.

Kommentar der Autoren

Ghulab Attar ist bei Halsschmerzen sehr hilfreich: Zwei Tropfen in den Mund nehmen, zehn Minuten lang einspeicheln und dann hinunterschlucken.

6.2 Heiserkeit

Wirksame Öle Benzoe, Eucalyptus citriodora, Jasmin, Kümmel, Lavandin, Lavendel, Muskatellersalbei, Myrrhe, Salbei, Sandelholz, Speiklavendel, Thymian, Tolubalsam, Weihrauch.

Fettes Trägeröl Johanniskrautmazerat (Rotöl).

Zusammensetzung

Benzoe	3 Tr.
Muskatellersalbei	5 Tr.
Weihrauch	3 Tr.
Johanniskrautmazerat (Rotöl)	50 ml

Verabreichung

Einreibung auf Hals und Kehlkopf.

Therapeutische Wirkung

- Stimmbandregenerierend
- Schleimhaut schützend und heilend
- Vegetativ entspannend

Klinische Befunde und Symptome

Heiserkeit kann u. a. durch Überlastung der Stimme entstehen. Es kann zu einer starken Beeinträchtigung der Stimme und auch zum zeitweisen Stimmverlust kommen.

Klinische Anwendungen

Die Mischung wird bei entspannt gestrecktem Kopf zwei- bis dreimal täglich auf Hals und Kehlkopf einmassiert. Anschließend können die mit dem Öl benetzten Hände zur Inhalation auf das Gesicht gelegt werden.

Erläuterung

Eine Fehlbelastung der Stimme kommt nicht zuletzt auch durch Stress, Aufregung und zu absichtsvollem Sprechen zustande. Daher ist auch die psychische Wirksamkeit der Mischung wichtig.

Sicherheitshinweise und Kontraindikationen

Wenn die Stimme durch falsche oder übermäßige Belastung beeinträchtigt wurde, sollte die Stimme geschont werden. Dabei ist zu beachten, dass die Flüsterstimme eher noch mehr belastet und Schweigen tatsächlich Gold ist.

Zusätzliche Rezepturen

Bei infektiös bedingter Heiserkeit ▶ Kap. 6.1 (Halsentzündung, Halsschmerzen).

6.3 Heuschnupfen

Siehe auch Kapitel 6.9 (Schnupfen).

Wirksame Öle Basilikum, Cajeput, Eukalyptus, Immortelle, Ingwer, Kanuka, Kiefernnadel, Kümmel, Melisse, Muskatellersalbei, Myrrhe, Myrte, Nelke, Niaouli, Pfefferminze, Rosendestillat, Rosmarin ct. cineol, Thymian ct. thymol, Ysop, Zedernholz.

Fettes Trägeröl Sonnenblumenöl.

Heuschnupfen 1

Badeanwendung

Zusammensetzung

Kamille blau	2 Tr.
Lavendel	1 Tr.
Zitrone	2 Tr.
Milch oder Mulsifan	20 ml 5 ml

Verabreichung

Anwendung als Vollbad.

Therapeutische Wirkung

- Entzündungswidrig
- Lymphatisch abschwellend
- Reizlindernd

Klinische Befunde und Symptome

Heuschnupfen wird auch allergische Rhinitis genannt. Diese ist eine immunologische Reaktion auf Pollen oder Hausstaubmilben. Begleitet wird der Heuschnupfen oft von Augenbrennen, laufender oder verstopfter Nase, Niesen, Juckreiz und Husten.

Klinische Anwendungen

Die Milch wird mit den etherischen Ölen in ein verschließbares Gefäß gegeben, z. B. in ein Marmeladenglas. Der Inhalt wird nun gründlich verschüttelt und in ein eingelassenes Wannenbad gegeben. Es kann nun beliebig lange gebadet werden (▶ Teil II, Kap. 3.4.5).

Heuschnupfen 2

Abschwellende Inhalation

Zusammensetzung

Kamille blau	1 Tr.
Zitrone	1 Tr.

Verabreichung

Trockene Inhalation über Kompresse oder Taschentuch.

Therapeutische Wirkung

- Entzündungshemmend
- Lymphatisch abschwellend
- Antiviral

Klinische Befunde und Symptome

Heuschnupfen mit geschwollener Nasenschleimhaut und evtl. Konjunktivitis.

Klinische Anwendungen

Die etherischen Öle werden auf eine Kompresse oder ein Taschentuch gegeben. Damit wird mehrfach täglich eine trockene Inhalation durchgeführt. Die Kompresse kann in der Tasche mitgenommen werden.

Heuschnupfen 3

Antiallergische Einreibung

Zusammensetzung

Geranie	1 Tr.
Kamille blau	2 Tr.
Zitrone	1 Tr.
Sonnenblumenöl	1 TL

Verabreichung

Einreibung von Nacken, Brust und Rücken.

Therapeutische Wirkung

- Entzündungshemmend
- Lymphatisch entstauend
- Antiallergisch

Klinische Befunde und Symptome

Heuschnupfen mit starker Schwellung von Gesicht und Schleimhäuten sowie Juckreiz.

Klinische Anwendungen

Mit dieser Mischung werden mehrfach täglich Nacken, Brust und Rücken eingerieben.

Erläuterung

Die erste Anwendung führt nicht zwingend zu einem fulminanten Erfolg. Jeder Heuschnupfenbetroffene reagiert auf andere Öle. Daher lohnt sich eine konsequente Fortsetzung der Behandlung sowie ein offenes Experimentieren, bis die richtige Mischung gefunden ist.

Modifikation

Man kann mit Nelke (vorsichtig dosieren!), Pfefferminze, Rosmarin oder Zedernholz experimentieren. Je ein Tropfen von einem der Öle kann in die Mischung gegeben werden. Menschen mit empfindlicher Haut verzichten besser auf Nelke.

Heuschnupfen 4

Antihistaminische innerliche Anwendung

Zusammensetzung

Zedernholz	1–3 Tr.

Verabreichung

Innerliche Anwendung.

Therapeutische Wirkung

- Antihistaminisch
- Schleimhautberuhigend
- Juckreizlindernd

Klinische Befunde und Symptome

Heuschnupfen jeder Ausprägung, teils auch mit generalisierter Symptomatik. Heuschnupfen mit Juckreiz, Augenbrennen und Brennen anderer Schleimhäute.

Klinische Anwendungen

Beginnend mit einem Tropfen wird das Zedernholzöl in den Mund genommen und mindestens zehn Minuten eingespeichelt. Dann schluckt man das Öl hinunter. Die Anwendung kann mehrmals täglich wiederholt werden, sollte im Akutfall aber nicht öfter als alle zwei Stunden erfolgen. Wenn das Zedernholzöl gut vertragen wird, kann die Dosierung nach und nach von einem auf drei Tropfen erhöht werden.

Erläuterung

Viele Heuschnupfengeplagte berichten über eine überraschend gute Linderung der Heuschnupfensymptome durch diese Anwendung. Das lange Einspeicheln ist wichtig, damit bereits über die Mundschleimhaut ein Teil des Öls aufgenommen wird und der Rest nach dem Schlucken nicht im Magen verdaut, sondern im Dünndarm aufgenommen werden kann.

Modifikationen

Der Anwendung kann noch ein Tropfen Zypressenöl zugegeben werden. Erfahrungsgemäß verbessert es die Wirkung. Die etherischen Öle können auch auf einem Stück Brot oder mit einem Teelöffel Sahne eingenommen werden. Mit ein wenig fettem Öl verdünnt, kann die Mischung auch auf Stirn-, Jochbein sowie auf die Nasenflügel aufgetragen werden.

Nicht zu verachten ist die zusätzliche **nasale Anwendung**. Schnüffeln am Fläschchen löst die Nasenschleimhäute, sie schwellen ab, der Atem wird freier.

Sicherheitshinweise und Kontraindikationen

Die innerliche Einnahme etherischer Öle ist keine aromapflegerische Anwendung. Sie gehört bereits zur Aromatherapie und darf auf Anweisung von Pflegenden im beruflichen Kontext angewendet werden (▶ Teil I, Kap. 2.1.3). Wenn diese Maßnahme jedoch die aromatherapeutische Hausapotheke bereichern kann, ist das Grund genug, sie hier mit aufzuführen.

6

6.4 Laryngitis (Kehlkopfentzündung)

Wirksame Öle Ackerminze, Alant, Cajeput, Eucalyptus globulus, Ingwer, Myrrhe, Pfeffer schwarz, Pfefferminze, Ravensara.

Fettes Trägeröl Johanniskrautmazerat (Rotöl).

Laryngitis 1

Antiviral und immunaktivierend

Zusammensetzung

Eucalyptus globulus	3 Tr.
Ingwer	4 Tr.
Pfeffer schwarz	3 Tr.
Ravensara/Ravintsara	5 Tr.
Johanniskrautmazerat (Rotöl)	50 ml

Verabreichung

Einreibung von Hals, Nacken und Unterkiefer.

Therapeutische Wirkung

- Antiviral
- Immunaktivierend
- Durchblutungsfördernd
- Schmerzlindernd

Klinische Befunde und Symptome

Die Laryngitis ist eine meist viral bedingte Entzündung des Kehlkopfs. Sie führt oft zu Heiserkeit bis hin zur Stimmlosigkeit und zu Husten.

Klinische Anwendungen

Die Mischung wird drei- bis viermal täglich auf Hals, Nacken und Unterkiefer aufgetragen. Abschließend ist es sinnvoll, ein warmes Tuch um den Hals zu wickeln, da die etherischen Öle so besser in den Körper gelangen.

Erläuterung

Es gilt auch, die Stimme zu schonen. Es sollte nicht in Flüsterstimme gesprochen werden, da dies noch mehr anstrengt.

Laryngitis 2

Innerliche Anwendung

Zusammensetzung

Thymian ct. thymol oder Sandelholz	1 Tr. 2 Tr.
Sahne	1 TL

Verabreichung

Innerliche Einnahme.

Therapeutische Wirkung

- Stark antiviral
- Stark antibakteriell
- Schmerzlindernd
- Immunologisch und lymphatisch anregend

Klinische Befunde und Symptome

Kehlkopfentzündung mit stark belastender Symptomatik oder hochakutem Verlauf.

Klinische Anwendungen

Das etherische Öl wird mit der Sahne vermischt, im Mund zehn Minuten eingespeichelt und danach langsam geschluckt. Die Thymianrezeptur ist nur für den dramatischsten Fall gedacht und sollte nur einmal täglich angewendet werden. Das Sandelholz kann dreimal täglich eingenommen werden.

Erläuterung

Sandelholz hat eine stark antiseptische Wirkung, nimmt zuverlässig die belastenden Schmerzen und wirkt zudem lymphatisch stark entstauend, wodurch die entzündete Schleimhaut abzuschwellen beginnt.

Sicherheitshinweise und Kontraindikationen

Die innerliche Anwendung ist eine Besonderheit der Aromatherapie und steht damit jenseits des aromapflegerischen Bereichs. Sie bedarf der ärztlichen Anordnung, kann jedoch in der Hausapotheke angewendet werden. Die Thymiananwendung ist antiviral und antibakteriell stark wirksam. Thymian rot kann aber auch die Haut reizen und ein brennendes Gefühl erzeugen. Diese Maßnahme ist nur für erfahrene Anwender geeignet und sollte nur bei Patienten angewendet werden, die ansonsten gesund sind.

Zusätzlich wirksame Öle

Cajeput, Ravensara/Ravintsara, Teebaum.

Laryngitis 3

Gurgellösung

Zusammensetzung

Sandelholz und Teebaum oder Zitrone und Manuka	je 2 Tr. je 2 Tr.
Salz	½ TL
Wasser	½ Glas

Verabreichung

Anwendung als Gurgellösung.

Therapeutische Wirkung

- Schmerzlindernd
- Antiviral
- Antibakteriell
- Lymphatisch entstauend
- Schleimhaut regenerierend

Klinische Befunde und Symptome

Kehlkopfentzündung mit lokalen Beschwerden.

Klinische Anwendungen

Zunächst vermengt man das Salz und die ausgewählten etherischen Öle. Die Mischung wird dann in das Wasser gegeben und aufgelöst. Mit dieser Lösung wird über den Tag verteilt mehrfach gegurgelt. Diese Anwendung ist sehr sanft und dennoch lindernd und heilungsfördernd. Sie kann bis zum vollständigen Abklingen der Symptome angewendet werden.

6

Laryngitis 4

Akute Halsentzündung

Zusammensetzung

Eucalyptus radiata	3 Tr.
Lavendel	2 Tr.
Salbei	2 Tr.

Verabreichung

Anwendung als Einreibung oder Halswickel.

Therapeutische Wirkung

- Entzündungshemmend
- Antiviral
- Schmerzlindernd
- Antibakteriell

Klinische Befunde und Symptome

Kehlkopfentzündung mit schnell aufflammender Symptomatik.

Klinische Anwendungen

Für eine **Einreibungsmischung** werden die etherischen Öle in 15 ml fettes Basisöl gegeben. Mit dieser Mischung wird der äußere Hals mehrmals täglich eingerieben. Für den **Halswickel** werden die etherischen Öle in 30 ml fettes Basisöl gegeben. Von dieser Mischung werden ca. 5 ml auf ein Baumwolltuch verteilt und dieses um den Hals gelegt. Mit einem trockenen und wärmenden Außentuch wird der Wickel nun fixiert und dort für einige Zeit belassen. Der Wickel kann zwei- bis dreimal täglich angewendet werden.

Modifikation

Wird die Erkrankung von einem starken und unangenehmen Hitzeempfinden begleitet, kann die Mischung variiert werden (s. u.).

Zusätzliche Rezeptur

Die folgende kühlende Rezeptur wird wie oben angegeben angewendet: 2 Tr. Lavendel, 4 Tr. Niaouli, 2 Tr. Pfefferminze und 3 Tr. Rosmarin ct. cineol. Beim Halswickel empfiehlt es sich, die Dauer der Anwendung auf zehn Minuten zu verkürzen und dann den Wickel abzunehmen, ohne das Öl abzuwischen.

6

6.5 Mundschleimhautläsionen

Siehe auch Kapitel 13.5 (Mundpflege).

Wirksame Öle Bergamotte, Bitterorange, Fenchel, Lavendel, Muskatellersalbei, Myrrhe, Nelke, Niaouli, Orange, Rosendestillat, Salbei, Thymian ct. linalool, Zimt, Zitrone, Zypresse.

Fette Trägeröle Jojobaöl, Mandelöl, Sanddornfruchtfleischöl.

Mundschleimhautläsionen 1

Antiseptisch

Zusammensetzung

Bitterorange	3 Tr.
Myrrhe	7 Tr.
Thymian ct. linalool	4 Tr.
Zitrone	4 Tr.
Mandelöl	50 ml

Verabreichung

Lokale Pflege der Mundschleimhaut v. a. bei Aphthen.

Therapeutische Wirkung

- Antiviral
- Schmerzlindernd
- Adstringierend
- Antibakteriell
- Speicheldrüsen anregend
- Schleimhautregenerierend

Klinische Befunde und Symptome

Geschwüre der Mundschleimhaut werden auch Aphthen genannt. Dabei handelt es sich um kleine, punktförmige Läsionen der Schleimhaut. Sie verursachen oft Schmerzen beim Essen, vor allem bei säurehaltigen Lebensmitteln. Auch das Sprechen und der

Speichelfluss können schmerzhaft sein. Eine genaue Ursache kann nicht festgelegt werden. Oft sind die Aphthen Ausdruck systemischer Erkrankungen oder Begleiterscheinung aggressiver Therapien. In vielen Fällen besteht eine Prädisposition.

Klinische Anwendungen

Mit einem Watteträger wird das Öl zu Behandlungsbeginn alle zwei bis drei Stunden auf die Geschwüre aufgetragen. Bei großflächigem Befall kann ein halber Teelöffel des Öls im Mund wie ein Mundwasser benutzt und nach wenigen Minuten wieder ausgespuckt werden. Bessern sich Schmerzen und Zustand, kann das Behandlungsintervall vergrößert werden. Bis zum Abheilen sollte das Öl drei- bis viermal täglich angewendet werden.

Mundschleimhautläsionen 2

Antiviral und regenerierend

Zusammensetzung

Myrrhe	2 Tr.
Niaouli	4 Tr.
Rosendestillat	1 Tr.
Sanddorn	5 Tr.
Mandel- oder Jojobaöl	20 ml

Verabreichung

Regelmäßige Mundpflege über Pipette.

Therapeutische Wirkung

- Zellregenerierend
- Schmerzstillend
- Wundheilungsfördernd
- Antiviral
- Antimykotisch

Klinische Befunde und Symptome

Schleimhautläsionen aller Art, zum Teil viral bedingt oder auch als Begleiterscheinung bestimmter Therapien. Die Mundschleimhaut ist schmerzhaft, wund und entzündet.

Klinische Anwendungen

Wenige Tropfen dieser Mischung werden alle zwei bis vier Stunden über eine Pipette in den Mund gegeben und dort einige Minuten behalten und umherbewegt. Die Mischung kann geschluckt oder ausgespuckt werden.

Erläuterung

Mandel- und Jojobaöl sind die am besten geeigneten Basisöle für Mundpflegemischungen, da sie kaum oder keinen Eigengeschmack haben.

Modifikationen

Statt Niaouli kann Teebaumöl verwendet werden. Für einen besseren Geschmack können zwei Tropfen Zitronen-, Blutorangen- oder Bitterorangenöl hinzugegeben werden. Andere Bestandteile können ggf. reduziert werden, wenn deren Geschmack unerträglich werden sollte.

Zusätzlich wirksame Öle

Es können ein bis zwei Tropfen Pfefferminze zugegeben werden, wenn Mundgeruch oder Schmerzen im Vordergrund stehen. Zudem haben diese beiden Öle eine antivirale und zum Teil antimikrobielle Wirkung.

Kommentar der Autoren

Kognitiv unbeeinträchtigte Menschen können auf den eigentümlichen Geschmack manch einer Mundpflegemischung eingestimmt und mit der Wirkung überzeugt werden. Desorientierte Menschen oder Menschen mit mangelnder Compliance (z. B. durch verändertes Geschmacksempfinden bei Chemotherapie) werden Mischungen mit allzu ungewöhnlichem Geschmack meist ablehnen. Daher ist der Geschmack oft ausschlaggebend für die Anwendbarkeit.

Mundschleimhautläsionen 3

Zusammensetzung

Bitterorange	4 Tr.
Myrrhe	3 Tr.
Nelke	2 Tr.
Rosendestillat	2 Tr.
Sanddorn	10 Tr.
Mandelöl	40 ml

Verabreichung

Mundpflege und Reinigung der Mundhöhle.

Therapeutische Wirkung

- Heilungsfördernd
- Schmerzlindernd
- Antibakteriell
- Milieuverbessernd

Klinische Befunde und Symptome

Es liegen schmerzhafte Läsionen der Mundschleimhaut und/oder Zunge vor. Diese sind punktuell verteilt oder treten einzeln auf. Die Ursachen können viraler Natur, durch Medikamente ausgelöst oder mechanisch bedingt sein.

Klinische Anwendungen

Mehrfach täglich werden ca. 0,5 ml der Mischung in den Mund gegeben und die Mundhöhle damit benetzt. Ein angefeuchteter Watteträger oder eine angefeuchtete Kompresse können dazu dienen, den Mund mit dieser Mischung zu reinigen und zu betupfen.

Zusätzlich wirksame Öle

Cistrose, Geranie, Lavendel, Lorbeer, Niaouli, Teebaum, Weihrauch, Zitrone.

6

6.6 Nasenbluten (Epistaxis)

Wirksame Öle Kamille, Lavendel, Rosendestillat, Rosmarin, Zitrone, Zypresse.

Zusammensetzung

Lavendel	1 Tr.
Zitrone	3 Tr.

Verabreichung

Trockene Inhalation über Taschentuch.

Therapeutische Wirkung

- Vegetativ beruhigend
- Blutungsstillend
- Lymphatisch entlastend

Klinische Befunde und Symptome

Nasenbluten kann durch hohen Blutdruck ausgelöst werden, der als Ursache zu berücksichtigen und ggf. zu behandeln ist. Trockene Heizungsluft und Luft aus Klimaanlagen begünstigen Nasenbluten. Des Weiteren weisen manche Menschen eine besondere Neigung zum Nasenbluten auf. Bei Gerinnungsstörungen können signifikante Mengen Blut verloren gehen.

Klinische Anwendungen

Damit das Blut nicht geschluckt wird, ist es ratsam, sich aufrecht hinzusetzen und den Kopf nach vorne zu beugen. Die etherischen Öle werden auf ein Taschentuch gegeben und entspannt atmend durch Mund oder Nase inhaliert, bis die Blutung zum Stillstand kommt. Wenn das Taschentuch mit Blut getränkt ist, sollte es gewechselt werden. Es hat sich auch bewährt, ein gut eingepacktes, mildes Kühlelement in den Nacken zu legen.

Erläuterung

Besteht eine Neigung zum Nasenbluten, sollte man der Pflege der Nasenschleimhäute besondere Aufmerksamkeit widmen. Die Schleimhäute dürfen nicht austrocknen. Hierzu kann man mehrmals täglich Rosenhydrolat über eine Sprühflasche in die Nasenlöcher applizieren. Zudem kann ein Nasenöl hergestellt werden. Am besten benutzt man 20 ml Jojobaöl und gibt 2 Tr. Lavendel, 5 Tr. Sanddornfruchtfleich und 2 Tr. Zitrone hinein. Über eine Pipette kann das Öl zweimal täglich in die Nase gegeben werden.

Sicherheitshinweise und Kontraindikationen

Bei regelmäßigem Nasenbluten muss eine ärztliche Abklärung der Ursachen erfolgen.

6

6.7 Ohrenentzündung (Otitis)

Wirksame Öle Eucalyptus (dives und radiata), Kamille (blau und römisch), Lavendel, Majoran, Palmarosa, Pfefferminze, Rosmarin ct. cineol, Schopflavendel, Teebaum, Thymian (ct. linalool und ct. thymol).

Fette Trägeröle Johanniskrautmazerat (Rotöl), Olivenöl, Ringelblumenmazerat.

Ohrenentzündung 1

Kompresse

Zusammensetzung

Lavendel	2 Tr.
Teebaum	3 Tr.
Olivenöl	1 TL

Verabreichung

Anwendung als Kompresse für das äußere Ohr.

Therapeutische Wirkung

- Antibakteriell
- Antiviral
- Schmerzlindernd

Klinische Befunde und Symptome

Hier geht es um eine infektiöse Ursache der Entzündung im Ohr. Gerade bei Kindern liegt häufig eine Otitis media (Mittelohrentzündung) vor. Viren oder Bakterien verursachen diese schmerzhafte Erkrankung.

Klinische Anwendungen

Etherische und fette Öle werden vermischt und ein Wattebausch damit getränkt. Dann legt man den Wattebausch in das äußere Ohr und fixiert ihn ggf. mit einem Schal oder Halstuch. Die Anwendung kann ein- bis dreimal täglich durchgeführt werden.

Erläuterung

Maßnahmen wie diese können die unangenehmen Krankheitssymptome deutlich lindern und dem Körper helfen, den Krankheitserreger rascher zu besiegen.

Sicherheitshinweise und Kontraindikationen

Bei infektiösen Entzündungen des inneren Ohres sollten keine Hausmittel ins Ohr geträufelt werden. Diagnose und Therapie unterliegen dem Arzt. Auch diese Anwendung hat nicht die Absicht, etherische oder fette Öle im Inneren des Ohres zu applizieren. Bei einer Otitis sind Wärmeanwendungen immer mit dem Arzt abzuklären.

Ohrenentzündung 2

Einreibung

Zusammensetzung

Lavendel	2 Tr.
Teebaum	3 Tr.
Thymian ct. linalool	1 Tr.
Olivenöl	1 TL

Verabreichung

Einreibung um das äußere Ohr herum sowie von Mastoid und Wangenknochen.

Therapeutische Wirkung

- Stark antibakteriell
- Stark antiviral
- Abschwellend

Klinische Befunde und Symptome

▸ *Ohrenentzündung 1.*

Klinische Anwendungen

Mit dieser Einreibung wird ohne Druck rings um das äußere Ohr, am Mastoid und am Wangenknochen massiert. Diese Anwendung kann ein- bis dreimal täglich erfolgen.

Modifikation

Mit der Mischung kann auch eine Kompresse getränkt und diese auf Wange und äußeres Ohr gelegt werden.

Sicherheitshinweise und Kontraindikationen

▸ *Ohrenentzündung 1.*

Ohrenentzündung 3

Otitis media

Zusammensetzung

Cajeput	10 Tr.
Lavendel	15 Tr.
Teebaum	5 Tr.
Johanniskrautmazerat (Rotöl)	15 ml

Verabreichung

Einreibung des äußeren Ohrs und des Bereichs vom Mastoid bis zum Halsansatz.

Therapeutische Wirkung

- Antiviral
- Antibakteriell
- Schmerzlindernd

Klinische Befunde und Symptome

Eine Mittelohrentzündung (Otitis media) ist eine meist schmerzhafte viral oder bakteriell bedingte Entzündung der Schleimhaut des Mittelohrs. Durch die Schwellung wird meist zudem die Eustachi-Röhre verlegt, was den Druckaustausch erschwert.

Klinische Anwendungen

Das Mastoid bis zum Halsansatz und das äußere Ohr werden mit dieser Mischung eingerieben. Die Anwendung erfolgt am besten mehrfach täglich und bis zum Abklingen der Symptome.

Erläuterung

Aufgrund ihrer Lipophilie gelangen etherische Öle schnell in tiefer gelegene Gewebeschichten.

Modifikationen

Bei der Behandlung von Ohrenschmerzen bei Kindern und Jugendlichen kann ein Tropfen Lavendel oder Cajeput (analgetische Wirkung), auf einen Wattebausch geträufelt, in das äußere Ohr eingeführt und das Mastoid damit eingerieben werden. Zudem kann ein Tropfen der oben genannten etherischen Öle in Mischung auf einen Watteträger gegeben und damit der Gehörgang bestrichen werden. Dabei ist zu beachten, dass der Watteträger nicht tief in den Gehörgang eingeführt wird, um das Trommelfell nicht zu gefährden.

Sicherheitshinweise und Kontraindikationen

Gerade bei der Otitis media ist das Trommelfell stark in Mitleidenschaft gezogen und sollte durch keine Maßnahme belastet werden.

Ohrenentzündung 4

Otitis externa

Zusammensetzung

Cajeput	10 Tr.
Eucalyptus dives	5 Tr.
Pfefferminze	5 Tr.

Verabreichung

Auftragen der Mischung mit Kompresse auf das äußere Ohr.

Therapeutische Wirkung

- Antibakteriell
- Antiviral
- Schmerzlindernd
- Kühlend
- Entzündungshemmend

Klinische Befunde und Symptome

Eine Entzündung des äußeren Ohrs (Otitis externa) ist meist durch Bakterien (oft *Staphylococcus aureus* oder *Pseudomonas aeruginosa*) oder auch Pilzinfektionen (Dermatophyten) bedingt. Die Infektion wird oft durch eine Mazeration des äußeren Ohrs und des Gehörgangs sowie durch kleine Verletzungen, beispielsweise durch Wattestäbchen, begünstigt. Zu den Symptomen zählen starke Schmerzen, Juckreiz und Sekret sowie aus dem Gehörgang austretende Abschilferungen.

Klinische Anwendungen

Die Mischung wird ohne Druck auf das äußere Ohr aufgetragen. Es sollte mit einem Watteträger oder einer Kompresse gearbeitet werden, um eine Keimverschleppung zu vermeiden.

Ohrenentzündung 5

Dermatitis in der Ohrmuschel (bei Kindern)

Zusammensetzung

Kamille blau	2 Tr.
Lavendel	2 Tr.
Thymian ct. linalool	2 Tr.
Johanniskrautmazerat (Rotöl)	2,5 ml
Ringelblumenmazerat	2,5 ml

Verabreichung

Einreibung des äußeren Ohrs.

Therapeutische Wirkung

- Entzündungshemmend
- Antibakteriell
- Antimykotisch
- Schmerz- und juckreizlindernd
- Heilungsbeschleunigend

Klinische Befunde und Symptome

Der Begriff „Dermatitis“ beschreibt eine Entzündung, vornehmlich der Dermis (Lederhaut) (▶ Kap. 2.1.6). Die Dermatitis kann ekzematös oder autoimmun bedingt sein, aber auch durch Bakterien oder Allergene, Hautpilze oder Strahlen (z.B. Sonnenexposition), Arzneimittelreaktionen oder anderes ausgelöst werden. Genauso vielfältig wie die Ursachen können die Hauterscheinungen sein. Diese sind oft von Schmerzen und/oder Juckreiz begleitet.

Klinische Anwendungen

Mehrfach täglich wird die Mischung auf das äußere Ohr aufgetragen. Dabei sollte man ohne Druck arbeiten und evtl. einen Watteträger oder eine Kompresse benutzen.

Sicherheitshinweise und Kontraindikationen

Ist die Ursache nicht klar erkennbar und nicht als harmlos (z.B. Sonnenbrand) einzustufen, ist ein Arzt zu Rate zu ziehen. Bei einer Behandlung an der Ohrmuschel nahe dem Gehörgang können sich die schlechte Erreichbarkeit und die Nähe zum Trommelfell erschwerend auswirken.

6.8 Ohrenschmerzen

Wirksame Öle Basilikum, Cajeput, Geranie, Kamille (blau und römisch), Lavendel, Speiklavendel.

Fettes Trägeröl Olivenöl.

Ohrenschmerzen 1

Kompresse

Zusammensetzung

Kamille blau	1 Tr.
Lavendel	1 Tr.
Warmes Olivenöl	1 TL

Verabreichung

Anwendung als Kompresse am Ohr.

Therapeutische Wirkung

- Entzündungshemmend
- Schmerzlindernd
- Abschwellend

Klinische Befunde und Symptome

Diverse Viren, Bakterien, aber auch Tumoren oder eine Nervenreizung sowie mechanische Schädigung können Ohrenschmerzen verursachen. Diese können ein- oder beidseitig auftreten. Vor allem Kinder leiden zeitweise unter Ohrenschmerzen, die sehr unangenehm sein und auch das Gleichgewichtsempfinden beeinträchtigen können.

Klinische Anwendungen

Die etherischen Öle werden in das warme Olivenöl gegeben und ein Wattebausch damit getränkt. Es soll jedoch kein Öl aus dem Wattebausch herausfließen, daher diesen vor der Anwendung gründlich ausdrücken. Dieser Wattebausch wird in die Ohrmuschel oberhalb der Ohröffnung gelegt (▶ Teil II, Kap. 3.3). Abschließend kann ein warmer Schal um den Kopf gewickelt werden.

> Es darf kein Öl aus dem Wattebausch in den Gehörgang tropfen. Daher den Wattebausch vorsichtig ausdrücken.

Sicherheitshinweise und Kontraindikationen

Bei Ohrenschmerzen sollten keine Hausmittel ins Ohr geträufelt werden. Diagnose und Therapie unterliegen dem Arzt. Auch bei dieser Anwendung werden die etherischen oder fetten Öle nicht im Inneren des Ohres appliziert.

Ohrenschmerzen 2

Einreibung

Zusammensetzung

Lavendel	1 Tr.
Teebaum	1 Tr.
Olivenöl	1 TL

Verabreichung

Einreibung von Wange, Wangenknochen, Nacken, Mastoid und Ohr.

Therapeutische Wirkung

- Schmerzlindernd
- Antiviral
- Lymphatisch entstauend

Klinische Befunde und Symptome

Alle Arten von Ohrenschmerzen, v. a. viral bedingte. Diese Mischung ist auch dann gut geeignet, wenn eine lymphatische Schwellung vorliegt.

Klinische Anwendungen

Mit dieser öligen Mischung werden Wange, Wangenknochen, Nacken, Mastoid und das Areal um das Ohr herum ohne Druck massiert. Die Anwendung kann dreimal täglich stattfinden.

Modifikation

Nach dem Massieren kann man mit demselben Öl eine Kompresse tränken und diese auf die Wange und das Ohr legen. Das hilft zusätzlich, die Schmerzen zu lindern.

Sicherheitshinweise und Kontraindikationen

▶ *Ohrenschmerzen 1.*

6

6.9 Schnupfen (Rhinitis)

Siehe auch Kapitel 6.3 (Heuschnupfen) und Kapitel 6.10 (Sinusitis).

Wirksame Öle Ackerminze, Angelika, Balsamtanne, Benzoe, Cajeput, Eucalyptus (globulus und radiata), Ho-Blätter, Immortelle, Kardamom, Lavendel, Linaloe, Majoran, Myrte, Pfefferminze, Ravensara/Ravintsara, Rosendestillat, Speiklavendel, Teebaum, Thymian, Ysop, Wacholderbeere, Zimtrinde, Zypresse.

Fette Trägeröle Jojobaöl, Mandelöl, Sheabutter, Sanddornfruchtfleischöl.

Schnupfen 1

Trockene Inhalation

Zusammensetzung

Cajeput	5 ml
Eucalyptus radiata	3 ml
Pfefferminze	2 ml
Jojobaöl	10 ml

Verabreichung

Trockene Inhalation über Kompresse.

Therapeutische Wirkung

- Schleimlösend
- Abschwellend
- Antiviral

Klinische Befunde und Symptome

Schnupfen und Nebenhöhlenentzündung mit geschwollenen Schleimhäuten und behinderter Nasenatmung.

Klinische Anwendungen

Wenige Tropfen dieser Mischung werden auf eine unsterile Kompresse oder ein Papiertaschentuch gegeben. Dieses wird vor die Nase gehalten und die etherischen Öle inhaliert (▸ Teil II, Kap. 3.3.1). Die Anwendung kann mehrfach täglich wiederholt werden. Zwischen den Inhalationen kann das Taschentuch oder die Kompresse in der Brusttasche aufbewahrt oder zusammengefaltet an den Kragen geheftet werden. Dadurch gelangen weiterhin die etherischen Öle in die Nase.

Erläuterung

Ein Schnupfen ist in den meisten Fällen viral verursacht. Manchmal ist er das erste Zeichen eines stärkeren grippalen Infekts. Wenn die Behandlung bereits bei Auftreten der allerersten Symptome einsetzt, kann die Ausweitung der Erkrankung vermindert oder gar verhindert werden. Zu Beginn der Erkrankung kommt es zu stark erhöhter Nasensekretion, was jedoch von Vorteil ist.

Modifikationen

Alternativ können auch drei Tropfen reines Cajeput- oder Ravensara/Ravintsaraöl auf einer Kompresse inhaliert werden. Diese etherischen Öle besitzen schleimlösende und stark antivirale Wirkungen. Es können auch fünf Tropfen Thymian ct. thymol zugegeben werden, der die antivirale, schleimlösende und immunstimulierende Wirkung der Mischung verstärkt.

Sicherheitshinweise und Kontraindikationen

Bei Kindern mit grippalen Infekten sollte diese Mischung nicht zum Einsatz kommen. Kinder besitzen ein hyperreagibles Bronchialsystem, das bei Infekten oft noch sensibler reagiert. Pfefferminze und Eukalyptus haben eine tonisierende Wirkung. Dadurch kann ein Bronchospasmus ausgelöst werden.

Zusätzlich wirksame Öle

Citrusöle entfalten über die Duftlampe eine antivirale Wirkung in der Raumluft. Das gilt auch für Thymian ct. thymol.

Kommentar der Autoren

Teebaumöl nicht vergessen, das auch zur Vorbeugung sehr wirkungsvoll ist (▶ Teil II, Kap. 1.1.10).

Schnupfen 2

Einreibung

Zusammensetzung

Angelika	4 Tr.
Cajeput	6 Tr.
Myrte	5 Tr.
Pfefferminze	4 Tr.
Rosendestillat	2 Tr.
Sanddorn	10 Tr.
Sheabutter	25 g
Mandelöl	25 ml

Verabreichung

Einreibung der Nasenausgänge.

Therapeutische Wirkung

- Reizlindernd
- Antiviral
- Lymphatisch anregend
- Mukolytisch
- Heilungsfördernd
- Abschwellend

Klinische Befunde und Symptome

Schnupfen und Nebenhöhlenentzündung mit gereizter und entzündeter Nase, schleimigem Ausfluss und behinderter Nasenatmung.

Klinische Anwendungen

Sheabutter im Mandelöl schmelzen, erkalten lassen und die etherischen Öle hinzugeben. Unter mehrfachem intensivem Rühren zur Salbe aushärten lassen (▶ Teil II, Kap. 3.4.2).

Die fertige Salbe wird mehrfach täglich und bei Bedarf auf die Nasenausgänge gestrichen.

Erläuterung

Die Wirkung findet sowohl lokal als auch über die Inhalation, Lymph- und Blutbahnen statt.

Schnupfen 3

Inhalation und Ölbad

Zusammensetzung

Benzoe	1 ml
Cajeput	1 ml
Eucalyptus globulus	1 ml
Kamille blau	1 ml
Lavendel	3 ml
Myrte	1 ml
Ravensara/Ravintsara	1 ml
Zypresse	1 ml

Verabreichung

Trockene Inhalation über Kompresse oder Anwendung als Ölbad.

Therapeutische Wirkung

- Stark antiviral
- Entzündungshemmend
- Schleimlösend
- Schleimhautpflegend
- Hustenstillend
- Lymphatisch entstauend

Klinische Befunde und Symptome

Vor allem viral bedingte Infekte reagieren sehr gut auf diese Mischung. Schnupfen (Rhinitis) ist meist viral bedingt. Lediglich im Verlauf des Schnupfens kann es zur Superinfektion mit Bakterien kommen. Dann wird gelb-grünlicher Schleim sichtbar. Nicht selten sind dann auch die Nebenhöhlen beteiligt. Auch Bakterien reagieren sensibel auf diese Mischung.

Klinische Anwendungen

Etwa drei Tropfen der Mischung werden auf eine Kompresse oder ein Taschentuch gegeben und 10 bis 15 Minuten lang inhaliert. Anschließend verwahrt man das Tuch oder die Kompresse am besten nah am Körper (z. B. in der Brusttasche), um weiter von den verdunstenden etherischen Ölen zu profitieren. Die Inhalation sollte zwei- bis viermal täglich durchgeführt werden. Vor allem zu Beginn der Behandlung sollte sie engmaschiger angewendet werden.

Erläuterung

Diese Mischung kann bei Schnupfen, aber auch bei allen anderen Symptomen eines beginnenden grippalen Infekts angewendet werden. Je früher die Behandlung beginnt, desto besser ist die Prognose. Präventiv angewendet, kann es sein, dass der Infekt erst gar nicht ausbricht.

Modifikation

Mit dieser Aromamischung können auch sehr heilsame Vollbäder durchgeführt werden. Hierzu gibt man 30 ml Milch oder 5 ml Mulsifan und 20 Tropfen der etherischen Mischung in ein verschließbares Gefäß wie z. B. ein Marmeladenglas und schüttelt es kräftig und gründlich. Den Inhalt des Gefäßes gibt man dann in ein angenehm temperiertes Vollbad (▶ Teil II, Kap. 3.4.5). Die Dauer des Bades richtet sich nach den persönlichen Vorlieben und der Kreislaufsituation des Patienten. Gerade zu Beginn eines Infekts kann ein solches Bad sehr nützlich sein.

Schnupfen 4

Antivirale, schleimlösende Grundmischung

Zusammensetzung

Eucalyptus radiata	10 Tr.
Ravensara/Ravintsara	10 Tr.
Speiklavendel	5 Tr.

Verabreichung

Einreibung der Nasenöffnung, Inhalation oder innerliche Anwendung.

Therapeutische Wirkung

- Antiviral
- Schleimlösend
- Weitend und atmungserleichternd
- Antibakteriell
- Schleimhaut schützend und regenerierend

Klinische Befunde und Symptome

Schnupfen mit Schwellung der Schleimhäute und Sekretion. Erschwerte Nasenatmung, nächtliches Schnarchen.

Klinische Anwendungen

Diese Grundmischung kann sehr flexibel eingesetzt werden.

Als **Nasenöl** wird ein kleiner Tropfen der Mischung an die Nasenöffnung gestrichen. Wenn das als zu stark empfunden wird, kann man zwei kleine Kügelchen aus ca. briefmarkengroßen Stücken Papiertaschentuch formen und diese jeweils mit einem Tropfen der Mischung benetzen. Die Kügelchen werden dann in die Nasenlöcher eingeführt. Es erfolgt dadurch eine intensive Inhalation, die zunächst den festsitzenden Schleim mobilisiert und die Nasenschleimhaut abschwellen lässt (▸ Teil II, Kap. 3.3.1).

Für eine **Inhalation** gibt man ein bis zwei Tropfen der Mischung in den Inhalator. Diese Anwendung kann ein- bis dreimal täglich erfolgen.

Für die **innerliche Anwendung** können zweimal täglich zwei Tropfen der Mischung auf ein Stück Würfelzucker gegeben werden. Dieses Stück Zucker lässt man im Mund zergehen und speichelt es etwa zehn Minuten ein, bevor man es nach und nach schluckt.

Modifikationen

Für die äußerliche Anwendung direkt am Nasenausgang kann man auch fünf Tropfen der Grundmischung mit einem Teelöffel fettem Basisöl verdünnen. Bei gereizten Nasenausgängen empfehlen sich Johanniskraut- oder Ringelblumenmazerat oder eine Mischung aus beiden.

Schnupfen 5

Sanfte Mischung

Zusammensetzung

Niaouli	5 Tr.
Ravensara/Ravintsara	10 Tr.
(Rosenholz) oder Linaloeholz oder Ho-Blätter	5 Tr.

Verabreichung

▸ *Schnupfen 4.*

Therapeutische Wirkung

- Antiviral
- Haut- und schleimhautpflegend
- Schleimlösend

Klinische Befunde und Symptome

Schnupfen mit häufigem Naseputzen und wunden Nasenausgängen.

Klinische Anwendungen

▸ *Schnupfen 4.*

Modifikationen

Die Nasenausgänge sollten zudem mit Johanniskrautmazerat (Rotöl), Ringelblumenöl oder einer Salbe mit Sheabutter gepflegt werden. Diese Salbe kann aus 25 ml Ringelblumenöl und 25 g Sheabutter bestehen (zur Salbenherstellung ▸ Teil II, Kap. 3.4.2).

Zusätzliche Rezeptur

Zur Behandlung von Kindern und Jugendlichen kann auch folgende Mischung angewendet werden: 3 Tr. Benzoe, 5 Tr. Ho-Blätter oder Linaloeholz, 5 Tr. Neroli, 5 Tr. Niaouli.

Schnupfen 6

Fließschnupfen

Zusammensetzung

Angelika archangelika	5 Tr.
Eucalyptus radiata	5 Tr.
Zypresse	10 Tr.

Verabreichung

▸ *Schnupfen 4.*

Therapeutische Wirkung

- Lymphatisch entstauend
- Antiviral
- Abschwellend
- Sekret lösend
- Sekretionsberuhigend
- Schleimhautpflegend

Klinische Befunde und Symptome

Schnupfen mit starkem Nasenfluss.

Klinische Anwendungen

▸ *Schnupfen 4.*

Schnupfen 7

Schnupfen mit Kopfschmerzen

Zusammensetzung

Kardamom	5 Tr.
Niaouli	5 Tr.
Pfefferminze	5 Tr.
Zypresse	10 Tr.

Verabreichung

Einreibung von Stirn, Schläfen und Nase oder Anwendung als Vollbad.

Therapeutische Wirkung

- Schmerzlindernd
- Entstauend
- Antiviral
- Schleimlösend
- Konzentrationsfördernd und ausgleichend

Klinische Befunde und Symptome

Schnupfen mit Kopfschmerzen, der oft durch Sekretstau in den Nebenhöhlen oder als Reaktion auf den Virenbefall entsteht.

Klinische Anwendungen

Für eine Einreibung werden fünf Tropfen der Mischung in 10 ml Mandelöl gegeben. Stirn, Schläfen und Nase werden damit eingerieben. Diese Einreibungen sollten alle zwei Stunden erfolgen, bis sich die Symptome bessern oder ganz abklingen.

Für ein Vollbad werden zehn Tropfen der Mischung mit ca. 20 ml Milch in einem verschließbaren Gefäß gründlich verschüttelt. Der Inhalt des Gefäßes wird in das eingelassene Badewasser gegeben. Eine Badeanwendung erfolgt am besten als Tagesausklang, damit eine entsprechende Nachruhe eingehalten werden kann.

6.10 Sinusitis (Nasennebenhöhlenentzündung)

Siehe auch Kapitel 6.9 (Schnupfen).

Wirksame Öle Ackerminze, Angelika, Balsamtanne, Basilikum, Benzoe, Cajeput, Cistrose, Eucalyptus (dives und globulus), Immortelle, Ingwer, Kamille blau, Kiefer, Latschenkiefer, Lavendel, Lemongrass, Lorbeer, Majoran, Myrrhe, Myrte, Nelke, Neroli, Niaouli, Palmarosa, Pfefferminze, Ravensara/Ravintsara, Rosmarin (ct. cineol und ct. verbenon), Salbei, Schopflavendel, Teebaum, Thymian (ct. linalool und ct. thymol), Weißtanne, Ysop, Zimtrinde, Zitrone.

Fette Trägeröle Johanniskrautmazerat (Rotöl), Mandelöl.

Sinusitis 1

Inhalation und Vollbad

Zusammensetzung

Benzoe	1 ml
Eucalyptus globulus	2 ml
Kamille blau	2 ml
Myrrhe	1 ml
Myrte	1 ml
Niaouli	1 ml
Thymian ct. thymol	1 ml
Zitrone	1 ml

Verabreichung

Trockene Inhalation über Kompresse oder Badeanwendung.

Therapeutische Wirkung

- Schleimlösend
- Antibakteriell
- Antiviral
- Hustenstillend
- Schleimhautregenerierend
- Entzündungshemmend
- Immunstimulierend

Klinische Befunde und Symptome

Die Sinusitis ist eine meist viral, seltener bakteriell bedingte Entzündung der Schleimhaut der Nasennebenhöhlen. Sie wird oft begleitet von Schnupfen und Schmerzen im Bereich der Nebenhöhlen, des Kopfs oder der Zähne.

Klinische Anwendungen

Mit ein bis drei Tropfen der Mischung auf einer Kompresse oder einem Taschentuch wird eine trockene **Inhalation** durchgeführt (► Teil II, Kap. 3.3.1). Diese Inhalation wird mehrmals täglich angewendet und sollte bis zum Ausheilen der Nebenhöhlenentzündung erfolgen.

Für ein **Vollbad** werden 10 bis 20 Tropfen der Mischung in ca. 25 ml Milch gegeben und die Mischung in einem verschließbaren Gefäß gründlich verschüttelt. Der Inhalt des Gefäßes wird dann in ein Vollbad gegeben (► Teil II, Kap. 3.4.5). Das Bad wird am besten schon zu Beginn der Erkrankung angewendet und richtet sich in Dauer und Häufigkeit nach den Vorlieben und der Kreislaufsituation des Patienten.

6

Erläuterung

Durch diese Anwendungen löst sich der Schleim oft rasch aus den Nebenhöhlen. Dadurch reduzieren sich Keimlast und Beschwerden und die Atmung wird erleichtert.

Sicherheitshinweise und Kontraindikationen

Anhaltende Beschwerden müssen ärztlich abgeklärt werden.

Sinusitis 2

Nasenöl

Zusammensetzung

Angelika	1 Tr.
Cajeput	2 Tr.
Myrte	1 Tr.
Pfefferminze	1 Tr.
Mandelöl	20 ml

Verabreichung

Einbringen der Mischung in die Nasenlöcher mithilfe einer Pipette.

Therapeutische Wirkung

- Abschwellend
- Antiviral
- Mukolytisch
- Lymphatisch anregend
- Krusten lösend
- Schleimhautheilend

Klinische Befunde und Symptome

Virale oder eitrige Entzündung der Nebenhöhlen und Nasenschleimhäute. Die Nasenatmung ist behindert, mit und ohne Ausfluss von Nasensekret.

Klinische Anwendungen

Diese Mischung wird als Nasenöl verwendet. Nach Bedarf wird sie in die Nasenöffnungen getropft und mit knetenden Bewegungen auf den Schleimhäuten verteilt.

Erläuterung

Die Wirkung erfolgt direkt und lokal auf den entzündeten und erkrankten Schleimhäuten, über die Lymphbahnen und in den Lymphknoten, aber auch durch die dabei stattfindende Inhalation.

Modifikation

Sind die Nasenschleimhäute und -ausgänge sehr gereizt und wund, können fünf bis acht Tropfen Sanddornöl zugegeben werden.

Statt Cajeput kann auch Ravensara/Ravintsara verwendet werden. Beide sind auf den Schleimhäuten der Nase sehr gut verträglich und stark antiviral.

Sicherheitshinweise und Kontraindikationen

▶ *Sinusitis 1.*

Sinusitis 3

Antivirale und abschwellende Inhalation

Zusammensetzung

Pfefferminze	1 Tr.
Rosmarin ct. cineol	3 Tr.
Thymian ct. thymol	1 Tr.

Verabreichung

Anwendung als feuchte oder trockene Inhalation.

6

Therapeutische Wirkung

- Antiviral
- Schleimlösend
- Abschwellend

Klinische Befunde und Symptome

Nebenhöhlenentzündung mit allgemeiner Symptomatik.

Klinische Anwendungen

Ein Tropfen der Mischung kann für eine Inhalation mit Wasserdampf benutzt werden (▶ Teil II, Kap. 3.3.2). Die Inhalation erfolgt beliebig oft und lang, jedoch nicht öfter als dreimal täglich. Alternativ kann eine ganz einfache und wirksame Methode angewendet werden, die ursprünglich von Jean Pütz stammt. Man reißt von einem Papiertaschentuch zwei etwa briefmarkengroße Stücke ab und gibt je einen Tropfen der Mischung darauf. Anschließend knüllt man diese zu zwei Kügelchen zusammen und steckt sie sich nicht allzu tief in die Nasenlöcher. Die Härchen in der Nase halten die Kügelchen von den Schleimhäuten fern. Man kann die Kügelchen problemlos beim Reinigen der Nase wieder entfernen (▶ Teil II, Kap. 3.3.1).

Zusätzliche Rezeptur

Alternativ kann folgende Mischung angewendet werden: 1 Tr. Eukalyptus, 1 Tr. Geranie und 2 Tr. Rosmarin.

Sinusitis 4

Belebende Einreibung

Zusammensetzung

Eucalyptus globulus	2 Tr.
Geranie	5 Tr.
Pfefferminze	3 Tr.
Rosmarin ct. cineol	5 Tr.
Mandelöl	1 TL

Verabreichung

Einreibung von Ohren, Wangen, Nase und Stirn.

Therapeutische Wirkung

- Antiviral
- Abschwellend
- Schleimlösend

Klinische Befunde und Symptome

Nebenhöhlenentzündung mit starker lymphatischer Schwellung.

Klinische Anwendungen

Mit fünf Tropfen der Mischung der etherischen Öle und einem Teelöffel Mandelöl wird eine Mischung angerührt, mit der ein- bis mehrfach täglich eine Massage hinter und vor den Ohren, über den Wangenknochen, an Nase und Stirn vorgenommen wird.

Sinusitis 5

Einreibung

Zusammensetzung

Eucalyptus radiata	3 Tr.
Kamille blau	2 Tr.
Lavendel	3 Tr.
Pfefferminze	3 Tr.
Ravensara/Ravintsara	5 Tr.
Mandelöl	25 ml

6

Verabreichung

Einreibung von Schläfen, Stirn und Nase.

Therapeutische Wirkung

- Schleimlösend
- Schmerzlindernd
- Entzündungshemmend
- Antiviral
- Antibakteriell

Klinische Befunde und Symptome

Schmerzhaft gestaute und entzündete Nebenhöhlen.

Klinische Anwendungen

Mit dieser Mischung werden mehrfach täglich Schläfen, Stirn und Nase eingerieben.

6

Sinusitis 6

Chronische Sinusitis

Zusammensetzung

Eucalyptus radiata	3 Tr.
Lavendel	6 Tr.
Lorbeer	3 Tr.
Pfefferminze	3 Tr.
Mandelöl	25 ml

Verabreichung

Einreibung von Stirn, Schläfen und Nase.

Therapeutische Wirkung

- Schleimlösend
- Entzündungshemmend
- Schmerzlindernd
- Schleimhautregenerierend
- Antiseptisch
- Lymphatisch entstauend

Klinische Befunde und Symptome

Dauert eine Nebenhöhlenentzündung länger als zwei bis drei Monate, spricht man von einer chronischen Sinusitis. Diese geht meist aus einer akuten Sinusitis hervor. Es kommt zu lang anhaltender Anosmie, druckschmerzhaften Nebenhöhlen und beständigem Schnupfen.

Klinische Anwendungen

Mehrmals täglich werden Stirn, Schläfen und Nase mit der Mischung eingerieben. Es kann im Anschluss milde, trockene Wärme angewendet werden.

Sinusitis 7

Befreiendes Nasenöl

Zusammensetzung

Kamille blau	1 Tr.
Pfefferminze	1 Tr.
Thymian ct. linalool	1 Tr.
Johanniskrautmazert (Rotöl)	10 ml

Verabreichung

Einreibung zur Nasenpflege.

Therapeutische Wirkung

- Entzündungshemmend
- Heilungsfördernd
- Antiviral
- Antibakteriell
- Abschwellend
- Schmerzlindernd

Klinische Befunde und Symptome

Schnupfen aller Art, mit und ohne Ausfluss, auch mit Nebenhöhlenbeteiligung.

Klinische Anwendungen

Mehrfach täglich wird die Mischung auf den Naseneingang aufgetragen. Dabei kann man mit einem Watteträger oder dem kleinen Finger ein wenig von der Mischung auch ins Innere der Nase einbringen.

Erläuterung

Bei dieser Anwendung wird nicht nur die strapazierte Nase gepflegt, sondern auch eine Inhalation mit jedem Atemzug durchgeführt. Die etherischen Öle gelangen ins Innere der Nase, wo sie ihre Wirkung voll entfalten können.

Sinusitis 8

Für Kinder

Zusammensetzung

Cajeput	2 Tr.
Eucalyptus radiata	2 Tr.
Ho-Blätter oder Linaloeholz	1 Tr.
Lorbeer	2 Tr.
Mandelöl	10 ml

Verabreichung

Einreibung zur Nasenpflege.

Therapeutische Wirkung

- Antiviral
- Haut- und schleimhautpflegend
- Atmungserleichternd
- Abschwellend

Klinische Befunde und Symptome

Sinusitis bei Kindern.

Klinische Anwendungen

Die Mischung sollte drei- bis viermal täglich auf die Nasenöffnungen gerieben werden. Die Anwendung wird bis zum Abklingen der Symptome durchgeführt.

7 Hygiene und Parasitologie

7.1 Antiseptisch

Wirksame Öle Basilikum, Bergamotte, Cajeput, Eukalyptus, Kamille, Kampfer, Kiefer, Lavendel, Lemongrass, Myrrhe, Manuka, Nelke, Niaouli, Ravensara/Ravintsara, Rose, Rosmarin ct. cineol, Salbei, Teebaum, Thymian, Ysop, Zitrone.

Fettes Trägeröl Jojobaöl.

Zusammensetzung

Cajeput	5 Tr.
Nelke	2 Tr.
Ravensara/Ravintsara	5 Tr.
Rosmarin ct. cineol	3 Tr.
Zitrone	4 Tr.
Jojobaöl	50 ml

Verabreichung

Anwendung als lokale Einreibung.

Therapeutische Wirkung

- Antiviral
- Antibakteriell
- Lymphanregend

Klinische Befunde und Symptome

Lokale Infekte, vorwiegend viraler Natur, z. B. grippale Infekte.

Klinische Anwendungen

Die Mischung wird dreimal täglich lokal eingerieben.

7.2 Bakterien und Viren abtötend (prophylaktisch)

7

Wirksame Öle Basilikum, Bergamotte, Cajeput, Eukalyptus, Kamille, Kampfer, Kiefer, Lavendel, Lemongrass, Manuka, Myrrhe, Nelke, Niaouli, Ravensara/Ravintsara, Rose, Rosmarin, Salbei, Teebaum, Thymian ct. thymol, Ysop, Zitrone.

Zusammensetzung

Cajeput	2 Tr.
Thymian ct. thymol	1 Tr.
Zitrone	2 Tr.

Verabreichung

Anwendung in der Duftlampe zur Raumbeduftung oder Trockeninhalation z. B. am Fläschchen.

Therapeutische Wirkung

- Antiviral
- Antibakteriell
- Immunstimulierend

Klinische Befunde und Symptome

Viral und/oder bakteriell belastete Luft.

Klinische Anwendungen

Ein- bis zweimal täglich wird der Raum mit der Mischung über eine elektrische Duftlampe beduftet oder am Fläschchen oder Taschentuch geschnüffelt.

7.3 Fadenpilzinfektion (Tinea)

Siehe auch Kapitel 2.1.4 (Bartflechte).

Wirksame Öle Geranie, Myrrhe, Nelke, Pfefferminze, Speiklavendel, Teebaum.

Fettes Trägeröl Jojobaöl.

Zusammensetzung

Geranie	5 Tr.
Myrrhe	4 Tr.
Teebaum	10 Tr.
Jojobaöl	50 ml

Verabreichung

Anwendung als lokale Einreibung.

Therapeutische Wirkung

- Antimykotisch
- Hautregenerierend

Klinische Befunde und Symptome

Fadenpilze sind Dermatophyten, die Haut, Haare und Nägel besiedeln können. Kleine Wunden als Eintrittspforte, ein geschwächtes Immunsystem und ein feucht-warmes Milieu begünstigen eine Infektion. Flächige, oft schuppende und juckende Rötungen der Haut oder farbliche und strukturelle Veränderungen der Nägel deuten auf einen Befall hin.

Klinische Anwendungen

Zwei- bis dreimal täglich wird die Mischung auf die betroffenen Hautstellen aufgetragen. Die Hautstellen mit Rosenhydrolat befeuchten (▶ Teil II, Kap. 3.4.1).

Sicherheitshinweise und Kontraindikationen

Die pflegerische Anwendung darf nicht mit der ärztlichen Therapie kollidieren. Das gleichzeitige Auftragen von medizinischen Salben und Aromamischungen ist zu unterlassen, da es zu Wechselwirkungen kommen kann.

7.4 Insekten abwehrend und Parasiten abtötend

Siehe auch Kapitel 2.1.17 (Insektenstiche), Kapitel 7.5 (Kopfläuse) und Kapitel 7.6 (Krätze).

Wirksame Öle Basilikum, Bergamotte, Cajeput, Citronella, Eucalyptus citriodora, Geranie, Kampfer weiß, Lavendel, Lavandin, Lemongrass, Litsea, Nelke, Patchouli, Rosmarin, Salbei, Speiklavendel, Zedernholz.

Fette Trägeröle Mandelöl, Neemöl.

Insekten abwehrend 1

Variable Mischung

Zusammensetzung

Citronella	2 Tr.
Eucalyptus citriodora	2 Tr.
Lemongrass	2 Tr.

Verabreichung

Lokale Anwendung auf der Haut bzw. Kleidung und als Duftkompresse.

Therapeutische Wirkung

- Präventiv gegen Insekten- und Parasitenbefall
- Insekten abwehrend

Klinische Befunde und Symptome

Befall mit Läusen, Flöhen, Krätzmilben, Zecken, Mücken, Ameisen, Motten u. a.

Klinische Anwendungen

Die etherischen Öle müssen individuell angewendet werden. So können einzelne Öle oder eine Mischung auf die Kleidung aufgebracht oder punktuell auf die Haut aufgetupft werden, um Insekten fern zu halten. Kleiderschränke können mittels bedufteter Kompressen mottenfrei gehalten werden.

Sicherheitshinweise und Kontraindikationen

Wenn eine Zecke an der Haut anhaftet und bereits Blut zu saugen begonnen hat, darf kein etherisches oder fettes Öl aufgetragen werden. Das würde dazu führen, dass das Insekt seinen Mageninhalt entleert. Eine Infektion mit Krankheitserregern würde so begünstigt. Eine Zecke muss fachgerecht mit speziell dafür geeignetem Werkzeug (Apotheke/Arzt) entfernt werden.

Zusätzliche Rezepturen

Neemöl darf nicht vergessen werden. Es ist ein hervorragendes Mittel bei allen Arten von Insektenbefall, besonders bei Kopfläusen.

Kleidermotten werden zuverlässig mit einer Mischung von Lavendel und Zedernholzöl zu gleichen Teilen vertrieben. Es kann auch eine Spur Patchouli dazugegeben werden.

Insekten abwehrend 2

Mückenschreck-Raumspray

Zusammensetzung

Geranie	3 Tr.
Lavendel	8 Tr.
Lemongrass	10 Tr.
Alkohol	20 ml

Verabreichung

Anwendung als Insekten abwehrendes Spray.

Therapeutische Wirkung

- Insekten vertreibend
- Erfrischend und anregend

Klinische Befunde und Symptome

Lästige und blutdurstige Insekten im näheren Umfeld.

Klinische Anwendungen

Die etherischen Öle in den Alkohol geben, mit 80 ml Rosenwasser auffüllen und in eine 100-ml-Sprühflasche füllen. Vor jeder Anwendung die Flasche kräftig schütteln. Mehrfach täglich einige Sprühstöße in die Raumluft abgeben. Das Spray kann auch auf die Kleidung aufgesprüht werden. So oft wie nötig wiederholen.

Erläuterung

Dieses Spray kann auch außerhalb der Mückensaison verwendet werden. Es duftet frisch und belebend und kann als gewöhnliches Raumspray, Toilettenspray oder auch im Kleiderschrank als Wäschespray benutzt werden.

Insekten abwehrend 3

Mückenschreck-Körperöl

Zusammensetzung

Lavendel	4 Tr.
Lemongrass	6 Tr.
Rosendestillat	1 Tr.
Zedernholz	2 Tr.
Mandelöl	50 ml

Verabreichung

Einreibung zur Insektenabwehr.

Therapeutische Wirkung

- Insekten vertreibend
- Nervenentspannend
- Hautpflegend
- Juckreizlindernd

7

Klinische Befunde und Symptome

Blutsaugende Insekten im näheren Umfeld.

Klinische Anwendungen

Die etherischen Öle in das Mandelöl geben und die der Luft ausgesetzten Körperteile damit einreiben. Die Einreibungen können bei Bedarf wiederholt werden.

Kommentar der Autoren

Diese Aromamischung führt dazu, dass die lästigen Insekten uns „nicht riechen" können.

Insekten abwehrend 4

Gegen Juckreiz

Zusammensetzung

Lavendel	2 Tr.
Kampfer	2 Tr.
Pfefferminze	2 Tr.
Teebaum	2 Tr.
Zedernholz	3 Tr.

Verabreichung

Eines der Einzelöle zur puren, punktuellen Anwendung.

Therapeutische Wirkung

- Juckreizlindernd
- Abschwellend
- Schmerzlindernd
- Insekten vertreibend

Klinische Befunde und Symptome

Insektenstiche, die anschwellen, jucken und schmerzen.

Klinische Anwendungen

Nachdem ein Insekt gestochen hat und der Stich sich unangenehm bemerkbar macht, eines der Einzelöle pur auf den Stich auftragen. Dabei genügt eine Spur des Öls, die mit einem Finger vom Tropfer der geneigten Flasche aufgenommen wird. Die Anwendung kann alle ein bis zwei Stunden erfolgen, bis sich die Symptomatik bessert.

Erläuterung

Teebaumöl verspricht die Wirkung mit dem breitesten Spektrum. Es nimmt Schmerz und Juckreiz, wirkt heilend und abschwellend und hält weitere Insekten fern. Lavendelöl beschleunigt die Heilung und lindert die Beschwerden. Pfefferminzöl eignet sich vor allem bei schmerzenden Insektenstichen, kühlt und lindert Juckreiz. Kampferöl kühlt und vertreibt weitere Insekten. Zedernholz wird bevorzugt bei starkem Juckreiz angewendet.

Modifikation

Stiche regelmäßig mit Rosenhydrolat besprühen.

Sicherheitshinweise und Kontraindikationen

Kontakt mit den Augen und anderen Schleimhäuten meiden.

Insekten abwehrend 5

Bienen- und Wespenstiche

Zusammensetzung

Teebaumöl	Wenige Tropfen
Heilerde	Etwa bohnengroße Menge

Verabreichung

Anwendung als Kataplasma (Breiumschlag).

Therapeutische Wirkung

- Schmerzlindernd
- Abschwellend und heilungsbeschleunigend
- Juckreizlindernd
- Antiseptisch

Klinische Befunde und Symptome

Stark geschwollene, juckende und schmerzende Stiche von Bienen und Wespen.

Klinische Anwendungen

Die Heilerde (ggf. ein Stück Papiertaschentuch) mit Teebaumöl tränken und für mindestens eine halbe Stunde auf der Einstichstelle belassen. Die Anwendung kann bei Bedarf wiederholt und alle drei Stunden durchgeführt werden.

Modifikation

Im Wechsel kann die Heilerde mit reinem Rosenhydrolat getränkt und auf die Einstichstelle aufgelegt werden, bis sie trocken ist und abbröckelt.

7

7.5 Kopfläuse

Siehe auch Kapitel 7.4 (Insekten abwehrend und Parasiten abtötend).

Wirksame Öle Eukalyptus, Galbanum, Geranie, Ho-Blätter, Kiefer, Lavandin, Lemongrass, Linaloeholz, Neem, Nelke, Niaouli, Rosmarin ct. cineol, Speiklavendel, Teebaum, Thymian, Zimtrinde, Zitrone.

Fette Trägeröle Jojobaöl, Neemöl.

Kopfläuse 1

Stark Läuse vertreibendes Shampoo

Zusammensetzung

Geranie	10 Tr.
Lavendel	10 Tr.
Lemongrass	5 Tr.
Nelke	5 Tr.
Teebaum	20 Tr.
Zimtrinde	2 Tr.
Shampoogrundlage	100 ml

Verabreichung

Shampoo bei Kopflausbefall.

Therapeutische Wirkung

- Kopfläuse eliminierend
- Juckreizlindernd
- Hautregenerierend

Klinische Befunde und Symptome

Kopflausbefall.

Klinische Anwendungen

Das Shampoo wird zweimal täglich zur Haarwäsche benutzt. Die Anwendung dauert so lange, bis keine Kopfläuse und deren Nissen mehr auffindbar sind.

Modifikation

Die Shampooanwendung kann durch folgende Mischung ergänzt werden: 1 Tr. Geranie, 2 Tr. Lavendel, 4 Tr. Lemongrass, 1 Tr. Nelke, 1 Tr. Zimtrinde, 2 Tr. Zitrone, 50 ml Jojobaöl. Diese Mischung wird am Abend in die Kopfhaut einmassiert und soll über Nacht einwirken. Wird diese Mischung angewendet, erfolgt die Haarwäsche mit dem Shampoo nur einmal täglich am Morgen.

Kopfläuse 2

Emulgierte Ölmischung

Zusammensetzung

Geranie	1 Tr.
Lavendel	2 Tr.
Lemongrass	4 Tr.
Nelke	1 Tr.
Zimtrinde	1 Tr.
Zitrone	2 Tr.
Jojobaöl	20 ml
Mulsifan (Emulgator)	5 ml
Neemöl	25 ml

Verabreichung

Einreibung der Kopfhaut.

Therapeutische Wirkung

- Antiparasitär
- Kopfläuse eliminierend
- Juckreizlindernd

Klinische Befunde und Symptome

Kopflausbefall.

Klinische Anwendungen

Ein- bis zweimal täglich wird die Mischung wie ein Shampoo auf die gesamte Kopfhaut aufgetragen und einmassiert. Danach sollte sie mindestens eine Stunde oder über Nacht einwirken. Abschließend können die Haare mit warmem Wasser ausgespült werden. Dank des Emulgators Mulsifan lässt sich das Öl vollständig ausspülen.

Modifikation

Es kann begleitend auch das Shampoo aus der Rezeptur ▸ *Kopfläuse 1* verwendet werden. In diesem Fall wird die Mischung nur einmal täglich angewendet.

Kopfläuse 3

Shampoo für die Erstbehandlung

Zusammensetzung

Geranie	10 Tr.
Lavendel	10 Tr.
Teebaum	10 Tr.
Neutralshampoo	100 ml

7

Verabreichung

Shampoo zur Erstbehandlung bei Kopflausbefall.

Therapeutische Wirkung

- Hautbarriere stabilisierend
- Antiparasitär

Klinische Befunde und Symptome

Frisch aufgetretene Verlausung des Kopfes.

Klinische Anwendungen

Die etherischen Öle werden in das Neutralshampoo gegeben und täglich angewendet. Nach dem Auswaschen sollten die Haare mit einem Läusekamm gründlich gekämmt werden, um die Nissen von der Kopfhaut zu lösen. Das Lösen und Entfernen der Nissen ist wichtig für den Erfolg der Therapie, da aus den Nissen sonst eine neue Generation Läuse entsteht. Die Haare sollten einige Wochen lang täglich mit diesem Shampoo gewaschen und die Nissen entfernt werden. Vor der Anwendung des Shampoos empfiehlt es sich, täglich auch die Mischung ▶ *Kopfläuse 4* wie empfohlen anzuwenden und diese mit dem Shampoo abschließend auszuwaschen.

Kopfläuse 4

Kopföl für die Erstbehandlung

Zusammensetzung

Geranie	10 Tr.
Lavendel	10 Tr.
(Rosenholz) oder Linaloeholz oder Ho-Blätter	10 Tr.
Teebaum	10 Tr.
Mandelöl	100 ml

Verabreichung

Einreibung der Kopfhaut.

Therapeutische Wirkung

- Läuse abtötend
- Antiparasitär

Klinische Befunde und Symptome

Frisch aufgetretene Verlausung des Kopfes.

Klinische Anwendungen

Die etherischen Öle in das Mandelöl geben. Die Haare strähnenweise scheiteln und die Ölmischung in die freiliegende Kopfhaut einreiben. Den gesamten Haarbereich für zwei Stunden mit Haushaltsfolie einwickeln. Durch diese Okklusion entsteht Wärme, und die Wirkung der etherischen Öle entfaltet sich besser. Alternativ kann ein vorgewärmtes Handtuch benutzt werden. Danach die Haare am besten mit dem Shampoo ▶ *Kopfläuse 3* auswaschen.

Kopfläuse 5

Starke, wirkungsvolle Rezeptur

Zusammensetzung

Cajeput	3 Tr.
Kiefer	1 Tr.
Lavendel oder Lavandin	15 Tr.
Poleiminze	1 Tr.
Teebaum	5 Tr.
Zimtrinde	1 Tr.
Neemöl	50 ml

Verabreichung

Einreibung der Kopfhaut.

Therapeutische Wirkung

- Läuse abtötend
- Milieu sanierend
- Juckreiz lindernd
- Antiseptisch

Klinische Befunde und Symptome

Verlausung der Kopfhaut.

Klinische Anwendungen

Die Mischung täglich in die Kopfhaut einmassieren und den Kopf mit einem vorgewärmten Handtuch umwickeln. Circa eine Stunde einwirken lassen. Danach die Haare mit einem Nissenkamm gründlich durchkämmen. Abschließend die Haare auswaschen.

7.6 Krätze (Scabies)

Siehe auch Kapitel 7.4 (Insekten abwehrend und Parasiten abtötend).

Wirksame Öle Bergamotte, Cajeput, Geranie, Kiefer, Lavandin, Lavendel, Lemongrass, Oregano, Pfefferminze, Rosmarin, Speiklavendel, Teebaum, Thymian ct. thymol, Tolubalsam, Zimtrinde.

Fette Trägeröle Mandelöl, Neemöl, Traubenkernöl.

7

Zusammensetzung

Bergamotte	5 %
Cajeput	10 %
Geranie	5 %
Lavendel oder Lavandin	20 %
Oregano	3 %
Teebaum	20 %
Thymian ct. thymol	2 %
Zimtrinde	5 %
Neemöl	30 %

Verabreichung

Einreibung der Haut und Badeanwendung.

Therapeutische Wirkung

- Antiparasitär
- Milben abtötend
- Heilungsfördernd

Klinische Befunde und Symptome

Die Krätze (Scabies) wird durch Milben verursacht, die die menschliche Oberhaut besiedeln. Die Milben legen ihre Eier und ihren Kot in winzigen Kanälen ab. Dadurch entstehen Juckreiz, Pusteln und andere Hauterscheinungen.

Klinische Anwendungen

Die etherischen Öle und das Neemöl mischen und mit der gleichen Menge an fettem Öl im Verhältnis 1:1 verdünnen (z. B. mit Mandel- oder Traubenkernöl). Die Mischung auf die betroffenen Areale auftragen. Nach einer Stunde abwaschen. Danach wird mit derselben Mischung ein Vollbad durchgeführt. Hierzu wird ein Badeöl wie folgt hergestellt: 3 % der genannten Mischung etherischer Öle mit 87 % des fetten Basisöls und 10 % Mulsifan vermischen (▸ Teil II, Kap. 3.4.5).

Sicherheitshinweise und Kontraindikationen

Zur Sicherheit wird ein Verträglichkeitstest mit einem Tropfen der endgültigen Mischung auf dem Innenarm durchgeführt. Sind nach einer Stunde keine Irritationen, Rötungen oder Juckreiz bemerkbar, liegt keine Unverträglichkeit vor (▸ Teil II, Kap. 2.1.2).

7.7 Mundgeruch

Wirksame Öle Ackerminze, Bergamotte, Fenchel, Ingwer, Kardamom, Lavandin, Lavendel, Myrrhe, Nelke, Niaouli, Orange, Pfefferminze, Speiklavendel, Teebaum, Zitrone.

Zusammensetzung

Pfefferminze	2 Tr.
Zitrone	2 Tr.
Schnaps	1 TL

Verabreichung

Anwendung als Mundspülung.

Therapeutische Wirkung

- Antibakteriell
- Antiviral
- Milieusanierend
- Geruchsbekämpfend

Klinische Befunde und Symptome

Mundgeruch allgemein, v. a. Mundgeruch durch Magenprobleme.

Klinische Anwendungen

Alle Bestandteile gut vermischen und in einem Glas mit warmem Wasser lösen. Mit dieser Lösung morgens, abends und ggf. ein drittes Mal nach dem Mittagessen gurgeln.

Zusätzliche Rezepturen

Liegen Zahnfleischprobleme vor, verwendet man besser folgende Mischung: 2 Tr. Teebaum, 1 Tr. Thymian ct. thymol, 1 TL Schnaps und ein Glas warmes Wasser vermischen und mit dieser Lösung wie oben angegeben gurgeln.

Allgemein hilfreich ist es auch, wenige Tropfen Lavendel in einem Teelöffel Schnaps gelöst in ein Glas warmes Wasser zu geben und als Gurgellösung zu verwenden.

7.8 Reinigend, antitoxisch

Zusammensetzung

Fenchel	4 Tr.
Geranie	3 Tr.
Rosmarin ct. cineol	3 Tr.
Wacholderbeere	4 Tr.
Zitrone	6 Tr.
Jojobaöl	50 ml

Verabreichung

Äußerliche Anwendung als Einreibung.

Therapeutische Wirkung

- Lymphatisch anregend
- Nieren anregend
- Leber aktivierend

Klinische Befunde und Symptome

Träge Ausscheidungsmechanismen, die zu Ansammlungen von Stoffwechseltoxinen im Gewebe führen. Daraus können diverse Erkrankungen und Symptome resultieren, darunter Hautausschläge, Arthritis, Gicht und andere. Oft sind die Laborwerte unauffällig und die Symptomatik ist ursächlich nicht zu klären.

Klinische Anwendungen

Der Körper wird bei der morgendlichen Pflege und ggf. ein zweites Mal am Abend mit der Mischung eingerieben. Dabei kann die Haut mit Rosenwasser befeuchtet werden (▶ Teil II, Kap. 3.4.1). Das Öl wird bis zum Einziehen in die Haut einmassiert, wobei alle Streichungen herzwärts erfolgen.

Kommentar der Autoren

Blutreinigungskuren oder Entgiftungstherapien sind aus medizinischer Sicht nicht notwendig oder untermauert. Dennoch stellen sich erstaunliche Erfolge bei diversen Erkrankungen ein. Diese Anwendung kann wirksam durch blutreinigende Tees unterstützt werden.

7.9 Zeckenbiss

Siehe auch Kapitel 7.4 (Insekten abwehrend und Parasiten abtötend).

7

Zusammensetzung

Lavandin	7 Tr.
Lemongrass	5 Tr.
Majoran	5 Tr.
Zedernholz	4 Tr.
Neemöl	50 ml

Verabreichung

Punktuelle Anwendung nach Zeckenbiss.

Therapeutische Wirkung

- Juckreizlindernd
- Antiinfektiös

Klinische Befunde und Symptome

Unspezifische, lokale Beschwerden nach einem Zeckenbiss.

Klinische Anwendungen

Die Mischung wird einige Male täglich auf die Bissstelle aufgetragen. Die Anwendung dauert bis zum Abklingen der Beschwerden.

Sicherheitshinweise und Kontraindikationen

Die Mischung ist geeignet für Anwendungen bei unspezifischen Beschwerden nach einem Insektenstich. Sie ist nicht geeignet, um eine Borrelioseinfektion zu behandeln, die sich durch eine sich ausbreitende, ringförmige Rötung auszeichnet. Bei ersten, auffälligen Zeichen nach einem Zeckenbiss ist umgehend ein Arzt aufzusuchen.

Es darf keinesfalls eine Anwendung stattfinden, solange die Zecke noch am Körper ist. Diese entleert sonst ihren Mageninhalt, was eine FSME oder Borreliose begünstigt.

Zusätzlich wirksame Öle

Citronella, Eucalyptus citriodora.

8 Infektionskrankheiten

8.1 Angina tonsillaris (Mandelentzündung)

Siehe auch Kapitel 6.1 (Halsentzündung, Halsschmerzen).

Wirksame Öle Bay, Bergamotte, Bergbohnenkraut, Eucalyptus globulus, Geranie, Ingwer, Lemongrass, Lorbeer, Manuka, Melisse, Muskatellersalbei, Myrte, Salbei, Ravensara/Ravintsara, Rosmarin (ct. cineol und ct. verbenon), Thymian (ct. thymol und ct. linalool), Ysop, Zitrone.

Fettes Trägeröl Johanniskrautmazerat (Rotöl).

Angina tonsillaris 1

Einreibung

Zusammensetzung

Ingwer	4 Tr.
Melisse	3 Tr.
Rosmarin ct. verbenon	4 Tr.
Salbei	2 Tr.
Johanniskrautmazerat (Rotöl)	50 ml

Verabreichung

Einreibung von Unterkiefer und Hals.

Therapeutische Wirkung

- Antiviral
- Antibakteriell
- Erwärmend
- Abschwellend
- Immunmodulierend

Klinische Befunde und Symptome

Bei der Angina tonsillaris handelt es sich um eine meist bakterielle, seltener virale Entzündung der Gaumenmandeln. Häufige Auslöser sind beta-hämolysierende Streptokokken der Gruppe A oder Epstein-Barr-Viren. Die Erkrankung ist durch Tröpfcheninfektion übertragbar und meist mit Schmerzen, Schluckbeschwerden und einem Kloßgefühl im Hals verbunden.

Klinische Anwendungen

Dreimal täglich wird die Mischung äußerlich auf den Unterkiefer und den Hals aufgetragen. Wenn es als angenehm empfunden wird, kann abschließend milde Wärme über eine Kompresse oder einen Wickel aufgebracht werden. Die Maßnahme sollte bis zum Abklingen der Symptome durchgeführt werden.

Angina tonsillaris 2

Antiseptische Gurgellösung

Zusammensetzung

Manuka	1 Tr.
Myrte	1 Tr.
Zitrone	1 Tr.
Salz	1 TL

Verabreichung

Anwendung als Gurgellösung.

Therapeutische Wirkung

- Antibakteriell
- Antiviral
- Lymphatisch entstauend

Klinische Befunde und Symptome

▸ *Angina tonsillaris 1.*

8

Klinische Anwendungen

Die etherischen Öle werden mit dem Salz vermengt und in einem Glas mit warmem Wasser aufgelöst. Die Mischung wird kräftig verrührt und mehrfach täglich als Gurgellösung angewendet.

Angina tonsillaris 3

Gurgelwasser

Zusammensetzung

Ravensara/Ravintsara oder Thymian ct. thymol	2 Tr.
Salz	1 TL
Lauwarmes Wasser	1 Glas

Verabreichung

Anwendung als Gurgellösung.

Therapeutische Wirkung

- Antiviral und antibakteriell
- Schleimhautbefeuchtend

Klinische Befunde und Symptome

▶ *Angina tonsillaris 1.*

Klinische Anwendungen

▶ *Angina tonsillaris 2.*

8

Angina tonsillaris 4

Halswickel

Zusammensetzung

Eucalyptus globulus oder Manuka	3 Tr.
Mandelöl	1 TL

Verabreichung

Anwendung als Halswickel.

Therapeutische Wirkung

- Antibakteriell
- Antiviral
- Entzündungshemmend
- Abschwellend

Klinische Befunde und Symptome

Tonsillitis, Besserung der Beschwerden durch Wärme.

Klinische Anwendungen

Die Öle werden vermengt und ein Baumwolltuch damit getränkt. Das Tuch wird um den Hals gelegt und mit einem Wolltuch fixiert. Abschließend kann eine milde Wärmequelle aufgelegt werden. Der Wickel kann ein- bis mehrere Male täglich angewendet werden und sollte jedes Mal 10 bis 20 Minuten belassen werden. Nach dem Abnehmen des Wickels sollte eine halbe Stunde Nachruhe eingehalten werden.

8.2 Bronchitis

Wirksame Öle Angelika, Anis, Basilikum, Bay, Benzoe, Bergbohnenkraut, Bitterorange, Cajeput, Cistrose, Dill, Elemi, Eucalyptus (globulus und dives), Galbanum, Ho-Blätter, Kamille römisch, Kampfer weiß, Kardamom, Kiefer, Kümmel, Latschenkiefer, Lavandin, Lavendel, Lemongrass, Linaloeholz, Lorbeer, Majoran, Manuka, Myrrhe, Myrte grün, Nelke, Niaouli, Pfeffer schwarz, Pfefferminze, Ravensara/Ravintsara, Rosendestillat, (Rosenholz), Rosmarin, Salbei, Sandelholz, Spearmint, Speiklavendel, Sternanis, Immortelle, Tanne, Teebaum, Thymian ct. thymol, Tolubalsam, Wacholderbeere, Weihrauch, Weißtanne, Ysop decumbens, Zedernholz, Zimtrinde, Zitrone, Zitronenmelisse, Zypresse.

Fette Trägeröle (Bilsenkrautmazerat), Johanniskrautmazerat (Rotöl), Macadamianussöl, Mandelöl.

8.2.1 Allgemeine Bronchitis

Allgemeine Bronchitis 1

Beruhigend und ausgleichend, auswurffördernd

Zusammensetzung

Lavandin	10 Tr.
Ravensara/Ravintsara	10 Tr.
Tanne	10 Tr.
Thymian rot (ct. thymol)	5 Tr.
Mandelöl	100 ml

Verabreichung

Einreibung von Brust und Rücken.

Therapeutische Wirkung

- Antiviral
- Antibakteriell
- Schleimmobilisierend
- Lungenreinigend

Klinische Befunde und Symptome

Akute Bronchitis mit Verschleimung der Lunge.

Klinische Anwendungen

Zwei- bis dreimal täglich werden Brust und Rücken mit der Mischung eingerieben. Die Anwendung sollte konsequent bis zum Abklingen der Symptome und bis zum Versiegen der Schleimproduktion durchgeführt werden.

Zusätzlich wirksame Öle

Bei einer akuten und oft auch bei der chronischen Bronchitis ist es sehr wohltuend, ein- bis dreimal täglich eine trockene Inhalation mit drei Tropfen Cajeput durchzuführen. Das Öl wird auf ein Taschentuch oder eine Kompresse getropft und locker vor Mund und Nase gehalten (► Teil II, Kap. 3.3.1).

Allgemeine Bronchitis 2

Muskulär entspannend und erwärmend

Zusammensetzung

Ingwer	5 Tr.
Majoran	4 Tr.
Myrte	7 Tr.
Nelke	1 Tr.
Zimtrinde	2 Tr.
Bilsenkrautmazerat	25 ml
Johanniskrautmazerat (Rotöl)	25 ml

Verabreichung

Einreibung von Brust und Rücken sowie Schultergürtel und verspannter und schmerzender Muskulatur.

Therapeutische Wirkung

- Erwärmend
- Antiviral
- Antibakteriell

- Muskulär entspannend
- Spasmolytisch
- Schmerzlindernd
- Schleimlösend und -mobilisierend

Klinische Befunde und Symptome

Bronchiale Infekte mit quälendem Husten, der zu Schmerzen und Verspannungen in der thorakalen Muskulatur führt. Empfindlichkeit gegen Kälte, Gefühl mangelnder Lebenswärme, häufig schwerstkranke und palliative Patienten.

Die Wahl sollte auf diese Mischung fallen, wenn die betroffene Person bei einem bronchialen Infekt vor allem nach Wärme verlangt. Kälte wird als unangenehm oder feindlich empfunden. Mangelnde Lebenswärme finden wir vor allem bei kachektischen, stark geschwächten und palliativen Patienten. Der Husten ist sehr quälend und führt zu schmerzhaften Verspannungen und Muskelkater. Der ganze Brustkorb und das Zwerchfell schmerzen. Der Schleim sitzt meist fest und kann schwer abgehustet werden.

Klinische Anwendungen

Ein- bis zweimal täglich werden Brust, Rücken und Schultergürtel sowie die verspannte und schmerzende Muskulatur mit dieser Mischung eingerieben.

Erläuterung

Einige Erkältungsmischungen haben eine eher kühle Natur. Oft enthalten diese Minzöle oder Eukalyptus. Diese Mischung ist hingegen erwärmend und entspannend.

Bilsenkrautmazerat entspannt die Muskulatur stark. Es ist über den Apothekengroßhandel erhältlich.

Sicherheitshinweise und Kontraindikationen

Zimtöl ist stark wirksam und von größtem Wert. Es muss jedoch bedacht werden, dass allergische Reaktionen nicht selten sind. Sehr empfindliche Menschen sollten daher diese Mischung vor der großflächigen Anwendung an einem sensiblen Hautareal kleinflächig testen (▶ Teil II, Kap. 2.1.2). In der richtigen Dosierung ist Zimtöl in der Regel komplikationslos anwendbar.

Kommentar der Autoren

Der große Vorteil dieser Mischung ist die wärmende Wirkung. Gerade wenn broncho-pulmonale Infekte mit Kälte- und Schwächegefühl einhergehen, ist diese Mischung besonders geeignet.

Allgemeine Bronchitis 3

Zäpfchen bei akuter und chronischer Bronchitis

Zusammensetzung

Sanft wirkende Rezeptur	
Myrte grün	30 Tr.
Thymian ct. thymol	5 Tr.
Ysop decumbens	30 Tr.
Stark wirkende Rezeptur	
Manuka	10 Tr.
Myrte grün	30 Tr.
Thymian ct. thymol	20 Tr.
Ysop decumbens	5 Tr.

Verabreichung

Anwendung als Zäpfchen.

Therapeutische Wirkung

- Antiinflammatorisch
- Mukolytisch
- Antiviral

Klinische Befunde und Symptome

Entzündung der Bronchien mit zähem, schwer abzuhustendem Schleim.

Klinische Anwendungen

Zur Herstellung der Zäpfchen ▸ Teil II, Kap. 3.2.1. Zweimal täglich kann je ein Zäpfchen verabreicht werden.

Erläuterung

Die Öle wirken einerseits über die vom Vagus innervierten submukösen Drüsen, die dünnflüssigeres und leichter abhustbares Sekret produzieren. Zum anderen verhindert die steroidähnliche Eigenschaft des 1,8-Cineols die Histaminfreisetzung aus den Mastzellen und wirkt somit antiinflammatorisch. Die Öle werden u. a. direkt an die Bronchiolen transportiert. Sie wirken allerdings nicht nur an den Bronchiolen. Es können so die entzündeten Stellen von innen her abheilen. Der zähe Schleim kann dann problemlos abgehustet werden.

8.2.2 Bronchitis, akute

Akute Bronchitis 1

Antiviral und schleimlösend

Zusammensetzung

Eucalyptus globulus	6 Tr.
Lorbeer	3 Tr.
Myrte grün	3 Tr.
Niaouli	4 Tr.
Ravensara/Ravintsara	6 Tr.
Macadamianussöl	50 ml

Verabreichung

Einreibung von Brust und Rücken.

Therapeutische Wirkung

- Antiviral
- Schleimlösend
- Antibakteriell

Klinische Befunde und Symptome

Durch eine akute Entzündung der Bronchien schwillt deren Schleimhaut an, was zu Husten, eventuell Stridor und in der Folge zu einer erhöhten Schleimproduktion führt. Eine akute Bronchitis kann durch virale und bakterielle Infektionen entstehen. Der abgehustete Schleim ist bei viralen Infekten eher klar bis gräulich, bei bakteriellen Infekten gelb-grünlich gefärbt.

Klinische Anwendungen

Brust und Rücken werden morgens und abends mit der Mischung eingerieben, auf Wunsch auch ein drittes oder viertes Mal am Tag. Die Anwendung wird bis zum Abklingen der Symptome durchgeführt. Milde Wärmeanwendungen werden oft als wohltuend empfunden und helfen, festsitzenden Schleim zu lösen.

Erläuterung

Man unterscheidet zwischen der akuten und der chronischen Bronchitis. Die akute ist in der Regel infektiös bedingt und äußert sich in akuten, teils quälenden bis immobilisierenden Krankheitssymptomen.

Die chronische Bronchitis kann zwar durch chronisch rezidivierende Infekte begünstigt oder ausgelöst werden, meist sind jedoch jahrelanger Zigarettenkonsum, Industrieabgase, berufliche Faktoren wie

Staubexposition, starke Hitze oder Reizgase ursächlich. Die Symptome sind chronisch. Durch den anhaltend auftretenden Schleim in den Atemwegen kann es aber gehäuft zu Infekten kommen.

Die chronische Bronchitis wird ausführlich im Abschnit 8.2.3 besprochen.

Akute Bronchitis 2

Durchwärmend und immunstimulierend

Zusammensetzung

Eucalyptus globulus	10 Tr.
Lorbeer	5 Tr.
Myrte grün	5 Tr.
Ravensara/Ravintsara	5 Tr.
Thymian ct. thymol	5 Tr.
Mandelöl	50 ml

Verabreichung

Einreibung von Brust und Rücken.

Therapeutische Wirkung

- Stark schleimlösend
- Antiviral und antibakteriell
- Muskelentspannend
- Atemerleichternd

8

Klinische Befunde und Symptome

Akuter Infekt mit Verschleimung der Atemwege und Husten.

Klinische Anwendungen

Brust und Rücken werden mehrfach täglich mit der Mischung eingerieben. Dabei werden die Zwischenrippenmuskeln leicht massiert. Vibratorische Bewegungen der Hände und Wärmeanwendungen erleichtern das Abhusten des Schleims.

Akute Bronchitis 3

Wärmend und antiseptisch

Zusammensetzung

Kardamom	3 Tr.
Ravensara/Ravintsara	5 Tr.
Thymian ct. thymol	5 Tr.
Zimtrinde	3 Tr.
Mandelöl	30 ml

Verabreichung

Einreibung von Schultern, Rücken und Brust, Anwendung als Fußbad.

Therapeutische Wirkung

- Erwärmend und schleimlösend
- Stark antiviral und antibakteriell
- Durchblutungsfördernd

Klinische Befunde und Symptome

Akute Bronchitis mit Schleimbildung und erschwertem Abhusten des Schleims. Heftige Infektsymptome wie Fieber und Abgeschlagenheit.

Klinische Anwendungen

Man sollte so früh wie möglich mit den Anwendungen beginnen. Mehrfach täglich werden Schultern, Rücken und Brust mit der Mischung eingerieben. Abschließend applizierte Wärme verbessert die Aufnahme der etherischen Öle. Auch warme Fußbäder wirken wohltuend.

Akute Bronchitis 4

Klassische, eher kühlende Mischung

Zusammensetzung

Eucalyptus globulus	5 Tr.
Myrte grün	2 Tr.
Ravensara/Ravintsara	5 Tr.
Teebaum	3 Tr.
Mandelöl	30 ml

Verabreichung

Einreibung von Brust und Rücken.

Therapeutische Wirkung

- Stark antiviral
- Schleimlösend

Klinische Befunde und Symptome

Beginnende, viral bedingte Bronchitis mit Verschleimung der Bronchien.

Klinische Anwendungen

Bei den ersten Symptomen mit den Anwendungen beginnen. Brust und Rücken mehrfach täglich einreiben. Rotlichtbestrahlung oder eine mild erwärmte Wärmflasche verbessern den Effekt.

Akute Bronchitis 5

Erfrischende und durchblutende Mischung

Zusammensetzung

Kardamom	3 Tr.
Ravensara/Ravintsara	5 Tr.
Weißtanne	10 Tr.
Mandelöl	30 ml

Verabreichung

▶ *Akute Bronchitis 4.*

Therapeutische Wirkung

- Stark schleimlösend
- Antiviral und antibakteriell
- Atemerleichternd und erfrischend
- Durchblutungsfördernd und schmerzlindernd

Klinische Befunde und Symptome

Akute Bronchitis mit starker Verschleimung und Schmerzen beim Abhusten.

Klinische Anwendungen

Mehrfach täglich sollten Brust und Rücken eingerieben werden, wobei die Zwischenrippenmuskulatur mit den Fingerkuppen massiert wird. Sanftes Klopfen und vibratorische Bewegungen der Hände erleichtern das Abhusten des Schleims.

Akute Bronchitis 6

Einreibung für Kinder

Zusammensetzung

Anis	4 Tr.
Benzoe	4 Tr.
(Rosenholz) oder Linaloeholz oder Ho-Blätter	4 Tr.
Zimtrinde oder Dill	1 Tr.
Mandelöl	30 ml

Verabreichung

Sanfte Einreibung von Brust und Rücken.

Therapeutische Wirkung

- Schleimlösend
- Schleimhautregenerierend
- Antiviral und antibakteriell
- Hustenreiz beruhigend

Klinische Befunde und Symptome

Akute Bronchitis bei Kindern mit Schleimbildung und quälendem Husten, der den nächtlichen Schlaf erschwert.

Klinische Anwendungen

Bis zu dreimal täglich Brust und Rücken des Kindes einreiben.

Erläuterung

Die Einreibung ist für Kinder ab sechs Jahren geeignet.

8.2.3 Bronchitis, chronische

Chronische Bronchitis 1

Entspannend und beruhigend

Zusammensetzung

Benzoe	5 Tr.
Grapefruit	10 Tr.
Myrte grün	5 Tr.
Sibirische Tanne	5 Tr.
Speiklavendel	5 Tr.
Mandelöl	50 ml

Verabreichung

Einreibung von Brust und Rücken.

Therapeutische Wirkung

- Antiviral
- Hustenreiz beruhigend
- Schmerzstillend
- Stark schleimlösend und lungenreinigend

Klinische Befunde und Symptome

Von einer chronischen Bronchitis spricht man bei Beschwerden, die laut WHO mit Husten und Auswurf an den meisten Tagen während mindestens drei Monaten in zwei aufeinanderfolgenden Jahren einhergehen. Nahezu alle chronischen Belastungen des Respirationstrakts kommen als Ursache infrage. Vor allem aber das Zigarettenrauchen ist ein häufiger Auslöser. Häufig wiederkehrende Infekte, Umweltgifte und berufliche Schadstoffexposition tragen auch zu einer chronischen Bronchitis bei. Vor allem die chronische Verschleimung und das oft erschwerte Abhusten plagen die Betroffenen. Auch Infekte treten auf diesem Nährboden häufiger auf.

Bei der chronischen Bronchitis stehen lungenpflegende etherische Öle wie Myrte grün und Cajeput sowie schleimlösende Öle im Vordergrund. Antibakterielle und antivirale Komponenten können begleitend als Infektprävention eingesetzt werden. Aufgrund der langen Behandlungsdauer sollte die Dosis der etherischen Öle bei der chronischen Bronchitis zwischen 0,5 und 1,5 % gehalten werden.

Klinische Anwendungen

Zweimal täglich werden die Brust und am besten auch der Rücken mit der Mischung eingerieben. Die Anwendungen erfolgen über einen längeren Zeitraum. Das erste Mal am Morgen nach dem Aufstehen, um das Abhusten des nächtlich angefallenen Schleims zu erleichtern.

Chronische Bronchitis 2

Spasmolytisch

Zusammensetzung

Benzoe	3 Tr.
Lorbeer	5 Tr.
(Rosenholz) oder Linaloeholz oder Ho-Blätter	5 Tr.
Sandelholz	5 Tr.
Wacholderbeere	3 Tr.
Mandelöl	50 ml

Verabreichung

▸ *Chronische Bronchitis 1.*

Therapeutische Wirkung

- Krampflösend
- Hustenstillend
- Bronchial entspannend
- Mild schleimlösend

Klinische Befunde und Symptome

Chronische Entzündung der Bronchien mit dauerndem Hustenreiz und Auswurf.

Klinische Anwendungen

Morgens und abends Brust und Rücken mit der Mischung einreiben. Die Haut mit Rosenwasser befeuchten (▸ Teil II, Kap. 3.4.1). Zeitweise kann eine milde Wärmequelle appliziert werden, um den Schleim besser zu lösen.

Chronische Bronchitis 3

Bei geschwächtem Allgemeinzustand

Zusammensetzung

Anis	3 Tr.
Kamille römisch	3 Tr.
Myrte grün	3 Tr.
Sibirische Tanne	5 Tr.
Mandelöl	50 ml

Verabreichung

▸ *Chronische Bronchitis 1.*

Therapeutische Wirkung

- Nerven entspannend
- Zähen und trockenen Schleim lösend
- Lungenreinigend
- Seelisch lösend

Klinische Befunde und Symptome

Subakute und chronische Entzündung bei Menschen mit geschwächtem Allgemeinzustand. Dies kann onkologische, aber auch neurologische Erkrankungen wie MS oder ALS betreffen.

Klinische Anwendungen

Morgens und abends Brust und Rücken einreiben. Milde Wärme tut begleitend oft sehr gut und hilft, anfallenden Schleim abzuhusten.

Chronische Bronchitis 4

Klassische Mischung aus dem Krankenhaus Neuperlach

Zusammensetzung

Eucalyptus radiata	6 Tr.
Lorbeer	3 Tr.
Myrte grün	2 Tr.
Niaouli	3 Tr.
Ravensara/Ravintsara	6 Tr.
Mandelöl	50 ml

Verabreichung

▸ *Chronische Bronchitis 1.*

Therapeutische Wirkung

- Schleimlösend
- Antiviral
- Schmerzlindernd

Klinische Befunde und Symptome

Chronische Bronchitis mit schwer abzuhustendem Schleim und Bronchialsekret. Daraus resultierend Schmerzen beim Husten und in der Interkostalmuskulatur.

Klinische Anwendungen

Morgens und abends sowie bei Bedarf mehrmals täglich Brust und Rücken einreiben.

8.3 Drüsenfieber

Zusammensetzung

Ravensara/Ravintsara	20 Tr.
Milch	20 ml

Verabreichung

Anwendung als Ganzkörperbad.

Therapeutische Wirkung

Stark antiviral.

Klinische Befunde und Symptome

8

Das Pfeiffer-Drüsenfieber ist eine virale Erkrankung, die leicht per Tröpfcheninfektion übertragen wird. Sie wird durch Epstein-Barr-Viren ausgelöst. Etwa 95 % der Bevölkerung haben eine Infektion durchgemacht, was durch Antikörper nachweisbar ist. In den meisten Fällen verläuft die Infektion symptomarm oder symptomlos, v. a. im Kindesalter. Wenn es zu Krankheitssymptomen kommt, können die Lymphknoten stark anschwellen, die Gaumenmandeln können sich entzünden und stark anschwellen. Dazu treten häufig Kopf-, Glieder- und Muskelschmerzen, Fieber und ein starkes Krankheitsgefühl auf. Nur selten kommt es zu Komplikationen.

Klinische Anwendungen

Das etherische Öl wird mit der Milch in einem Schraubglas kräftig verschüttelt und in ein eingelassenes Wannenbad gegeben. Das Bad dauert so lange, wie sich der Betroffene wohl fühlt.

Erläuterung

Ravensara/Ravintsara ist ein zuverlässig antivirales und gut verträgliches Öl und leistet bei viralen Infekten große Hilfe. Es gilt jedoch, mit den Anwendungen so bald wie möglich zu beginnen, am besten bei den ersten Anzeichen eines viralen Infekts. Dann hat man gute Chancen, den Infekt abzuwenden oder den Krankheitsverlauf zumindest günstig zu beeinflussen.

Modifikationen

Wenn ein Wannenbad wegen der Schwere der Symptome nicht infrage kommt, kann Ravensara/Ravintsara natürlich auch anderweitig angewendet werden. Die Einreibung von Lymphknoten, Brust, Rücken, Hals und Nacken kann mit einer Mischung aus 50 ml Basisöl und 20 Tropfen Ravensara/Ravintsara durchgeführt werden. Auch die trockene Inhalation ist geeignet

(▸ Teil II, Kap. 3.3.1). Hierbei werden drei Tropfen Ravensara/Ravintsara auf ein Taschentuch oder eine Kompresse gegeben und diese zweimal täglich zur Inhalation locker vor Nase und Mund gehalten.

Sicherheitshinweise und Kontraindikationen

Das Wannenbad darf nur durchgeführt werden, wenn das Krankheitsgefühl, das Fieber und die Schwäche nicht zu stark ausgeprägt sind. Ein schwacher Kreislauf spricht klar gegen eine Badeanwendung.

Kommentar der Autoren

Bei Kontraindikationen gegen ein Ganzkörperbad sind Fußbäder sehr zu empfehlen.

8.4 Fieber

Wirksame Öle Angelika, Basilikum, Bergamotte, Cajeput, Cistrose, Eucalyptus (globulus und dives), Immortelle, Ingwer, Kalmus, Kampfer weiß, Kamille (blau und römisch), Lavendel, Lemongrass, Limette, Myrte, Nelke, Niaouli, Pfefferminze, Piment, Ravensara/Ravintsara, Rosendestillat, Rosmarin ct. cineol, Salbei, Schafgarbe, Spearmint, Speiklavendel, Teebaum, Thymian ct. thymol, Wacholderbeere, Weißtanne, Zimtrinde, Zitrone.

Fieber 1

Badeanwendung

Zusammensetzung

Eucalyptus globulus	2 Tr.
Lavendel	5 Tr.
Pfefferminze	3 Tr.
Zitrone	7 Tr.
Milch	20 ml

Verabreichung

Anwendung als Vollbad.

Therapeutische Wirkung

- Fiebersenkend
- Antiviral
- Grippale Symptome lindernd
- Schmerzlindernd

Klinische Befunde und Symptome

Fieber kann unterschiedliche Ursachen haben, häufig liegt ein Infekt mit Viren oder Bakterien vor. Fieber kann aber auch durch Chemotherapie, eine autonome Regulationsstörung oder Reaktionen allergischer Natur oder andere Ursachen entstehen. Die Körpertemperatur beträgt mehr als 38 Grad Celsius.

Klinische Anwendungen

Das Bad sollte warm, aber nicht heiß sein. Man orientiert sich an der Körpertemperatur des Betroffenen. Das Bad sollte einmal täglich, am besten gegen Abend, stattfinden.

Modifikationen

Die etherischen Öle können mit jeweils einem Tropfen auch in eine Duftlampe gegeben oder zur Inhalation genutzt werden.

Sicherheitshinweise und Kontraindikationen

Ein Wannenbad darf nur durchgeführt werden, wenn die Kreislauffunktion des Betroffenen dies auch erlaubt.

Kommentar der Autoren

Statt einer Badeanwendung kann man mit gutem Erfolg auf Fußbäder zurückgreifen, die öfter am Tage stattfinden sollten.

Fieber 2

Waschung

Zusammensetzung

Pfefferminze	2–3 Tr.
Milch	215 ml

Verabreichung

Anwendung als fiebersenkende Waschung.

Therapeutische Wirkung

- Fiebersenkend
- Erfrischend und entspannend
- Schmerzlindernd
- Schweißreduzierend

Klinische Befunde und Symptome

Fieber, eventuell mit starkem Schwitzen und Krankheitsgefühl. Starkes Hitzeempfinden mit Verlangen nach Kühlung.

Klinische Anwendungen

Das Pfefferminzöl wird mit der Milch in einem Schraubglas gründlich verschüttelt und in eine Waschschüssel mit körperwarmem Wasser gegeben. Mit dieser Mischung wird der Betroffene nun abgewaschen (▶ Teil II, Kap. 3.4.6). Dabei können bei leichtem Fieber auch nur die Beine und evtl. die Arme gewaschen werden. Bei starkem Verlangen nach Fiebersenkung und Erfrischung wird der gesamte Körper mit der Mischung gewaschen. Die Haut wird nur einmal mit der Waschlösung abgerieben, damit das Pfefferminzöl nicht übermäßig in die Haut eindringt und somit kein unangenehmes Kältegefühl entsteht. Danach die Haut trockenreiben. Bis zu einer weiteren Anwendung sollten zwei Stunden vergehen.

Erläuterung

In palliativen Situationen begegnen einem oft Menschen, die ein starkes, quälendes Hitzeempfinden bei Fieber verspüren und sich nach Linderung sehnen. Vor allem im Sommer und bei einer bestehenden Exsikkose kommt es zu diesem Symptom. Hier kann das Wasser kühler sein. Nach der Waschung kann man nach Rücksprache mit dem Betroffenen die Haut feucht lassen und an der Luft durch Verdunstung trocknen lassen. Das verstärkt den Kühlungseffekt. Zum Teil erntet man Dank und wohliges Stöhnen, wenn man die feuchte Haut nach der Waschung mit einem Fächer trocken fächelt.

Sicherheitshinweise und Kontraindikationen

Wenn diese fiebersenkende Waschung durchgeführt wird, darf nicht zeitgleich mit fiebersenkenden Arzneimitteln gearbeitet werden. Es kann sonst u. U. zu einem kritischen Fieberabfall kommen.

Bei Menschen mit Krampfpotenzial (z.B. Hirnmetastasen oder Epilepsie) sollte die Waschung nicht angewendet werden. Bitte unbedingt die Dosierung beachten, vier Tropfen Pfefferminze sind schon zu viel.

Kommentar der Autoren
Der Vorteil dieser Waschung ist, dass es nicht zu dem unangenehmen Schwitzen bei der Fiebersenkung kommt, wie man es manchmal bei Arzneimitteln erlebt.

8.5 Grippe und Erkältungskrankheiten

Wirksame Öle Angelika, Anis, Basilikum, Benzoe, Bergamotte, Bitterorange, Cajeput, Citronella, Douglasie, Estragon, Eucalyptus (globulus und dives), Fenchel, Fichtennadel, Geranie, Grapefruit, Ho-Blätter, Immortelle, Ingwer, Kampfer weiß, Kiefer, Koriander, Labdanum, Latschenkiefer, Lavendel, Limette, Linaloeholz, Litsea, Lorbeer, Majoran, Mandarine rot, Manuka, Melisse, Myrrhe, Myrte grün, Nelke, Neroli, Niaouli, Orange, Petitgrain, Pfeffer schwarz, Pfefferminze, Piment, Ravensara/Ravintsara, (Rosenholz), Rosmarin, Salbei, Sandelholz, Schafgarbe, Spearmint, Speiklavendel, Sternanis, Tanne, Teebaum, Thymian (rot ct. thymol und weiß ct. linalool), Wacholderbeere, Weihrauch, Weißtanne, Ysop, Zedernholz, Zimtrinde, Zitrone, Zypresse.

Fette Trägeröle Johanniskrautmazerat (Rotöl), Mandelöl.

8.5.1 Erkältung und grippaler Infekt

Erkältung und grippaler Infekt 1

Grundmischung für Inhalation und Bad

Zusammensetzung

Cajeput	4 ml
Latschenkiefer	1 ml
Lavendel	2 ml
Manuka	2 ml
Zedernholz	1 ml

Verabreichung
Trockene Inhalation über Kompresse oder Badeanwendung.

Therapeutische Wirkung
- Antiviral
- Antibakteriell
- Schleimlösend
- Schmerzlindernd
- Abschwellend
- Atemerleichternd

Klinische Befunde und Symptome
Grippale Infekte sind viral ausgelöste Erkältungskrankheiten mit Infektion und Entzündung der Schleimhäute von Nase und/oder Nebenhöhlen, Hals und Bronchien in unterschiedlicher Ausprägung. Meist kommt es dort zu erhöhter Schleimproduktion sowie Husten, Kopf- und Gliederschmerzen, Krankheitsgefühl und Fieber. Es können bakterielle Superinfektionen dazukommen.

Klinische Anwendungen

Diese Mischung kann mit einem Anteil von 3 % in ein Badeöl gegeben werden (90 ml fettes Basisöl und 10 ml Mulsifan). Ein Wannenbad verbessert durch die Wärme die Aufnahme der etherischen Öle über die Haut (▶ Teil II, Kap. 3.4.5). Das Bad kann nach Belieben ein- oder zweimal täglich durchgeführt werden und sollte das erste Mal schon beim Auftreten der ersten Erkältungssymptome stattfinden.

Man sollte das Fußbad nicht vergessen. Es ist pflegerisch weit weniger aufwendig als ein Wannenbad und genauso wirksam.

Des Weiteren kann die Mischung zur Inhalation benutzt werden. Dabei werden ca. drei Tropfen der etherischen Ölmischung auf eine Kompresse oder ein Taschentuch gegeben und inhaliert (▶ Teil II, Kap. 3.3.1). Diese Maßnahme kann bis zu dreimal täglich wiederholt werden.

Erläuterung

Mit der Anwendung sollte man am besten bei Einsetzen der ersten Symptome beginnen.

Modifikationen

Inhalationen und Bäder wirken immunstimulierend. In den Inhalator einen Tropfen Öl geben, für ein Vollbad genügen als Badezusatz zehn Tropfen (mit ca. 25 ml Milch in einem verschließbaren Glas durch Schütteln emulgieren). Cajeput, Manuka oder Ravensara/Ravintsara rechtzeitig zu Infektbeginn eingenommen, wirken besonders effektiv: Alle zwei Stunden einen Tropfen eines dieser Öle auf der Zunge einspeicheln (ca.10 Minuten) und dann schlucken (▶ Teil II, Kap. 3.1).

Zusätzlich wirksame Öle

Lemongrass, Niaouli, Ravensara/Ravintsara, Teebaum, Thymian (ct. linalool oder besser ct. thymol), (Thymian rot).

Erkältung und grippaler Infekt 2

Antiviral und schleimlösend

Zusammensetzung

Cajeput	6 Tr.
Myrte	5 Tr.
Thymian ct. thymol	3 Tr.
Weißtanne	4 Tr.
Johanniskrautmazerat (Rotöl)	50 ml

Verabreichung

Einreibung von Brust und Rücken.

Therapeutische Wirkung

- Schleimlösend
- Antiviral
- Antibakteriell
- Durchblutungsfördernd

Klinische Befunde und Symptome

Der Patient leidet während eines bronchopulmonalen Infekts deutlich unter Verschleimung. Der Schleim ist quälend abzuhusten, evtl. zäh und tief sitzend.

Klinische Anwendungen

Diese Mischung wird auf Brust und Rücken eingerieben. Dabei sollte die Interkostalmuskulatur mit den Fingern massiert werden. Die Wirkstoffe dieser Einreibung lindern zusammen mit der lokalen Massage die Begleitbeschwerden des Hustens und des Infekts. Die Wirkstoffe werden inhaliert und zeitgleich über die Haut resorbiert. Diese Behandlung kann mehrfach täglich wiederholt werden.

Erläuterung

Bei Verschleimung des Atemtrakts gilt es, die Art des Vorgehens genau zu wählen. Husten sollte nun nicht unterdrückt werden. Damit der Betroffene jedoch nicht unnötig unter wenig produktivem, frustranem Husten leidet, zieht man schleimlösende und -fördernde Mischungen vor.

Modifikation

Nicht nur Weißtannenöl, sondern nahezu alle Nadelöle haben eine auswurffördernde Wirkung. Wer die Mischung Nerven beruhigend gestalten möchte, verwendet statt Weißtannenöl Fichtenöl in derselben Dosierung.

Sicherheitshinweise und Kontraindikationen

Thymian ct. thymol ist sehr wirksam bei diesem Erkrankungsspektrum. Er wirkt antiviral und schleimlösend, erwärmend und kräftigend. Bei falscher Dosierung kann er jedoch die Haut reizen. Menschen mit sehr empfindlicher Haut sollten deshalb die Dosierung von Thymian um zwei Tropfen reduzieren.

Zusätzlich wirksame Öle

Wer gerade nur Cajeputöl zur Hand hat, kann eine trockene Inhalation mit zwei Tropfen dieses Öls auf einem Taschentuch durchführen (▶ Teil II, Kap. 3.3.1). Das Taschentuch wird dabei nur so nah an die Nase herangeführt, wie es bei tiefer Einatmung als angenehm empfunden wird.

Erkältung und grippaler Infekt 3

Grundmischung für Kinder

Zusammensetzung

Benzoe	5 Tr.
Cajeput	10 Tr.
Kamille blau	10 Tr.
Lavendel	10 Tr.
Myrte	5 Tr.
(Rosenholz) oder Linaloeholz oder Ho-Blätter	10 Tr.
Thymian ct. linalool	5 Tr.

Verabreichung

Anwendung als indirekte Inhalation oder als Fußbad.

Therapeutische Wirkung

- Antiviral
- Schleimlösend
- Lungenpflegend
- Sekundärinfektionen vorbeugend
- Ganzheitlich entspannend
- Beruhigend, schlaffördernd und tröstend

Klinische Befunde und Symptome

Grippale Infekte bei Kindern.

Klinische Anwendungen

Für eine **Inhalation** einen Tropfen der Grundmischung in eine Waschschüssel mit heißem Wasser geben. Ein Handtuch über den Kopf des Kindes und die Waschschüssel legen („Zelt"). Bei kleinen Kindern sollte ein Erwachsener mit unter das Zeltdach gehen, da Kinder darunter leicht Angst bekommen oder sich verbrennen können. Die Anwendung erfolgt nicht länger als fünf bis zehn Minuten. Die Inhalation ist nicht ge-

8

eignet für akute bronchiale Entzündungen. Kinder reagieren in der Regel sehr gut auf aromapflegerische Stimuli. Bei Infekten ist das bronchiale System hyperreagibel und es kann potenziell zu einem Bronchospasmus mit Atemnot kommen. Vorsicht bei Kindern unter sechs Jahren, hier sollte man lieber auf Einreibungen zurückgreifen.

Für ein **Fußbad** werden drei Tropfen der Grundmischung mit ca. 20 ml Milch in einem verschließbaren Gefäß gut verschüttelt (emulgiert) und in ein Fußbad gegeben, das bevorzugt abends direkt vor dem Schlafengehen durchgeführt wird. Die Wassertemperatur muss für das Kind angenehm sein. Das Fußbad sollte ca. fünf bis zehn Minuten dauern. Die Füße nach dem Bad gut abtrocknen und dicke Wollsocken anziehen.

Erkältung und grippaler Infekt 5

Brust- und Halswickel für Kinder

Zusammensetzung

Benzoe	1 Tr.
Lavendel	3 Tr.
Niaouli	3 Tr.
Warmes Mandelöl	20 ml

Verabreichung

Wickelanwendung auf Hals und Brust.

Therapeutische Wirkung

- Antiviral
- Schleimlösend
- Entspannend und tröstend
- Durchblutungsfördernd

Klinische Befunde und Symptome

Grippale Infekte bei Kindern. Husten und festsitzender Schleim beeinträchtigen den Nachtschlaf, Halsschmerzen, Fieber und Krankheitsgefühl quälen zusätzlich. Das Kind sehnt sich nach Nähe und Trost.

Klinische Anwendungen

Die Mischung wird schonend vorgewärmt und direkt auf Hals und/oder Brust aufgetragen. Zuvor die Temperatur am eigenen Unterarm prüfen. Hals bzw. Brust in ein warmes Tuch einwickeln (► Teil II, Kap. 3.4.4). Abschließend kann milde Wärme aufgelegt werden, z. B. in Form einer Wärmflasche oder eines angewärmten Kirschkernkissens. Den Wickel ca. 10 bis 15 Minuten einwirken lassen und die Mischung nach der Tuchabnahme verreiben. Der Wickel kann zweimal täglich angewendet werden.

8.5.2 Influenza

Influenza 1

Therapeutische Einreibung

Zusammensetzung

Eucalyptus globulus	10 Tr.
Ravensara/Ravintsara	10 Tr.
Teebaum	10 Tr.
Thymian ct. linalool	10 Tr.
Johanniskrautmazerat (Rotöl)	30 ml

Verabreichung

Einreibung von Brustbein und Fußsohlen.

Therapeutische Wirkung

- Stark antiviral
- Durchwärmend
- Immunmodulatorisch

8

Klinische Befunde und Symptome

Die echte Grippe wird durch das Influenzavirus verursacht. Die Symptome ähneln denen eines grippalen Infekts, der oft fälschlicherweise mit einer Grippe gleichgesetzt wird. Die Symptome beginnen jedoch rasch und sind wesentlich heftiger ausgeprägt. Hohes Fieber und starkes Krankheitsgefühl, Kopf- und Gliederschmerzen sowie weitere quälende Krankheitssymptome können zu einem schweren Krankheitsverlauf führen, der dann dringend medizinischer Betreuung bedarf.

Klinische Anwendungen

Die Mischung wird mehrmals täglich auf das Sternum und die Fußsohlen aufgetragen. Die Aufnahme der etherischen Öle über die Haut wird durch anschließend applizierte Wärme verbessert.

Sicherheitshinweise und Kontraindikationen

Die echte Influenza fordert jedes Jahr Todesopfer. Diese Mischung ist kein Ersatz für ärztliche Empfehlungen und Behandlung. Im Zweifelsfall dient sie der begleitenden Anwendung.

Zusätzlich wirksame Öle

Cajeput.

Influenza 2

Grippebad

Zusammensetzung

Niaouli	25 Tr.
Ravensara/Ravintsara	25 Tr.
Thymian ct. thymol	15 Tr.
Zypresse	20 Tr.
Badeöl	100 ml (90 ml Mandelöl, 10 ml Mulsifan)

Verabreichung

Anwendung als Ganzkörperbad.

Therapeutische Wirkung

- Stark antiviral
- Schmerzlindernd
- Immunstimulierend
- Schleimlösend

Klinische Befunde und Symptome

Echte virale Grippe.

Klinische Anwendungen

Von der Ölmischung ein bis zwei Schnapsgläser in warmes Badewasser geben, einmal täglich für etwa 20 Minuten baden. Diese Baderezeptur kann auch mit den anderen Mischungen im Wechsel angewendet werden.

Modifikation

Die Mischung kann auch unverdünnt, also ohne das Badeöl, auf einen Nasentampon (ein kleines Stück Papiertaschentuch zu einem Kügelchen gerollt) getropft werden. Der Tampon wird abwechselnd einmal in das eine, dann in das andere Nasenloch gegeben oder es werden Tampons in beiden Nasenlöchern einige Stunden getragen und tief und entspannt geatmet (► Teil II, Kap. 3.3.1).

Sicherheitshinweise und Kontraindikationen

Ein Wannenbad darf nur erfolgen, wenn die betroffene Person kreislaufstabil und körperlich kräftig und mobil ist. Bei schwe-

8

rem Krankheitsverlauf ist dringend ärztlicher Rat einzuholen. Aromapflege und -therapie ersetzen keine medizinische Behandlung.

Kommentar der Autoren

Statt der Vollbadanwendung können auch Fußbäder durchgeführt werden.

Influenza 3

Inhalation

Zusammensetzung

Eucalyptus globulus	20 Tr.
Lorbeer	15 Tr.
Teebaum	20 Tr.
Thymian ct. thymol	20 Tr.

Verabreichung

Anwendung als Nasentampon.

Therapeutische Wirkung

- Antiviral
- Schleimlösend
- Immunstimulierend

8

Klinische Befunde und Symptome

Echte Virusgrippe.

Klinische Anwendungen

Von einem Papiertaschentuch ein etwa briefmarkengroßes Stück nehmen. Die etherischen Öle mischen, einen Tropfen der Mischung auf das Taschentuchstück geben und zu einem Kügelchen rollen. Diesen Nasentampon entweder abwechselnd in jeweils ein Nasenloch geben oder zwei solche Nasentampons herstellen und in beiden Nasenlöchern gleichzeitig tragen. Die Nasentampons für einige Stunden belassen und tief und entspannt atmen (▶ Teil II, Kap. 3.3.1).

Erläuterung

Nasentamponaden mobilisieren selbst zähen Schleim. Die etherischen Öle wirken bei dieser Anwendung sowohl lokal auf den Schleimhäuten als auch systemisch durch die Aufnahme in die Lunge.

Zusätzlich wirksame Öle

Zum freien Durchatmen bei verstopfter Nase eignet sich am besten reines Cajeput auf den Nasentampons.

8.6 Infektionskrankheiten mit Hautausschlag (Masern, Röteln, Windpocken)

Wirksame Öle Benzoe, Bergamotte, Cistrose, Eucalyptus (globulus und dives), Kamille (blau, blau und römisch), Lavendel, Lemongrass, Manuka, Melisse, Neroli, Pfefferminze, Sandelholz, Speiklavendel, Ravensara/Ravintsara, Rosendestillat, Teebaum, Zedernholz, Zitrone.

Fettes Trägeröl Mandelöl.

Infektionskrankheiten mit Hautausschlag 1

Beruhigendes Körperöl

Zusammensetzung

Kamille blau	3 Tr.
Lavendel	10 Tr.
Melisse	2 Tr.
Neroli	5 Tr.
Rosendestllat	2 Tr.
Mandelöl	100 ml

Verabreichung

Äußerliche Anwendung als Einreibung.

Therapeutische Wirkung

- Juckreizlindernd
- Heilungsbeschleunigend
- Entzündungshemmend
- Kosmetisch narbenpräventiv und narbenheilend

Klinische Befunde und Symptome

Ausschlag im Rahmen von Infektionskrankheiten, oft mit Juckreiz, Nässen und zurückbleibenden Narben.

Klinische Anwendungen

Die Mischung wird tropfenweise mehrmals täglich auf die befallenen Körperstellen aufgetragen. Dabei kann eine getränkte Kompresse zum Auftragen der Mischung verwendet werden. Die Anwendungen finden am besten bis zum vollständigen Abheilen des Ausschlags statt, bei kosmetischen Beeinträchtigungen noch eine Weile länger.

Modifikationen

Gegen Hautjucken hilft auch Rosenhydrolat, das alternativ oder vor der Ölanwendung mehrmals täglich auf die Haut aufgesprüht wird.

Zusätzlich wirksame Öle

Linaloeholz, Sandelholz, Weihrauch, Zedernholz.

Infektionskrankheiten mit Hautausschlag 2

Windpocken

Zusammensetzung

Bergamotte	10 Tr.
Kamille römisch	10 Tr.
Lavendel	10 Tr.
Pfefferminze	10 Tr.
Emulgator (LV 41, Mulsifan, Flüssig-Lecithin)	8 ml

Verabreichung

Äußerliche Anwendung durch Auftragen auf die Pusteln.

Therapeutische Wirkung

- Antiviral
- Juckreizlindernd
- Heilungsbeschleunigend
- Nerven beruhigend
- Entzündungshemmend

Klinische Befunde und Symptome

Windpocken mit juckenden und nässenden Pusteln.

Klinische Anwendungen

Die Mischung wird einmal täglich auf die Pusteln aufgetragen. Hierfür kann auch eine getränkte Kompresse verwendet werden. Eine Stunde einwirken lassen, dann mit lauwarmem Wasser abspülen. Bis zum Austrocknen und Abheilen der Pusteln anwenden.

Zusätzliche Rezeptur

Alternativ kann folgende Mischung angewendet werden: 10 Tr. Cistrose, 10 Tr. Kamille römisch, 10 Tr. Lavendel, 10 Tr. Ravensara/Ravintsara, 8 ml Emulgator (LV 41, Mulsifan, Flüssig-Lecithin).

Kommentar der Autoren

Die Haut der Patienten kann mit der Mischung von Rezeptur ▶ *Hautausschlag 1* als Körperöl gepflegt werden.

8.7 Keuchhusten (Pertussis)

Wirksame Öle Alant, Benzoe, Eucalyptus radiata, Ho-Blätter, Immortelle, Lavandin, Lavendel, Linaloeholz, Mandarine rot, Muskatellersalbei, Majoran, Myrte grün, Niaouli, Ravensara/Ravintsara, Rosmarin ct. cineol, Salbei, Teebaum, Ysop, Zypresse.

Fette Trägeröle Jojobaöl, Mandelöl.

Keuchhusten 1

Einreibung

Zusammensetzung

Alant	4 Tr.
Majoran	5 Tr.
Rosmarin ct. cineol	5 Tr.
Jojobaöl	50 ml

Verabreichung

Einreibung von Brust und Rücken.

Therapeutische Wirkung

- Erwärmend
- Muskulär entspannend
- Schleimlösend
- Husten beruhigend

Klinische Befunde und Symptome

Beim Keuchhusten handelt es sich um eine bakteriell verursachte Erkrankung, die meist in der Kindheit auftritt und über Wochen stakkatoartigen Husten verursacht. Eine Impfung wird empfohlen.

Klinische Anwendungen

Bei Auftreten der Symptome wird mit der Anwendung begonnen. Zweimal täglich werden Brust und Rücken mit der Mischung eingerieben. Dabei sollten auch die Muskeln zwischen den Rippen massiert werden. Die Mischung ist bis zum Abklingen der Symptome anwendbar.

Modifikationen

Je nach Symptomatik kann die Mischung auch variiert oder durch eine andere hustenwirksame Mischung ersetzt werden.

Keuchhusten 2

Variable Grundmischung

Zusammensetzung

Benzoe	10 Tr.
Eucalyptus radiata	5 Tr.

Lavendel	10 Tr.
Mandarine rot	10 Tr.
(Rosenholz) oder Linaloeholz oder Ho-Blätter	10 Tr.
Thymian ct. linalool	20 Tr.

Verabreichung

Einreibung von Brust und Rücken, Badeanwendung und Inhalation.

Therapeutische Wirkung

- Stark antiseptisch
- Hustenreiz lindernd
- Nerven beruhigend und entspannend
- Lunge pflegend
- Atemerleichternd

Klinische Befunde und Symptome

Keuchhusten mit lang anhaltenden und quälenden Hustenattacken. Gestörter Nachtschlaf und Schmerzen in den Zwischenrippenmuskeln beim Husten.

Klinische Anwendungen

Für eine **Raumaromatisierung** (▸ Teil II, Kap. 3.3.1) können im Kinderzimmer bis zu dreimal täglich feucht-heiße Tücher (bei Pseudokrupp kalte Tücher) aufgehängt werden, die mit drei Tropfen der Grundmischung beträufelt wurden.

Für ein **Badeöl** (▸ Teil II, Kap. 3.4.5) werden sechs Tropfen der Grundmischung in eine Portion Badeöl (Grundrezept für das Badeöl: 90 % fettes Pflanzenöl, 10 % Mulsifan) gegeben und das Kind einmal täglich darin gebadet.

Für ein **Brustöl** (▸ Teil II, Kap. 3.4.1) zehn Tropfen der Grundmischung in 30 ml Mandelöl geben, Brust und Rücken damit einreiben und den Oberkörper in ein warmes Tuch einhüllen. Die Mischung täglich drei- bis viermal anwenden, bis der Husten abklingt.

8.8 Konjunktivitis (Bindehautentzündung)

Zusammensetzung

Rosenwasser	Wenige Tropfen

Verabreichung

Anwendung als Augentropfen.

Therapeutische Wirkung

- Entzündungshemmend
- Schmerzlindernd
- Heilungsfördernd

Klinische Befunde und Symptome

Bei der Konjunktivitis kommt es zu einer Entzündung der Bindehaut des Auges. Damit einhergehend rötet sich die Bindehaut, schmerzt und brennt. Lichtscheu und ein Spasmus der Lidschließmuskeln treten je nach Ausprägung auf. Ursachen können Übermüdung der Augen oder allergische Noxen sein sowie Staub oder Schmutz, der in die Augen gelangt ist. Auch bakterielle oder virale Entzündungen können ursächlich sein oder die Entzündung begleiten.

Klinische Anwendungen

Mit sauberen Händen wird das Unterlid nach unten gezogen, ohne dabei die Schleimhaut zu berühren. Der Blick wird nach oben gerichtet und mit einer Tropfflasche oder einer Pipette ein bis drei Tropfen Rosenwasser in den Bindehautspalt getropft. Das kann man drei- bis viermal täglich wiederholen.

Modifikation

Auf 100 ml Rosenhydrolat können einige Milliliter Tee von den Kamillenblüten gegeben werden. Man lässt die Mischung sieben bis acht Stunden stehen und verschüttelt sie kräftig vor jeder Anwendung. Bei Trübung wird sie durch einen Kaffeefilter gegossen. Die Mischung kann nun für Kompressen auf den geschlossenen Augenlidern verwendet werden. Das Öl der blauen Kamille darf unter keinen Umständen, auch nicht verdünnt, ins Auge gelangen (Gefahr der Augenreizung). Man bevorzugt den Tee aus den Kamillenblüten.

Sicherheitshinweise und Kontraindikationen

Bei einer infektiösen Entzündung besteht das Risiko von ernsten Komplikationen, daher ist unbedingt ein Augenarzt aufzusuchen. Das Rosenwasser muss von hoher Qualität und frisch sein, da bei Wässern stets auch die Gefahr der Verkeimung besteht. Es sind auch Hydrolate mit Hygienesprühkopf erhältlich. Manche Lieferanten müssen ihre Hydrolate mit ca. 19 % Alkohol konservieren. Diese Hydrolate eignen sich nicht für die Applikation am Auge. Eine universell gültige Aussage, wie lange man ein Hydrolat benutzen kann, kann hier nicht getroffen werden. Im klinischen Bereich liegt diese Anwendung außerhalb der pflegerischen Kompetenz und bedarf einer ärztlichen Anordnung.

Zusätzlich wirksame Öle

Lavendelhydrolat (als Kompresse äußerlich).

8

8.9 Multiresistenzen (MRSA, MRE, ESBL, VRE, Hospitalismuserreger)

Zum Thema Multiresistenzen siehe auch Teil II, Kapitel 2.2 (Hygiene und Infektionsschutz).

Wirksame Öle Angelika, Bergbohnenkraut, Cajeput, Geranie, Ho-Blätter, Lavandin, Lavendel, Lemongrass, Linaloeholz, Manuka, Niaouli, Oregano, Palmarosa, Pfefferminze, Quendel, (Rosenholz), Rosengeranie, Sandelholz, Teebaum, Thymian (ct. linalool und ct. thymol), Zimtrinde.

Fette Trägeröle Calophyllum inophyllum, Johanniskrautmazerat (Rotöl), Jojobaöl, Mandelöl, Rapsöl.

Multiresistenzen 1

Starke Mischung für Wunden und zur Hautsanierung

Zusammensetzung

Lavendel oder Lavandin	40%
Lemongrass	30%
Manuka	30%

Verabreichung

Lokale Applikation als Verband und zur Körperpflege.

Therapeutische Wirkung

- Antibakteriell mit Fokus auf MRSA
- Juckreizlindernd und hautregenerierend

Klinische Befunde und Symptome

Nachweisbare MRSA-Besiedelung von Wunden und der Haut.

Klinische Anwendungen

Zur **Wundbehandlung** werden je nach Größe der Wunde zwei bis drei Tropfen der Mischung auf die betroffene Stelle geträufelt und die Wunde mit einem sterilen Verband abgedeckt. Um zu verhindern, dass der Verband anklebt, kann mit Vaseline-Gaze gearbeitet werden. Der Verband wird zweimal täglich gewechselt. Nach drei bis vier Tagen wird die Mischung nur noch einmal täglich angewendet. Für größere Wunden wie z. B. Dekubiti stellt man einen Wundhonig her. Hierzu wird steriler Wundhonig zu 2 bis 5% mit den oben genannten etherischen Ölen vermengt und in die Wunde appliziert. Mit sterilen Kompressen wird der Bereich abgedeckt und fixiert. Diese Art des Wundverbands wird einmal täglich erneuert. Die Wundreinigung kann mit Teebaumhydrolat oder Rosenhydrolat erfolgen. Die Verbände werden bis zum Abheilen der Wunden angewendet bzw. so lange, bis die Abstriche aus der Wunde negativ getestet werden.

Zur **Hautsanierung** werden 1 bis 2% der etherischen Öle in ein fettes Basisöl (Mandel-, Jojobaöl oder ein anderes hautpflegendes Basisöl) gegeben. Diese Mischung wird zur täglichen Körperpflege verwendet, am besten benutzt man es sogar zweimal täglich, bis die Sanierung abgeschlossen ist und die Abstriche negativ getestet werden. Erfahrungsgemäß können die ersten Abstriche nach zwei bis drei Wochen abgenommen werden.

Erläuterung

Im klinischen Bereich ist die Sanierung von Multiresistenzen mit etherischen Ölen noch nicht weit verbreitet. Größere juristische Sicherheit bietet die klassische, offiziell empfohlene Sanierungsweise. Aus Alten- und Pflegeheimen liegen jedoch zahlreiche und erstaunliche Erfolgsberichte vor. Sanierungen geschehen dort entspannt im Rahmen der täglichen Pflege und weisen keine unangenehmen Begleiterscheinungen auf, wie sie manchmal bei der herkömmlichen Sanierung auftreten können.

Sicherheitshinweise und Kontraindikationen

Wenn reine etherische Öle ohne fettes Basisöl oder Wundhonig zur Wundbehandlung angewendet werden, trocknet das Wundmilieu zunehmend aus. Dieser Umstand kann bei stark exsudierenden Wunden bewusst eingesetzt werden, ansonsten beeinträchtigt es die Heilungstendenzen negativ. Reine etherische Öle sollten daher nur bei kleinen, rasch heilenden Wunden oder nur zeitweise bei stark exsudierenden Wunden verwendet werden.

Zusätzlich wirksame Rezepturen

Kann kein Aromatogramm (mikrobielle Testung der Sensibilität bzw. Resistenz, ▸ Teil I, Kap. 1.3) erstellt werden, sollte die Wunde mit Lavendel, Teebaum, Manuka oder Lemongrass behandelt werden. Ein bis drei Tropfen (je nach Wundgröße) des etherischen Öls oder einer Mischung daraus pur in die Wunde träufeln. Abschließend mit Verbandmaterial, z. B. mit Johanniskrautmazerat (Rotöl) getränkten Kompressen, versorgen und verschließen. Die Behandlung wird zweimal täglich wiederholt.

Kommentar der Autoren

Für die Behandlung von befallenen Hautstellen kann auch Calophyllum inophyllum als Basisöl mit obiger Mischung eingesetzt werden. Für den Anfang 10-prozentiges Hautöl herstellen, nach einigen Tagen zunächst auf 3 %, dann auf 1 % reduzieren.

Multiresistenzen 2

Hautpflegeöl

Zusammensetzung

Geranie	5 Tr.
Oregano	5 Tr.
Palmarosa	5 Tr.
(Rosenholz) oder Linaloeholz oder Ho-Blätter	5 Tr.
Johanniskrautmazerat (Rotöl)	50 ml
Mandelöl	50 ml

Verabreichung

Hautpflegemischung zur täglichen Waschung.

Therapeutische Wirkung

- Stark hautpflegend
- Multiresistenzen sanierend
- Antimykotisch
- Lymphatisch aktivierend

Klinische Befunde und Symptome

MRSA-Besiedelung der Haut.

Klinische Anwendungen

Zur Körperpflege werden auf eine Waschschüssel etwa drei Tropfen eines etherischen Öls gegeben. Es empfehlen sich zur Sanierung Lavendel, Teebaum, Manuka und Lemongrass. Die Öle können einzeln oder miteinander gemischt verwendet werden. Wichtig ist, diese Öle gründlich zu emulgieren. Das geschieht am besten, indem man sie mit ca. 20 ml Milch in einem verschließbaren Gefäß kräftig verschüttelt und diese Mischung dann ins Waschwasser gibt (▸ Teil II, Kap. 3.4.6). Auch ein Dusch- oder Badeöl lässt sich leicht herstellen. Hierzu verwendet man den Emulgator Mulsifan, der zu 10 % einer öligen Mischung zugesetzt wird, um diese zu emulgieren. Der Anteil der etherischen Öle bei einem Dusch- oder Badeöl kann bei 3 % liegen. Eine Rezeptur kann also wie folgt aussehen: 87 ml fettes Basisöl (z. B. Rapsöl), 0,5 ml Lavendel, 1 ml Lemongrass, 0,5 ml Manuka, 1 ml Teebaum und 10 ml Mulsifan. Als Duschöl wird es wie ein Duschgel verwendet. Dusch- und Badeanwendungen können im Wechsel stattfinden. Das Badeöl kann auch in der Waschschüssel verwendet werden.

Diese Waschanwendungen sollte am besten zweimal oder mehrmals täglich zur Hautpflege angewendet werden.

Abschließend kann das oben aufgeführte Körperöl verwendet werden.

Erläuterung

Sanierung von Multiresistenzen mit den Mitteln der Aromapflege zeigt zuverlässige Erfolge und pflegt die Haut, ohne ihr zu schaden.

Kommentar der Autoren

Auch ein Hautöl mit Calophyllum inophyllum tut gut (▸ *Multiresistenzen 1*).

Multiresistenzen 3

Inhalatives Nasenöl bei Infektion der Atemwege

Zusammensetzung

Niaouli	2 Tr.
Oregano	1 Tr.
Johanniskrautmazerat (Rotöl)	5 ml

Verabreichung

Äußerliche Anwendung als Inhalation.

Therapeutische Wirkung

Antibakteriell mit Fokus auf multiresistenten Keimen.

Klinische Befunde und Symptome

Besiedelung der Nase mit multiresistenten Erregern.

Klinische Anwendungen

Mit dieser Mischung werden die Nasenöffnungen gepflegt. Mehrfach täglich wird die Mischung unter der Nase und um die Nasenöffnungen herum aufgetragen. Dabei kann die Mischung auch in die Nasenlöcher eingebracht werden. Die Anwendungen erfolgen viermal täglich, bis die Abstriche negativ getestet werden.

Multiresistenzen 4

Nasenpflegeöl bzw. Inhalation bei Infektion der Atemwege

Zusammensetzung

Niaouli	6 Tr.
Sandelholz	6 Tr.
Teebaum	4 Tr.
Thymian ct. thymol	4 Tr.
Calophyllum inophyllum	50 ml

Verabreichung

Äußerliche Anwendung als Nasenpflege und trockene Inhalation.

Therapeutische Wirkung

- Schleimhautpflegend
- Gegen Multiresistenzen wirksam
- Antibakteriell und antiviral

Klinische Befunde und Symptome

Nachweisbare Besiedelung der Nasenschleimhaut mit multiresistenten Erregern.

Klinische Anwendungen

Diese Mischung kann um die Nasenöffnungen herum aufgetragen und mit dem Finger auch in die Nase eingebracht werden. Die Anwendung erfolgt mindestens viermal täglich, bis die Sanierung abgeschlossen ist. Alternativ können aus zwei kleinen Stücken Papiertaschentuch Nasentampons hergestellt werden, die jeweils mit ein bis drei Tropfen der Mischung benetzt und zu Kügelchen gerollt werden (▸ Teil II, Kap. 3.3.1). Die Nasentampons werden mehrfach täglich in die Nasengänge eingeführt. Sie können beim Reinigen der Nase leicht wieder entfernt werden. Nasentampons eignen sich nicht für bewusstseinsreduzierte und körperlich geschwächte Personen und für Kinder.

Zur Inhalation entweder die Mischung mehrfach täglich auf die Brust auftragen oder, wenn nur die etherischen Öle verwendet werden, ein bis zwei Tropfen der Mischung in einen Inhalator geben und zwei bis dreimal täglich inhalieren.

Erläuterung

Wenn das Thymianöl auf der Nasenschleimhaut als zu scharf empfunden wird, kann es auf zwei Tropfen reduziert werden. Wenn es gut vertragen wird, kann das Nasenpflegeöl auch mit einer Pipette in die Nase eingebracht werden.

Zusätzliche Rezeptur

Alternativ kann folgende Rezeptur auf gleiche Weise angewendet werden: 1 Tr. Angelika, 1 Tr. Oregano, 2 Tr. Sandelholz, 10 ml Basisöl (Calophyllum inophyllum).

8

Kommentar der Autoren

Hier kann ebenfalls das Hautöl mit Calophyllum inophyllum eingesetzt werden (► *Multiresistenzen 1).*

Multiresistenzen 5

Mundpflege, Gurgellösung

Zusammensetzung

Lavendel	1 ml
Manuka	2,5 ml
Pfefferminze	2 ml
Teebaum	3,5 ml
Mulsifan	1 ml

Verabreichung

Gurgellösung zur Mundpflege.

Therapeutische Wirkung

- Wirksam bei der Sanierung von Multiresistenzen
- Atemerfrischend
- Wirksam bei Aphthen und kleinen Läsionen
- Wirksam bei Mundsoor

Klinische Befunde und Symptome

Besiedelung des Rachens mit multiresistenten Erregern.

Klinische Anwendungen

Ein paar Tropfen der Mischung in ein Glas mit warmem Wasser geben, verrühren und viermal täglich gründlich mit der Lösung gurgeln.

Erläuterung

Diese Anwendung erinnert an ein erfrischendes Mundwasser.

Modifikation

Der Mischung können auch fünf Tropfen Zimtrindenöl zugegeben werden.

Multiresistenzen 6

Mundpflegeöl

Zusammensetzung

Manuka	1 Tr.
Oregano	1 Tr.
Pfefferminze	2 Tr.
Sanddorn	5 Tr.
Teebaum	1 Tr.
Mandelöl	20 ml

Verabreichung

Mundpflege mit Kompresse.

Therapeutische Wirkung

- Wirksam bei der Sanierung von Multiresistenzen
- Atemerfrischend und schleimhautpflegend
- Wirksam bei Aphthen und kleinen Läsionen
- Wirksam bei Mundsoor

Klinische Befunde und Symptome

MRSA-Besiedelung des Rachens.

Klinische Anwendungen

Die Mundpflege wird mit Kompressen oder Watteträgern mit großem Kopf durchgeführt. Das Mundpflegemedium wird zunächst mit Wasser oder Tee getränkt (besonders Thymian-, Salbei- oder Kamillentee eignen sich) und ausgedrückt. Dann wird es mit der Ölmischung benetzt. Nun kann die Mundhöhle damit ausgewischt werden. Durch die Kombination aus Flüssigkeit und Öl lösen sich auch Borken und Krusten gut, die Mundhöhle bleibt feucht und die Schleimhaut geschmeidig. Die Mundpflege mit der Mischung wird mindestens viermal täglich durchgeführt, bei Bedarf selbstverständlich öfter. Nach Beendigung der Sanierung kann bei Bedarf eine andere Mundpflegemischung angewendet werden.

Erläuterung

Mundpflege mit Mandelöl eignet sich vor allem für Personen mit Schluckstörungen und reduziertem Allgemeinzustand. Mandelöl hat keinen aufdringlichen Eigengeschmack und eignet sich daher sehr gut für diesen Zweck. Das Sanddornöl kann bei Ablehnung des Geschmacks auch weggelassen werden.

8.10 Mykosen der Haut

Siehe auch Kapitel 5.1.12 (Vaginalmykosen).

Wirksame Öle Bergamotte, Bergbohnenkraut, Cajeput, Eucalyptus globulus, Geranie, Ho-Blätter, Immortelle, Ingwer, Ingwergras, Kümmel, Lavendel, Lemongrass, Linaloeholz, Majoran, Manuka, Muskatellersalbei, Myrrhe, Nelke, Niaouli, Oregano, Palmarosa, Patchouli, Pfeffer schwarz, (Rosenholz), Rosmarin ct. verbenon, Salbei, Teebaum, Thymian ct. thymol, Zimtrinde, Zitrone.

Fettes Trägeröl Jojobaöl.

Hydrolat Rosenwasser.

Zusammensetzung

Lavendel	10 Tr.
Palmarosa	10 Tr.
Teebaum	5 Tr.
Jojobaöl	100 ml

Verabreichung

Anwendung als Einreibung.

Therapeutische Wirkung

- Antimykotisch
- Juckreizlindernd
- Heilungsfördernd

8

Klinische Befunde und Symptome

Hautpilze können die Hautbarriere schädigen. Die Folge sind flächige Rötungen, Entzündungen der Haut, ggf. Superinfektionen.

Klinische Anwendungen

Die betroffene Haut muss gut gereinigt und trocken gehalten werden. Hierzu können in Hautfalten Kompressen oder Heilwolle eingelegt werden. Die Mischung wird zwei- bis dreimal täglich in die trockene Haut eingerieben, bis sie nicht mehr gereizt und abgeheilt ist.

Modifikationen

Zum Reinigen können Rosenhydrolat oder Teebaumhydrolat und Kompressen benutzt werden, wodurch sich die Wirksamkeit verbessert. Die Mischung eignet sich für größere Hautareale. Handelt es sich um ein kleineres Gebiet, z. B. unter der Brust oder in anderen Hautfalten, kann der Anteil des Teebaumöls verdoppelt und die Mischung durch zehn Tropfen Manuka ergänzt werden.

8.11 Nagelpilz

Wirksame Öle Geranie, Nelke, Teebaum.

Fettes Trägeröl Jojobaöl.

Zusammensetzung

Nelke	2 ml
Teebaum	6 ml
Jojobaöl	12 ml

8

Verabreichung

Einreibung pilzbefallener Nägel.

Therapeutische Wirkung

- Antimykotisch
- Nagelpflegend

Klinische Befunde und Symptome

Nagelpilz.

Klinische Anwendungen

Zweimal täglich die betroffenen Nägel mit der Mischung bestreichen. Die Anwendung muss über einen längeren Zeitraum erfolgen, am besten bis der erkrankte Nagel vollständig herausgewachsen ist. Vor der Anwendung den Nagel mit Sandpapier oder Feile abschleifen. Durch den dünneren Nagel dringen die Öle leichter hindurch.

8.12 Tuberkulose

Wirksame Öle Alant, Bergbohnenkraut, Kiefer, Latschenkiefer, Lavendel, Neroli, Thymian (ct. linalool und ct. thymol), Zitrone.

8.13 Typhus

Wirksame Öle Eucalyptus globulus, Zimtrinde.

9 Innere Medizin

9.1 Blasen- und Nierenerkrankungen

9.1.1 Antiseptisch für Blase und Harnröhre

Wirksame Öle Bergamotte, Kamille blau, Niaouli, Piment, Teebaum, Thymian ct. linalool, Sandelholz.

Fettes Trägeröl Mandelöl.

Zusammensetzung

Sandelholz	8 Tr.
Teebaum	10 Tr.
Mandelöl	50 ml

Verabreichung

Einreibung des äußeren Genitales nach der Intimpflege.

Therapeutische Wirkung

- Antibakteriell
- Antiviral
- Antimykotisch
- Schleimhautpflegend

Klinische Befunde und Symptome

Häufige, chronische und rezidivierende Harnwegsinfekte.

Klinische Anwendungen

Diese Mischung wird nach der Intimpflege auf das äußere Genitale aufgerieben. Dabei sollte nur einmalig in kreisenden Bewegungen von vorne nach hinten gearbeitet werden, um keine Keime an den Harnröhrenausgang zu verschleppen.

Erläuterung

Die Mischung hat eine regenerierende Wirkung auf die intime Schleimhaut, wodurch sich das Keimmilieu stabilisieren kann. Die etherischen Öle sanieren eine Fehlbesiedelung des äußeren Genitales und wirken verschleppten Keimen entgegen.

Modifikation

Bei chronischen Harnwegsinfekten lohnt sich die Anwendung regelmäßiger Fußbäder, am besten mit etwas Ingwertee. Reflektorisch wird der Unterleib besser durchblutet und vom Immunsystem erfasst.

9.1.2 Bettnässen (Enuresis)

Zusammensetzung

Angelikawurzel	1 Tr.
Benzoe	2 Tr.
Cistrose	1 Tr.
Orange	5 Tr.
Rosendestillat	3 Tr.
Vanille	2 Tr.
Jojobaöl	50 ml

Verabreichung

Äußerliche Anwendung als Einreibung.

Therapeutische Wirkung

- Vertrauen schenkend
- Wirksam gegen Verlustängste, vor allem bei sensibler Einreibung
- Seelisch entspannend
- Angstlösend

9

Klinische Befunde und Symptome

Regelmäßiges und unkontrollierbares Einnässen im Kindes- und Jugendalter während des Schlafs.

Klinische Anwendungen

Die abendliche Einreibung sollte über einen längeren Zeitraum lückenlos durchgeführt werden. Dabei steht das Wohlbefinden des Kindes im Mittelpunkt. Sehr geeignet sind Einreibungen der Hände, des Rückens und der Schläfen.

Erläuterung

Das klassische Bettnässen spiegelt ein seelisches Thema wider. Daher steht bei dieser Einreibung auch das seelische Befinden vor dem Einschlafen im Vordergrund. Die ungeteilte Aufmerksamkeit und elterliche Nähe während der Einreibung unterstützen die Mischung ideal.

Sicherheitshinweise und Kontraindikationen

Auf jeden Fall muss eine körperliche Ursache des Bettnässens ärztlich ausgeschlossen werden.

9.1.3 Blasenentzündung

Wirksame Öle Balsamtanne, Basilikum, Bergamotte, Bergbohnenkraut, Cajeput, Eucalyptus (citriodora und globulus), Fenchel, Ingwer, Kamille (blau, römisch und wild), Kalmus, Kiefer, Koriander, Lavandin, Lavendel, Melisse, Nelke, Niaouli, Pfefferminze, Piment, Rosendestillat, Rosmarin ct. cineol, Sandelholz, Schafgarbe, Speiklavendel, Teebaum, Thymian (ct. thymol und ct. linalool), Wacholderbeere, Weihrauch, Zedernholz, Zitronenverbene (Eisenkraut), Zimtrinde.

Fette Trägeröle Johanniskrautmazerat (Rotöl), Mandelöl, Olivenöl.

Blasenentzündung 1

Einreibung

Zusammensetzung

Kamille blau	6 Tr.
Koriander	2 Tr.
Lavendel	7 Tr.
Rosendestillat	1 Tr.
Thymian ct. thymol	2 Tr.
Wacholderbeere	3 Tr.
Johanniskrautmazerat (Rotöl)	30 ml

Verabreichung

Einreibung des Unterleibs.

Therapeutische Wirkung

- Antibakteriell
- Schmerzlindernd
- Krampflösend
- Entspannend und erwärmend
- Entzündungshemmend

Klinische Befunde und Symptome

Es handelt sich um eine schmerzhafte Entzündung der Harnblase. Ursache hierfür sind meist verschleppte und durch die Harnröhre aufgestiegene Keime. Der häufigste Keim ist *Escherichia coli,* aber es kommt auch eine Vielzahl anderer Krankheitserreger und Ursachen infrage. Begleitet wird diese Entzündung von quälenden Schmerzen und häufigem und starkem Harndrang.

Klinische Anwendungen

Mit dieser Mischung wird der Unterleib mehrmals täglich eingerieben.

Erläuterung

Bei richtiger Behandlung klingt eine Blasenentzündung meist rasch ab. Begleitende Anwendungen mit aromapflegerischen Mischungen unterstützen nicht nur den Genesungsprozess, sondern lindern auch deutlich die Beschwerden. Wird eine Mischung dieser Art bei den ersten Anzeichen einer beginnenden Infektion angewendet und auf eine erhöhte Trinkmenge geachtet, kann der Ausbruch einer Blasenentzündung oft sogar verhindert werden.

Blasenentzündung 2

Kompresse

Zusammensetzung

Eucalyptus globulus	5 Tr.
Olivenöl	20 ml

Verabreichung

Äußerliche Anwendung als Kompresse.

Therapeutische Wirkung

- Schmerzlindernd
- Heilungsfördernd

Klinische Befunde und Symptome

Schmerzhafte Blasenentzündung mit vermehrtem Harndrang.

Klinische Anwendungen

Mit dieser Mischung wird ein Stapel von etwa drei bis vier unsterilen Kompressen (10 × 10 cm) getränkt und auf den Unterleib oberhalb des Schambeins gelegt. Diese Kompressen werden mit einem trockenen Handtuch abgedeckt. Bei Vorliebe für Wärme kann darüber eine Wärmflasche gelegt werden, die häufig den Effekt noch verstärkt.

Sicherheitshinweise und Kontraindikationen

Es gilt zu beachten, dass die Wärmflasche keinen direkten Hautkontakt haben sollte. Bereits wenige Grad zu viel führen zu Verbrennungen, die nicht unbedingt sofort als schmerzhaft wahrgenommen werden.

Kommentar der Autoren

Zusätzlich sollte die Trinkmenge von Wasser entsprechend erhöht werden, um Keime auszuschwemmen. Das Abklingen der Blasenentzündung geschieht dann wesentlich rascher.

Blasenentzündung 3

Reizblase

Zusammensetzung

Bergamotte	5 Tr.
Eucalyptus globulus	5 Tr.
Ingwer	5 Tr.
Melisse	5 Tr.
Sandelholz	5 Tr.
Mandelöl	50 ml

Verabreichung

Einreibung im Bereich des kleinen Beckens.

Therapeutische Wirkung

- Antiseptisch
- Schmerzlindernd
- Durchwärmend und entspannend

Klinische Befunde und Symptome

Die Reizblase meldet sehr häufig Harndrang, obwohl nur geringe Mengen Urin ausgeschieden werden. Wenn es dann nicht möglich ist, umgehend eine Toilette aufzusuchen, kann es passieren, dass ungewollt Urin abgeht.

Klinische Anwendungen

Den Bereich des kleinen Beckens mehrmals täglich über einige Wochen mit der Mischung einreiben und warm halten. Die Zeiten zwischen den Blasenentleerungen sollten währenddessen bewusst verlängert und hinausgezögert werden. In dieser Zeit sollten Vorlagen getragen werden, bis die Blase sich an das neue Füllungsvolumen gewöhnt hat.

9.1.4 Harnwegsinfekte (rezidivierend, schmerzhaft)

Wirksame Öle Benzoe, Bergamotte, Eucalyptus (globulus und radiata), Fenchel, Ingwer, Kiefer, Lavendel, Lorbeer, Melisse, Niaouli, Palmarosa, Sandelholz, Schafgarbe, Speiklavendel, Teebaum, Wacholderbeere, Ysop, Zedernholz.

Fette Trägeröle Johanniskrautmazerat (Rotöl), Mandelöl.

Harnwegsinfekte 1

Einreibung oder Kompresse

Zusammensetzung

Bergamotte	6 Tr.
Lavendel oder Speiklavendel	4 Tr.
Niaouli	4 Tr.
Zedernholz	2 Tr.
Johanniskrautmazerat (Rotöl)	100 ml

Verabreichung

Anwendung als Einreibung oder Kompresse.

Therapeutische Wirkung

- Reizlindernd
- Antibakteriell
- Schmerzlindernd
- Krampflösend
- Nerven beruhigend
- Durchblutungsfördernd

Klinische Befunde und Symptome

Treten Harnwegsinfekte mehr als zweimal im Jahr auf, spricht man von rezidivierenden Harnwegsinfekten. Das Keimspektrum kann variieren, auch Antibiotikaresistenzen können dieses verändern. Starke und andauernde Schmerzen und die wiederkehrende Pein können sich sehr negativ auf die psychische Stabilität auswirken.

Klinische Anwendungen

Der LWS-Bereich, die Füße und der Unterbauch werden regelmäßig präventiv und ab dem Auftreten der ersten Symptome zweimal täglich mit dieser Mischung eingerieben. Bei stärkeren Schmerzen kann ein dünner Stapel Kompressen mit der Mischung getränkt und dieser auf den Unterbauch, über der Blase, aufgelegt werden. Es steigert die Wirksamkeit, wenn abschließend eine mild warme Wärmflasche aufgelegt wird.

Sicherheitshinweise und Kontraindikationen

Bei rezidivierenden Infekten von Harnwegen und Blase müssen das Keimspektrum und dessen Sensibilität gegen Antibiotika bestimmt werden.

Harnwegsinfekte 2

Brennen beim Wasserlassen

Zusammensetzung

Melisse	3 Tr.
Palmarosa	5 Tr.
Sandelholz	5 Tr.
Schafgarbe	2 Tr.
Zedernholz	5 Tr.
Johanniskrautmazerat (Rotöl)	30 ml
Mandelöl	20 ml

Verabreichung

Äußerliche Anwendung als Einreibung.

Therapeutische Wirkung

- Entzündungshemmend
- Antiseptisch, v.a. bei urogenitalen Keimen
- Erwärmend, entspannend und schmerzlindernd

Klinische Befunde und Symptome

Akute Entzündung der Harnröhre mit starken bis sehr starken Schmerzen beim Wasserlassen.

Klinische Anwendungen

Die Mischung mehrmals täglich, besonders nach dem Wasserlassen, auf den Bereich des kleinen Beckens und die Genitalschleimhäute auftragen. Die Trinkmenge sollte für die Dauer des Infekts erhöht werden, auch wenn die Blasenentleerung schmerzt. Bei der Intimpflege und nach dem Toilettengang stets von vorn nach hinten wischen.

Harnwegsinfekte 3

Förderung der Aquarese

Zusammensetzung

Eucalyptus globulus oder radiata	10 Tr.
Wacholderbeere	10 Tr.
Ysop	5 Tr.
Mandelöl	50 ml

Verabreichung

Anwendung als Einreibung oder Bad zur Erhöhung der Wasserausscheidung.

Therapeutische Wirkung

- Aquaretisch
- Lymphatisch anregend
- Antiseptisch und schmerzlindernd

Klinische Befunde und Symptome

Harnwegsinfekt mit geringer Miktion und ggf. Wassereinlagerungen im Gewebe.

Klinische Anwendungen

Den Bereich von Nieren und kleinem Becken mit der Mischung einreiben. Alternativ kann sie (ohne fettes Öl) für ein Vollbad verwendet werden: Zehn Tropfen auf eine große Portion Kondensmilch und dann ins Badewasser geben.

Harnwegsinfekte 4

Stark ausgeprägte Infektion

Zusammensetzung

Eucalyptus globulus	10 Tr.
Schafgarbe	10 Tr.
Teebaum	10 Tr.
Wacholderbeere	10 Tr.
Johanniskrautmazerat (Rotöl)	30 ml

Verabreichung

Einreibung des Bereichs des kleinen Beckens oder Anwendung getränkter Kompressen in diesem Bereich.

Therapeutische Wirkung

- Stark antiseptisch
- Entzündungshemmend und schmerzlindernd
- Durchblutungsfördernd

Klinische Befunde und Symptome

Massive Infektion der Harnröhre, eventuell in die Blase aufsteigend. Es kann auch Blut im Urin sichtbar werden. Der Infekt wird von starken Schmerzen begleitet, v. a. beim Wasserlassen.

Klinische Anwendungen

Der Bereich des kleinen Beckens und die Schleimhäute werden mehrmals täglich mit der Mischung eingerieben. Anschließend wird eine Wärmflasche aufgelegt oder der Patient setzt sich darauf. Nach jedem Toilettengang sollten der Harnröhrenausgang und die intime Schleimhaut unter Wahrung der Hygieneregeln eingerieben werden. Es kann auch eine kleine Kompresse oder Vorlage mit der Mischung betropft und diese vor das äußere Genitale und den Harnröhrenausgang gelegt werden.

Sicherheitshinweise und Kontraindikationen

Ein schwerer Harnwegsinfekt kann auch zu einer Blutung der Schleimhaut führen. In jedem Fall sollte ein Arzt zu Rate gezogen werden. Wenn Blut schmerzlos im Urin auftritt, muss ebenfalls umgehend ein Arzt konsultiert werden. Dieses Symptom kann ein Hinweis auf eine maligne Erkrankung sein.

Harnwegsinfekte 5

Chronisch-rezidivierend

Zusammensetzung

Bergamotte	10 Tr.
Kiefer	5 Tr.
Sandelholz	5 Tr.
Zedernholz	5 Tr.
Johanniskrautmazerat (Rotöl)	30 ml

Verabreichung

Äußerliche Anwendung als Einreibung und Intimpflege.

Therapeutische Wirkung

- Antiseptisch und milieusanierend
- Schleimhautregenerierend und -pflegend
- Reiz- und schmerzlindernd

Klinische Befunde und Symptome

Häufig wiederkehrende Infektionen der Harnwege mit dem Risiko einer aufsteigenden Infektion.

Klinische Anwendungen

Die etherischen Öle in das Johanniskrautmazerat (Rotöl) geben und den Bereich des kleinen Beckens sowie die Schleimhäute mehrmals täglich über mehrere Wochen mit der Mischung einreiben. Sie kann nach jedem Toilettengang zur Intimpflege benutzt werden.

Sicherheitshinweise und Kontraindikationen

Bei wiederkehrenden Infekten muss eine ärztliche Untersuchung der gesundheitlichen Situation erfolgen. Wiederkehrende Infekte können ein Hinweis auf eine bislang unerkannte immunschwächende Grunderkrankung sein.

Zusätzliche Rezeptur

Eine neue interessante Möglichkeit, v. a. bei Infektionen im Blasentrakt, gegen multiresistente Keime zu kämpfen, ergibt sich mit den Senfölen (Benzyl-isothiocyanat, Allyl-isothiocyanat, 2-Phenylethyl-isothiocyanat) aus Meerrettich *(Armoraciae rusticanae radix)* und Kapuzinerkresse *(Tropaeoli majoris herba)*. Die Mischung ist als Angocin© Anti-Infekt in Tablettenform erhältlich und wird innerlich angewendet.

9.1.5 Nebennieren anregend

Wirksame Öle Basilikum, Bohnenkraut, Geranie, Kiefer, Rosmarin ct. cineol, Salbei.

Fettes Trägeröl Mandelöl.

Zusammensetzung

Geranie	4 Tr.
Kiefernnadel	6 Tr.
Rosmarin ct. cineol	4 Tr.
Mandelöl	50 ml

Verabreichung

Äußerliche Anwendung als Einreibung.

Therapeutische Wirkung

- Stabilisierend
- Ganzheitlich anregend

Klinische Befunde und Symptome

Eine Unterfunktion der Nebenniere führt zu vielfältigen Symptomen, darunter Müdigkeit, Frieren und Frösteln sowie Antriebslosigkeit.

Klinische Anwendungen

Die Mischung kann nach Belieben täglich als Hautpflegeöl auf der feuchten Haut angewendet werden. Die Anwendungen sollten über einen längeren Zeitraum erfolgen.

Erläuterung

Die Mischung weist eine angenehm anregende und aktivierende Wirkung auf.

Sicherheitshinweise und Kontraindikationen

Ob es sich tatsächlich um eine Nebennierenunterfunktion handelt, muss durch einen Arzt abgeklärt werden.

9.1.6 Nephritis

Zusammensetzung

Eucalyptus dives	7 Tr.
Johanniskrautmazerat (Rotöl)	50 ml

Verabreichung

Einreibung von Bauch und Nierenbereich.

Therapeutische Wirkung

- Immunologisch ausgleichend
- Entzündungshemmend

Klinische Befunde und Symptome

Die Nephritis ist eine akute oder chronische Entzündung der Niere. Die Ursachen sind vielfältig und reichen von bakteriellen Infektionen bis zu autoimmunen Prozessen.

Klinische Anwendungen

Die Nierengegend und der Bauch werden über einen längeren Zeitraum hinweg bis nach Ausheilen der Nephritis zwei- bis dreimal täglich eingerieben.

Sicherheitshinweise und Kontraindikationen

Jede Nephritis muss von einem Arzt diagnostiziert und behandelt werden.

9.1.7 Nierensteine

Wirksame Öle Fenchel, Schafgarbe, Wacholderbeere, Ysop, Zitronenverbene (Eisenkraut).

Fettes Trägeröl Johanniskrautmazerat (Rotöl).

Zusammensetzung

Fenchel	3 Tr.
Schafgarbe	4 Tr.
Wacholderbeere	3 Tr.
Ysop	2 Tr.
Johanniskrautmazerat (Rotöl)	50 ml

Verabreichung

Einreibung des Rückens.

Therapeutische Wirkung

- Diuretisch
- Entzündungshemmend
- Schmerzlindernd
- Krampflösend

Klinische Befunde und Symptome

Nierensteine bilden sich aus Substanzen, die aus dem Urin ausfallen und sich zusammenballen. Die ableitenden Harnwege sind sehr sensibel und nicht für feste Körper gemacht. Wenn die Nierensteine nach unten wandern, geht dies meist mit starken, kolikartigen Schmerzen einher.

Klinische Anwendungen

Der Rücken wird mehrfach täglich mit der Mischung eingerieben. Vor allem der untere Rippenbogen und das darunterliegende Areal bis zum Becken sollten behandelt werden.

Erläuterung

Bei chronischen Verläufen kann die Mischung einmal täglich präventiv aufgetragen werden.

9.2 Herz-, Kreislauf- und Gefäßerkrankungen

9.2.1 Arrhythmie

Siehe auch Kapitel 14.12 (Funktionelle Herzbeschwerden).

Wirksame Öle Basilikum, Melisse, Narde, Neroli, Orange, Rosendestillat (auch Rosenwasser), Rosmarin ct. verbenon, Sandelholz, Ylang-Ylang.

Fette Trägeröle Jojobaöl, Mandelöl.

Arrhythmie 1

Stark entspannend

Zusammensetzung

Basilikum	1 Tr.
Neroli	3 Tr.
Orange	5 Tr.
Rosendestillat	3 Tr.
Jojobaöl	50 ml

Verabreichung

Äußerliche Anwendung als Einreibung.

Therapeutische Wirkung

- Nerven beruhigend
- Herzschlag rhythmisierend
- Vegetativ ausgleichend

Klinische Befunde und Symptome

Als Arrhythmie bezeichnet man eine im Rhythmus gestörte Abfolge der Herzschläge. Nicht immer findet man hierfür eine direkte körperliche Ursache. Oft sind diese Erscheinungen harmlos und werden gelegentlich als Palpitationen („Herzstolpern“) spürbar.

Klinische Anwendungen

Die Brust im Bereich des Herzens wird mehrfach täglich mit der Mischung eingerieben. Die Haut sollte zuvor befeuchtet und die Einreibung in einem ruhigen Zeitfenster geschehen, auch wenn dieses nur klein ist. Eventuell genügt nach einiger Zeit der Anwendung in Akutsituationen bereits das Riechen an der geöffneten Flasche, um schnelle Linderung zu bringen.

Erläuterung

Tatsächlich wirken sich etherische Öle auf das vegetative Nervensystem aus. Sie können sogar Herzschlag und Blutdruck regulieren. Sie wirken jedoch auch positiv bei der sogenannten „Herzneurose“, einer Angststörung, bei der eine befürchtete, aber nicht existierende Fehlfunktion des Herzens im Mittelpunkt steht. Dabei treten funktionelle Störungen auf, die jedoch aus der Angst des Betroffenen resultieren.

Sicherheitshinweise und Kontraindikationen

Ausmaß, Ursache und eine eventuelle Therapie dieser Störung müssen kardiologisch abgeklärt werden.

Arrhythmie 2

Klimakterisch bedingt

Zusammensetzung

Neroli	4 Tr.
Rosendestillat	2 Tr.
Sandelholz	2 Tr.
Ylang-Ylang	1 Tr.
Mandelöl	30 ml

Verabreichung

Einreibung der Brust im Bereich des Sternums.

Therapeutische Wirkung

- Hormonell ausgleichend
- Herzschlag rhythmisierend
- Emotional ausgleichend

Klinische Befunde und Symptome

Hormonelle Dysbalance und Zeiten hormoneller Umstellung können unterschiedliche vegetative und kardiale Symptome erzeugen. Diese sind zum Teil beeindruckend und angsteinflößend.

Klinische Anwendungen

Die Mischung dreimal täglich auf das Sternum auftragen und ruhig einmassieren. Bei plötzlich auftretenden Episoden kann sogleich eine weitere Anwendung durchgeführt werden.

Sicherheitshinweise und Kontraindikationen

Kardiale Arrhythmie muss, egal welcher Ursache, vom Arzt abgeklärt und ggf. medikamentös eingestellt werden. Begleitend kann mit etherischen Ölen gearbeitet werden. Nach Rücksprache mit dem Arzt können Medikamente nach Beseitigung der Ursache wieder abgesetzt oder reduziert werden.

Arrhythmie 3

Arrhythmie und Tachykardie

Zusammensetzung

Melisse	3 Tr.
Narde	5 Tr.
Rosedestillat	2 Tr.
Ylang-Ylang	5 Tr.
Mandelöl	30 ml

Verabreichung

Äußerliche Anwendung als Einreibung.

Therapeutische Wirkung

- Nervenentspannend und beruhigend
- Angstlösend
- Kardial ausgleichend und beruhigend

9

Klinische Befunde und Symptome

Bei der Tachykardie handelt es sich um einen beschleunigten Herzschlag, der aus seinem natürlichen Rhythmus gekommen ist. Die betroffene Person spürt meist sogenannte Palpitationen, also ein Pochen und Klopfen in der Brust oder am Hals. Die Symptomatik ist oft beängstigend und aufwühlend, was die Symptome meist zusätzlich verstärkt.

Klinische Anwendungen

Hals und Radialispulse mehrmals täglich mit der Mischung einreiben. Dabei nur punktuell arbeiten, da die Mischung einen starken Duft hat. Die Inhalation des Dufts führt zu einer raschen kardialen Beruhigung und nervalen Entspannung.

Arrhythmie 4

Rosanol

In Russland wurde ein Medikament aus Rosendestillat (Rosanol) eingeführt, das starke Wirkung zeigt bei Herzschwäche, Herzangst und v.a. bei Herzrhythmusstörungen. Jede Kapsel enthält 33 mg reines Rosendestillat. Es wird empfohlen, drei Kapseln täglich einzunehmen. Schöner Nebeneffekt: Man duftet durch die Haut nach Rose. Oder drei Tropfen Rosendestillat auf einem Zuckerstückchen zehn Minuten einspeicheln und dann herunterschlucken.

9.2.2 Arterienentzündung

Wirksame Öle Cistrose, Immortelle, Kamille blau, Lemongrass, Niaouli, Vetiver.

Fettes Trägeröl Arnikamazerat.

Zusammensetzung

Cistrose	3 Tr.
Immortelle	5 Tr.
Kamille blau	6 Tr.
Vetiver	4 Tr.
Arnikamazerat	50 ml

Verabreichung

Äußerliche Anwendung als Einreibung.

Therapeutische Wirkung

- Immunmodulierend
- Entzündungshemmend
- Antithrombotisch
- Gefäßstabilisierend und -regenerierend

Klinische Befunde und Symptome

Arterienentzündungen können im Rahmen mancher Infektionen auftreten oder auch rheumatischer, also autoimmuner Natur sein. Es handelt sich um gefährliche und dringend medizinisch behandlungsbedürftige Krankheitszustände, die oft mit Schmerzen einhergehen.

Klinische Anwendungen

Nach ärztlicher Abklärung kann die Mischung ohne Druck mit den Fingerbeeren auf oder um das betroffene Areal herum eingerieben werden, sofern der Betroffene das toleriert. Die Anwendung kann zweimal täglich wiederholt werden.

9.2.3 Arteriosklerose

Wirksame Öle Basilikum, Rosmarin ct. cineol, Wacholderbeere, Zedernholz.

9.2.4 Herzstärkend

Wirksame Öle Alant, Anis, Basilikum, Rosendestillat, Rosmarin ct. cineol, Sandelholz, Thymian ct. linalool, Zedernholz.

Fettes Trägeröl Mandelöl.

Zusammensetzung

Basilikum	1 Tr.
Rosendestillat	3 Tr.
Rosmarin	4 Tr.
Thymian	3 Tr.
Mandelöl	50 ml

Verabreichung

Einreibung von Brust, Armen und Beinen.

Therapeutische Wirkung

- Leistungssteigernd
- Ganzheitlich aktivierend
- Kardiotonisch
- Vegetativ ausgleichend

Klinische Befunde und Symptome

Ein Leistungsdefizit des Herzens kann vielerlei Ursachen haben. Die Symptome bestehen v.a. in allgemeiner Schlappheit, Leistungseinbruch und Müdigkeit, Kurzatmigkeit und diversen Wassereinlagerungen. In späteren Stadien kommen gravierendere Symptome und massive Beeinträchtigungen anderer Organe und des ganzen Körpers hinzu.

Klinische Anwendungen

Bei der Körperpflege wird die Mischung auf Brust, Arme und Beine aufgetragen. Nach Wunsch kann dies später am Tag noch einmal wiederholt werden. Die Haut kann dabei mit Rosenwasser angefeuchtet werden (▸ Teil II, Kap. 3.4.1).

9.2.5 Hypertonie (Bluthochdruck)

Wirksame Öle Alant, Bergamotte, Dill, Eucalyptus citriodora, Ho-Blätter, Lavendel, Linaloeholz, Majoran, Melisse, Muskatellersalbei, Neroli, Niaouli, Rosmarin ct. cineol, Schafgarbe, Ylang-Ylang, Zedernholz, Zitrone, Zitronenverbene (Eisenkraut).

Fette Trägeröle Jojobaöl, Mandelöl.

9

Hypertonie 1

Entspannend und stimmungshebend

Zusammensetzung

Majoran	4 Tr.
Muskatellersalbei	5 Tr.
Ylang-Ylang	3 Tr.
Zitronenverbene (Eisenkraut)	5 Tr.
Jojobaöl	50 ml

Verabreichung

Einreibung von Brust, Armen und evtl. Füßen.

Therapeutische Wirkung

- Blutdrucksenkend
- Stressreduzierend
- Vegetativ regulierend

Klinische Befunde und Symptome

Die Hypertonie ist ein weit verbreitetes Problem. In der Mehrzahl der Fälle ist keine körperliche Ursache erkennbar. Eine Vielzahl von Blutdrucksenkern bietet nach ärztlicher Untersuchung Hilfe. Über lange Zeit hinweg zu hohem Blutdruck ausgesetzt zu sein, steigert das Risiko gesundheitlicher Spätfolgen wie Herzinfarkt und Schlaganfall. Oft bemerken Menschen bei steigendem Blutdruck Kopfschmerzen oder Herzklopfen.

9

Klinische Anwendungen

Die Mischung wird zweimal täglich in die evtl. zuvor mit Rosenwasser befeuchtete Haut (▶ Teil II, Kap. 3.4.1) der Brust und der Arme eingerieben. Auch Fußmassagen eignen sich hervorragend.

Erläuterung

Die Anwendung sollte so früh wie möglich begonnen und über einen längeren Zeitraum durchgeführt werden. Auch Entspannungsverfahren zeigen eine sehr gute Wirkung bei Hypertonie.

Sicherheitshinweise und Kontraindikationen

Verordnete Blutdrucksenker dürfen bei Besserung der Situation nur unter ärztlicher Begleitung reduziert werden. Eine Lebensumstellung und das Ausschalten von Ursachen wie z. B. Stress und Adipositas sind empfehlenswert.

Hypertonie 2

Angstlösend und vegetativ beruhigend

Zusammensetzung

Bergamotte	4 Tr.
Ho-Blätter oder Linaloeholz	2 Tr.
Majoran	2 Tr.
Narde	1 Tr.
Ylang-Ylang	4 Tr.
Zedernholz	1 Tr.
Mandelöl	30 ml

Verabreichung

Einreibung von Bauch, Hals und Radialispulsen.

Therapeutische Wirkung

- Blutdrucksenkend
- Entspannend und beruhigend

Klinische Befunde und Symptome

Hypertonie (▶ *Hyperonie 1*) bei stressanfälliger Grundkonstitution.

Klinische Anwendungen

Bauch, Hals und Radialispulse mehrmals täglich mit der Mischung einreiben.

Hypertonie 3

Aroma-Roll-on, stressreduzierend und beruhigend

Zusammensetzung

Kamille römisch	5 Tr.
Majoran	5 Tr.
Muskatellersalbei	4 Tr.
Neroli	5 Tr.
Ylang-Ylang	10 Tr.
Jojobaöl	10 ml

Verabreichung

Roll-on zur Anwendung an Nase, dem Hals und den Radialispulsen.

Therapeutische Wirkung

- Blutdrucksenkend
- Stark stressreduzierend
- Angstlösend
- Stimmungshebend

Klinische Befunde und Symptome

Hypertonie (▸ *Hyperonie 1*) bei stressanfälliger Grundkonstitution.

Klinische Anwendungen

Die Mischung wird in einen Roll-on-Stift (10 ml) gefüllt. Roll-ons können im Fachhandel für Kosmetikrohstoffe und im Onlineversand bezogen werden. Die Mischung wird viermal täglich oder häufiger an den Radialispulsen, unter der Nase oder am Hals wie ein Parfüm aufgetragen.

9.2.6 Hypotonie (niedriger Blutdruck)

Wirksame Öle Basilikum, Benzoe, Bergbohnenkraut, Eukalyptus, Galbanum, Geranie, Ingwer, Kampfer, Kiefer, Koriander, Kreuzkümmel, Lavendel, Lemongrass, Lorbeer, Moschuskörner, Muskat, Nelke, Niaouli, Neroli, Pfeffer schwarz, Pfefferminze, Piment, Rosendestillat, Rosmarin ct. cineol, Salbei, Thymian, Wacholderbeere, Ysop, Zimt, Zitrone, Zypresse.

Fette Trägeröle Jojobaöl, Mandelöl.

Hypotonie 1

Aktivierend

Zusammensetzung

Ingwer	4 Tr.
Lemongrass	3 Tr.
Rosmarin ct. cineol	4 Tr.
Ysop	2 Tr.
Jojobaöl	50 ml

Verabreichung

Einreibung von Beinen und Händen.

Therapeutische Wirkung

- Allgemein aktivierend und kräftigend
- Blutdrucktonisierend
- Erwärmend
- Durchblutungsfördernd

Klinische Befunde und Symptome

Die Hypotonie ist meist ohne Krankheitswert. Betroffene spüren, dass ihnen beim zu schnellen Aufstehen kurz schwindelig wird, sie leichter frösteln und frieren. Auch eine zeitweise Antriebsschwäche oder Müdigkeit können Hinweise auf einen zu niedrigen Blutdruck sein. Wenn die Hypotonie das Lebensgefühl nicht zu sehr beeinträchtigt, wird sie meist nicht behandelt.

Klinische Anwendungen

Es ist ratsam, beide Beine morgens mit der Mischung herzwärts einzureiben. Nach Bedarf kann die Anwendung später am Tag wiederholt werden. Zudem eignen sich Handmassagen, die man jederzeit auch an sich selbst durchführen kann. Dabei auch die Unterarme mit einreiben.

Erläuterung

Um den Kreislauf anzuregen, kann man begleitend zu aromapflegerischen Maßnahmen leichte Gymnastik machen oder die Beine kühl abduschen.

Hypotonie 2

Blutdrucksteigerndes Körperöl

Zusammensetzung

Kampfer	2 Tr.
Rosmarin ct. cineol	3 Tr.
Wacholderbeere	3 Tr.
Zitrone	3 Tr.
Mandelöl	50 ml

9

Verabreichung

Einreibung zur Pflege des Körpers.

Therapeutische Wirkung

- Ganzheitlich aktivierend
- Blutdrucksteigernd

Klinische Befunde und Symptome

Hypotonie mit entsprechend geringer Leistungsbereitschaft und wenig Motivation. Zum Teil können Schwindel, Frösteln und vermehrte Müdigkeit auftreten.

Klinische Anwendungen

Morgens nach dem Duschen oder Waschen die Mischung als Körperöl auf der u.U mit Rosenwasser (▶ Teil II, Kap. 3.4.1) befeuchteten Haut anwenden. Die Behandlung sollte am besten täglich über einen längeren Zeitraum durchgeführt werden.

Erläuterung

Bei Hypotonie werden u.a. kalte Duschen empfohlen. Dabei sollte beachtet werden, dass eine ölige Körperpflege auf kalter Haut wesentlich schlechter einzieht.

Hypotonie 3

Bei akutem Blutdruckabfall

- **Einfach und schnell:** Einen Tropfen Rosmarin ct. cineol auf die Zunge geben und zehn Minuten einspeicheln. Wenn nötig wiederholen, jedoch nicht häufiger als dreimal täglich.
- **„Riechfläschchen“:** Fläschchen mit Kampferöl unter die Nase halten und dabei tief einatmen. Hilft auch nach einem Kollaps, um wieder rasch auf die Beine zu kommen.
- **Morgendlicher Muntermacher:** Einen Tropfen Rosmarin ct. cineol in ein neutrales Duschgel geben und für die Körperreinigung verwenden.

9.2.7 Kapillarrisse

Zusammensetzung

Cistrose	3 Tr.
Immortelle	5 Tr.
Lavendel	7 Tr.
Zitrone	5 Tr.
Zypresse	4 Tr.
Arnikamazerat	50 ml

Verabreichung

Äußerliche Anwendung als Einreibung.

Therapeutische Wirkung

- Heilungsbeschleunigend
- Hämatom auflösend
- Bindegewebe stärkend
- Gefäßstabilisierend und -regenerierend

Klinische Befunde und Symptome

Kapillarrisse treten meist nach einer traumatischen Einwirkung von außen auf wie z. B. Prellungen. Es kann zu lokaler Entzündung, Hämatomen, Schwellungen und Schmerzen kommen.

Klinische Anwendungen

Das Gebiet wird mit Rosenwasser befeuchtet (▸ Teil II, Kap. 3.4.1). Dann wird die Mischung eingerieben, ohne dabei viel Druck auszuüben. Die Anwendung wird bis zur vollständigen Rückbildung zwei- bis mehrfach täglich angewendet.

9.2.8 Kreislaufschwäche (Adstringenzien)

Wirksame Öle Bay, Eukalyptus, Fenchel, Grapefruit, Kampfer, Lavendel, Neroli, Pfefferminze, Rosmarin (ct. cineol und ct. campher), Salbei, Schafgarbe, Thymian ct. thymol, Weißtanne, Zitrone, Zypresse.

Kreislaufschwäche 1

Waschung

Zusammensetzung

Pfefferminze	1 Tr.
Rosmarin ct. cineol	1 Tr.
Zitrone	1 Tr.
Milch	15 ml

Verabreichung

Anwendung als kreislaufaktivierende Teilkörperwaschung.

Therapeutische Wirkung

- Kreislauf anregend
- Kognitiv anregend
- Vigilanz steigernd
- Erfrischend und belebend

Klinische Befunde und Symptome

Die Patienten wirken müde und antriebslos, zum Teil liegt ein zu niedriger Blutdruck vor. Das Blut versackt in den Venen und der Kreislauf ist reduziert. Dieser Umstand wirkt sich auf Dauer negativ auf die Venengesundheit aus.

Klinische Anwendungen

In einem sauberen Schraubglas oder einem verschließbaren Becher werden alle Bestandteile ca. 30 Sekunden kräftig miteinander verschüttelt. Die entstandene Mischung wird in eine Waschschüssel mit Wasser gegeben (▸ Teil II, Kap. 3.4.6). Die Temperatur des Wassers richtet sich nach den Wünschen des Patienten. Natürlich regt kühles Wasser den Kreislauf stärker an, der Patient sollte sich jedoch unbedingt wohl fühlen. Mit diesem Waschwasser werden dann Arme und Beine abgerieben. Wenn es als angenehm empfunden wird, kann man auf das Abtrocknen verzichten und den kühlenden Effekt der Verdunstung nutzen.

Erläuterung

Bei dieser Anwendung lassen sich die Wirkung etherischer Öle und die Wirksamkeit physikalischer Maßnahmen verbinden. Das Abreiben der Extremitäten erfolgt optimalerweise herzwärts, sofern nichts dagegen spricht. Körperliche Aktivität wie angemessener Sport und Gymnastik unterstützen die Maßnahmen.

Modifikation

Dieses Wasser kann auch zu einer Ganzkörperwaschung verwendet werden. In diesem Fall sollte jedoch auf das Pfefferminzöl verzichtet werden, das durch Lavendelöl ersetzt werden kann.

Sicherheitshinweise und Kontraindikationen

Rosmarinöl hat eine tonisierende Wirkung auf den Blutdruck. Bei kritischer Hypertonie sollte darauf verzichtet werden.

Kreislaufschwäche 2

Fußbad

Zusammensetzung

Grapefruit	1 Tr.
Kampfer	1 Tr.
Rosmarin ct. cineol	2 Tr.
Milch	15 ml

Verabreichung

Anwendung als Fußbad.

Therapeutische Wirkung

- Kreislaufanregend
- Blutdrucktonisierend
- Vitalisierend
- Durchblutungsfördernd
- Vigilanzsteigernd
- Motivierend und stimmungshebend

Klinische Befunde und Symptome

Schwäche und Abgeschlagenheit, bedingt durch Hypotonie, Wetterumschwünge, Erschöpfung oder andere Ursachen.

Klinische Anwendungen

Alle Bestandteile werden in einem sauberen Schraubglas oder verschließbaren Becher miteinander verschüttelt und in eine Fußbadewanne mit lauwarmem Wasser gegeben. Während des Fußbades mehrfach Wassertreten.

Erläuterung

Über die Füße lässt sich die Kreislaufaktivität hervorragend stimulieren. Allein der physikalische Effekt trägt hierzu bei.

Modifikation

Statt Kampfer kann auch dieselbe Menge Pfefferminze verwendet werden.

Sicherheitshinweise und Kontraindikationen

Bitte stets auf Kreislaufkomplikationen achten. Diese sind selten, aber immer möglich.

Zusätzlich wirksame Öle

Als Raumduft eignen sich zudem u.a. Eukalyptus ct. campher, Thymian ct. thymol, Weißtanne und Zitrone.

Kommentar der Autoren

Auf Inhalation sollte nicht verzichtet werden. An den Mischungen länger und öfter schnüffeln lassen (▶ Teil II, Kap. 3.3.1).

9.2.9 Morbus Raynaud

Zusammensetzung

Angelika	10 Tr.
Lavendel	10 Tr.
Rosmarin ct. cineol	15 Tr.
Johanniskrautmazerat (Rotöl)	20 ml

Verabreichung

Einreibung der Finger.

Therapeutische Wirkung

- Durchblutung stabilisierend
- Erwärmend
- Nerven entspannend und entkrampfend

Klinische Befunde und Symptome

Morbus Raynaud ist eine funktionelle Störung, bei der es anfallsweise zu Durchblutungsstörungen der Finger kommt. Als Auslöser kommen Kälteeinfluss und psychische Belastungen infrage. Die Finger verfärben sich durch die Minderdurchblutung zunächst weiß, durch die entstehende Hypoxie blau und durch die abschließende reaktive Hyperämie rot (Tricolore-Phänomen) und lassen ein Kribbeln und Pochen spüren.

Klinische Anwendungen

Mehrmals täglich wird die Mischung in die betroffenen Gliedmaßen einmassiert. Im akuten Anfall wird die Einreibung wiederholt. Die Finger sollten vor Kälteeinfluss geschützt werden. Bei Stress und psychischer Belastung als Auslöser helfen oft auch Entspannungsverfahren.

9.2.10 Perikarditis

Wirksame Öle Angelika, Cajeput, Eucalyptus citriodora, Rosendestillat, Ylang-Ylang, Zitrone.

Fette Trägeröle Calophyllum inophyllum, Johanniskrautmazerat (Rotöl).

9.2.11 Periphere arterielle Verschlusskrankheit (pAVK)

Zusammensetzung

Angelika	10 Tr.
Cajeput	10 Tr.
Ylang-Ylang	10 Tr.
Zitrone	10 Tr.
Calophyllumöl	30 ml
Johanniskrautmazerat (Rotöl)	20 ml

Verabreichung

Einreibung der Beine.

Therapeutische Wirkung

- Durchblutung stabilisierend
- Schmerzlindernd
- Gefäßschützend und -pflegend

Klinische Befunde und Symptome

Im Rahmen einer pAVK kommt es zu einer Störung der arteriellen Durchblutung. Betroffen sind meist die Extremitäten, v.a. die Beine. Als Ursache steht die Arteriosklerose im Mittelpunkt. Zu den Risikofaktoren gehören Rauchen, Hypertonie, Diabetes mellitus und Fettstoffwechselstörungen. Zunehmend treten Schmerzen im betroffenen Körperteil auf, zunächst bei Belastung, später auch in Ruhe. Letztlich kann es durch die Minderdurchblutung zu irreversiblem Untergang von Gewebe und Amputation kommen.

Klinische Anwendungen

Mehrmals täglich die Beine sanft mit der Mischung einreiben bzw. im fortgeschrittenen Stadium vorsichtig auftragen. Wird diese Mischung über mehrere Wochen appliziert, sollte die Trägerölmenge auf 100 ml verdoppelt werden. Diese Mischung wirkt pflegend und schmerzlindernd und ist in jedem Stadium der Krankheit hilfreich.

9.2.12 Phlebitis

Zusammensetzung

Immortelle	8 Tr.
Schafgarbe	4 Tr.
Wintergrün	5 Tr.
Zitrone	4 Tr.
Arnikamazerat	50 ml

9

Verabreichung

Äußerliche Anwendung als sanfte Einreibung.

Therapeutische Wirkung

- Entzündungshemmend
- Blutfluss verbessernd
- Lymphfluss steigernd
- Antithrombotisch und thrombolytisch
- Schmerzstillend
- Heilungsfördernd

Klinische Befunde und Symptome

Entzündungen der Blutgefäße können eine traumatische Ursache haben, aber auch durch das Einschleppen von Keimen, z.B. durch Punktionen, Zugänge oder Katheter, bedingt sein. Neben den meist starken lokalen Schmerzen besteht die Gefahr der Thrombosierung (▶ Kap. 9.2.15).

Klinische Anwendungen

Die Mischung mehrfach täglich auf die zuvor mit Rosenwasser befeuchtete Haut (▶ Teil II, Kap. 3.4.1) über dem entzündeten Blutgefäß auftragen. Dabei sehr sanft streichen und keinesfalls massieren oder Druck ausüben. Zuvor sollte die Behandlung mit dem Arzt abgeklärt werden. Wenn eine Einreibung aus medizinischer Sicht zu risikoreich ist, kann die Mischung auch mit einer geeigneten Sprühflasche aufgesprüht werden.

Erläuterung

Die Öle dieser Mischung ergänzen sich in idealer Weise. Die Wirkung deckt alle Probleme einer Phlebitis ab. Diese Mischung kann auch auf Prellungen und Hämatome aufgetragen werden.

Sicherheitshinweise und Kontraindikationen

Entzündungen der Blutgefäße gehen häufig mit Blutgerinnseln einher, die der Gefäßwand anhaften. Ob eine Einreibung stattfinden darf, muss durch einen Arzt geklärt werden.

Kommentar der Autoren

Venenentzündungen sind im klinischen Bereich ein häufiges Problem. Die Betroffenen sind meist beunruhigt. Mischungen dieser Art lindern die Beschwerden und bringen das Problem schnell zum Abklingen. Für Maßnahmen wie diese erntet man in der Regel viel Dankbarkeit.

Zusätzlich wirksame Öle

Cistrose, Lavendel, Sandelholz.

9.2.13 Roemheld-Syndrom

Zusammensetzung

Kümmel	4 Tr.
Lavendel	2 Tr.
Melisse	4 Tr.
Narde	1 Tr.
Mandelöl	50 ml

Verabreichung

Einreibung des Bauchs.

Therapeutische Wirkung

- Blähungswidrig
- Intestinal entspannend
- Die natürliche Peristaltik fördernd
- Angstlösend und beruhigend

Klinische Befunde und Symptome

Beim Roemheld-Syndrom treten reflektorische Herzbeschwerden aufgrund einer gastrointestinalen Volumenzunahme auf. Als Auslöser gelten üppige Mahlzeiten, blähende Speisen oder Störungen der weitertransportierenden Peristaltik. Die Beschwerden sind beeindruckend heftig und können herzinfarktähnliche Zustände imitieren. Die Betroffenen spüren Herzklopfen, Schmerzen in der Brust, Atemnot, starke Angst oder einen arrhythmischen, tachykarden Puls.

Klinische Anwendungen

Mit der Mischung wird der Bauch eingerieben und vorsichtig massiert. Grundsätzlich sollten bei regelmäßig auftretendem Roemheld-Syndrom die Ernährungsgewohnheiten hinterfragt und angepasst werden. Blähende Speisen sollten vermieden oder nur in geringen Mengen verzehrt werden. Mahlzeiten sollten beim Eintreten des Sättigungsgefühls beendet werden. Da dieses mit einer gewissen zeitlichen Verzögerung eintritt, empfiehlt sich langsames und genussvolles Essen. Blähungswidrige Hausmittel oder Arzneimittel helfen, die Beschwerden zu reduzieren.

Sicherheitshinweise und Kontraindikationen

Ob es sich um ein Roemheld-Syndrom, eine Angina pectoris oder einen Herzinfarkt handelt, sollte grundsätzlich von einem Arzt abgeklärt werden.

Kommentar der Autoren

An der Mischung sollte regelmäßig geschnüffelt werden.

9.2.14 Schilddrüsenüberfunktion (Hyperthyreose)

Zusammensetzung

Kiefer	4 Tr.
Majoran	5 Tr.
Schwarzkümmel	2 Tr.
Jojobaöl	50 ml

Verabreichung

Einreibung von Unterkiefer und Hals.

Therapeutische Wirkung

- Schilddrüse regulierend
- Vegetativ beruhigend

Klinische Befunde und Symptome

Bei der Schilddrüsenüberfunktion ist der gesamte Stoffwechsel übererregt. Neben vermehrtem Schwitzen kann es zu Unruhe, Herzrasen, Haarausfall und vielen anderen Beschwerden kommen. Über die Schilddrüsenwerte im Blut wird der Status ermittelt.

Klinische Anwendungen

Bei beginnenden, aber noch nicht behandlungsbedürftigen Zuständen oder auch therapiebegleitend kann die Mischung morgens und abends auf den Unterkiefer und den Hals aufgetragen werden. Die Schilddrüse darf nicht mechanisch strapaziert werden. Man sollte nur sanft einmassieren, nicht kräftig reiben.

Zusätzlich wirksame Öle

9

Bei einer Schilddrüsenunterfunktion hat sich Myrtenöl bewährt. Es kann 1,5-prozentig in ein Basisöl gegeben und wie die Mischung bei Überfunktion angewendet werden.

Sicherheitshinweise und Kontraindikationen

Bei manifester Schilddrüsenüber- oder -unterfunktion ist eine medikamentöse Therapie unerlässlich. Unbehandelt beeinträchtigen Schilddrüsenprobleme nicht nur das Wohlbefinden, sondern können gesundheitliche Konsequenzen haben. Bei Verdacht auf ein Schilddrüsenleiden muss unbedingt ärztlicher Rat eingeholt werden.

9.2.15 Thrombose

Zusammensetzung

Cistrose	4 Tr.
Immortelle	10 Tr.
Kamille blau	6 Tr.
Lavendel	6 Tr.
Zypresse	6 Tr.
Johanniskrautmazerat (Rotöl)	50 ml

Verabreichung

Anwendung als Spray.

Therapeutische Wirkung

- Antithrombotisch
- Thrombolytisch
- Lymphatisch anregend
- Schmerzstillend
- Entzündungshemmend
- Bindegewebe festigend

Klinische Befunde und Symptome

Blutgerinnsel, die an den Venenwänden anhaften, sind in der Regel schmerzhaft und verursachen einen venösen Stau, der zu einer Schwellung der Extremität führt.

Klinische Anwendungen

Die Mischung wird mit einer geeigneten Sprühflasche mehrfach täglich auf das Hautareal über der Thrombose aufgesprüht. Eine manuelle Einarbeitung in die Haut erfolgt nicht. Der Bereich kann anschließend mit einem Handtuch abgedeckt werden, um überschüssiges Öl aufzusaugen.

Modifikation

Bei stärkeren Schmerzen können statt des Lavendels auch fünf Tropfen Pfefferminze verwendet werden.

Sicherheitshinweise und Kontraindikationen

Je nach Lokalisation besteht bei Thrombosen das Risiko einer Embolisation in andere Organe, meist Lunge oder Herz. Jede Manipulation muss zuvor mit dem behandelnden Arzt abgesprochen werden.

Kommentar der Autoren

Die Betroffenen sind in der Regel sehr glücklich, wenn Pflegende eine gute Idee für die Behandlung ihrer Beschwerden haben. Die Maßnahme findet großen Anklang, und meist bessern sich die Symptome rasch.

9.3 Immunsystem und Stoffwechsel

9.3.1 Diabetes mellitus

Wirksame Öle Basilikum, Cassia, Eucalyptus citriodora, Geranie, Kiefer, Lavendel, Neroli, Salbei, Thymian ct. thujanol, Wacholderbeere, Ylang-Ylang, Zimtrinde, Zitrone, Zitronenverbene (Eisenkraut).

Täglich ein Esslöffel mit Zimtrindenpulver ist sehr wirkungsvoll. Das Pulver sollte in Joghurt oder Fruchtsaft eingemischt werden.

9.3.2 Immunschwäche

Wirksame Öle Bergamotte, Bergbohnenkraut, Eucalyptus radiata, Lavendel, Nelke, Niaouli, Oregano, Palmarosa, Patchouli, Ravensara/Ravintsara, Rosendestillat und -extrakt, Teebaum, Thymian (ct. linalool und ct. thymol), Vetiver, Weihrauch, Zedernholz, Zimtrinde, Zitrone.

Fette Trägeröle Jojobaöl, Mandelöl.

Immunschwäche 1

Immunstimulierende Körperpflege

Zusammensetzung

Bergamotte	4 Tr.
Rosenextrakt	3 Tr.
Thymian ct. thymol	2 Tr.
Vetiver	1 Tr.
Weihrauch	2 Tr.
Zitrone	5 Tr.
Jojobaöl	50 ml

Verabreichung

Einreibung zur Körperpflege.

Therapeutische Wirkung

- Seelisch entspannend und Nerven beruhigend
- Immunstimulierend
- Lymphatisch anregend
- Stimmungshebend

Klinische Befunde und Symptome

Ein schwaches Immunsystem schützt nur lückenhaft gegen Infektionen. Die Betroffenen neigen zu rezidivierenden banalen Infekten, die sie lange mit sich herumschleppen. Sie erholen sich meist nur langsam. Kurz darauf flammt eine neue Infektion auf. Die Ursachen können Stress, Fehlernährung, anhaltender Kummer oder immunschwächende Grunderkrankungen sein.

Klinische Anwendungen

Die Mischung kann als Körperpflege auf den ganzen Körper aufgebracht werden. Mehrfach täglich sollte dann der Duft lokal angewendet werden, z. B. als Handpflege oder lokale Einreibung, damit die Bestandteile der Mischung ihre Wirkung anhaltend entfalten können.

Erläuterung

Immunschwäche kann durch eine zehrende Grunderkrankung ausgelöst werden. Dennoch darf man die Beteiligung der Psyche am Immunsystem keinesfalls vergessen. Die Mischung wirkt seelisch erhebend und symptomatisch immunstimulierend.

Sicherheitshinweise und Kontraindikationen

Anhaltende Immunschwäche kann auf eine bislang unentdeckte Krankheit hinweisen. Daher ist eine ärztliche Abklärung unerlässlich.

9

Kommentar der Autoren

Die Mischung und einige der Einzelöle sollten regelmäßig geschnüffelt werden. Pflegt man Körper und Seele über einen längeren Zeitraum hinweg mit geeigneten Mischungen, stabilisiert sich das Immunsystem in der Regel erstaunlich schnell. Die Reduktion von biographischem Stress durch aromapflegerische Anwendungen ist enorm.

Immunschwäche 2

Immunstimulierende Grundmischung

Zusammensetzung

Bergamotte	4 ml
Lavendel	1 ml
Ravensara/Ravintsara	1 ml
Rosendestillat	1 ml
Zitrone	3 ml

Verabreichung

Anwendung als Raumduft oder Badezusatz.

Therapeutische Wirkung

- Immunstimulierend
- Lymphanregend
- Antiviral

Klinische Befunde und Symptome

Allgemein schwache Immunlage mit Neigung zu Infekten.

Klinische Anwendungen

Für einen mittelgroßen Raum werden drei Tropfen der Mischung in eine elektrische **Duftlampe** gegeben. Die Raumbeduftung sollte dezent sein und über einige wenige Wochen durchgeführt werden. In der Regel genügt eine Duftlampenanwendung pro Tag, nach Belieben kann die Duftlampe ein zweites Mal eingesetzt werden.

Die Mischung kann auch als **Badezusatz** verwendet werden. Hierfür werden 20 Tropfen der Mischung mit ca. 20 ml Milch in einem Schraubglas kräftig verschüttelt. Die Mischung in ein eingelassenes Vollbad geben und ca. 25 Minuten oder länger darin baden (▸ Teil II, Kap. 3.4.5). Die Badeanwendung kann die Raumbeduftung ergänzen.

Kommentar der Autoren
Nicht vergessen werden sollte die Inhalation über Schnüffeln oder die Anwendung von Nasentampons (▸ Teil II, Kap. 3.3.1).

Immunschwäche 3

Körperöl

Zusammensetzung

Niaouli	3 Tr.
Palmarosa	8 Tr.
Thymian ct. linalool	8 Tr.
Zedernholz	6 Tr.
Mandelöl	100 ml

Verabreichung

Anwendung als Körperpflegeöl oder Teilmassage.

Therapeutische Wirkung

- Immunstabilisierend
- Antiviral
- Lymphatisch anregend

Klinische Befunde und Symptome

Allgemeine Immunschwäche mit Neigung zu Infekten.

Klinische Anwendungen

Bei Immunschwäche wird die Mischung wie ein Körperpflegeöl angewendet. Es können auch ein- bis dreimal täglich Teilmassagen durchgeführt werden. Die Anwendungen sollten über einige Wochen erfolgen.

Kommentar der Autoren
Bewusste Inhalation ist sehr hilfreich (▸ Teil II, Kap. 3.3).

9.3.3 Kollagenosen, Bindegewebeentzündungen

Wirksame Öle Geranie, Kamille, Lavendel, Lemongrass, Nelke, Pfefferminze, Rosmarin ct. cineol, Salbei, Thymian ct. thymol, Zypresse.

Kollagenosen, Bindegewebeentzündungen 1

Schmerzlindernd und durchblutungsfördernd

Zusammensetzung

Lavendel	2 Tr.
Nelke	2 Tr.
Pfefferminze	2 Tr.
Rosmarin ct. cineol	2 Tr.
Calophyllum inophyllum oder Wildrosenöl	1 TL

Verabreichung

Äußerliche Anwendung als Einreibung oder Aromabad.

Therapeutische Wirkung

- Schmerzlindernd
- Entspannend
- Durchblutungsfördernd

Klinische Befunde und Symptome

Kollagenosen sind autoimmune Erkrankungen vorwiegend des Bindegewebes und der Blutgefäße. Diese Erkrankungen sind vielfältig und können jedes Organ betreffen. Die genauen Ursachen von Kollagenosen sind bislang nicht geklärt.

Klinische Anwendungen

Zur Therapiebegleitung und Linderung der Beschwerden können ein- bis zweimal täglich lokale Einreibungen des betroffenen

Areals mit der Mischung vorgenommen werden, sofern das möglich ist.

Mit der Mischung können auch Aromabäder durchgeführt werden. Hierzu kann die Mischung im genannten Verhältnis in größerer Menge angemischt und vier Tropfen davon in ca. 20 ml Milch verschüttelt in ein Vollbad gegeben werden.

Sicherheitshinweise und Kontraindikationen

Die Diagnose und Behandlung von Kollagenosen gehören in ärztliche Hand. Die Aromapflege sollte die ärztliche Therapie begleiten und nicht ersetzen.

Kollagenosen, Bindegewebe-entzündungen 2

Schmerzlindernd und entzündungshemmend

Zusammensetzung

Kamille blau	3 Tr.
Nelke	3 Tr.
Thymian ct. thymol	3 Tr.
Calophyllum inophyllum	1 TL

Verabreichung

Äußerliche Anwendung als Einreibung.

Therapeutische Wirkung

- Entzündungshemmend
- Schmerzlindernd
- Immunologisch ausgleichend

Klinische Befunde und Symptome

▸ *Kollagenosen, Bindegewebeentzündungen 1.*

Klinische Anwendungen

Ein- bis mehrfach täglich werden mit der Mischung Einreibungen des betroffenen Areals durchgeführt, sofern das möglich ist.

Erläuterung

Vor allem bei entzündungsbedingten Schmerzen in der Schulter hat sich diese Einreibung bewährt.

Modifikation

Einige Tropfen Wintergrün in der Mischung können bei Schmerzen sehr hilfreich sein.

9.3.4 Lymphanregend

Wirksame Öle Bergbohnenkraut, Cistrose, Fenchel, Geranie, Grapefruit, Immortelle, Kiefer, Lemongrass, Limette, Mandarine rot, Myrte, Palmarosa, Vetiver, Wacholderbeere, Zedernholz, Zitrone, Zypresse.

Fette Trägeröle Calophyllum inophyllum, Mandelöl, Traubenkernöl.

Hydrolate Immortellenwasser, Orangenblütenwasser, Rosenwasser.

Lymphanregend 1

Gefäßstabilisierend und entstauend

Zusammensetzung

Cistrose	4 Tr.
Lemongrass	5 Tr.
Palmarosa	5 Tr.
Vetiver	2 Tr.
Calophyllum inophyllum	25 ml
Traubenkernöl	25 ml

Verabreichung

Äußerliche Anwendung als Einreibung auf betroffenen Körperarealen.

Therapeutische Wirkung

- Lymphfluss anregend
- Wundheilung fördernd
- Hautbarriere stabilisierend
- Hautpflegend
- Blutgefäße pflegend und stabilisierend
- Antimykotisch
- Allgemein tonisierend

Klinische Befunde und Symptome

Lymphatische Stauung jeder Genese. Die Gefahr von Spannungsblasen ist evtl. gegeben.

Klinische Anwendungen

Lymphatisch gestaute Körperregionen werden ein- bis dreimal täglich mit dieser Mischung eingerieben. Die Streichungen erfolgen herzwärts und nur mit sanftem Druck. Die Haut kann zuvor mit Rosenwasser angefeuchtet werden (▶ Teil II, Kap. 3.4.1).

Erläuterung

Bereits die sanft streichenden Bewegungen dieser Lymphdrainage in Richtung Herz fördern den Rückfluss der Lymphe. Die etherischen und fetten Öle unterstützen dies maßgeblich.

Modifikation

Palmarosa kann durch Rosengeranie ersetzt werden.

Zusätzlich wirksame Öle

Es können auch Immortelle, Lavendel, Wacholderbeere oder Zitrone eingesetzt werden. Viele Betroffene empfinden eine Beimengung von Pfefferminze im Rahmen von 0,25 bis 0,5 % als kühlend und wohltuend. Liegen destruktive Gefäßprozesse vor, sollte zur Befeuchtung der Haut auf Hamamelishydrolat zurückgegriffen werden.

Kommentar der Autoren

Selbst wenn die Pflegeforschung von der Anwendung etherischer Mischungen bei Lymphstauungen nicht angetan ist, zeigt doch die Praxis der Lymphdrainage, dass sich die Stauung in der Regel deutlich bessert. Auf jeden Fall stabilisieren und entstauen diese Mischungen die Haut so sehr, dass die Bildung von Spannungsblasen und Hautdefekten meist vermieden werden kann. Gerade in palliativen Situationen ist dies von größter Wichtigkeit.

Lymphanregend 2

Bindegewebe stärkend und hautpflegend

Zusammensetzung

Immortelle	4 Tr.
Lemongrass	2 Tr.
Rosengeranie	3 Tr.
Zedernholz	4 Tr.
Zypresse	4 Tr.
Mandelöl	25 ml
Traubenkernöl	25 ml

Verabreichung

Äußerliche Anwendung als Einreibung lymphatisch gestauter Körperregionen.

9

Therapeutische Wirkung

- Gefäßstabilisierend
- Hautpflegend und -regenerierend
- Lymphfluss fördernd
- Bindegewebe stabilisierend
- Antithrombotisch

Klinische Befunde und Symptome

Lymphatische Stauung jeder Genese, v.a. gefäßbedingt oder durch maligne Hindernisse, häufig mit Spannungsblasen und Hautdefekten einhergehend.

Klinische Anwendungen

Die Mischung sollte ein- bis dreimal täglich in die u.U. mit Rosenwasser (▶ Teil II, Kap. 3.4.1) angefeuchtete Haut eingerieben werden, bis das Wasser und das Öl vollständig in die Haut eingezogen sind. Die Einreibung muss sanft und ohne starken Druck erfolgen.

Erläuterung

Liegt dem lymphatischen Stau eine Thrombose zugrunde, hat diese Mischung zusätzlich eine heilende Wirkung. Zur Befeuchtung der Haut empfiehlt sich Rosenwasser (▶ Teil II, Kap. 3.4.1).

9

Modifikationen

Bei venöser Ursache kann das Lemongrass durch vier Tropfen Zitronenöl ersetzt werden. Das Zedernholz sollte dann durch Cistrose in derselben Dosierung ausgetauscht werden.

Sicherheitshinweise und Kontraindikationen

Zugrunde liegende Thrombosen und maligne Prozesse schränken manuelle Anwendungen ein. Zuvor muss die Einreibung mit dem Arzt abgeklärt werden. Es besteht die Gefahr der Mobilisierung von Blutgerinnseln und malignen Zellen.

9.3.5 Ödeme

Wirksame Öle Angelika, Bitterorange, Fenchel, Geranie, Grapefruit, Mandarine rot, Orange, Rosmarin ct. cineol, Salbei, Wacholderbeere, Zypresse.

Hydrolat Rosenwasser.

Zusammensetzung

Rosenhydrolat

Verabreichung

Äußerliche Anwendung als Kompresse oder zum Aufsprühen.

Therapeutische Wirkung

- Ödeme mobilisierend
- Gefäßtonisierend
- Schmerzlindernd

Klinische Befunde und Symptome

Wassereinlagerungen im Gesicht oder an anderen Körperteilen durch Tieflagerung.

Klinische Anwendungen

Kompressen mit Rosenhydrolat tränken und auf kleinflächige Ödeme auflegen. Für großflächige Ödeme mit einer Sprühflasche aufsprühen.

Erläuterung

Lokale Wassereinlagerungen reagieren erstaunlich gut auf Rosenhydrolat. Häufig entstehen diese durch eine ungeeignete

Schlafposition oder passagere Drosselung der lymphatischen Abflussbahn. Bei Problemen mit den Blutgefäßen erfolgt eine mengengleiche Kombination mit Immortellenhydrolat.

Modifikation

Bei Bedarf kann eine Kombination mit einer lymphatisch fördernden Ölmischung erfolgen. Entweder wird die Haut zuvor mit Rosenhydrolat befeuchtet (▶ Teil II, Kap. 3.4.1) oder nach der öligen Anwendung die Kompresse mit Hydrolat aufgelegt.

Sicherheitshinweise und Kontraindikationen

Das Auflegen von getränkten Kompressen oder Aufsprühen von Hydrolaten ist unbedenklich und kann auch bei Thrombosen und malignen Veränderungen erfolgen.

Zusätzliche Rezepturen

▶ Kap. 9.3.4 (Lymphanregend).

9.3.6 Schüttelfrost

Wirksame Öle Benzoe, Bitterorange, Grapefruit, Ingwer, Kampfer weiß, Orange, Pfeffer schwarz, Wacholderbeere, Zimtrinde.

Zusammensetzung

Bitterorange	2 Tr.
Ingwer	2 Tr.
Milch	15 ml

Verabreichung

Anwendung als Fußbad.

Therapeutische Wirkung

- Temperaturregulierend
- Erwärmend
- Vegetativ regulierend

Klinische Befunde und Symptome

Mit Schüttelfrost kann der Körper seine Temperatur einem erhöhten Bedarf anpassen. Oft geschieht dies bei Infekten, die zu Fieber führen. Den Betroffenen ist während des Schüttelfrosts meist kalt und die Muskulatur zittert, die Zähne klappern. Meist mündet der Schüttelfrost in Fieber.

Klinische Anwendungen

Die etherischen Öle werden zusammen mit der Milch in einem sauberen Schraubglas verschüttelt und der Inhalt in ein warmes Fußbad gegeben. Der Oberkörper sollte in eine Decke gehüllt und das Fußbad so lange durchgeführt werden, bis sich die Symptome bessern. Tritt Müdigkeit oder Erschöpfung auf, wird das Fußbad abgebrochen.

Sicherheitshinweise und Kontraindikationen

Bei Schwindel oder Kreislaufkomplikationen wird das Fußbad abgebrochen, und der Betroffene sollte sich hinlegen.

9.4 Leber- und Galleerkrankungen

9.4.1 Gallensteine

Wirksame Öle Eucalyptus globulus, Fenchel, Grapefruit, Katzenminze, Kiefer, Kümmel, Latschenkiefer, Melisse, Muskatellersalbei, Nelke, Niaouli, Poleiminze, Rosendestillat, Rosmarin ct. cineol, Wacholderbeere, Ysop, Zitrone, Zitronenverbene (Eisenkraut).

Fettes Trägeröl Johanniskrautmazerat (Rotöl).

Zusammensetzung

Rosmarin ct. cineol	4 Tr.
Wacholderbeere	4 Tr.
Zitrone	4 Tr.
Johanniskrautmazerat (Rotöl)	50 ml

Verabreichung

Äußerliche Anwendung als Einreibung oder Kompresse.

Therapeutische Wirkung

- Gallenwege entspannend
- Galletreibend
- Steinbildungswidrig

9

Klinische Befunde und Symptome

Gallensteine entstehen meist durch eine Störung in der Zusammensetzung der Gallensäure, aber auch begleitend bei diversen Erkrankungen und häufig konstitutionell bedingt. Wenn die Steine in Bewegung geraten und die Gallenwege entlang wandern, kommt es zu kolikartigen Schmerzen, oft ausgelöst durch fettreiche Mahlzeiten.

Klinische Anwendungen

Präventiv wird der rechte Rippenbogen ein- bis zweimal täglich mit der Mischung eingerieben.

Die Mischung kann auch als Kompresse verwendet werden. Das Kompressenmaterial wird mit dieser Mischung getränkt, dabei können Mulltücher, unsterile Kompressen oder spezielles Wickelmaterial zum Einsatz kommen. Die fertige Kompresse wird über der Leber aufgelegt. Wenn es als angenehm empfunden wird, kann eine milde Wärmequelle, wie z. B. ein Rapskissen, daraufgelegt werden. Die Kompresse wird für ca. 15 Minuten dort belassen. Der ölige Film auf der Haut wird danach nur abgerieben, nicht abgewaschen.

Sicherheitshinweise und Kontraindikationen

Bei akuten Beschwerden darf keine Anwendung stattfinden. Hier ist ärztliche Hilfe gefragt.

Zusätzliche Rezepturen

Bei Gallenkoliken kann je ein Tropfen Pfefferminze und Zitrone auf ein Taschentuch gegeben und damit inhaliert werden. Alternativ können zwei Tropfen Pfefferminze in einem Teelöffel fettem Öl verdünnt auf das Gebiet über der Galle und dem Magen einmassiert werden. Auch die Einnahme eines Tropfens Rosenöl oder die Inhalation mit Rosenöl haben sich lindernd bewährt. Aus Russland wird berichtet, dass mehrmals täglich ein Likörglas voll Rosenwasser sehr wirkungsvoll sei. In England wird der Poleiminze (Mentha pulegium) sehr gute Wirkung bei Gallensteinen zugeschrieben.

9.4.2 Galletreibend

Wirksame Öle Alant, Kümmel, Lavendel, Pfefferminze, Rosendestillat, Rosengeranie, Rosmarin ct. cineol, Schafgarbe.

Fettes Trägeröl Johanniskrautmazerat (Rotöl).

Zusammensetzung

Pfefferminze	3 Tr.
Rosendestillat	4 Tr.
Rosengeranie	5 Tr.
Rosmarin ct. cineol	5 Tr.
Schafgarbe	4 Tr.
Johanniskrautmazerat (Rotöl)	50 ml

Verabreichung

Äußerliche Anwendung als Einreibung.

Therapeutische Wirkung

- Galletreibend
- Blähungswidrig
- Leberzellen anregend
- Gallenwege entspannend

Klinische Befunde und Symptome

Eine Unterfunktion der Gallenproduktion kann viele Ursachen haben, ist manchmal aber auch konstitutionell bedingt. Die Folge sind Völlegefühl, Fettunverträglichkeit und Unregelmäßigkeiten bei der Darmentleerung.

Klinische Anwendungen

Für Einreibungen eignet sich vor allem das Areal über der Leber, also der rechte Rippenbogen. Die Einreibung sollte bis zu dreimal täglich vorgenommen werden. Eine abschließende Wärmeanwendung verbessert die Wirksamkeit.

Sicherheitshinweise und Kontraindikationen

Die Ursache der mangelnden Gallenproduktion muss ärztlich abgeklärt werden.

9.4.3 Hepatitis

Wirksame Öle Basilikum, Nelke, Niaouli, Pfefferminze, Piment, Ravensara/Ravintsara, Rosmarin ct. cineol.

Fettes Trägeröl Schwarzkümmelöl.

Zusammensetzung

Basilikum	3 Tr.
Niaouli	4 Tr.
Ravensara/Ravintsara	5 Tr.
Schwarzkümmel	5 Tr.
Milch	20 ml

Verabreichung

Anwendung als Voll- oder Fußbad.

Therapeutische Wirkung

- Antiviral
- Leber entstauend
- Entzündungswidrig

Klinische Befunde und Symptome

Die Hepatitis ist eine Entzündung der Leber und kann viral bedingt sein oder andere pathologische Ursachen haben.

Klinische Anwendungen

Alle Bestandteile werden in einem sauberen Schraubglas kräftig verschüttelt und in ein

9

Wannenbad gegeben (▶ Teil II, Kap. 3.4.5). Die Badeanwendungen sollten einmal täglich stattfinden. Es kann auch ein Fussbad durchgeführt werden.

Sicherheitshinweise und Kontraindikationen

Die Ursachen der Hepatitis müssen ärztlich abgeklärt werden. Die hier beschriebene pflegerische Maßnahme begleitet eine medizinische Behandlung, darf diese jedoch nie ersetzen.

9.4.4 Ikterus (Gelbsucht)

Wirksame Öle Geranie, Pfefferminze, Poleiminze, Rosmarin ct. cineol, Salbei.

Zusammensetzung

Geranie	7 Tr.
Lavendel	7 Tr.
Rosmarin ct. cineol	5 Tr.
Milch	20 ml

Verabreichung

Anwendung als Vollbad.

Therapeutische Wirkung

- Gallenfluss anregend und entstauend
- Juckreizlindernd
- Leber pflegend und anregend

Klinische Befunde und Symptome

Der Ikterus weist auf einen Stau der Galle hin. Die Ursachen hierfür sind vielfältig und müssen vom Arzt abgeklärt werden. Ikterus kann von starkem Juckreiz begleitet werden.

Klinische Anwendungen

▶ Kap. 9.4.3 (Hepatitis).

Modifikation

Englische Aromatherapeuten geben täglich ein bis zwei Tropfen Poleiminze (Mentha pulegium) in die Mischung.

Sicherheitshinweise und Kontraindikationen

Die Diagnose und Therapie des Ikterus gehören in ärztliche Hand.

9.4.5 Leber- und Gallenbeschwerden

Wirksame Öle Basilikum, Bohnenkraut, Dill, Fenchel, Geranie, Immortelle, Kamille wild, Melisse, Myrte, Pfeffer schwarz, Pfefferminze, Rosendestillat, Rosmarin (ct. cineol und ct. verbenon), Salbei, Schafgarbe, Thymian ct. thujanol, Ysop.

Fettes Trägeröl Johanniskrautmazerat (Rotöl).

Zusammensetzung

Basilikum	2 Tr.
Geranie	4 Tr.
Immortelle	3 Tr.
Pfeffer schwarz	4 Tr.
Johanniskrautmazerat (Rotöl)	50 ml

Verabreichung

Einreibung des Areals über der Leber und Kompresse zum Auflegen auf das Leberareal.

Therapeutische Wirkung

- Leberzellregenerierend
- Leber pflegend
- Funktionsfördernd

Klinische Befunde und Symptome

Leber- und Gallenbeschwerden können sich vielfältig äußern. Oft finden sich Verdauungsbeschwerden, Fettintoleranz, Appetitlosigkeit und Druckgefühl im Oberbauch.

Klinische Anwendungen

Die Einreibung wird täglich zwei- bis dreimal auf die Lebergegend aufgetragen. Eine milde Wärmeanwendung verbessert die Wirkung. Zudem kann eine Kompresse mit dem Öl getränkt und auf die Lebergegend aufgelegt werden. Die Kompresse kann mit einem Tuch befestigt werden.

Zusätzliche Rezeptur

Leberwickel: 10 ml fettes Öl (nach Wahl, z.B. Johanniskrautmazerat [Rotöl]) und drei Tropfen eines der folgenden Öle auf ein Wickelinnentuch geben (► Teil II, Kap. 3.4.4): Melisse, Rosendestillat, Rosmarin ct. verbenon, Salbei oder Schafgarbe. Pfefferminze ist nicht für einen Leberwickel geeignet, da das Öl stark kühlend ist. Leberwickel sollten sehr warm sein (z.B mit Wärmflasche die Wärme erhalten). Der Wickel wird täglich angewendet und kann 20 Minuten verbleiben.

9.4.6 Leberstauung

Wirksame Öle Grapefruit, Immortelle, Rosendestillat, Rosmarin ct. cineol, Salbei, Vetiver, Zitronenverbene (Eisenkraut).

Fettes Trägeröl Johanniskrautmazerat (Rotöl).

Zusammensetzung

Grapefruit	5 Tr.
Rosendestillat	3 Tr.
Vetiver	2 Tr.
Johanniskrautmazerat (Rotöl)	50 ml

Verabreichung

Einreibung des Rippenbogens.

Therapeutische Wirkung

- Leber regenerierend
- Zellschützend

Klinische Befunde und Symptome

Bei der Leberstauung kommt es zum Rückstau von venösem Blut in der Leber. Besteht dieser Rückstau über längere Zeit, kommt es zur Schädigung der Leberzellen und zu pathologischen Veränderungen in der Leber.

Klinische Anwendungen

Der rechte Rippenbogen wird therapiebegleitend dreimal täglich mit der Mischung eingerieben.

Sicherheitshinweise und Kontraindikationen

Die Ursache der Stauung muss schnellstmöglich durch eine ärztliche Behandlung behoben werden.

9.4.7 Leberzirrhose

Wirksame Öle Geranie, Pfefferminze, Rosendestillat, Rosmarin (ct. cineol und ct. campher), Salbei, Wacholderbeere.

Fettes Trägeröl Johanniskrautmazerat (Rotöl).

Zusammensetzung

Geranie	3 Tr.
Pfefferminze	2 Tr.
Rosendestillat	4 Tr.
Rosmarin ct. cineol	4 Tr.
Johanniskrautmazerat (Rotöl)	50 ml

Verabreichung

Einreibung des Oberbauchs.

Therapeutische Wirkung

- Leberzellschützend
- Regenerierend

Klinische Befunde und Symptome

Die Leberzirrhose ist eine schwere Schädigung der Leber mit den typischen pathologischen Veränderungen (z. B. Fibrose). Durch Viren oder Gifte gehen Leberzellen unter. Die Zirrhose ist irreversibel, jedoch können die Begleiterscheinungen gelindert werden.

Klinische Anwendungen

Bei der täglichen Pflege wird die Mischung auf den Oberbauch aufgetragen. Die Anwendung kann am Abend wiederholt werden.

9.5 Lungenerkrankungen

9.5.1 Asthma

Siehe auch Kapitel 8.2 (Bronchitis).

Wirksame Öle Benzoe, Cajeput, Eucalyptus (globulus und dives), Galbanum, Hopfen, Immortelle, Kiefer, Lavandin, Lavendel, Limette, Majoran, Muskatellersalbei, Myrrhe, Myrte, Nelke, Pfefferminze, Rosendestillat, Rosmarin ct. cineol, Salbei, Speiklavendel, Teebaum, Thymian ct. thymol, Weihrauch, Ysop, Zedernholz, Zitrone, Zitronenmelisse, Zypresse.

Fette Trägeröle Bilsenkrautmazerat, Mandelöl, Schwarzkümmelöl.

Asthma 1

Entspannend

Zusammensetzung

Cajeput	5 Tr.
Lavendel	5 Tr.
Majoran	4 Tr.
Rosendestillat	3 Tr.
Mandelöl	50 ml

Verabreichung

Einreibung der Brust.

Therapeutische Wirkung

- Vegetativ entspannend
- Atemerleichternd
- Angstlösend
- Antiviral
- Schleimlösend

Klinische Befunde und Symptome

Asthma ist eine chronische Erkrankung der Atemwege, bei der es zu Spasmen der Bronchien kommt. Dadurch wird die Atmung erschwert, und es sammelt sich zäher Schleim, der die Symptomatik verschlimmert. Es gibt allergische und nicht-allergische Formen sowie Mischformen.

Klinische Anwendungen

Die Mischung wird präventiv täglich auf Brust, Nacken und Schultern aufgetragen, v.a. wenn jahreszeitlich bedingt bekannte Allergene auftreten. Die Anwendung kann im Akutfall mehrfach hintereinander wiederholt werden.

Modifikation

Die Mischung kann auch zwischen den Handflächen verrieben werden. Die Hände werden dann vor das Gesicht gehalten und die etherischen Öle inhaliert.

Kommentar der Autoren

Trockene Inhalation, z.B. mit Nasentampon, nicht vergessen (▶ Teil II, Kap. 3.3.1).

Asthma 2

Im asthmafreien Intervall

Zusammensetzung

Speiklavendel	5 Tr.
Zedernholz	5 Tr.
Mandelöl	50 ml

Verabreichung

Einreibung der Brust.

Therapeutische Wirkung

- Histamin reduzierend
- Schleimlösend und antiviral
- Bronchialmuskulatur entspannend
- Entzündungswidrig
- Antibakteriell

Klinische Befunde und Symptome

Bei Asthma führen unterschiedliche Auslöser zu einem Krampf der bronchialen Muskulatur, entzündlich-ödematösen Veränderungen der bronchialen Schleimhaut und zur Produktion von zähem Schleim. Atemnot und entsprechendes Unwohlsein sind die Folge.

Klinische Anwendungen

Täglich morgens und abends die Brust über einen Zeitraum von Wochen oder Monaten mit der Mischung einreiben.

Erläuterung

Zedernholzöl reduziert die Freisetzung von Histamin und ist daher ein wundervolles Öl bei entzündlichen Prozessen, Allergien, Juckreiz und ähnlichen Geschehen im Körper. Speiklavendel ist wiederum sehr lungenpflegend und beruhigend bei pulmonalen Störungen.

Zusätzlich wirksame Öle

Täglich einen halben Teelöffel Schwarzkümmelöl einzunehmen, hat sich bei vielen Asthmatikern langfristig bewährt. Es reduziert die Häufigkeit und Intensität der Asthmaanfälle. Diese Maßnahme sollte konsequent über einen längeren Zeitraum durchgeführt werden, da sich ein positiver Effekt erst nach einiger Zeit einstellt.

Kommentar der Autoren

Auch hier ist die trockene Inhalation sehr sinnvoll (▶ Teil II, Kap. 3.3.1).

9.5.2 Chronisch-obstruktive Lungenerkrankung (COPD)

Siehe auch Kapitel 8.2 (Bronchitis) und Kapitel 9.5.7 (Lungenemphysem).

Zusammensetzung

Eucalyptus radiata	5 Tr.
Kampfer	5 Tr.
Pfefferminze	5 Tr.
Thymian ct. linalool	10 Tr.
Zitrone oder Weißtanne	10 Tr.
Mandelöl	50 ml

Verabreichung

Einreibung von Brust und Rücken.

Therapeutische Wirkung

- Atemerleichternd und belebend
- Schleimlösend und lungenpflegend
- Antiviral und antibakteriell
- Mukoziliäre Clearance verbessernd

Klinische Befunde und Symptome

COPD ist ein Sammelbegriff für eine Reihe bronchopulmonaler Erkrankungen, die allesamt hauptsächlich vermehrten Auswurf, Husten und Atemnot (zu Beginn bei Belastung, später auch in Ruhe) als Symptome aufweisen (AHA-Symptomatik). Ursache der COPD sind insbesondere das aktive und passive Rauchen von Tabak, Umweltverschmutzung mit Abgasen und diversen Stauben, berufliche Belastung mit Chemikalien, mineralischen Stauben und Säuren sowie wiederholte Infektionen. Eine Heilung ist nicht möglich, jedoch eine Linderung der Symptome und eine Beeinflussung des Verlaufs.

Klinische Anwendungen

Die Mischung kann regelmäßig bei Bedarf auf Brust und Rücken aufgetragen werden. Sie wirkt sowohl diadermal als auch nasal. Wird die Mischung prophylaktisch täglich mehrmals oder über einen längeren Zeitraum angewendet, sollten die etherischen Öle um je zwei bis drei Tropfen reduziert werden.

Erläuterung

Neben der Verbesserung der Lungenreinigung ist diese Mischung eine wirkungsvolle Infektionsprophylaxe. Dadurch kann das Voranschreiten der COPD verlangsamt und die oft schwerwiegenden Exazerbationen vermieden oder reduziert werden.

Kommentar der Autoren

Auch bei COPD ist die Inhalation der Ölmischung ohne das fette Trägeröl vorteilhaft (▶ Teil II, Kap. 3.3).

9.5.3 Husten und Hustenreiz

Wirksame Öle Angelika, Anis, Balsamtanne, Basilikum, Benzoe, Bergamotte, Bergbohnenkraut, Cajeput, Cistrose, Elemi, Eucalyptus (globulus und dives), Galbanum, Hopfen, Ho-Blätter, Immortelle, Ingwer, Jasmin, Kampfer weiß, Kardamom, Kiefer, Kümmel, Latschenkiefer, Lavendel, Linaloeholz, Majoran, Melisse, Muskatellersalbei, Myrrhe, Myrte grün, Niaouli, Petitgrain, Pfeffer schwarz, Pfefferminze, Ravensara/Ravintsara, Rosendestillat, (Rosenholz), Rosmarin (ct. cineol und ct. verbenon), Salbei, Sandelholz, Sternanis, Tee-

9

baum, Tolubalsam, Weihrauch, Weißtanne, Ysop, Zedernholz, Zimtrinde, Zitronenmelisse, Zypresse.

Fettes Trägeröl Jojobaöl.

Husten und Hustenreiz 1

Antivirale Inhalations- und Bademischung

Zusammensetzung

Cajeput	3 ml
Eucalyptus globulus	2 ml
Fichte	1 ml
Kiefer	1 ml
Myrte grün	1 ml
Pfefferminze	1 ml
Teebaum	1 ml

Verabreichung

Trockene Inhalation über Kompresse oder Badeanwendung.

Therapeutische Wirkung

- Antiviral
- Schleimlösend
- Entzündungshemmend
- Lungenpflegend
- Atemerleichternd

Klinische Befunde und Symptome

Husten kann von festsitzendem Schleim begleitet sein. Das Abhusten ist quälend und früher oder später schmerzhaft. Schleimlösende Maßnahmen erleichtern das Abhusten von Schleim.

Klinische Anwendungen

Drei Tropfen der Mischung werden auf eine Kompresse oder ein Taschentuch gegeben. Damit wird eine trockene Inhalation durchgeführt (▸ Teil II, Kap. 3.3.1). Diese kann zweimal täglich angewendet werden, jedoch nicht vor dem Schlafengehen. Für eine Badeanwendung werden 15 Tropfen der Mischung in 20 ml Milch gegeben und diese Mischung in einem Behältnis kräftig verschüttelt. Die Mischung wird dann in ein Vollbad gegeben (▸ Teil II, Kap. 3.4.5). Die Badeanwendung wird nach Belieben lange durchgeführt.

Kommentar der Autoren

Auch eine Inhalation mit Nasentampon wirkt sehr gut (▸ Teil II, Kap. 3.3.1).

Husten und Hustenreiz 2

Trockener Husten

Zusammensetzung

Eucalyptus globulus	2 Tr.
Zitrone	2 Tr.
Honig	2 EL

Verabreichung

Innerliche Einnahme.

Therapeutische Wirkung

- Schmerzlindernd
- Schleimlösend
- Husten beruhigend
- Schleimhaut pflegend und befeuchtend

Klinische Befunde und Symptome

Den Husten begleitende trockene Schleimhäute können sehr belastend sein. Zu der quälenden Trockenheit kommt häufig hinzu, dass auch der Schleim trocken und zäh und damit schwer abzuhusten ist.

Klinische Anwendungen

Die etherischen Öle und der Honig werden gründlich vermischt. Von dieser Mischung wird ein halber Teelöffel in einem Glas mit warmem Wasser aufgelöst. Das Gemisch wird nun in kleinen Schlucken eingenommen und langsam geschluckt.

Sicherheitshinweise und Kontraindikationen

Die innerliche Aufnahme etherischer Öle liegt jenseits des Rahmens der Aromapflege. Es handelt sich hierbei um Aromatherapie und wird bei Anordnung pflegerisch eingesetzt. Vielleicht kann es die eigene aromatische Hausapotheke bereichern.

Husten und Hustenreiz 3

Einreibung

Zusammensetzung

Eucalyptus globulus	3 Tr.
Thymian ct. linalool	2 Tr.
Mandelöl	1 TL

Verabreichung

Einreibung für Brust und Rücken.

Therapeutische Wirkung

- Antiviral
- Schleimlösend
- Durchblutungsfördernd
- Erwärmend

Klinische Befunde und Symptome

Allgemein Husten mit Auswurf.

Klinische Anwendungen

Die Mischung wird ein- bis zweimal täglich auf Brust und Rücken aufgetragen.

Kommentar der Autoren

Hier ist Thymian ct. thymol stärker als der Linalool-Typ.

Husten und Hustenreiz 4

Inhalation

Zusammensetzung

Cajeput	2 ml
Eucalyptus globulus	2 ml
Fichte	2 ml
Muskatellersalbei	1 ml
Niaouli	2 ml
Rosmarin ct. cineol	0,5 ml
Thymian rot (ct. thymol)	0,5 ml

Verabreichung

Trockene Inhalation über Kompresse oder als Badeanwendung.

Therapeutische Wirkung

- Hustenstillend
- Schleimhautregenerierend
- Schmerzlindernd
- Antiviral
- Schleimlösend

Klinische Befunde und Symptome

Der Hustenreiz dient dem Abtransport von produziertem Schleim, um die Lunge zu reinigen. Wenn jedoch der Hustenreiz in keinem gesunden Verhältnis mehr zum

Schleim steht, kann das Husten die Nachtruhe stören und auch schmerzhaft werden.

Klinische Anwendungen

Mit drei Tropfen der Mischung und einer Kompresse oder einem Taschentuch wird eine trockene Inhalation vorgenommen, die nach Belieben wiederholt werden kann. Löst die Mischung noch mehr Hustenreiz aus, muss die Dosis reduziert, ggf. sogar mit fettem Öl verdünnt werden. Mit 15 Tropfen dieser Mischung kann auch ein Vollbad durchgeführt werden. Milch dient hierbei als Emulgator.

Kommentar der Autoren

Trockene Inhalation bei störender Schleimabsonderung durchführen (▶ Teil II, Kap. 3.3.1). Nach dem Abhusten Inhalation wiederholen.

Husten und Hustenreiz 5

Chronischer Husten

Zusammensetzung

Bergamotte	4 Tr.
Kamille römisch	2 Tr.
Melisse	3 Tr.
Weihrauch	2 Tr.
Zedernholz	3 Tr.
Jojobaöl	50 ml

Verabreichung

Einreibung von Brust, Hals, Rücken und Schultern.

Therapeutische Wirkung

- Hustenreiz lindernd
- Strapazierte Schleimhäute regenerierend
- Nerven stark beruhigend und entspannend
- Schlaffördernd
- Mild schleimlösend
- Muskulär entspannend

Klinische Befunde und Symptome

Es liegt ein quälender Hustenreiz vor, der Husten bleibt meist ohne signifikanten Auswurf. Der Patient ist auf die Erkrankung und den Husten fixiert und kommt nicht zur Ruhe. Das Husten führt zu wunden und schmerzenden Schleimhäuten, die Nachtruhe ist gestört.

Klinische Anwendungen

Die Mischung kann großflächig bis zu dreimal (v.a. zur Nacht) täglich angewendet werden oder bei Bedarf als kleinere Teileinreibung wesentlich öfter, z.B. an Schultern oder Hals. Es handelt sich um eine tendenziell wärmende und einhüllende Einreibung, die stets bei Eskalation des Hustens zur Anwendung kommen sollte. Die Bewegungen der einreibenden Hände sollten beruhigend sein. Als besonders angenehm empfindet es der Patient meist, wenn mit den gespreizten Fingerkuppen die Zwischenrippenmuskulatur massiert wird.

Erläuterung

Der Husten erinnert den Betroffenen immer an seine Erkrankung. Allein die mahnende und quälende Natur dieses Symptoms führt zu einem Teufelskreis des Hustens mit nervöser Komponente. Die Rezeptur wurde so komponiert, dass sie nicht nur den Körper, sondern auch die Seele pflegt.

9.5.4 Katarrh

Wirksame Öle Anis, Balsamtanne, Bergamotte, Bergbohnenkraut, Cajeput, Dill, Elemi, Eucalyptus (globulus und dives), Galbanum, Ingwer, Jasmin, Kiefer, Latschenkiefer, Lavandin, Lavendel, Limette, Lorbeer, Majoran, Myrrhe, Myrte grün, Nelke, Niaouli, Orange, Petitgrain, Pfeffer schwarz, Pfefferminze, Rosmarin ct. cineol, Salbei, Sandelholz, Schafgarbe, Sternanis, Teebaum, Thymian ct. thymol, Tolubalsam, Weihrauch, Ysop, Zedernholz, Zitrone, Zypresse.

Fettes Trägeröl Johanniskrautmazerat (Rotöl).

Katarrh 1

Inhalation

Zusammensetzung

Rosmarin ct. cineol	1 Tr.
Teebaum	1 Tr.

Verabreichung

Anwendung als feuchte oder trockene Inhalation (▸ Teil II, Kap. 3.3).

Therapeutische Wirkung

- Antiviral
- Schleimlösend
- Antibakteriell
- Schleimhautregenerierend
- Immunstimulierend
- Reizlindernd

Klinische Befunde und Symptome

Von einem Katarrh spricht man, wenn Schleimhäute entzündet sind. Meist betrifft es die Schleimhäute der Atemwege, was oft mit Absonderung von wässrigem oder schleimigem Sekret sowie mit Schmerzen und einem unangenehmen Reizgefühl einhergeht.

Klinische Anwendungen

Die etherischen Öle werden in eine Schüssel mit warmem Wasser gegeben. Das Wasser sollte nicht zu warm sein, da die etherischen Öle sonst zu schnell verdunsten und als zu aggressiv empfunden werden können. Mit einem Tuch über dem Kopf über die Schüssel gebeugt, kann dann klassisch inhaliert werden (▸ Teil II, Kap. 3.3.2), was zunächst stark schleimmobilisierend wirkt. Die Inhalation wird für jeweils einige Minuten ein- bis zweimal täglich durchgeführt.

Eine andere Möglichkeit wird von Jean Pütz erwähnt. Beim Nasentampon werden von einem Papiertaschentuch zwei briefmarkengroße Stücke abgerissen und mit je einem Tropfen der genannten Mischung benetzt. Dann werden die Papierfetzen zu Kügelchen geformt und im Naseneingang appliziert (▸ Teil II, Kap. 3.3.1). Die Härchen in der Nase halten die Kügelchen von den Schleimhäuten fern, und nach beliebig langer Zeit können sie beim Reinigen wieder aus der Nase ausgeblasen werden.

Katarrh 2

Einreibung

Zusammensetzung

Eucalyptus globulus	5 Tr.
Rosmarin ct. cineol	2 Tr.
Teebaum	2 Tr.
Thymian ct. thymol	1 Tr.
Johanniskrautmazerat (Rotöl) oder ein anderes fettes Öl	25 ml

Verabreichung

Einreibung von Brust, Rücken und Hals.

Therapeutische Wirkung

- Erwärmend und durchblutungsfördernd
- Antiviral
- Antibakteriell
- Schleimlösend
- Reiz- und schmerzlindernd

Klinische Befunde und Symptome

Katarrhalische Erkrankungen der oberen Atemwege mit schleimiger Sekretion und allgemeinen Erkältungsbeschwerden.

Klinische Anwendungen

Ein- bis mehrfach täglich werden mit dieser Mischung Brust, Rücken und Hals eingerieben. Die Anwendung wird bis zum Abklingen der Symptome durchgeführt.

9.5.5 Kurzatmigkeit

Zusammensetzung

Weißtanne	5 Tr.
Ysop	2 Tr.
Mandelöl	40 ml

Verabreichung

Einreibung von Brust und Hals.

Therapeutische Wirkung

- Lungenpflegend
- Atemerleichternd
- Infektpräventiv

Klinische Befunde und Symptome

Kurzatmigkeit kann auf dem Nährboden vieler Erkrankungen entstehen. Einige sind chronisch und fortschreitend, andere passager. Das Symptom der Kurzatmigkeit tritt in leichteren Fällen bei körperlicher Belastung, in späteren Krankheitsstadien auch in Ruhe auf.

Klinische Anwendungen

Die Mischung wird am besten auf der Brust und dem Hals aufgetragen, sodass die Wirkung auch über die Inhalation stattfindet. Je nach Schwere der Erkrankung wird die Mischung mehrfach täglich angewendet.

Kommentar der Autoren

Bei Kurzatmigkeit ist auch eine Inhalation mit der etherischen Ölmischung sinnvoll (► Teil II, Kap. 3.3).

9.5.6 Luftschlucken, übermäßiges (Aerophagie)

Wirksame Öle Bitterorange, Immortelle, Koriander, Kreuzkümmel, Kümmel, Niaouli, Sternanis, Zitrone.

Fettes Trägeröl Sesamöl.

Zusammensetzung

Bitterorange	5 Tr.
Koriander	3 Tr.
Kümmel	3 Tr.
Lavendel	4 Tr.
Sesamöl	50 ml

Verabreichung

Einreibung des Oberbauchs.

Therapeutische Wirkung

- Vegetativ ausgleichend
- Psychisch aufhellend
- Magenentspannend

Klinische Befunde und Symptome

Beim Luftschlucken wird während der Mahlzeiten und auch unbewusst ohne Nahrungsaufnahme eine gewisse Menge an Luft geschluckt, die zu Aufstoßen, Völlegefühl oder auch Übelkeit führen kann. Oft sind die Ursachen nicht zu klären, einige psychische und vegetative Störungen können von Aerophagie begleitet werden. Auch Säuglinge neigen zum Luftschlucken.

Klinische Anwendungen

Bei Einsetzen der Beschwerden wird der Oberbauch mit der Mischung eingerieben. Milde Wärmeanwendungen zum Abschluss verbessern die Wirkung.

9.5.7 Lungenemphysem

Siehe auch Kapitel 9.5.2 (COPD).

Zusammensetzung

Thymian ct. thymol	3 Tr.
Ysop	3 Tr.
Sesamöl	50 ml

Verabreichung

Einreibung von Brust und Rücken.

Therapeutische Wirkung

- Schleimlösend
- Lungenpflegend
- Antiviral
- Antibakteriell

Klinische Befunde und Symptome

Bei einem Emphysem sind die kleinsten Atemwege durch diverse Grunderkrankungen oder andere Noxen überbläht. Symptomatisch liegt zunächst Atemnot bei Belastung, in späteren Stadien auch in Ruhe vor.

Klinische Anwendungen

Zwei- bis dreimal täglich wird die Mischung auf den gesamten Brustkorb und, wenn möglich, auf den Rücken aufgetragen. Dabei empfiehlt es sich, auch die Zwischenrippenmuskulatur zu massieren.

Erläuterung

Das Emphysem lässt sich nicht mehr zurückbilden. Durch regelmäßige Anwendungen können aber die Symptome gelindert und Komplikationen wie z. B. Entzündungen vermindert werden.

Modifikation

Durch Zugabe von fünf Tropfen Cajeputöl lässt sich die antivirale und lungenpflegende Wirkung steigern.

Kommentar der Autoren

Auch eine Inhalation mit diesen etherischen Ölen tut gut (▸ Teil II, Kap. 3.3).

9.5.8 Pneumonie (Lungenentzündung)

Siehe auch Kapitel 8.2 (Bronchitis).

Wirksame Öle Cajeput, Eucalyptus globulus, Kiefer, Myrte grün, Niaouli, Teebaum, Ysop.

Fettes Trägeröl Johanniskrautmazerat (Rotöl).

Zusammensetzung

Cajeput	5 Tr.
Myrte grün	4 Tr.
Ysop	2 Tr.
Johanniskrautmazerat (Rotöl)	50 ml

9

Verabreichung

Einreibung von Brust und Rücken.

Therapeutische Wirkung

- Lungenpflegend
- Schleimlösend
- Antiviral
- Antibakteriell
- Erwärmend

Klinische Befunde und Symptome

Bei einer Lungenentzündung ist das Gewebe der Lunge durch Viren, Bakterien, Pilze, seltener toxische Stoffe, autoimmune Prozesse oder Strahleneinwirkung entzündet.

Klinische Anwendungen

Begleitend kann mit der Mischung der Rücken und die Brust des Betroffenen bei der Pflege und noch weitere zweimal am Tag eingerieben werden. Die Maßnahme kann bis zum Abklingen der Symptome therapiebegleitend durchgeführt werden.

Sicherheitshinweise und Kontraindikationen

Bei der Lungenentzündung handelt es sich um eine ernsthafte Erkrankung, die dringend ärztlicher Behandlung bedarf.

Kommentar der Autoren

Sinnvoll ist auch die Inhalation mit den etherischen Ölen der Rezeptur (▶ Teil II, Kap. 3.3) plus vier Tropfen Teebaumöl.

9.6 Magen-Darm-Erkrankungen

9.6.1 Bauchschmerzen

Wirksame Öle Angelika, Dill, Estragon, Eucalyptus globulus, Fenchel, Geranie, Ingwer, Kamille blau, Kreuzkümmel, Melisse, Nelke, Patchouli, Pfefferminze, Thymian ct. thymol, Vanille, Zimtrinde.

Fette Trägeröle Mandelöl, Sesamöl.

Bauchschmerzen 1

Wärmende Einreibung

Zusammensetzung

Angelikawurzel	2 Tr.
Ingwer	4 Tr.
Kamille blau	3 Tr.
Zimtrinde	2 Tr.
Mandelöl	50 ml

Verabreichung

Einreibung des Bauchs.

Therapeutische Wirkung

- Erwärmend
- Entspannend
- Schmerzlindernd
- Entzündungshemmend
- Krampflösend
- Blähungswidrig

Klinische Befunde und Symptome

Bauchschmerzen, eher krampfhafter Natur. Auch Bauchschmerzen nach Mahlzeiten

9

mit Übelkeit und Völlegefühl sowie Blähungen.

Klinische Anwendungen

Die Mischung wird auf die u. U. mit Rosenwasser befeuchtete Haut (▶ Teil II, Kap. 3.4.1) des Bauchs aufgetragen und eingerieben. Dabei sollte wenig Druck ausgeübt werden. Die Hände sollten hierbei warm oder mit warmem Wasser erwärmt worden sein. Streichende Bewegungen entspannen am besten. Abschließend kann mit einem gefalteten Handtuch feuchte Wärme auf die eingeriebene Haut aufgebracht werden, um Krämpfe zu lösen.

Zusätzliche Rezeptur

Alternativ können 2 Tr. Nelke und 3 Tr. Pfefferminze in 20 ml fettem Öl als Bauchmassage angewendet werden.

Bauchschmerzen 2

Entspannend und verdauungsfördernd

Zusammensetzung

Anis	4 Tr.
Benzoe	2 Tr.
Ingwer	5 Tr.
Majoran	4 Tr.
Sesamöl	50 ml

Verabreichung

Einreibung des Bauchs.

Therapeutische Wirkung

- Glatte Muskulatur entspannend
- Verdauungsdrüsen regulierend
- Erwärmend und lösend
- Nerven beruhigend
- Blähungswidrig

Klinische Befunde und Symptome

Kolikartige Bauchschmerzen mit intestinalen Krämpfen, Blähungen und Verdauungsbeschwerden.

Klinische Anwendungen

Mit warmen Händen und ohne Druck wird die Mischung in großen Kreisen auf den Bauch aufgetragen und einmassiert. Anschließendes Auflegen einer milden Wärmequelle wird meist als angenehm empfunden. Die Mischung wird im Akutfall oder bei chronischen Beschwerden mehrfach täglich angewendet.

Erläuterung

Die Eingeweidemuskulatur reagiert über das sogenannte Bauchhirn meist schnell und deutlich auf aromapflegerische Anwendungen.

Zusätzliche Rezeptur

Alternativ können 3 Tr. Eucalyptus globulus und 2 Tr. Thymian ct. thymol in 20 ml fettem Öl als Bauchmassage angewendet werden.

Bauchschmerzen 3

Einhüllendes Lieblingsöl für Kleinkinder

Zusammensetzung

Benzoe	1 Tr.
Honig	1 Tr.
Kakao	1 Tr.
Mandarine rot	4 Tr.
Mimose	2 Tr.
Tonka	2 Tr.
Mandelöl	50 ml

Verabreichung

Anwendung als Streichel- und Einreibungsmischung.

Therapeutische Wirkung

- Intestinal entspannend und schmerzlindernd
- Tröstend und lieblich
- Seelisch beruhigend
- Angstlösend

Klinische Befunde und Symptome

Bauchschmerzen unterschiedlicher Genese. Die Mischung eignet sich auch hervorragend zum Trösten und als Unterstützung beim Einschlafen.

Klinische Anwendungen

Den Bauch des Kindes mit der Mischung streicheln, wenn das Kind anlehnungsbedürftig ist oder Bauchweh angibt. Gern wird die Mischung von Kindern vor dem Schlafengehen angenommen.

Erläuterung

Der Bauch hat eine zentrale Bedeutung für Kinder. Unterschiedliche Beschwerden können noch nicht genau lokalisiert werden und so fassen sich Kinder auf die Frage nach dem Ort einer Missempfindung sehr oft an den Bauch und geben „Bauchweh" an. Natürlich müssen Schmerzangaben eines Kindes ernst genommen und mögliche ernstere Erkrankungen ausgeschlossen werden. Aber der Bauch als Applikationsstelle für eine Streicheleinreibung eignet sich für leidende Kinder im besonderen Maße.

Modifikation

Man sollte die ausgezeichnete einhüllende Wirkung von Vanillenöl auf Kinder nicht vergessen. In der Rezeptur kann die Mimose durch Vanille ersetzt werden.

9.6.2 Blähungen (Flatulenz)

Siehe auch Kapitel 15.2 (Kolikschmerzen).

Wirksame Öle Angelika, Anis, Basilikum, Bay, Bitterorange, Bohnenkraut, Dill, Fenchel, Ingwer, Kalmus, Kamille römisch, Kardamom, Koriander, Kreuzkümmel, Kümmel, Lavendel, Lorbeer, Majoran, Melisse, Myrrhe, Nelke, Piment, Pfefferminze, Rosmarin ct. cineol, Spearmint, Sternanis, Thymian ct. thymol, Zimtrinde, Zitrone, Zitronenverbene (Eisenkraut).

Fette Trägeröle Johanniskrautmazerat (Rotöl), Jojobaöl, Mandelöl, Schwarzkümmelöl.

Blähungen 1

Wärmend und entspannend

Zusammensetzung

Anis	4 Tr.
Ingwer	5 Tr.
Kreuzkümmel	3 Tr.
Kümmel	5 Tr.
Johanniskrautmazerat (Rotöl)	50 ml

Verabreichung

Einreibung des Bauchs.

Therapeutische Wirkung

- Krampflösend
- Ganzheitlich entspannend
- Blähungswidrig

9

- Winde lösend
- Erwärmend
- Verdauungssäfte regulierend

Klinische Befunde und Symptome

Die Betroffenen leiden meist unter krampfartigen Schmerzen, Völlegefühl bis hin zu Übelkeit und Appetitlosigkeit. Abgehende Winde werden als erlösend empfunden. Ist der Verdauungstrakt jedoch sehr verspannt, bleibt die Problematik u. U. lange bestehen und quält den Betroffenen.

Klinische Anwendungen

Die Einreibung des Bauchs erfolgt in kreisenden Bewegungen mit vorgewärmten und u. U. mit Rosenwasser angefeuchteten Händen. Dabei arbeitet man mit geringem Druck und begleitet die natürliche Peristaltik des Darms. Eine abschließend auf den Bauch gelegte milde Wärmequelle wird in der Regel als sehr angenehm empfunden. Die etherischen Öle gelangen dadurch besser in den Körper und die Spasmen werden gelöst. Die Behandlung erfolgt dreimal täglich und zusätzlich bei auftretenden Beschwerden.

Blähungen 2

Verdauungsfördernd

Zusammensetzung

Angelika	4 Tr.
Bitterorange	6 Tr.
Fenchel	5 Tr.
Melisse	4 Tr.
Mandelöl	50 ml

Verabreichung

Äußerliche Anwendung als Einreibung.

Therapeutische Wirkung

- Nerven entspannend
- Krampflindernd
- Blähungswidrig
- Winde lösend
- Verdauungssäfte anregend
- Übelkeit beseitigend

Klinische Befunde und Symptome

Der Patient leidet unter starken Blähungen mit Appetitlosigkeit und Übelkeit. Unwohlsein führt zu Unruhe und seelischem Leidensdruck. Der Nachtschlaf ist beeinträchtigt. Oft kommt ursächlich auch eine Dysbalance der Verdauungssäfte hinzu.

Klinische Anwendungen

Mehrfach täglich, vorzugsweise vor den Mahlzeiten, wird der Bauch mit dieser Mischung eingerieben. Wenn Wärme als angenehm empfunden wird, kann eine warme Kompresse aufgelegt werden.

Erläuterung

Gerade die Bitterorange liefert ein Öl, das bei den meisten Beschwerden im Verdauungstrakt besonders wertvoll ist.

Blähungen 3

Entblähend

Zusammensetzung

Anis	3 Tr.
Fenchel	3 Tr.
Kümmel	3 Tr.
Jojobaöl	30 ml

Verabreichung

Einreibung des Bauchs.

Therapeutische Wirkung

- Blähungswidrig
- Entspannend
- Verdauungsfördernd

Klinische Befunde und Symptome

Blähungen jeder Genese.

Klinische Anwendungen

Sehr bewährtes Pflegeöl für entspannende Bauchmassagen bei Blähungen.

Blähungen 4

Vier-Winde-Öl bei Dreimonatskoliken

Zusammensetzung

Anis	2 Tr.
Fenchel	2 Tr.
Kümmel	2 Tr.
Lavendel	2 Tr.
Mandelöl	50 ml

Verabreichung

Einreibung des Bauchs.

Therapeutische Wirkung

- Krampflösend
- Entspannend und beruhigend
- Blähungswidrig
- Schmerzlindernd
- Verdauungsfördernd

Klinische Befunde und Symptome

Als Dreimonatskolik bezeichnet man eine Phase in den ersten Lebensmonaten eines Kindes, in denen es auffallend viel schreit und unruhig ist. Gänzlich geklärt ist die Ursache nicht. Nicht immer kann man dieses unstillbare Schreien auf einen Ursprung im Darm zurückführen. Dennoch gilt eine schmerzhafte Entwicklungsphase des unreifen Verdauungssystems in vielen Fällen als wahrscheinlich.

Klinische Anwendungen

Der Bauch des Kindes wird ein- oder mehrmals täglich mit der Mischung gestreichelt und sanft gerieben. Abschließend kann zudem ein warmes, feuchtes Tuch um den Bauch gewickelt werden. Mit wohltemperierter Wärmflasche wird der Bauch warm gehalten. Die Anwendung sollte eine halbe Stunde lang dauern.

Sicherheitshinweise und Kontraindikationen

Typischerweise sind Babys mit genannter Symptomatik organisch gesund. Es unterliegt jedoch der Sorgfaltspflicht von Eltern und Arzt, in jedem Fall den gesundheitlichen Zustand zu überprüfen.

Kommentar der Autoren

Es handelt sich meist um Probleme mit dem Luftschlucken beim Schreien. Hier beruhigen Lavendel, rote Mandarine und Rosendestillat.

Blähungen 5

Winde-Öl für Kleinkinder

Zusammensetzung

Anis	1 Tr.
Dillsamen	1 Tr.
Fenchel	1 Tr.
Kardamom	1 Tr.

Koriander	1 Tr.
Kreuzkümmel	1 Tr.
Lavendel	1 Tr.
Mandarine rot	1 Tr.
Rosendestillat	1 Tr.
Spearmint	1 Tr.
Mandelöl	50 ml

Verabreichung

Einreibung des Bauchs.

Therapeutische Wirkung

- Krampflösend
- Entblähend
- Vegetativ entspannend
- Verdauungsregulierend
- Angstlösend und beruhigend
- Schmerzlindernd

Klinische Befunde und Symptome

Der Verdauungstrakt eines Kleinkindes ist einer deutlichen Entwicklung unterworfen. Die mikrobielle Flora des Darms wird aufgebaut, und in dieser Phase können vermehrt Blähungen und Krämpfe auftreten. Betroffene Babys und Kleinkinder haben kolikartige Schmerzen, wenn ihre Verdauungsorgane mit der entstandenen Luft kämpfen, und bis zum Abgang der Winde ist der kindliche Bauch gebläht und prall. Unruhe, Weinen, Erbrechen und andere Symptome zeigen sich.

Klinische Anwendungen

Mit der Mischung werden ruhige und sanfte Einreibungen und Streichungen des Bauchs durchgeführt. Das kann ein- oder mehrmals täglich geschehen. Bei kolikartigen Schmerzen ist feuchte Wärme besonders wohltuend. Hierzu wird ein feucht-warmes Tuch um den Bauch des Kindes gewickelt und bei Bedarf mit einer mild temperierten Wärmflasche bedeckt.

Kommentar der Autoren

▸ *Blähungen 4.*

9.6.3 Colitis ulcerosa und Morbus Crohn

Wirksame Öle Angelika, Anis, Bergamotte, Cajeput, Eucalyptus (globulus und radiata), Estragon, Fenchel, Kardamom, Kümmel, Lavendel, Melisse, Pfefferminze, Rosendestillat, Weihrauch.

Fette Trägeröle Jojobaöl, Mandelöl.

Colitis ulcerosa und Morbus Crohn 1

Vier-Winde-Öl

Zusammensetzung

Anis	1 Tr.
Fenchel	1 Tr.
Kümmel	2 Tr.
Lavendel oder Bergamotte	1 Tr.
Mandelöl	30 ml

Verabreichung

Einreibung des Bauchs.

Therapeutische Wirkung

- Krampflösend
- Blähungswidrig
- Vegetativ und seelisch entspannend
- Verdauungsfördernd

Klinische Befunde und Symptome

Colitis ulcerosa und Morbus Crohn unterscheiden sich in vielerlei Hinsicht. Beide sind jedoch chronisch-entzündlich in den Verdauungsorganen lokalisiert und führen neben Schmerzen und Krämpfen auch zu Gasansammlungen und Verdauungsunregelmäßigkeiten.

Klinische Anwendungen

Dieses Öl besteht aus vier karminativ und intestinal entspannend wirkenden Ölen. Bei Schmerzen und Gasansammlungen wird eine sanfte Einreibung des Bauchs in peristaltischer Richtung (Uhrzeigersinn) durchgeführt. Dabei unbedingt ohne starken Druck arbeiten. Die Einreibungen können bei Bedarf wiederholt werden. Diese haben sich auch bei Obstipation bewährt. Feuchte Wärme kann angewendet werden, wenn diese vom Betroffenen als angenehm empfunden wird.

Colitis ulcerosa und Morbus Crohn 2

Begleitende Ölmischung

Zusammensetzung

Angelika	1 Tr.
Bergamotte	5 Tr.
Melisse	3 Tr.
Rosendestillat	2 Tr.
Weihrauch	5 Tr.
Mandelöl	50 ml

Verabreichung

Einreibung des Bauchs.

Therapeutische Wirkung

- Seelisch und vegetativ entspannend
- Stimmungshebend und antidepressiv
- Krampflösend
- Entzündungshemmend

Klinische Befunde und Symptome

Chronisch-entzündliche Darmerkrankungen.

Klinische Anwendungen

Präventiv und im akuten Schub wird der Bauch ein- bis mehrfach täglich mit der Mischung eingerieben. Zusätzlich sollten Wohlfühlmassagen erfolgen, die an Händen, Füßen oder Rücken ausgeführt werden. Die Aromaanwendungen sollten über einen längeren Zeitraum durchgeführt werden.

Kommentar der Autoren

Chronisch-entzündliche Darmerkrankungen reagieren meist auf die Befindlichkeit des Erkrankten. So berichten Betroffene häufig, dass sie im Urlaub kaum Beschwerden haben, bei Kummer, Stress und Krisen jedoch deutlich mehr Symptome verspüren.

9.6.4 Diarrhö

Wirksame Öle Basilikum, Eucalyptus globulus, Fenchel, Geranie, Ingwer, Kamille (blau und römisch), Kalmus, Lavendel, Lemongrass, Majoran, Melisse, Muskat, Myrrhe, Nelke, Neroli, Niaouli, Orange, Palmarosa, Pfefferminze, Rosendestillat, Rosmarin ct. cineol, Sandelholz, Spearmint, Teebaum, Thymian (rot) ct. thymol, Wacholderbeere, Weihrauch, Zimtblatt, Zimtrinde, Zitrone.

Fettes Trägeröl Mandelöl.

Diarrhö 1

Beruhigende Einreibung

Zusammensetzung

Geranie	2 Tr.
Pfefferminze	3 Tr.
Sandelholz	2 Tr.
Teebaum	3 Tr.
Mandelöl	50 ml

Verabreichung

Einreibung des Bauchs.

Therapeutische Wirkung

- Antiviral und antibakteriell
- Nerven beruhigend
- Verdauungsregulierend
- Intestinal entspannend

Klinische Befunde und Symptome

Die normale Darmfunktion führt dreimal täglich bis dreimal wöchentlich zu einer Darmentleerung. Bei häufigeren Darmentleerungen als dreimal täglich mit zu flüssigem Stuhl spricht man von Diarrhö. Die Ursachen können ernährungsbedingt sein, aber auch Krankheitserreger kommen nicht selten infrage. Auch bei funktionellen Störungen wie dem Reizdarmsyndrom kommt es zu Diarrhöen. Ebenso können Tumoren, Missverhältnisse und Insuffizienzen von Verdauungssäften, Arzneimittel und diverse Therapien zu Diarrhö führen.

Klinische Anwendungen

Die Mischung wird äußerlich angewendet. Der Bauch wird vom Schambein bis zum Sternum mit der Mischung eingerieben. Dabei erfolgen kreisende und streichende Bewegungen ohne Druck. Die Einreibung wird bis zum Abklingen der Symptome dreimal täglich durchgeführt. Bei krampfartigen Schmerzen kann abschließend eine Wärmeapplikation erfolgen.

Erläuterung

Neben aromapflegerischen Maßnahmen ist auf eine erhöhte Flüssigkeitszufuhr und diätetische Umstellung auf die Bedürfnisse des Betroffenen zu achten.

Sicherheitshinweise und Kontraindikationen

Bei länger anhaltenden und stark beeinträchtigenden Symptomen, evtl. ohne erkennbare Ursache, ist dringend ein Arzt zu konsultieren.

Zusätzliche Rezepturen

Nach ärztlicher Rücksprache und Verordnung kann man etherische Öle bei Diarrhö auch innerlich nutzen. Bei nahrungsbedingter Diarrhö wird ein Tropfen Pfefferminzöl mit einem Teelöffel Honig vermischt und in einem Glas mit warmem Wasser aufgelöst. Diese Mischung wird in kleinen Schlucken getrunken. Liegen der Diarrhö Viren oder Bakterien zugrunde, wird das Pfefferminzöl durch Eukalyptus ersetzt. Eukalyptus kann auch bei nervös bedingter Diarrhö verwendet werden.

Diarrhö 2

Entzündungswidrige Einreibung

Zusammensetzung

Eucalyptus globulus	1 Tr.
Kamille blau	2 Tr.
Pfefferminze	3 Tr.
Mandelöl oder Calophyllum inophyllum	10 ml

Verabreichung

Einreibung des Bauchs bei ernährungsbedingter Diarrhö.

Therapeutische Wirkung

- Krampflösend
- Verdauungssäfte regulierend
- Nerval und vegetativ entspannend

Klinische Befunde und Symptome

Diarrhö, ausgelöst durch Ernährungsfehler oder durch ein Missverhältnis bzw. eine Insuffizienz von Verdauungssäften.

Klinische Anwendungen

Die Einreibung erfasst den ganzen Bauch und wird ohne Druck ausgeübt. Diese Anwendung kann in der akuten Situation alle zwei Stunden erfolgen. Bei Besserung der Symptome wird das Intervall erweitert.

Erläuterung

Bei rezidivierenden Diarrhöen durch Lebensmittel sollten Unverträglichkeiten und die Funktion der Verdauungssäfte untersucht werden.

Diarrhö 3

Entspannende Einreibung

Zusammensetzung

Eucalyptus globulus	2 Tr.
Kamille (blau und römisch)	1 Tr.
Lavendel	3 Tr.
Mandelöl	10 ml

Verabreichung

Einreibung des Bauchs bei nervöser Diarrhö.

Therapeutische Wirkung

- Vegetativ und nerval entspannend und ausgleichend
- Krampflösend
- Peristaltisch beruhigend

Klinische Befunde und Symptome

Die nervöse Diarrhö zählt zu den funktionellen Störungen. Es findet sich also keine körperliche Ursache. Auch das Reizdarmsyndrom zählt hierzu. Meist berichten die Betroffenen, dass Stress und belastende Emotionen die Symptome verstärken oder auslösen.

Klinische Anwendungen

Die Anwendungen finden über einen längeren Zeitraum statt und sollten v.a. in der akuten Situation erfolgen. Das Anwendungsintervall kann weiter gefasst werden als bei der akuten, nahrungs- oder infektionsbedingten Diarrhö. Sobald die Verdauungsstörungen auftreten, werden ruhige Massagen und Einreibungen des Bauchs durchgeführt. Zudem helfen meist Entspannungsverfahren dabei, die Symptome deutlich zu lindern.

Diarrhö 4

Antiseptische Einreibung

Zusammensetzung

Lavendel	2 Tr.
Teebaum	2 Tr.
Thymian ct. thymol	1 Tr.
Mandelöl	10 ml

Verabreichung

Einreibung des Bauchs bei erregerbedingter Diarrhö.

9

Therapeutische Wirkung

- Antibakteriell und antiviral
- Peristaltisch beruhigend
- Krampflösend

Klinische Befunde und Symptome

Diarrhö, die durch Krankheitserreger hervorgerufen wird. Infrage kommen unterschiedliche Bakterien und auch Viren, z.B. Noroviren oder Clostridien.

Klinische Anwendungen

Der Bauch des Betroffenen wird dreimal täglich mit der Mischung bis zum Abklingen der Symptome eingerieben.

Modifikation

Wenn Thymian ct. thymol als zu aggressiv empfunden wird, kann er durch den Chemotyp linalool ersetzt werden.

Sicherheitshinweise und Kontraindikationen

Es ist bei erregerbedingter Diarrhö auf strikte Isolation des Betroffenen und Einhaltung von Hygienemaßnahmen wie konsequente Händedesinfektion zu achten. Die erregerbedingte Diarrhö bedarf medizinischer Diagnostik und ärztlicher Betreuung.

9.6.5 Dysenterie

Zusammensetzung

Kalmus	3 Tr.
Piment	3 Tr.
Zimtrinde	2 Tr.
Mandelöl	50 ml

Verabreichung

Einreibung des Bauchs.

Therapeutische Wirkung

- Vegetativ entspannend
- Antimikrobiell
- Wärmend und lösend

Klinische Befunde und Symptome

Bei der Dysenterie handelt es sich um eine schmerzhafte Entzündung des Dickdarms mit Diarrhöen. Als Ursache kommen unterschiedliche Erreger infrage, die im Labor bestimmt werden müssen.

Klinische Anwendungen

Sanfte Massagen des Bauchs wirken wohltuend und lindernd. Dabei entspannt sich der übererregte Dickdarm und die Diarrhö beruhigt sich.

9.6.6 Dyspepsie

Wirksame Öle Ackerminze, Angelika, Anis, Bergamotte, Bitterorange, Bohnenkraut, Dill, Fenchel süß, Kamille römisch, Kardamom, Koriander, Kreuzkümmel, Kümmel, Majoran, Mandarine rot, Manuka, Melisse, Orange, Pfefferminze, Piment, Rosmarin ct. cineol, Salbei, Spearmint, Sternanis, Ysop, Zitronenverbene (Eisenkraut).

Fette Trägeröle Arganöl, Jojobaöl, Mandelöl, Nachtkerzenöl, Perillaöl.

Dyspepsie 1

Verdauungsfördernd, bei Übelkeit

Zusammensetzung

Ackerminze	2 Tr.
Bitterorange	6 Tr.

Ingwer	5 Tr.
Mandarine rot	3 Tr.
Jojobaöl	50 ml

Verabreichung

Einreibung des Bauchs.

Therapeutische Wirkung

- Appetitregulierend
- Übelkeit beseitigend
- Verdauungssäfte regulierend
- Entspannend

Klinische Befunde und Symptome

Unter Dyspepsie versteht man Verdauungsstörungen, die von Appetitlosigkeit, Erbrechen und Völlegefühl über Blähungen und Bauchkrämpfe bis zu Diarrhö und Obstipation reichen. Die Ursachen sind sehr vielgestaltig.

Klinische Anwendungen

Mehrfach täglich werden mit der Mischung Einreibungen durchgeführt, die je nach Beschwerdeschwerpunkt eher Oberbauch oder eher Unterbauch erfassen. Die Haut kann u.U. mit Rosenwasser befeuchtet werden (▶ Teil II, Kap. 3.4.1). Die Einreibungen können vor oder nach den Mahlzeiten oder bei Bedarf durchgeführt werden.

Dyspepsie 2

Verdauungsfördernd, entblähend

Zusammensetzung

Basilikum	3 Tr.
Bitterorange	3 Tr.
Fenchel	5 Tr.
Ingwer	3 Tr.
Kümmel	5 Tr.
Fettes Öl (z.B. 10 ml Arganöl, 5 ml Nachtkerzenöl, 15 ml Mandelöl oder: 10 ml Perillaöl, 5 ml Nachtkerzenöl, 15 ml Mandelöl)	30 ml

Verabreichung

Einnahme oder Einreibung des Bauchs.

Therapeutische Wirkung

- Blähungswidrig
- Krampflösend
- Verdauungssäfte regulierend
- Schmerzlindernd
- Übelkeit beseitigend
- Vegetativ entspannend

Klinische Befunde und Symptome

Unterschiedliche Verdauungsbeschwerden, v. a. begleitet von Blähungen und krampfartigen Schmerzen.

Klinische Anwendungen

Von dieser Mischung wird ein halber Teelöffel täglich zum Essen eingenommen. Alternativ kann die Mischung als Öl für eine Bauchmassage verwendet werden. Sie wirkt auch sehr gut bei Obstipation und träger Verdauung.

9.6.7 Gastritis und Gastroenteritis

Wirksame Öle Alant, Angelika, Anis, Basilikum, Bergamotte, Bohnenkraut, Cajeput, Cassia, Fenchel, Geranie, Grapefruit, Immortelle, Ingwer, Kalmus, Kamille blau,

Kardamom, Koriander, Lavendel, Majoran, Nelke, Neroli, Niaouli, Patchouli, Pfefferminze, Ravensara/Ravintsara, Rosmarin ct. cineol, Salbei, Teebaum, Thymian (ct. geraniol und ct. linalool), Wacholderbeere, Ylang-Ylang, Zitrone.

Fettes Trägeröl Jojobaöl.

Gastritis und Gastroenteritis 1

Vegetativ entspannend

Zusammensetzung

Bergamotte	4 Tr.
Grapefruit	4 Tr.
Neroli	2 Tr.
Wacholderbeere	4 Tr.
Ylang-Ylang	1 Tr.
Jojobaöl	50 ml

Verabreichung

Einreibung von Oberbauch und Schläfen, Inhalation über Riechflasche.

Therapeutische Wirkung

- Psychisch ausgleichend
- Seelisch stabilisierend
- Vegetativ regenerierend
- Nerval stark entspannend
- Stimmungshebend

9

Klinische Befunde und Symptome

Regelmäßig wiederkehrende oder persistierende Magenschmerzen, häufig begleitet von Sodbrennen, Appetitlosigkeit und Völlegefühl. Die Symptomatik betrifft meist nervöse Menschen mit erhöhtem Stressniveau. Die Beschwerden fluktuieren mit der allgemeinen Verfassung und mit dem Verhältnis von Ruhe zu Arbeit.

Klinische Anwendungen

Die Wirkung dieser Mischung entfaltet sich zum Teil lokal und organotrop und zudem systemisch über die nasale Anwendung. Als Einreibung sollte sie zweimal täglich oder bei Bedarf häufiger am Oberbauch angewendet werden. Zudem empfiehlt es sich, die Mischung in kreisenden Bewegungen in die Schläfen einzumassieren. Tagsüber kann die Mischung als Riechflasche benutzt werden, oder eine Spur der Mischung wird auf den Handrücken zur Inhalation gerieben (▸ Teil II, Kap. 3.3). Diese Maßnahmen erhöhen die Resistenz gegenüber Stress.

Erläuterung

Diese Mischung ist v.a. für die psychosomatische Wirkebene konzipiert. Der Magen reagiert extrem schnell auf Stress, regeneriert sich aber unter den gegebenen Umständen auch schnell wieder. Die regelmäßige nasale Aufnahme wirkt als Ruheanker und senkt das vegetative Stressniveau.

Sicherheitshinweise und Kontraindikationen

Diese Einreibung dient zur Überbrückung unvermeidbarer Lebensphasen mit erhöhtem Stress. Grundsätzlich gilt es, bei lang anhaltenden Beschwerden im Sinne der Ordnungstherapie die Lebensumstände zu ändern. Chronische Magenbeschwerden bergen ein langfristiges gesundheitliches Risiko. Diesen Hinweis des Körpers auf eine falsche Lebensweise gilt es, ernst zu nehmen.

Zusätzlich wirksame Öle

Es hat sich bewährt, zusätzlich dreimal täglich einen Esslöffel Rosenhydrolat einzunehmen, bei Bedarf sogar häufiger. Der schmerzende Magen regeneriert sich deutlich schneller. Auch die orale Aufnahme von einem Tropfen Pfefferminzöl wird meist als lindernd und wohltuend beschrieben, die Beschwerden bessern sich oft rasch. Die Einnahme etherischer Öle ist jedoch bereits Aromatherapie und nicht mehr pflegerische Maßnahme, es sei denn sie wurde, wie Pflege allgemein, vom Arzt angeordnet.

Gastritis und Gastroenteritis 2

Infektbedingte Gastroenteritis

Zusammensetzung

Angelika	4 Tr.
Cassia	2 Tr.
Ingwer	4 Tr.
Kardamom	2 Tr.
Mandelöl	50 ml

Verabreichung

Einreibung des Bauchs, Auflegen von Kompressen.

Therapeutische Wirkung

- Antiseptisch
- Krampflösend und schmerzlindernd
- Blähungswidrig

Klinische Befunde und Symptome

Infektiös bedingte Entzündung des Magens und der Verdauungsorgane.

Klinische Anwendungen

Mit der Mischung den Bauch mehrmals täglich einreiben. Abschließend empfiehlt es sich, milde Wärme aufzulegen. Alternativ können Kompressen mit der Mischung getränkt, auf den Bauch aufgelegt und mit einem Handtuch abgedeckt werden. Darauf eine mild temperierte Wärmflasche legen und einige Zeit wirken lassen.

Modifikation

Als „Soforthilfe“ eignet sich die Einnahme von einem Tropfen eines der oben aufgeführten Öle auf einem Stück Zucker oder in einem Teelöffel Sahne. Hierbei Cassia aufgrund der potienziell reizenden Wirkung entweder gut ölig verdünnen oder weglassen.

Kommentar der Autoren

Auch Inhalationen sind sehr empfehlenswert (▸ Teil II, Kap. 3.3).

9.6.8 Kolitis

Wirksame Öle Angelikawurzel, Bergbohnenkraut, Citronella, Fichtennadel, Geranie, Immortelle, Ingwer, Kalmus, Kamille wild, Kreuzkümmel, Limette, Majoran, Manuka, Neroli, Patchouli, Pfefferminze, Piment, Rosmarin (ct. cineol und ct. campher), Sternanis, Thymian (ct. geraniol und ct. linalool), Zimtrinde.

Fettes Trägeröl Jojobaöl.

Zusammensetzung

Angelikawurzel	3 Tr.
Geranie	4 Tr.
Kamille wild	3 Tr.
Majoran	4 Tr.
Zimtrinde	2 Tr.
Jojobaöl	50 ml

9

Verabreichung
Einreibung des Bauchs.

Therapeutische Wirkung
- Krampflösend
- Entspannend
- Entzündungsregulierend

Klinische Befunde und Symptome
Die Kolitis ist eine akute oder chronische Entzündung des Dickdarms. Häufig führen autoimmune Faktoren zu einer chronischen Entzündung. Akute Entzündungen können durch Krankheitserreger oder auch Strahlentherapie ausgelöst werden. Die genauen Ursachen müssen ärztlich abgeklärt werden. Neben Schmerzen und Krämpfen kommt es häufig auch zu Diarrhöen, teils schleimig oder blutig.

Klinische Anwendungen
Die Mischung wird ohne Druck mehrfach täglich auf den Bauch, mit Betonung des Dickdarmverlaufs, aufgetragen und in kreisenden Bewegungen einmassiert.

Erläuterung
Das Ziel der pflegerischen Maßnahme ist eine Linderung der Symptome.

9

9.6.9 Magen- und Zwölffingerdarmgeschwüre

Wirksame Öle Ackerminze, Angelika, Basilikum, Kamille blau, Litsea cubeba, Majoran, Niaouli, Zitrone.

Fettes Trägeröl Mandelöl.

Magengeschwür

Zusammensetzung

Ackerminze	2 Tr.
Angelika	3 Tr.
Basilikum	2 Tr.
Majoran	4 Tr.
Niaouli	2 Tr.
Zitrone	6 Tr.
Mandelöl	50 ml

Verabreichung
Einreibung des Oberbauchs.

Therapeutische Wirkung
- Krampflösend
- Psychisch ausgleichend und entspannend
- Verdauungssäfte regulierend
- Schmerzlindernd

Klinische Befunde und Symptome
Ein Magengeschwür kommt durch ein Missverhältnis von aggressiven und schützenden Faktoren im Magen zustande. Nicht immer liegt ein Übermaß an Magensäure vor. Oft werden die schützende Schleimschicht und die puffernden Substanzen in unzureichendem Maß gebildet. Ursachen sind häufig ungeeignete Ernährung, Medikamente, Besiedelung mit *Helicobacter pylori,* Genussmittel sowie ein Übermaß an Stress und seelischen Belastungen. Betroffene spüren Schmerzen im Oberbauch oder ausstrahlende Schmerzen, Appetitlosigkeit oder Übelkeit. Als Komplikation kann eine Perforation des Magens auftreten.

Klinische Anwendungen

Mit dieser Mischung werden lokale Massagen durchgeführt. Besonders geeignet sind Bauch und Rücken. Die etherischen Öle wirken sowohl durch die Aufnahme über die Haut und die Nase (und daher systemisch) als auch über das Vegetativum. Die Massagen können bei chronischen Problemen auch präventiv erfolgen, im Akutfall zwei- bis dreimal täglich.

Sicherheitshinweise und Kontraindikationen

Ärztliche Begleitung ist nötig, da der Durchbruch eines Magengeschwürs eine ernstzunehmende Komplikation darstellt.

Zwölffingerdarmgeschwür

Zusammensetzung

Kamille blau	5 Tr.
Litsea cubeba	4 Tr.
Majoran	4 Tr.
Niaouli	4 Tr.
Mandelöl	50 ml

Verabreichung

Einreibung von Oberbauch und Rücken.

Therapeutische Wirkung

- Krampflösend
- Schmerzlindernd
- Entzündungshemmend
- Psychisch stabilisierend

Klinische Befunde und Symptome

Das Zwölffingerdarmgeschwür hat ähnliche Risikofaktoren wie das ▸ *Magengeschwür*. Auch hier wird eine starke psychosomatische Beteiligung vermutet. Anhand der Symptomatik lässt es sich meist schwer vom Magengeschwür abgrenzen, da die Schmerzen recht nah beieinander lokalisiert sind. Oft treten die Beschwerden jedoch ein bis zwei Stunden nach dem Essen auf, während der Magengeschwür-Patient in der Regel schon bei der Nahrungsaufnahme über Schmerzen berichtet.

Klinische Anwendungen

Diese Rezeptur kann sowohl im Akutfall als auch präventiv bei einer bekannten Neigung zu Zwölffingerdarmgeschwüren angewendet werden. Der Betroffene kann meist sehr genau beschreiben, wo er seine Beschwerden spürt und welche Art von Einreibung oder Massage ihm guttut. Zweimal täglich werden nach Rücksprache mit dem Betroffenen Oberbauch und Rücken mit sanftem Druck eingerieben. Moderate Wärme oder Kälte können nach Belieben im Anschluss appliziert werden.

Erläuterung

Auch hier wirken die etherischen Öle über die Aufnahme durch die Haut und über die Nase. Nicht nur ein somatischer Effekt kommt zum Tragen, auch die psychische und vegetative Regulation trägt sehr zur raschen Symptomlinderung und Ausheilung bei.

Sicherheitshinweise und Kontraindikationen

Wegen möglicher Komplikationen ist auch hier ärztliche Begleitung anzuraten.

9.6.10 Magenkrampf

Wirksame Öle Anis, Angelika, Bitterorange, Estragon, Galbanum, Ingwer, Kardamom, Koriander, Kreuzkümmel, Kümmel, Lavandin, Lavendel, Muskatellersalbei, Neroli, Pfeffer schwarz, Pfefferminze, Schafgarbe, Speiklavendel, Sternanis, Zimtrinde Zitronenverbene (Eisenkraut).

Fettes Trägeröl Johanniskrautmazerat (Rotöl).

Zusammensetzung

Bitterorange	5 Tr.
Ingwer	4 Tr.
Kümmel	4 Tr.
Pfefferminze	3 Tr.
Johanniskrautmazerat (Rotöl)	50 ml

Verabreichung

Äußerliche Anwendung als Einreibung.

Therapeutische Wirkung

- Krampflösend
- Schmerzlindernd
- Verdauungsfördernd

Klinische Befunde und Symptome

Magenkrämpfe sind häufig das Symptom falscher Ernährung oder einer Lebensmittelvergiftung. Sie sind schmerzhaft und können zu Erbrechen führen. Appetitlosigkeit oder Übelkeit gehen oft einem Magenkrampf voraus. Wärme wird häufig als wohltuend empfunden.

Klinische Anwendungen

Die Mischung wird im Bereich des Magens ohne Druck einmassiert. Kreisende Bewegungen (in beiden Richtungen) wirken zusätzlich krampflösend. Die Anwendungen können präventiv dreimal täglich zum Einsatz kommen oder auch lindernd bei Auftreten von Symptomen.

Abschließend kann eine mild temperierte, mit einem Handtuch umwickelte Wärmflasche aufgelegt werden. Die äußerliche Wärme wird meist als angenehm und krampflösend empfunden.

9.6.11 Magenverstimmung

Siehe auch Kapitel 9.6.18 (Übelkeit und Erbrechen).

Wirksame Öle Angelika, Anis, Baldrian, Basilikum, Bitterorange, Dill, Estragon, Fenchel, Galbanum, Hopfen, Ingwer, Kamille (blau und römisch), Kardamom, Kümmel, Lavandin, Lavendel, Lemongrass, Litsea, Lorbeer, Majoran, Mandarine rot, Muskat, Muskatellersalbei, Myrrhe, Nelke, Neroli, Orange, Petitgrain, Pfeffer schwarz, Pfefferminze, Rosmarin ct. cineol, Schafgarbe, Speiklavendel, Sternanis, Thymian ct. thymol, Ysop, Zimtrinde, Zitronenmelisse, Zitronenverbene (Eisenkraut).

Fettes Trägeröl Jojobaöl.

Zusammensetzung

Bitterorange	5 Tr.
Litsea	4 Tr.
Muskat	2 Tr.
Schafgarbe	4 Tr.
Jojobaöl	50 ml

Verabreichung

Einreibung des Magenbereichs.

Therapeutische Wirkung

- Entzündungshemmend
- Verdauungsfördernd
- Krampflösend
- Übelkeit beseitigend

9

Klinische Befunde und Symptome

Magenverstimmung ist ein weit gefasster Begriff, der sich auf passagere Magenbeschwerden bezieht, die in der Regel durch Ernährungsfehler, also eine übermäßige oder unbekömmliche Ernährungsweise, entstanden sind. Meist ist die Ursache klar und die Beschwerden bessern sich rasch. Es können Krämpfe, Schmerzen, Übelkeit und Erbrechen, Appetitlosigkeit, Blähungen und Völlegefühl auftreten.

Klinische Anwendungen

Bei Auftreten von Symptomen wird die Mischung in kreisenden Bewegungen in die Magengegend eingerieben. Dies kann mehrfach täglich wiederholt und bis zum Abklingen der Symptome durchgeführt werden.

Sicherheitshinweise und Kontraindikationen

Bei Symptomen, die für eine Lebensmittelvergiftung sprechen, wie z.B. Schwindel, Fieber oder Diarrhö, ist ein Arzt aufzusuchen.

9.6.12 Meteorismus

Wirksame Öle Angelika, Anis, Basilikum, Bergamotte, Dill, Fenchel, Geranie, Grapefruit, Ingwer, Kamille römisch, Kardamom, Koriander, Kreuzkümmel, Kümmel, Lavendel, Lemongrass, Lorbeer, Majoran, Mandarine, Melisse, Nelke, Neroli, Orange, Palmarosa, Pfeffer schwarz, Pfefferminze, Rosendestillat, Rosmarin ct. cineol, Salbei, Wacholderbeere, Zitrone.

Fette Trägeröle Mandelöl, Sesamöl.

Zusammensetzung

Anis	3 Tr.
Fenchel	3 Tr.
Koriander	3 Tr.
Kümmel	3 Tr.
Lavendel	3 Tr.
Mandelöl	50 ml

Verabreichung

Einreibung des Bauchs.

Therapeutische Wirkung

- Krampflösend
- Blähungswidrig
- Peristaltisch mild anregend

Klinische Befunde und Symptome

Bei Meteorismus sammelt sich Gas in den Verdauungsorganen, wobei es nur unwesentlich zum Abgang von Winden kommt. Der Bauch ist aufgetrieben und prall, der Appetit schwindet und der Druck des Gases erzeugt ein ausgeprägtes Unwohlsein. Meist ist eine schlaffe Muskulatur der Verdauungsorgane mit Trägheit und einer Neigung zu Obstipation ursächlich.

Klinische Anwendungen

Der gesamte Bauch wird dreimal täglich mit der Mischung eingerieben. Die Haut kann u.U. zuvor mit Rosenwasser befeuchtet werden (▶ Teil II, Kap. 3.4.1). Wärme wirkt bei schmerzhaftem Meteorismus krampflösend und kann abschließend angewendet werden.

Erläuterung

Die klassischen Gewürze haben auch als etherisches Öl eine nachgewiesene krampflösende, spasmolytische und antimikrobielle Wirksamkeit. Gleichzeitig lösen Anis, Fenchel, Kümmel ein wohltuendes inneres Wärmegefühl aus.

Für Kümmelöl ist außerdem eine beträchtliche fungizide Wirkung nachgewiesen, vergleichsweise stärker als Nystatin. Ebenso wirkt es als Einreibung kutan durch lokale Resorption über die Bauchdecke bei 5- bis 10-prozentiger Mischung.

Zusätzlich wirksame Öle

Eine ähnliche, innerlich wärmende Wirkung haben Angelika, Kamille, Koriander, Melisse und Pfefferminze.

Ein bis zwei Tropfen Pfefferminzöl pur oder auf einem Stück Zucker einzunehmen, schafft meist schnelle Abhilfe. Vor dem Schlucken aber gut einspeicheln (ca.10 Minuten).

9.6.13 Obstipation, träge Verdauung

Wirksame Öle Ackerminze, Alant, Anis, Basilikum, Bitterorange, Bohnenkraut, Dill, Estragon, Fenchel, Ingwer, Kalmus, Kardamom, Koriander, Kümmel, Lemongrass, Lorbeer, Majoran, Mandarine rot, Muskat, Orange, Palmarosa, Pfeffer schwarz, Salbei, Schafgarbe, Spearmint, Rosmarin (ct. cineol und ct. campher), Thymian ct. thymol, Wacholderbeere, Ysop, Zimtrinde, Zitrone.

Fette Trägeröle Avocadoöl, Mandelöl.

Obstipation, träge Verdauung 1

Anregend und verdauungsfördernd

Zusammensetzung

Pfefferminze	5 Tr.
Rosmarin ct. cineol	15 Tr.
Zitrone	10 Tr.
Mandelöl	50 ml

Verabreichung

Einreibung des Bauchs.

Therapeutische Wirkung

- Blähungswidrig
- Eingeweidemuskulatur tonisierend

Klinische Befunde und Symptome

Eine träge Verdauung ist häufig konstitutionell, wird jedoch begünstigt durch mangelnde Bewegung, eine zu geringe Trinkmenge und eine ballaststoffarme Ernährung. Ohne diese Faktoren auszugleichen, gelingt eine natürliche Anregung der Darmentleerung nur selten. Aromapflegerische Maßnahmen sind begleitend jedoch sehr wirkungsvoll und lindernd.

Klinische Anwendungen

Vor allem morgens, aber auch weitere Male am Tag sollte die Mischung im Uhrzeigersinn auf den Bauch aufgetragen werden. Dabei folgt man dem natürlichen Verlauf des Dickdarms. Mit den Fingerkuppen beider Hände werden kleine kreisende Bewegungen über dem Dickdarm durchgeführt. Diese Kreise folgen langsam im Uhrzeigersinn der Richtung der Verdauung.

Erläuterung

Durch eine träge Verdauung kommt es häufig zu hartem Stuhl. Vom langfristigen

Gebrauch von Abführmitteln ist abzuraten. Quellmittel wie z. B. gemahlene Flohsamenschalen bringen jedoch in Verbindung mit einer angemessen erhöhten Trinkmenge meist rasche Besserung.

Modifikation

Bewährt hat sich auch die innerliche Einnahme von 1 Tr. Pfefferminze und 2 Tr. Zitrone auf einem Stück Würfelzucker. Dies ist bereits Teil der Aromatherapie, darf aber in der Aromapflege auf Anweisung selbstverständlich angewendet werden.

Obstipation, träge Verdauung 2

Säfte anregend

Zusammensetzung

Anis	4 Tr.
Ingwer	5 Tr.
Mandarine rot	6 Tr.
Pfefferminze	4 Tr.
Avocadoöl	50 ml

Verabreichung

Einreibung des Bauchs.

Therapeutische Wirkung

- Peristaltisch aktivierend
- Verdauungsdrüsen anregend
- Laxativ durch Anregung der Galle
- Blähungswidrig
- Krampflösend

Klinische Befunde und Symptome

Konstitutionelle Obstipation mit unregelmäßiger und schwerer Darmentleerung.

Klinische Anwendungen

Der Bauch wird vor allem morgens und bis zu viermal täglich mit der Mischung eingerieben. Dabei massiert man den Dickdarmbereich in peristaltischer Richtung.

Obstipation, träge Verdauung 3

Blähungswidrig und krampflösend

Zusammensetzung

Ingwer	1 Tr.
Koriander	1 Tr.
Kümmel	2 Tr.
Orange	2 Tr.
Mandelöl	30 ml

Verabreichung

Einreibung des Bauchs.

Therapeutische Wirkung

- Verdauungsfördernd
- Blähungswidrig
- Übelkeit bekämpfend
- Krampflösend
- Peristaltisch wirksam

Klinische Befunde und Symptome

Verzögerter Weitertransport der Nahrung mit Völlegefühl, Aufstoßen, Übelkeit und Blähungen, meist begleitet von einer Neigung zu Obstipation und zögerlicher Darmentleerung.

Klinische Anwendungen

Nach den Mahlzeiten oder zwei- bis dreimal täglich den Bauch im Uhrzeigersinn (Peristaltik) mit dieser Mischung einreiben. Eine aufgelegte Wärmequelle verstärkt die Wirkung.

Zusätzliche Rezeptur

Alternativ kann folgende Mischung verwendet werden: 3 Tr. Anis, 4 Tr. Bitterorange, 2 Tr. Fenchel, 2 Tr. Lavendel, 2 Tr. Wacholderbeere und 30 ml Mandelöl.

Kommentar der Autoren

Auch von der Ernährungsseite her sollten die Beschwerden angegangen werden. Zudem können sich belastende Lebensumstände hinderlich auf die Verdauung auswirken.

9.6.14 Pankreasprobleme

Wirksame Öle Geranie, Kamille wild, Pfeffer schwarz, Vetiver, Wacholderbeere.

Fettes Trägeröl Jojobaöl.

Zusammensetzung

Geranie	4 Tr.
Kamille wild	4 Tr.
Pfeffer schwarz	4 Tr.
Jojobaöl	50 ml

Verabreichung

Einreibung von Rippenbogen und Oberbauch.

Therapeutische Wirkung

- Pankreasstimulierend
- Krampflösend
- Verdauungserleichternd

Klinische Befunde und Symptome

Der Begriff „Pankreasprobleme" ist weit gefasst. Er bezieht sich auf eine Insuffizienz der Funktionen der Bauchspeicheldrüse. Als Produzent wichtiger Enzyme ist das Pankreas unverzichtbar bei der Verdauung der Nahrungsbestandteile. Eine Unterfunktion zeigt sich in einer unvollständigen Verdauung mit Meteorismus, Diarrhöen und Übelkeit.

Klinische Anwendungen

Die Mischung wird dreimal täglich auf dem linken Rippenbogen und auf dem Oberbauch aufgetragen. Abschließende Wärmeanwendungen verbessern die Aufnahme über die Haut. Vor allem vor den Mahlzeiten angewendet, wirkt die Mischung gut.

Sicherheitshinweise und Kontraindikationen

Alle Pankreasprobleme müssen regelmäßig ärztlich kontrolliert und evtl. medikamentös eingestellt werden. Entzündungen des Pankreas können nach Rücksprache mit dem Arzt pflegerisch begleitet werden. Eine ärztliche Therapie ist dadurch jedoch nicht zu ersetzen.

9.6.15 Reizdarmsyndrom (Colon irritabile)

Wirksame Öle Kamille blau, Kardamom, Katzenminze, Kümmel, Majoran, Melisse, Pfefferminze, Rosendestillat, Salbei, Sandelholz.

Fettes Trägeröl Jojobaöl.

Reizdarmsyndrom 1

Psychisch wirksame Einreibung

Zusammensetzung

Kamille blau	4 Tr.
Rosendestillat	3 Tr.
Sandelholz	3 Tr.
Jojobaöl	50 ml

Verabreichung

Einreibung des Rumpfs.

Therapeutische Wirkung

- Vegetativ beruhigend
- Psychisch ausgleichend und entspannend
- Entzündungswidrig

Klinische Befunde und Symptome

Beim Reizdarmsyndrom kommt es zu vermehrten und unregelmäßigen Darmentleerungen. Diarrhö und Obstipation können sich abwechseln. Oft kommt es zu Bauchkrämpfen und -schmerzen, die Alltagsgestaltung ist deutlich beeinträchtigt. Die genauen Ursachen sind nicht restlos bekannt, eine starke Beteiligung der Psyche ist jedoch deutlich, da sich die Symptome meist verstärken, wenn vermehrt Stress auftritt. Körperliche Ursachen können nicht gefunden werden. Es handelt sich demnach um eine funktionelle Störung.

Klinische Anwendungen

Die Mischung kann bereits bei der Körperpflege auf den gesamten Rumpf aufgetragen werden. Bei häufigerem Auftreten von Diarrhöen sollte die Anwendung bis zu dreimal täglich durchgeführt werden.

Erläuterung

Viele Betroffene berichten, dass sie in Zeiten mit geringem Stress und gutem seelischem Wohlbefinden deutlich weniger unter ihrer Symptomatik leiden. Die Aromapflege wirkt auch und besonders im unbewussten Anteil des Menschen, reduziert Stress und verbessert das allgemeine Befinden. Daher zeigt sich in der Praxis eine gute Wirkung auch bei Reizdarmsyndrom.

Modifikation

Je besser eine Mischung auf den Betroffenen abgestimmt ist, umso günstiger wirkt sie sich auf funktionelle Beschwerden aus. Daher kann mit den individuell bevorzugten Ölen experimentiert werden.

Reizdarmsyndrom 2

Krampflösend und blähungswidrig

Zusammensetzung

Kardamom	1 Tr.
Kümmel	1 Tr.
Majoran	2 Tr.
Melisse	4 Tr.
Mandelöl	50 ml

Verabreichung

Baucheinreibung.

Therapeutische Wirkung

- Krampflösend
- Blähungswidrig
- Bei Diarrhö und Obstipation wirksam

Klinische Befunde und Symptome

Funktionelle Darmstörungen bei organisch gesundem Darm.

Klinische Anwendungen

Mehrfach täglich und bei auftretenden Symptomen den Bauch mit kleinen kreisförmigen Bewegungen einreiben.

9.6.16 Sodbrennen

Zusammensetzung

Pfefferminze	1 Tr.
Honig	1 TL

Verabreichung
Anwendung als Trinklösung.

Therapeutische Wirkung
- Verdauungsregulierend
- Schmerzlindernd
- Magenschließmuskel aktivierend

Klinische Befunde und Symptome
Bei Sodbrennen kommt es zu brennenden Schmerzen hinter dem Brustbein. Ursächlich entstehen diese aus der Reizung des Epithels durch einen Rückfluss von Magensäure aus dem Magen in die Speiseröhre. Neben falscher Ernährung spielt auch Stress eine große Rolle.

Klinische Anwendungen
Das Pfefferminzöl und der Honig werden gut miteinander vermischt und in einem Glas mit warmem Wasser aufgelöst. Diese Mischung wird langsam in kleinen Schlucken getrunken.

Zusätzlich wirksame Öle
Kardamom, Lavendel, Nelke, Pfeffer schwarz.

Zusätzliche Rezeptur
Wohltuend ist eine Einreibung des Oberbauchs mit folgender Mischung: 2 Tr. Eucalyptus globulus, 3 Tr. Pfefferminze, 1 EL Mandelöl oder Kokosöl.

9

9.6.17 Stuhlgang, schmerzhafter

Wirksame Öle Angelika, Bergbohnenkraut, Ingwer, Kiefer, Lavendel, Mandarine rot, Manuka, Pfefferminze, Rosmarin ct. cineol, Salbei, Weihrauch, Zitrone.

Fette Trägeröle Johanniskrautmazerat (Rotöl), Sheabutter.

Zusammensetzung

Lavendel	5 Tr.
Manuka	5 Tr.
Sanddorn	20 Tr.
Weihrauch	6 Tr.
Bienenwachs	5 g
Johanniskrautmazerat (Rotöl)	30 ml
Sheabutter	25 g

Verabreichung
Anwendung als Salbe.

Therapeutische Wirkung
- Stuhlgang erleichternd durch Erhöhung der Gleitfähigkeit
- Schleimhautschützend
- Juckreizlindernd
- Schmerzlindernd
- Wundheilungsfördernd
- Antiinfektiös

Klinische Befunde und Symptome
Schmerzhafte Stuhlaustreibung, evtl. mit Neigung zu Einrissen im Bereich des Haut-Schleimhautübergangs. Auch pathologisch veränderte Hämorrhoiden können diese Symptomatik verursachen. Zum Teil ist frisches Blut beim Reinigen nach dem Stuhlgang auf dem Toilettenpapier sichtbar. Der regelmäßige Stuhlgang verzögert das Abklingen der Beschwerden.

Klinische Anwendungen
Die Salbe wird zweimal täglich auf den gereinigten Anus gegeben. Dabei wird sie mit dem Finger auch etwas nach innen einmas-

siert, um die Schleimhaut zu schützen. Schließlich sollte diese Salbe vor jedem Stuhlgang appliziert werden, um die Stuhlaustreibung zu erleichtern. Nach dem Stuhlgang wird der Anus feucht gereinigt und noch einmal etwas von dieser Salbe aufgebracht, um die Heilung zu fördern.

Zur Herstellung der Salbe ▶ Teil II, Kap. 3.4.2.

Erläuterung

Schmerzhafter Stuhlgang führt nicht selten zu einem Teufelskreis: Der Stuhl wird aus Angst vor den Schmerzen reflektorisch zurückgehalten. Dadurch wird der Stuhl hart und trocken. Die Ausscheidung ist dann umso schmerzhafter. Analfissuren und -rhagaden können nicht heilen, sondern reißen immer wieder auf, was zu erneuten Schmerzen führt.

Sicherheitshinweise und Kontraindikationen

Chronische Stuhlprobleme sollten grundsätzlich ursächlich behoben werden. Bei konstitutionellen Störungen hilft eine Mischung wie diese jedoch zuverlässig weiter.

9.6.18 Übelkeit und Erbrechen

Wirksame Öle Ackerminze, Anis, Basilikum, Bergamotte, Bitterorange, Dill, Fenchel, Ingwer, Kamille (blau und römisch), Kardamom, Koriander, Lavandin, Lavendel, Limette, Majoran, Muskat, Melisse, Nanaminze, Nelke, Pfefferminze, Pfeffer schwarz, Rosendestillat, Sandelholz, Spearmint, Speiklavendel, Sternanis, Zitrone.

Fettes Trägeröl Jojobaöl.

Übelkeit und Erbrechen 1

Orale Anwendung

Zusammensetzung

Bitterorange	1 Tr.
Würfelzucker	1 Stück

Verabreichung

Einnahme bei Bedarf.

Therapeutische Wirkung

- Wirksam gegen Übelkeit und Erbrechen
- Verdauungsfördernd

Klinische Befunde und Symptome

Übelkeit jeder Genese.

Klinische Anwendungen

Ein Tropfen Bitterorangenöl wird auf das Stück Würfelzucker gegeben und dieses wie ein Bonbon gelutscht. Das Bitterorangenöl jedoch muss von guter Qualität sein und darf bei richtiger Lagerung nicht älter als zehn Monate sein. Das Lutschen sollte möglichst lange dauern, um einen hohen Anteil des Öls über die Mundschleimhaut aufzunehmen (▶ Teil II, Kap. 3.1).

Erläuterung

Nicht alle etherischen Öle lassen sich so leicht schlucken. Viele haben einen sehr unangenehmen Geschmack. Bitterorangenöl auf Zucker schmeckt jedoch sogar recht gut.

Die Mutter einer Kollegin litt an einer schweren Krebserkrankung. Lange Zeit konnte ihr nur Bitterorangenöl gegen ihre Übelkeit helfen.

Modifikation

Es lässt sich alternativ auch ein Tropfen Pfefferminzöl verwenden. Dieses ist dann auch bei Blähungen und Insuffizienz der Verdauungssäfte wirksam.

Sicherheitshinweise und Kontraindikationen

Das Einnehmen etherischer Öle liegt jenseits des Rahmens der Aromapflege. Es gehört schon zur Aromatherapie und ist auf Anweisung jederzeit in der Aromapflege anwendbar. Für die Hausapotheke ist es ebenfalls eine Bereicherung, und Pflegende in vielen Einrichtungen gönnen sich diese Maßnahme vor Arbeiten mit üblen Gerüchen oder anderen Tätigkeiten, die auf den Magen schlagen.

Zusätzliche Rezeptur

Folgende innerliche Anwendung zeigt eine sehr gute Wirkung: 1 Tr. Lavendel, 2 Tr. Pfefferminze und 1 Tr. Rosendestillat in 1 TL Honig verrührt und in einem Glas mit warmem Wasser aufgelöst, schlückchenweise getrunken.

Übelkeit und Erbrechen 2

Einreibung, Inhalation

9

Zusammensetzung

Bergamotte	3 Tr.
Bitterorange	5 Tr.
Ingwer	5 Tr.
Limette	4 Tr.
Nanaminze	5 Tr.
Jojobaöl	50 ml

Verabreichung

Einreibung von Bauch, Rücken, Schultern und Händen.

Therapeutische Wirkung

- Übelkeit beseitigend
- Verdauungsdrüsen anregend
- Gastrointestinal entspannend
- Vegetativ entspannend
- Blähungswidrig

Klinische Befunde und Symptome

Übelkeit jeder Genese mit Erbrechen, saurem Aufstoßen, Völlegefühl und anderen Verdauungsbeschwerden.

Klinische Anwendungen

Bei aufkommender Übelkeit und basal wird zwei- bis dreimal täglich eine Einreibung vorgenommen. In erster Linie kommt der Bauch als Anwendungsbereich infrage. Für eine nasale Aufnahme des Dufts sollten außerdem Rücken, Schultern und Hände massiert werden.

Erläuterung

Bei Übelkeit leidet maßgeblich auch die Psyche mit, vor allem wenn die Übelkeit Symptom einer schweren Krankheit oder chronisch ist. Mischungen gegen Übelkeit sollten also auch gut duften und eine seelische Wirksamkeit haben.

Modifikation

Auch die Befüllung für ein Riechfläschchen lässt sich aus dieser Mischung herstellen. Dafür wird die Dosierung der etherischen Öle verdoppelt und in 5 ml Jojobaöl gegeben. Im Bedarfsfall oder vor den Mahlzeiten wird an dem Fläschchen gerochen oder eine Spur der Mischung zum Riechen auf den Handrücken gegeben.

Zusätzlich wirksame Öle

Manche Menschen benutzen reines Pfefferminzöl gegen Übelkeit. Dieses kann zur trockenen Inhalation vom Taschentuch oder direkt am Fläschchen verwendet werden (► Teil II, Kap. 3.3.1).

Übelkeit und Erbrechen 3

Duftkompresse

Zusammensetzung

Pfefferminze	1 Tr.
Zitrone	3 Tr.

Verabreichung

Trockene Inhalation über Kompresse oder Taschentuch.

Therapeutische Wirkung

- Übelkeit beseitigend
- Peristaltisch anregend
- Ganzheitlich aktivierend

Klinische Befunde und Symptome

Übelkeit jeder Genese mit Appetitlosigkeit.

Klinische Anwendungen

Die etherischen Öle werden auf das Taschentuch oder die Kompresse gegeben (► Teil II, Kap. 3.3.1). Es kann dann für einige Stunden verwendet werden. Man trägt es nah am Körper, z. B. in der Brusttasche oder am Kragen. Von Zeit zu Zeit kann man direkt daran riechen.

Modifikation

Statt Zitronenöl kann auch Bitterorangenöl verwendet werden.

Zusätzlich wirksame Öle

Bei Übelkeit sollte man auch immer an Ingweröl denken. Ingwer ist eines der wenigen komplementärmedizinischen Präparate, dessen Wirkung sich in Studien mehrfach bestätigt hat.

Zusätzliche Rezeptur

Alternativ kann auch folgende Rezeptur verwendet werden: 3 Tr. Lavendel, 1 Tr. Pfefferminze und 1 Tr. Rosendestillat auf ein Taschentuch geben und zur Inhalation nutzen.

10 Neurologie

10.1 Demenz, Hilfe bei

Siehe auch Kapitel 4 (Geriatrie).

10.1.1 Agitiertheit und Aggressivität

Wirksame Öle Benzoe, Bergamotte, Grapefruit, Jasmin, Kamille römisch, Lavendel, Mandarine rot, Neroli, Orange, Sandelholz, Tonka, Ylang-Ylang, Vanille.

Fette Trägeröle Mandelöl, Jojobaöl.

Agitiertheit und Aggressivität 1

Antiaggressive Einreibung

Zusammensetzung

Grapefruit	3 Tr.
Jasmin	1 Tr.
Mandarine rot	6 Tr.
Neroli	2 Tr.
Orange	3 Tr.
Tonka	2 Tr.
Vanille	4 Tr.
Jojobaöl	50 ml

Verabreichung

Einreibung von Schultern, Händen, Schläfen, Brust und Rücken.

Therapeutische Wirkung

- Angstlösend
- Seelisch entspannend
- Stark tröstend
- Stimmungshebend

Klinische Befunde und Symptome

Agitiertheit und Aggressivität bei Demenz, Phasen von Trauer und Verzweiflung.

Klinische Anwendungen

Die Mischung wird für Teilmassagen genutzt. Vor allem die nasale Wahrnehmung soll forciert werden. Daher eignen sich Schultern, Hände, Schläfen, Brust und Rücken besonders. Fußeinreibungen haben an sich schon eine tröstende, erdende und ausgleichende Wirkung. Die Fußmassage mit dieser Mischung steigert den Effekt.

Erläuterung

Seelische Ausnahmezustände bei Demenz lassen sich mit Worten nur schwer ausgleichen. Methoden aus der Validation greifen gut, mit Düften jedoch verlässt man ganz die rationale Ebene und arbeitet direkt auf der Seelenebene. Die Wirkung setzt entsprechend schnell ein.

Agitiertheit und Aggressivität 2

Entspannend und beruhigend

Zusammensetzung

Kamille römisch	4 Tr.
Lavendel	6 Tr.
Neroli	4 Tr.
Jojobaöl	50 ml

Verabreichung

Äußerliche Anwendung als Teileinreibung und trockene Inhalation über Kompresse.

Therapeutische Wirkung

- Nervosität beruhigend
- Bei Unruhe und Getriebenheit sedierend
- Bei Schlaflosigkeit und Sundowning-Syndrom schlafanstoßend
- Ängstlichkeit vermindernd

Klinische Befunde und Symptome

Emotionale Aufgewühltheit bei Demenz mit Unruhe, Schlaflosigkeit und Aggressivität. Vor allem wirksam, wenn der Demenzpatient eine starke emotionale Dramatik zeigt. Typischerweise verstärken sich die Beschwerden gegen Abend.

Klinische Anwendungen

Teileinreibungen können jederzeit bei Bedarf oder aber zur Nacht hin erfolgen, wenn der Betroffene zur Ruhe finden soll. Eingerieben wird dort, wo der Demenzpatient es als angenehm empfindet. Vor allem Oberarme, Schultern, Füße, Schläfen und Hände kommen infrage.

Die Mischung kann auch auf eine Kompresse getropft und zur trockenen Inhalation angewendet werden (▸ Teil II, Kap. 3.3.1).

Erläuterung

Gerade Neroliöl hat eine hervorragend beruhigende und schlaffördernde Wirkung auf ältere Menschen.

Agitiertheit und Aggressivität 3

Beruhigendes und antiaggressiv wirkendes Raumspray

Zusammensetzung

Jasmin	5 Tr.
Lavendel	40 Tr.
Neroli	20 Tr.
Ethanol 70-prozentig	100 ml

Verabreichung

Anwendung als Raumspray.

Therapeutische Wirkung

- Emotional ausgleichend
- Schlafanstoßend
- Nervosität beruhigend
- Antiaggressiv

Klinische Befunde und Symptome

Akute emotionale Entgleisungen bei Demenz. Schlaflosigkeit und Sundowning-Syndrom mit Agitiertheit und Aggressivität.

Klinische Anwendungen

Dieses Raumspray kommt v. a. dann zum Einsatz, wenn der Patient sich nicht anfassen lässt. Es kann zur Nacht präventiv zum Einleiten eines guten Nachtschlafs angewendet werden oder aber, wenn der Patient sich in eine extreme emotionale Situation hineinsteigert.

Erläuterung

Raumsprays sind ideal, wenn der Demenzpatient zu aggressiv ist, um eine Einreibung zu tolerieren.

Sicherheitshinweise und Kontraindikationen

Wegen des hohen Ethanolanteils ist Vorsicht bei Alkoholproblemen angezeigt. Mit einem Emulgator kann eine wässrige Lösung (100 ml Wasser mit 10 % Emulgator) hergestellt werden, die sich gut als Raumspray eignet (▸ Teil II, Kap. 3.3.1).

Agitiertheit und Aggressivität 4

Aromakompresse

Zusammensetzung

Lavendel	3 Tr.
Ylang-Ylang	1 Tr.

Verabreichung

Trockene Inhalation über Kompresse.

Therapeutische Wirkung

- Sedierend
- Nerval und vegetativ beruhigend
- Angstlösend
- Antiaggressiv

Klinische Befunde und Symptome

Demenzielle Beeinträchtigung mit Episoden untröstlicher Agitiertheit und/oder Aggressivität. Schlaflos in der Nacht und ruhelos am Tag.

Klinische Anwendungen

Die Aromaöle werden auf die Kompresse getropft und dem Betroffenen als Duft ausgehändigt oder einmal aufgeklappt und am Kragen befestigt. Die Kompresse kann bei Bedarf mehrfach täglich erneuert werden.

Erläuterung

Ylang-Ylang duftet sehr stark. Ein einziger Tropfen kann manchmal fast schon zu viel sein. Es genügt oft schon, die Flasche mit dem etherischen Öl zu kippen und den austretenden Tropfen abzutupfen, um eine geringere Menge abzugreifen. Das Ylang-Ylang-Öl mischt sich hervorragend mit Lavendel, der dadurch lieblicher und betörender duftet und oft besser angenommen wird. Ylang-Ylang ist eines der besten Sedativa in der Aromapflege.

Sicherheitshinweise und Kontraindikationen

Ylang-Ylang senkt u. U. ein wenig den Blutdruck. Bei bestehender Hypotonie sollte es vorsichtig angewendet werden. In diesem Fall kann Ylang-Ylang durch Jasmin ersetzt werden.

Kommentar der Autoren

Will man weniger als einen Tropfen dosieren, kann man eine Nadel ins Öl tauchen, abtropfen lassen und dann mit der Nadel die Mischung umrühren.

10.1.2 Depressivität und emotionale Instabilität

Wirksame Öle Angelikawurzel, Basilikum, Benzoe, Bergamotte, Blutorange, Grapefruit, Kamille (römisch), Lavendel, Limette, Majoran, Mandarine rot, Melisse, Neroli, Pfefferminze, Rosendestillat und -extrakt, Rosmarin ct. cineol, Sandelholz, Thymian ct. thymol, Tonka, Vanille, Weihrauch, Weißtanne, Zitrone.

Fette Trägeröle Jojobaöl, Mandelöl.

Depressivität und emotionale Instabilität 1

Einreibung

Zusammensetzung

Angelikawurzel	3 Tr.
Basilikum	1 Tr.
Benzoe	2 Tr.
Bergamotte	4 Tr.
Mandarine rot	4 Tr.
Rosenextrakt	4 Tr.
Weihrauch	2 Tr.
Jojobaöl	50 ml

Verabreichung

Äußerliche Anwendung als Einreibung.

Therapeutische Wirkung

- Umhüllend und tröstend
- Stimmungshebend
- Selbstwertgefühl stärkend

Klinische Befunde und Symptome

Trostlosigkeit und Depressivität, schwaches Selbstwertgefühl und emotionale Instabilität.

Klinische Anwendungen

Teileinreibungen mehrfach täglich bei Bedarf oder zur Nacht.

Erläuterung

Eine Demenz erschwert die Kommunikation und die anhaltende Verbesserung der seelischen Gestimmtheit. Düfte wirken auch bei Demenzpatienten und bringen oft nachhaltige Verbesserungen der Grundstimmung.

Depressivität und emotionale Instabilität 2

Raumbeduftung

Zusammensetzung

Pfefferminze	1 Tr.
Rosmarin ct. cineol	1 Tr.
Zitrone	3 Tr.

Verabreichung

Raumbeduftung über elektrische Duftlampe.

Therapeutische Wirkung

- Vigilanz steigernd
- Kognitiv aktivierend
- Ressourcen stärkend
- Kreislauf tonisierend
- Leistungsbereitschaft steigernd

Klinische Befunde und Symptome

Lethargische Grundstimmung mit Desinteresse am Leben und innerem Rückzug, kognitive Einbußen durch Demenz, reduzierte Vitalität, mangelhafte Kommunikation mit der Umwelt.

Klinische Anwendungen

Die etherischen Öle werden in der Duftlampe appliziert. Vorzugsweise kommen diese Öle morgens zum Einsatz. Für abendliche Anwendungen sind sie in dieser Kombination wegen der anregenden Wirkung weniger geeignet. Diese Mischung ist auch hervorragend in palliativen Situationen einsetzbar.

Erläuterung

Die Wirkung einer einzelnen Anwendung kann einige wenige Stunden anhalten. Häufig führt sie zu einer intensiveren Kommunikation. Wortfindungsstörungen werden symptomatisch gebessert, die Betroffenen wenden sich meist deutlicher ihrer Umwelt zu. Diese Mischung ist besonders geeignet, wenn Besuch angekündigt ist und der Betroffene sich zu schwach für den Kontakt fühlt.

Kommentar der Autoren

Statt einer Duftlampe kann zur intensiven nasalen Anwendung eine Kompresse oder ein Taschentuch eingesetzt werden (► Teil II, Kap. 3.3.1).

10.1.3 Raumhygiene

Zusammensetzung

Lavendel	2 Tr.
Rosmarin ct. cineol	2 Tr.
Thymian ct. thymol	1 Tr.

Verabreichung
Raumbeduftung über Duftlampe oder Kompresse.

Therapeutische Wirkung
- Entspannend und aktivierend
- Schlechte Gerüche neutralisierend
- Desinfizierend

Klinische Befunde und Symptome
Nicht selten verströmen ältere Patienten unerwünschte Gerüche. Urininkontinenz und alte Möbel bilden in Pflegeeinrichtungen ein penetrantes Aroma. Der ältere Mensch ist zudem manchmal zu lethargisch, um eine Veränderung in der persönlichen und der Raumhygiene vorzunehmen.

Klinische Anwendungen
Diese Mischung kann in eine elektrische Duftlampe gegeben oder auf zwei bis drei Kompressen getropft werden, die man im Raum verteilt.

Zusätzliche Rezepturen
▶ Kap. 13.3 (Geruchsbekämpfung).

Kommentar der Autoren
Besonders wirksam bei schlechten Gerüchen ist auch immer das Öl von Eucalyptus citriodora (Zitroneneukalyptus). Man kann es z. B. im Raum versprühen.

10.1.4 Verwirrtheit

Zusammensetzung

Ho-Blätter	30 Tr.
Jasmin	7 Tr.
Lavendel	30 Tr.
Mandarine rot	70 Tr.
Petitgrain	70 Tr.

Verabreichung
Raumbeduftung über Duftlampe oder geknüllte Papiertaschentücher.

Therapeutische Wirkung
- Seelisch ausgleichend
- Schlafanstoßend
- Entspannend

Klinische Befunde und Symptome
Schlaflosigkeit und Verwirrtheit zur Nacht.

Klinische Anwendungen
Von der Mischung werden drei bis vier Tropfen in eine Duftlampe gegeben. Der Duft eignet sich vor allem für eine Anwendung zur Nacht.

Erläuterung
Wird der Duft im Zimmer des Demenzpatienten regelmäßig angewendet, erkennt der Betroffene sein eigenes Zimmer am Duft und fühlt sich instinktiv sicher und geborgen.

Sicherheitshinweise und Kontraindikationen
In Pflegeeinrichtungen dürfen keine Duftlampen mit Teelicht zum Einsatz kommen. Es gibt jedoch hervorragende elektrisch betriebene Alternativen (▶ Teil II, Kap. 3.3.1).

Kommentar der Autoren
Statt einer Duftlampe kann zur intensiven nasalen Anwendung eine Kompresse oder ein Taschentuch eingesetzt werden (▶ Teil II, Kap. 3.3.1).

10.2 Epilepsie

Wirksame Öle Basilikum, Geranie, Jasmin, Lavendel, Majoran, Narde, Petersilienwurzel, Pfeffer schwarz, Rosmarin ct. cineol, Salbei.

Zusammensetzung

Basilikum	2 Tr.
Jasmin	3 Tr.
Lavendel	8 Tr.
Majoran	5 Tr.
Mandelöl	20 ml

Verabreichung

Trockene Inhalation über Nasentampon, Anwendung als Massage.

Therapeutische Wirkung

- Krampflösend
- Angstlösend
- Zentralnervös und muskulär entspannend

Klinische Befunde und Symptome

Erhöhte Krampfneigung mit regelmäßig auftretenden Krampfanfällen.

Klinische Anwendungen

Die Anwendung erfolgt durch trockene Inhalation als Nasentampon (▶ Teil II, Kap. 3.3.1). Für eine Massage (▶ Teil II, Kap. 3.4.1) 1- bis 3-prozentiges Körperöl mit Lavendel, Majoran, Jasmin und (wenig) Basilikum mischen.

10.3 Gedächtnisstörungen

Wirksame Öle Litsea cubeba, Nelke, Rosmarin ct. cineol, Zitrone.

Zusammensetzung

Litsea cubeba	1 Tr.
Rosmarin ct. cineol	3 Tr.
Zitrone	3 Tr.

Verabreichung

Raumbeduftung über Kompresse oder Taschentuch.

Therapeutische Wirkung

- Geistig anregend
- Erinnerung aktivierend
- Vigilanzsteigernd

Klinische Befunde und Symptome

Vergesslichkeit muss nicht immer ein pathologisches Geschehen sein. Stress, mangelnder Schlaf und allgemeine Lebensprobleme mindern zeitweise das Erinnerungsvermögen. Aromapflegerische Maßnahmen wirken nicht nur symptomatisch, sondern auch allgemein kräftigend und entspannend, wodurch sich der Zustand bessert.

Klinische Anwendungen

Ein Papiertaschentuch oder eine unsterile Kompresse wird mit den etherischen Ölen betropft. Diese Kompresse legt man nun auf eine Untertasse und stellt sie im persönlichen Umfeld oder in der Nähe des Patienten auf. Eine Kompresse am Tag genügt in der Regel.

Erläuterung

Ohne Wärmezufuhr ist die Raumbeduftung dezent und angenehm.

Kommentar der Autoren

Der Duft von Zitronenöl in der Luft verbessert die Merkfähigkeit und geistige Konzentration ungemein. Das Zitronenöl kann auch im Raum versprüht werden.

10.4 Ischiassyndrom

Wirksame Öle Ackerminze, Anis, Ingwer, Majoran, Nelke, Pfeffer schwarz, Pfefferminze, Sandelholz, Thymian (ct. thymol und ct. carvacrol), Wacholderbeere, Wintergrün.

Fettes Trägeröl Arnikamazerat.

Zusammensetzung

Ingwer	4 Tr.
Majoran	4 Tr.
Nelke	3 Tr.
Pfeffer schwarz	3 Tr.
Wacholderbeere	5 Tr.
Wintergrün	6 Tr.
Arnikamazerat	50 ml

Verabreichung

Äußerliche Anwendung als Einreibung.

Therapeutische Wirkung

- Muskelentspannend
- Erwärmend
- Schmerzlindernd
- Durchblutungsfördernd
- Entzündungshemmend

Klinische Befunde und Symptome

Schmerzhafte Störungen im Bereich des Ischias, zum Teil ausstrahlend. Oft einhergehend mit Schonhaltung und reflektorischer Muskelverspannung.

Klinische Anwendungen

Zur lokalen Einreibung des schmerzhaften Gebiets. Die Mischung kann mehrfach täglich bei Bedarf angewendet werden. Die Haut kann u. U. zuvor mit Rosenwasser befeuchtet werden (▶ Teil II, Kap. 3.4.1).

Erläuterung

Diese Mischung deckt eine Vielzahl von möglichen Effekten etherischer Öle bei Schmerzen ab. Nicht nur bei Ischialgie wirkt sie sehr gut. Sie kann durchaus auch bei Arthroseschmerzen verwendet werden.

Sicherheitshinweise und Kontraindikationen

Nervenkompressionsschmerzen müssen zügig ursächlich behandelt werden. Es besteht die Gefahr einer dauerhaften Nervenläsion.

10.5 Kopfschmerzen und Migräne

Wirksame Öle Ackerminze, Angelika, Basilikum, Citronella, Eucalyptus (globulus und dives), Geranie, Grapefruit, Hopfen, Kamille (blau und römisch), Kardamom, Kreuzkümmel, Koriander, Kümmel, Lavandin, Lavendel, Lemongrass, Majoran, Mandarine rot, Melisse, Muskatellersalbei, Nelke, Neroli, Patchouli, Pfefferminze, Rosenextrakt, Rosmarin ct. cineol, Salbei, Speiklavendel, Thymian, Zitrone.

Fette Trägeröle Johanniskrautmazerat (Rotöl), Jojobaöl, Mandelöl.

Kopfschmerzen und Migräne 1

Teileinreibung bei Spannungskopfschmerz

Zusammensetzung

Kamille (römisch oder blau)	1 Tr.
Lavendel	3 Tr.
Johanniskrautmatzerat (Rotöl)	1 TL

Verabreichung

Einreibung an Haaransatz und Nacken.

Therapeutische Wirkung

- Durchblutungsfördernd
- Ganzheitlich entspannend
- Nervosität beruhigend
- Muskulär entspannend
- Schmerzlindernd

10

Klinische Befunde und Symptome

Die genauen Ursachen für Spannungskopfschmerz sind noch nicht vollständig geklärt. Neben einer erblichen Komponente scheinen eine erhöhte Spannung der Nackenmuskulatur und des Kiefers sowie Stress gemeinsam eine Rolle zu spielen. Der Spannungskopfschmerz erfasst typischerweise den gesamten Kopf mit drückenden und/oder ziehenden Schmerzen.

Klinische Anwendungen

Bei nervösen und Spannungskopfschmerzen werden mit der Mischung Massagen rund um den Haaransatz und im Nacken durchgeführt. Das kann bei regelmäßig auftretenden Kopfschmerzen ein- bis dreimal täglich oder auch bei Einsetzen der ersten Symptome erfolgen.

Zusätzliche Rezepturen

Bei dieser Art von Kopfschmerz kann außerdem folgende Mischung angewendet werden: 1 Tr. Geranie, 3 Tr. Lavendel und 2 Tr. Zitrone in 1 TL Basisöl. Mit dieser Mischung wird das Epigastrium, wo sich der Solarplexus befindet, eingerieben.

Eine Kopfmassage im Nacken und um den Haaransatz herum kann auch mit folgender bewährter Mischung erfolgen: 2 Tr. Lavendel, 1 Tr. Pfefferminze in einem TL Basisöl.

Kopfschmerzen und Migräne 2

Alkoholische Lösung gegen Spannungskopfschmerz

Zusammensetzung

Pfefferminze	1 ml
Alkohol 90 %	9 ml

Verabreichung

Einreibung der Kopfhaut.

Therapeutische Wirkung

- Stark durchblutungsfördernd
- Schmerzlindernd
- Muskulär entspannend

Klinische Befunde und Symptome

Kopfschmerzen jeder Genese, allen voran Spannungskopfschmerz. Dieser Kopfschmerz wird meist ausgelöst durch eine Verspannung der Nackenmuskulatur, aber auch der Kiefermuskulatur. Auch nächtliches Zähneknirschen kann Spannungskopfschmerz auslösen, sowie psychischer Stress und diverse andere Faktoren, die noch nicht restlos erforscht sind. Spannungskopfschmerz erstreckt sich über den ganzen Kopf und wird als drückend oder ziehend beschrieben.

Klinische Anwendungen

Die Mischung wird in eine Tropfflasche oder Pipettenflasche gegeben. Bei einsetzendem Kopfschmerz werden frühzeitig einige Tropfen auf der Kopfhaut verteilt und eingerieben. Dabei stets darauf achten, dass nichts davon in die Augen gerät.

Erläuterung

Der Effekt dieser Einreibung ist außerordentlich angenehm. Die kühlende Wirkung entspannt stark und erfrischt die Sinne. Das Pfefferminzöl wirkt sich sehr positiv bei vielen Arten von Kopfschmerz aus. Diese Mischung wirkt (nach klinischen Studien) schneller und stärker als Paracetamol.

Modifikation

Nicht selten wird der Kopfschmerz durch die Verdauung ausgelöst. Hierbei ist es hilfreich, einen Tropfen Pfefferminzöl mit einem Teelöffel Honig zu vermischen und diesen in einem Glas mit warmem Wasser aufzulösen. Dieses kann schluckweise getrunken werden.

Zusätzliche Rezeptur

Eine weitere wirkungsvolle Rezeptur ist folgende: Jeweils 1 Tr. Eucalyptus globulus, Kamille römisch, Lavendel, Pfefferminze und Rosmarin mit 3 Tr. Rosenextrakt mischen. Ein bis zwei Tropfen davon mit einem Teelöffel Basisöl vermischt für Bauch- und/oder Kopfmassagen benutzen. Mit ein bis zwei Tropfen der Mischung kann auch eine trockene Inhalation vorgenommen werden.

Kopfschmerzen und Migräne 3

Einreibung und Inhalation bei Migräne

Zusammensetzung

Kamille römisch	2 Tr.
Lavendel	5 Tr.
Majoran	3 Tr.
Melisse	6 Tr.
Muskatellersalbei	2 Tr.
Pfefferminze	8 Tr.
Spearmint	2 Tr.
Johanniskrautmazerat (Rotöl)	10 ml
Jojobaöl	20 ml

Verabreichung

Einreibung von Nacken und Haaransatz und trockene Inhalation über Riechfläschchen.

Therapeutische Wirkung

- Vegetativ stark beruhigend
- Schmerzlindernd
- Muskulär entspannend
- Nerven beruhigend

Klinische Befunde und Symptome

Kopfschmerz vom Typ Migräne.

Klinische Anwendungen

Die Mischung wird bei den ersten Anzeichen einer beginnenden Migräne in den Nacken und rund um den Haaransatz eingerieben. Zudem kann die geöffnete Flasche zur trockenen Inhalation (▶ Teil II, Kap. 3.3.1) genutzt werden, sofern Gerüche ertragen werden.

Zusätzliche Rezeptur

Begleitend zu den Maßnahmen am Kopf lässt sich wie folgt eine Baucheinreibung herstellen: 1 Tr. Lavendel, 2 Tr. Pfefferminze und 1 Tr. Rosmarin ct. cineol in 1 TL Basisöl. Damit wird der Bereich oberhalb des Solarplexus mit kreisförmigen Bewegungen eingerieben. Auch mit dieser Mischung kann eine trockene Inhalation durchgeführt werden.

Kopfschmerzen und Migräne 4

Kopfschmerzen bei Kindern

Zusammensetzung

Benzoe	1 Tr.
Honig	1 Tr.
Kakao	1 Tr.
Mandarine rot	4 Tr.
Mimose	2 Tr.
Tonka	2 Tr.
Mandelöl	50 ml

Verabreichung

Baucheinreibung.

Therapeutische Wirkung

- Lieblich und umhüllend
- Schmerzlindernd
- Tröstend und beruhigend

Klinische Befunde und Symptome

Kopfschmerzen bei Kindern.

Klinische Anwendungen

Einhüllendes Lieblingsöl für die ganz Kleinen. Mit der Mischung den Bauch des Kindes streicheln, wenn das Kind anlehnungsbedürftig ist oder abends vor dem Schlafengehen.

Modifikation

Mimose kann durch Vanille ersetzt werden, deren Öl einhüllender und lieblicher ist.

Kopfschmerzen und Migräne 5

Spannungskopfschmerz bei Kindern

Zusammensetzung

Basilikum	10 Tr.
Lavendel	3 Tr.
Zitrone	20 Tr.

Verabreichung

Anwendung als trockene Inhalation und punktuelle Einreibung.

Therapeutische Wirkung

- Kopfschmerzen lindernd
- Entspannend

Klinische Befunde und Symptome

Spannungskopfschmerz bei Kindern wird meist durch psychosozialen Stress ausgelöst. Es kann sich um schulischen Stress handeln oder familiäre Probleme. Auch

Fehlhaltung und Verspannungen sowie Zähneknirschen lösen diesen Kopfschmerz aus, der den ganzen Kopf erfasst und drückend-ziehender Natur ist.

Klinische Anwendungen

Einen Tropfen dieser Mischung auf das Taschentuch, Schmusetier oder Kopfkissen träufeln und immer wieder daran riechen lassen, oder einen Tropfen mit dem Finger auf die Schläfen (Vorsicht, dass kein Öl in die Augen kommt) und in die Vertiefungen des Okziputs geben.

> Etherische Öle sollen bei Kleinkindern niemals unverdünnt auf die Haut gebracht werden. In Verdünnung in fettem Öl höchstens 0,5-prozentig.

10.6 Multiple Sklerose

Wirksame Öle Benzoe, Cistrose, Kiefer, Orange, Rosendestillat und -extrakt, Rosmarin ct. cineol, Weihrauch, Ylang-Ylang, Ysop, Zitronenverbene (Eisenkraut).

Fette Trägeröle Johanniskrautmazerat (Rotöl), Jojobaöl, Mandelöl, Sesamöl.

Zusammensetzung

Benzoe	2 Tr.
Orange	5 Tr.
Rosenextrakt	3 Tr.
Weihrauch	3 Tr.
Ylang-Ylang	1 Tr.
Jojobaöl	50 ml

Verabreichung

Äußerliche Anwendung als Einreibung.

Therapeutische Wirkung

- Psychisch ausgleichend
- Immunologisch ausgleichend
- Antidepressiv
- Seelisch entspannend
- Angstlösend

Klinische Befunde und Symptome

Multiple Sklerose in jeder Verlaufsform.

Klinische Anwendungen

Die Mischung wird ein- bis dreimal täglich angewendet. Sie kann zur allgemeinen Hautpflege oder zu lokalen Einreibungen verwendet werden. Die Wirkung entfaltet sich über die nasale Aufnahme und über die Aufnahme durch die Haut in den Blutkreislauf.

Erläuterung

Viele chronische Erkrankungen bringen eine nachteilige Veränderung des Lebensgefühls mit sich, verbunden mit der Angst vor einer Verschlechterung oder einer eingeschränkten Zukunft. So entsteht chronischer Stress, der Krankheitsprozesse aktivieren kann. Die Verbesserung des Lebensgefühls stabilisiert häufig den gesamten Menschen inklusive seiner Resilienz gegenüber der Krankheit.

Modifikation

Nach Belieben kann die Orange auch durch Bergamotte ersetzt werden.

10.7 Neuralgie

Wirksame Öle Ackerminze, Cajeput, Citronella, Eucalyptus (globulus und dives), Geranie, Hopfen, Immortelle, Kamille (blau und römisch), Kiefer, Koriander, Lorbeer, Majoran, Muskat, Narde, Nelke, Pfefferminze, Rosmarin ct. cineol, Sandelholz, Schafgarbe, Speiklavendel.

Fettes Trägeröl Johanniskrautmazerat (Rotöl).

Zusammensetzung

Cajeput	8 Tr.
Eucalyptus globulus	5 Tr.
Rosmarin ct. cineol	4 Tr.
Johanniskrautmazerat (Rotöl)	50 ml

Verabreichung

Äußerliche Anwendung als Einreibung.

Therapeutische Wirkung

- Nervosität beruhigend
- Schmerzlindernd
- Durchblutungsfördernd

Klinische Befunde und Symptome

Nervenschmerzen jeder Ursache.

Klinische Anwendungen

Nach Bedarf mehrmals täglich auf das schmerzende und zuvor evtl. mit Rosenwasser befeuchtete Hautareal (► Teil II, Kap. 3.4.1) einreiben.

10.8 Neuritis

Wirksame Öle Cajeput, Kamille (römisch und blau), Lavendel, Litsea cubeba, Lorbeer, Pfefferminze, Piment, Salbei, Schafgarbe, Weihrauch.

Fettes Trägeröl Johanniskrautmazerat (Rotöl).

Zusammensetzung

Cajeput	7 Tr.
Kamille blau	4 Tr.
Lavendel	6 Tr.
Weihrauch	4 Tr.
Johanniskrautmazerat (Rotöl)	50 ml

Verabreichung

Äußerliche Anwendung als Einreibung.

Therapeutische Wirkung

- Entzündungshemmend
- Heilungsfördernd
- Vegetativ regulierend
- Schmerzlindernd

Klinische Befunde und Symptome

Entzündung eines Nervs.

Klinische Anwendungen

Hautareal evtl. mit Rosenwasser befeuchten (► Teil II, Kap. 3.4.1) und die Mischung einmassieren, ohne Druck auszuüben.

Sicherheitshinweise und Kontraindikationen

Diese pflegerische Maßnahme begleitet die ärztliche Therapie, ersetzt sie aber nicht.

10.9 Ohnmacht

Wirksame Öle Ackerminze, Basilikum, Geranie, Jasmin, Kampfer, Kamille römisch, Lavendel, Lorbeer, Majoran, Muskatellersalbei, Neroli, Rosenextrakt, Palmarosa, Pfefferminze, Rosmarin ct. cineol, Thymian ct. thymol, Ylang-Ylang, Zitrone.

Ohnmacht 1

Trockene Inhalation

Zusammensetzung

Lavendel	2 Tr.
Pfefferminze	2 Tr.
Rosmarin ct. cineol	2 Tr.
Zitrone	2 Tr.

Verabreichung

Trockene Inhalation über Kompresse oder Taschentuch.

Therapeutische Wirkung

- Kreislaufaktivierend
- Kognitiv anregend
- Vigilanzsteigernd

Klinische Befunde und Symptome

Eine Ohnmacht ist häufig auf eine akute Kreislaufinsuffizienz zurückzuführen. Das Gehirn wird kurzfristig nicht mehr mit ausreichend Blut versorgt, es kommt zu Schwindel, mangelnder Körperkontrolle und schließlich zum kurzzeitigen Bewusstseinsverlust, der meist in liegender Position wieder nachlässt.

Klinische Anwendungen

Nachdem die bewusstlose Person in die richtige Lage gebracht wurde und wieder zu Bewusstsein kommt, werden die etherischen Öle auf eine Kompresse getropft und diese zur trockenen Inhalation ausgehändigt. Die Inhalation wird intensiv bis zur Besserung der Kreislauflage durchgeführt. Danach sollte die betroffene Person das Tuch für den Rest des Tages bei sich behalten.

Erläuterung

Bei einer Ohnmacht ist es zunächst wichtig, die Person in eine liegende Position zu bringen und die Kleidung zu lockern. Die Beine werden hochgelegt, mit einem geeigneten Gegenstand Luft zugefächelt, die Fenster geöffnet und Ruhe bewahrt.

Sicherheitshinweise und Kontraindikationen

Eine Ohnmacht kann lebensbedrohliche Ursachen haben wie z. B. einen Schlaganfall oder einen Herzinfarkt. Dies muss natürlich ärztlich abgeklärt werden. Eine Neigung zu regelmäßigen, an sich unbedrohlichen Ohnmachten ist in der Regel meist schon lange bekannt.

Zusätzliche Rezeptur

Der ohnmächtigen Person kann nach dem Erwachen folgendes Getränk zubereitet werden: 1 Tr. Zitronenöl mit 1 TL Honig verrühren und in einem Glas mit warmem Wasser auflösen. Dieses Getränk sollte langsam in kleinen Schlucken getrunken werden.

Ohnmacht 2

Badeanwendung

Zusammensetzung

Geranie	1 Tr.
Kamille römisch	2 Tr.
Lavendel	1 Tr.
Milch	20 ml

Verabreichung

Anwendung als Vollbad.

Therapeutische Wirkung

- Kreislauftonisierend
- Vegetativ regenerierend bei Erschöpfung

Klinische Befunde und Symptome

Ohnmacht nach körperlicher und geistiger Erschöpfung.

Klinische Anwendungen

Alle Bestandteile werden miteinander in einem Schraubglas kräftig verschüttelt. Der Inhalt des Glases wird in ein Wannenbad gegeben (▶ Teil II, Kap. 3.4.5). Die Badeanwendung wird so lange durchgeführt, wie es als angenehm empfunden wird.

Erläuterung

Körperliche und geistige Erschöpfung sind mögliche Ursachen für Ohnmachten oder ein Grund, warum sich eine Neigung dazu verstärkt. Es gilt, dieses Symptom ernst zu nehmen und nach Möglichkeit die Ursachen in der Lebensführung zu ändern.

Kommentar der Autoren

Zur Vereinfachung der Pflege kann ein Fußbad durchgeführt werden. Das Öl wird dabei ebenfalls schnell im Körper aufgenommen, selbst bei stark verhornten Füßen.

10.10 Restless Legs

Zusammensetzung

Geranie	7 Tr.
Immortelle	10 Tr.
Lavendel	15 Tr.
Schafgarbe	5 Tr.
Zypresse	10 Tr.
Johanniskrautmazerat (Rotöl)	50 ml

Verabreichung

Einreibung der Füße.

Therapeutische Wirkung

- Nervenentspannend
- Vegetativ ausgleichend

Klinische Befunde und Symptome

Beim Restless-Legs-Syndrom kommt es v. a. abends und nachts oder bei Immobilisation der Extremitäten zu diversen Missempfindungen oder gar Schmerzen in den Beinen, seltener in den Armen. Des Weiteren entsteht ein unangenehmer und unbeherrschbarer Drang, die betroffenen Extremitäten zu bewegen. Dadurch erschwert sich das entspannte Ein- und Durchschlafen. Oft ist die Ursache der Störung nicht auffindbar, kann jedoch auch in einer anderen Krankheit oder pathologischen Störung liegen.

Klinische Anwendungen

Am Abend werden beide Füße um die Fußgelenke und die äußere Achillessehne herum mit der Mischung eingerieben. Die Einreibung kann jederzeit bei Eintreten der Symptome wiederholt werden.

10.11 Schluckauf

Wirksame Öle Angelika, Dill, Estragon, Kamille römisch, Kardamom, Lavendel, Mandarine rot, Sandelholz, Zitrone.

Zusammensetzung

Kamille römisch	1 Tr.

Verabreichung

Trockene Inhalation über Kompresse oder Taschentuch.

Therapeutische Wirkung

Neurologisch und vegetativ beruhigend.

Klinische Befunde und Symptome

Der Schluckauf ist eine rhythmische Zwerchfellkontraktion bei gleichzeitigem Verschluss der Stimmlippen. Neben ernstzunehmenden pathologischen Ursachen wird der Schluckauf meist durch eine Reizung des Zwerchfells ausgelöst. Oft führen heftiges Atmen oder Lachen, Zigarettenkonsum, Luftschlucken, scharfes Essen oder kohlensäurehaltige Getränke zum Schluckauf, der meist nach einigen Minuten von selbst verschwindet.

Klinische Anwendungen

Das Kamillenöl wird auf eine Kompresse gegeben und diese vor Nase und Mund gehalten (▸ Teil II, Kap. 3.3.1). Damit wird nun inhaliert, bis sich der Schluckauf beruhigt hat.

10.12 Schwäche, schwacher Muskeltonus

Wirksame Öle Grapefruit, Ingwer, Kiefer, Majoran, Moschuskörner, Pfeffer schwarz, Rosmarin ct. cineol, Salbei.

Fettes Trägeröl Mandelöl.

Zusammensetzung

Grapefruit	5 Tr.
Ingwer	4 Tr.
Kiefer	5 Tr.
Rosmarin ct. cineol	4 Tr.
Mandelöl	50 ml

10

Verabreichung

Äußerliche Anwendung als Einreibung.

Therapeutische Wirkung

- Durchblutungsfördernd
- Muskelaktivierend
- Leistungssteigernd

Klinische Befunde und Symptome

Ein schwacher Muskeltonus wird meist durch Überanstrengung und Stress, falsche Ernährung oder Schlafmangel ausgelöst. Wetterfühligkeit, Hypotonie und allgemeine Befindlichkeitsstörungen sowie das Lebensalter spielen bei vielen Menschen ebenfalls eine Rolle.

Klinische Anwendungen

Das Öl kann wie ein Körperöl am Morgen verwendet werden. Es wird auf die eventuell mit Rosenwasser befeuchtete Haut (▸ Teil II, Kap. 3.4.1) aufgetragen und bis zum vollständigen Einziehen einmassiert. Handelt es sich um einzelne Muskelgruppen, kann die Mischung auf diese auch separat einmassiert werden.

10.13 Schweißtreibend und blutreinigend

Zusammensetzung

Ingwer	5 Tr.
Kamille blau	3 Tr.
Rosmarin ct. cineol	4 Tr.
Thymian ct. thymol	1 Tr.
Ysop	2 Tr.
Mandelöl	50 ml

Verabreichung

Äußerliche Anwendung als Einreibung.

Therapeutische Wirkung

- Bindegewebe entschlackend
- Schweißtreibend
- Lymphatisch anregend

Klinische Befunde und Symptome

Mangelnde Schweißbildung.

Klinische Anwendungen

Die Mischung wird wie ein Körperöl verwendet. Die Anwendung nach einem warmen Bad oder in Verbindung mit einer Wärmflasche ist besonders effektiv.

10.14 Schwindel

Wirksame Öle Ackerminze, Anis, Basilikum, Bitterorange, Kampfer, Kümmel, Lavandin, Lavendel, Litsea cubeba, Majoran, Melisse, Pfefferminze, Rosmarin ct. cineol, Salbei, Speiklavendel.

Fettes Trägeröl Jojobaöl.

Zusammensetzung

Ackerminze	5 Tr.
Bitterorange	7 Tr.
Melisse	3 Tr.
Jojobaöl	10 ml

Verabreichung

Riechfläschchen zur Inhalation.

Therapeutische Wirkung

- Kreislauf tonisierend
- Nerval entspannend und vegetativ anregend
- Übelkeit beseitigend

Klinische Befunde und Symptome

Schwindel ist die Wahrnehmung einer Scheinbewegung wie Drehen oder Schwanken. Viele Krankheiten werden von Schwindel begleitet, u. a. Erkrankungen des Innenohrs, des zentralen Nervensystems oder des Herz-Kreislauf-Systems. Schwindel wird häufig bei Hypo- oder Hypertonie wahrgenommen oder kündigt eine Ohnmacht an.

Klinische Anwendungen

Wann immer der Schwindel wahrgenommen wird, kann entweder direkt an dem Fläschchen geschnüffelt oder eine geringe Menge der Mischung auf die Schläfen, die Ohrläppchen oder die Radialispulse aufgetragen werden.

Erläuterung

Die Mischung wirkt v. a. bei kreislaufbedingtem oder nervösem Schwindel.

Zusätzliche Rezeptur

Als Akutmaßnahme kann auch direkt an einer geöffneten Flasche Kampfer oder Ackerminze geschnüffelt oder mit einem Tropfen Kampfer oder Ackerminze auf einer Kompresse inhaliert werden.

10.15 Schwitzen

Siehe auch Kapitel 5.1.4 (Fliegende Hitze).

Wirksame Öle Bergamotte, Citronella, Geranie, Kiefernnadel, Lavendel, Lemongrass, Litsea cubeba, Lorbeer, Muskatellersalbei, Neroli, Petitgrain, Pfefferminze, Salbei, Zypresse.

Fettes Trägeröl Mandelöl.

Hydrolate Pfefferminzwasser, Rosenwasser.

Schwitzen 1

Einreibung

Zusammensetzung

Lavendel	5 Tr.
Lemongrass	4 Tr.
Zypresse	5 Tr.
Mandelöl	50 ml

Verabreichung

Äußerliche Anwendung als Einreibung der betroffenen Körperbereiche.

Therapeutische Wirkung

- Schweißreduzierend
- Vegetativ ausgleichend
- Desodorierend

Klinische Befunde und Symptome

Übermäßige Schweißbildung.

10

Klinische Anwendungen

Die Mischung wird nach der morgendlichen Pflege als Körperöl benutzt.

Erläuterung

Die Haut wird evtl. mit Rosenhydrolat befeuchtet (▶ Teil II, Kap. 3.4.1), bevor das Öl aufgetragen wird.

Modifikation

Für eine Waschung werden 1 Tr. Lavendel, 1 Tr. Lemongrass und 1 Tr. Zypresse mit ca.15 ml Milch verschüttelt und in eine Waschschüssel gegeben (▶ Teil II, Kap. 3.4.6).

Schwitzen 2

Vollbad bei vermehrtem Schwitzen

Zusammensetzung

Bergamotte	4 Tr.
Geranie	3 Tr.
Muskatellersalbei	2 Tr.
Zypresse	3 Tr.
Emulgator 10-prozentig in Wasser oder Milch	ca. 30 ml

Verabreichung

Anwendung als Vollbad.

Therapeutische Wirkung

- Schweißreduzierend
- Geruchsmindernd
- Psychisch ausgleichend und stimmungshebend

Klinische Befunde und Symptome

Vermehrtes Schwitzen unterschiedlicher Ursache, u. U. mit Körpergeruch.

Klinische Anwendungen

Als Emulgator kann Mulsifan (10-prozentig in Wasser) verwendet werden oder einfacher ca. 30 ml Milch. Die Milch wird mit den etherischen Ölen in einem verschließbaren Gefäß kräftig verschüttelt und in das eingelassene Badewasser gegeben. Anschließend etwa 15 Minuten baden. Das Wasser sollte warm, aber nicht zu heiß sein, damit nicht durch die Erhöhung der Körpertemperatur das Schwitzen weiter gefördert wird.

Kommentar der Autoren

Anstelle eines Vollbades kann erfolgreich auch ein Fußbad durchgeführt werden. Wichtig ist hier auch das Schnüffeln am Fläschchen oder die Inhalation mit Nasentampon (▶ Teil II, Kap. 3.3.1).

11 Onkologie

11.1 Hilfreiche Öle in der Onkologie

- **Topische Narben- und Strahlenbehandlung:** Cajeput, Immortelle, Kamille blau, Niaouli, Rose, Sanddorn, Thymian rot.
- **Stimulierend bei Müdigkeit:** Basilikum, Pfefferminze, Rosmarin, Thymian rot, Weißtanne, Zitrone.
- **Entspannung und Stressminderung:** Geranie, Grapefruit, Jasmin, Kamille römisch, Lavendel, Majoran, Muskatellersalbei, Neroli, Rose, Sandelholz, Weihrauch.
- **Antiinfektiös und immunstimulierend:** Cajeput, Eucalyptus (globulus, radiata, dives und citriodora), Lavendel, Niaouli, Ravensara, Rosmarin, Speiklavendel, Teebaum, Thymian rot, Weihrauch, Zitrone.
- **Obstipation (z.B. durch opioide Analgetika bedingt):** Ingwer, Lavendel, Mandarine rot, Pfeffer schwarz, Pfefferminze, Zitrone.
- **Angst- und atmungserleichternd:** Fichtennadel, Jasmin, Lavendel, Narde, Neroli, Ravensara/Ravintsara, Rose, Ylang-Ylang, Vanille, Weihrauch, Weißtanne, Zypresse.
- **Ansammlung von Toxinen:** Angelika, Fenchel, Geranie, Grapefruit, Koriander, Kreuzkümmel, Lavendel, Rosmarin (ct. cineol und verbenon), Wacholderbeere, Zitrone.
- **Übelkeit und Erbrechen:** Fenchel, Ingwer, Kardamom, Limette, Pfefferminze, Zitrone.

11.2 Hautveränderungen, ulzerierende und entzündliche

Zusammensetzung

Immortelle	2 Tr.
Lavendel	5 Tr.
Lemongrass	2 Tr.
Pfefferminze	2 Tr.
Schafgarbe	2 Tr.

Verabreichung

Wundbehandlung durch Auftropfen und über Kompresse.

Therapeutische Wirkung

- Heilungsfördernd
- Schmerzlindernd
- Geruchsbindend
- Antibakteriell

Klinische Befunde und Symptome

Viele onkologische Erkrankungen führen beispielsweise durch Metastasierung oder durch nach außen durchbrechende Tumoren zu einer ulzerierenden Schädigung der Haut. In sehr vielen Fällen kommt es zu einer auffallenden und unangenehmen Geruchsbildung. Neben der Exsudation ist auch ein Infektionsrisiko gegeben.

Klinische Anwendungen

Ziele der Versorgung sind die Geruchsbindung, Reduktion der Exsudation, Verminderung des Infektionsrisikos und der Erhalt des gesunden Gewebes. Eine Wundheilung ist meist ausgeschlossen, da sich Tumorgewebe völlig anders als gesundes Gewebe verhält. Vorher kann eine Reinigung der Ulzeration mit Rosen- oder Teebaumhydrolat durchgeführt werden. Je nach Größe der Ulzeration können bis zu drei Tropfen der Mischung pur oder mit einem Teelöffel fettem Pflanzenöl verdünnt auf die betroffene Stelle gegeben werden. Die Ulzeration kann mit Vaseline-Gaze oder mit in Johanniskrautmazerat (Rotöl) getränkten Kompressen abgedeckt und fertig verbunden werden. Diese Anwendung wird täglich erneuert.

Erläuterung

Bösartige Ulzerationen verbreiten nicht selten durch eine mikrobielle Besiedelung oder Zerfallsprozesse einen intensiven, fauligen und bisweilen unerträglichen Geruch. Allein hierfür eignet sich diese Anwendung sehr gut. Wenn noch eine Wundheilung zu erwarten ist, sollte die Mischung mit Basisöl, z.B. Johanniskrautmazerat (Rotöl), verdünnt werden. Je mehr es sich um rein bösartiges Gewebe handelt, das keinerlei Heilungstendenz, aber ein hohes Komplikationsrisiko birgt, können die etherischen Öle pur angewendet werden.

Sicherheitshinweise und Kontraindikationen

Die Anwendung der puren etherischen Öle führt zu einer Trocknung der Wunde. Das ist ein positiver Effekt bei stark nässenden Ulzerationen. Bei angestrebter Heilung der Wundränder und von mitbetroffenem Gewebe muss mit fettem Öl verdünnt werden, um ein geeignetes Milieu in der Wunde zu erhalten. Diese Anwendung entspricht nicht der Empfehlung der Wundexperten und muss von ärztlicher Seite abgeklärt sein.

Kommentar der Autoren

Besonders wirksam gegen Malodor (schlechter Geruch) ist das Öl von Eucalyptus citriodora. Es kann unverdünnt auf die Wunde gesprüht werden. Eine derartige Anwendung kann zusätzlich eine von den Rändern ausgehende Heilung einleiten.

11.3 Inappetenz

Inappetenz 1

Erfrischende Einreibung

Zusammensetzung

Bitterorange	5 Tr.
Limette	4 Tr.
Nanaminze	5 Tr.
Weißtanne	3 Tr.
Zitrone	2 Tr.
Jojobaöl	50 ml

Verabreichung

Einreibung von Bauch, Schultern und Schläfen, trockene Inhalation über Riechfläschchen.

Therapeutische Wirkung

- Verdauungssäfte anregend
- Übelkeit lindernd
- Appetitanregend

Klinische Befunde und Symptome

Inappetenz, evtl. mit Übelkeit, ausgelöst durch eine schwere Grunderkrankung oder belastende Therapie.

Klinische Anwendungen

Die Mischung kann vor einer Mahlzeit als lokale Einreibung benutzt werden. Hierbei kann am Bauch gearbeitet werden, aber auch an den Schultern und Schläfen. Gegebenenfalls genügt sogar das Riechen an der Flasche.

Zusätzlich wirksame Öle

Alternativ kann auch eine Duftlampe benutzt werden. Eine geeignete Mischung ist 2 Tr. Bitterorange, 2 Tr. Limette und 1 Tr. Nanaminze.

Inappetenz 2

Verdauungsfördernde Einreibung

Zusammensetzung

Ingwer	4 Tr.
Kümmel	4 Tr.
Mandarine grün	6 Tr.
Jojobaöl	50 ml

Verabreichung

Einreibung des Bauchs.

Therapeutische Wirkung

- Peristaltisch anregend
- Appetitanregend
- Verdauungssäfte regulierend
- Entspannend und krampflösend

Klinische Befunde und Symptome

Appetitlosigkeit jeder Genese, häufig mit Blähungen und Verdauungsstörungen, träge Peristaltik.

Klinische Anwendungen

Der Bauch sollte ein- bis dreimal mit dieser Mischung eingerieben werden. Bei der Anwendung sollten die Hände mit wenig Druck nacheinander in beiden Richtungen kreisen.

Erläuterung

Diese Mischung wirkt ganzheitlich auf die häufigsten Begleiterscheinungen von Verdauungsstörungen.

Inappetenz 3

Inhalations- und Duftmischung

Zusammensetzung

Bitterorange	2 Tr.
Limette	1 Tr.

Verabreichung

Trockene Inhalation über Kompresse oder Raumbeduftung über Duftlampe.

Therapeutische Wirkung

- Verdauungssäfte anregend
- Übelkeit lindernd

Klinische Befunde und Symptome

Appetitlosigkeit jeder Genese.

Klinische Anwendungen

Die Öle auf eine Kompresse oder ein Taschentuch geben und auf die Brust legen oder zur trockenen Inhalation verwenden. Die Öle können auch in eine Duftlampe gegeben werden. Die Raumbeduftung sollte nicht öfter als zweimal täglich erfolgen. Die Kompresse wird meist einmal täglich erneuert.

11.4 Lymphödem

Siehe auch Kapitel 9.3.4 (Lymphanregend).

Lymphödem 1

Onkologische Ödeme

Zusammensetzung

Cistrose	2 Tr.
Lemongrass	5 Tr.
Lorbeer	3 Tr.
Wacholderbeere	3 Tr.
Mandelöl	50 ml

Verabreichung

Einreibung der betroffenen Extremität.

Therapeutische Wirkung

- Lymphatisch anregend und entstauend
- Schmerzlindernd
- Hautregenerierend und heilungsfördernd
- Das Risiko von Spannungsblasen reduzierend

Klinische Befunde und Symptome

Bösartige Erkrankungen verursachen häufig Ödeme. Diese können passagere Ereignisse sein und sich wieder zurückbilden. Nicht selten ist jedoch eine tumoröse Störung im Bereich der Lymphbahnen die Ursache. Je nach Therapieoptionen und -erfolgen kann sich der Status wieder verbessern oder aber bestehen bleiben bzw. sich weiter verschlechtern. Es können Ödeme mit beeindruckendem Ausmaß entstehen. Spannungsblasen können auf den mit Flüssigkeit überlasteten dermalen Geweben sichtbar werden. Diese sind mit Lymphflüssigkeit gefüllt und können sich nach außen öffnen und auslaufen. Hierbei ist auch das Risiko einer Superinfektion gegeben. Ödeme in diesem Ausmaß schmerzen häufig und schränken die Mobilität deutlich ein.

11

Klinische Anwendungen

Die Anwendungen erfolgen am besten mehrfach täglich und über einen langen Zeitraum. Aufgrund einer regelmäßig auftretenden Schmerzempfindlichkeit und um Komplikationen zu vermeiden, wird mit wenig Druck gearbeitet. Die betroffenen Extremitäten werden auf evtl. mit Rosenwasser befeuchteter Haut (▸ Teil II, Kap. 3.4.1) mit der Mischung eingerieben und herzwärts ausgestrichen. Es wird so lange gearbeitet, bis die Mischung eingezogen ist. Die Häufigkeit der Anwendungen wird auch nach dem Empfinden des Betroffenen bemessen.

Erläuterung

Bei einer vorliegenden lymphatischen Abflussstörung ist in der Regel nicht damit zu rechnen, dass die Extremität wieder gänzlich schlank wird. Dieses Ziel wäre illusorisch. Erstaunlicherweise berichten Betroffene jedoch regelmäßig von beeindruckenden subjektiven Verbesserungen und schwören auf die Anwendung mit dieser Mischung. Tatsächlich bleiben Spannungsblasen meist aus, oder bestehende Spannungsblasen bilden sich sogar zurück.

Zusätzlich wirksame Öle

Immortelle nicht vergessen, ein wichtiges Öl für die Lymphdrainage.

Lymphödem 2

Einreibung, englische Mischung

Zusammensetzung

Lavendel	50 %
Majoran	20 %
Weihrauch	30 %
Fettes Öl	50 % Mandelöl, 50 % Nachtkerze

Verabreichung

Äußerliche Anwendung als Einreibung.

Therapeutische Wirkung

- Lymphatisch anregend und entstauend
- Schmerzlindernd und entspannend
- Entzündungshemmend und hautpflegend
- Die Hautbarriere stabilisierend, wundheilungsfördernd

Klinische Befunde und Symptome

Lymphödem mit maligner Ursache, oft mit ausgeprägten Beschwerden.

Klinische Anwendungen

Zunächst die etherischen Öle mischen (z. B. 30 ml). Davon 10-prozentig mit dem fetten Basisöl mischen. Mit dieser Mischung werden zweimal täglich Teileinreibungen im Bereich der ödematösen Stauung durchgeführt. Nach einer Woche wird mit einer 5-prozentigen Verdünnung weitergearbeitet. Handelt es sich um ein großes Körperareal, sollte nach einer weiteren Woche auf maximal 3 % verdünnt werden, bei empfindlicher Haut auf bis zu 1,5 %. Andernfalls bleibt es bei einer 5-prozentigen Mischung.

Die Anwendungen erfolgen zwei- bis dreimal täglich und werden auf evtl. mit Rosenwasser befeuchteter Haut (▶ Teil II, Kap. 3.4.1) ohne Druck über einen längeren Zeitraum durchgeführt. Dabei wird herzwärts ausgestrichen.

Erläuterung

Neben einer deutlichen Entwässerung des Gewebes lindert die Mischung Schmerzen und Entzündungen. Der Entwicklung von Spannungsblasen kann vorgebeugt werden, und bestehende Spannungsblasen können zum Abheilen gebracht werden.

Zusätzlich wirksame Öle

Immortelle nicht vergessen, ein wichtiges Öl für die Lymphdrainage.

Sicherheitshinweise und Kontraindikationen

Offiziell gilt die Vorgabe, dass aromapflegerische Handlungen nur auf intakter Haut durchgeführt werden dürfen. In der Praxis jedoch, v. a. in palliativen Situationen, hat sich die Anwendung lymphatisch wirksamer Mischungen auch auf eröffneten Spannungsblasen bewährt, da diese sichtbar schneller und komplikationsfrei abheilen.

11.5 Mammaablatio (postoperativ)

Mammaablatio 1

Lymphdrainage nach Mammaamputation

Zusammensetzung

Bergamotte	5 Tr.
Cistrose	1 Tr.
Immortelle	1 Tr.
Rosendestillat	2 Tr.
Sandelholz	2 Tr.
Mandelöl	50 ml

Verabreichung

Einreibung der Arme.

Therapeutische Wirkung

- Lymphatisch entstauend
- Geweberegenerierend
- Hautpflegend

Klinische Befunde und Symptome

Chronische lymphatische Stauung nach Mammaablatio mit chronischem Lymphödem im Arm und betroffenem Gewebe.

Klinische Anwendungen

Mit der Mischung mehrmals täglich vorsichtig an den Armen entlang Richtung Herz einreiben. Die Anwendungen erfolgen über einen längeren Zeitraum und beginnen, nachdem das Gewebe nach der Operation verheilt ist. Die Anwendungen sind also schon präventiv wirksam.

Erläuterung

Auch hier ist nicht regelhaft zu erwarten, dass sich die Situation vollkommen regeneriert und keinerlei Ödeme mehr erkennbar sein werden. Bei regelmäßiger Anwendung kann jedoch ein Voranschreiten deutlich vermindert und das Ausmaß des Ödems sichtbar reduziert werden.

Mammaablatio 2

Postoperative Lymphdrainage

Zusammensetzung

Rosendestillat	2 Tr.
Sandelholz	2 Tr.
Weihrauch	1 Tr.
Mandelöl	50 ml

Verabreichung

Einreibung von Arm und Brust.

Therapeutische Wirkung

- Lymphatisch entstauend
- Heilungsfördernd
- Narben pflegend
- Seelisch stabilisierend und stressreduzierend

Klinische Befunde und Symptome

Brustamputation im Rahmen einer Krebserkrankung. Die Abnahme der weiblichen Brust bedeutet für die betroffene Frau oft auch eine Verstümmelung in ihrem Frausein und wird von ihr als traumatisch empfunden. Diese seelische Komponente gesellt sich zum rein medizinischen Thema der Lymphstauung und Wundheilung hinzu.

Klinische Anwendungen

Bald nach dem Eingriff wird zwei- oder dreimal täglich der Arm der betroffenen Körperseite sanft herzwärts eingerieben. Bei voranschreitender Wundheilung kann auch die betroffene Brustseite ohne Druck eingerieben werden. Dabei kann auch die Wunde mit eingerieben werden, sobald die Fäden gezogen sind. Die Anwendung erfolgt so in den ersten Wochen. Später kann man auf eine andere Lymphmischung umsteigen.

Erläuterung

Es empfiehlt sich, mit dieser Mischung zeitnah zur Operation zu beginnen. Die etherischen Öle können somit auch die psychischen Narben lindern und die Wundheilung verbessern.

Modifikationen

Bei stark ausgeprägten Hämatomen kann der Mischung Immortellenöl zugesetzt werden. Zehn Tropfen genügen, um die Hämatome zügig innerhalb einiger Tage aufzulösen. Soll der kosmetische Effekt auf die Wundheilung verbessert werden, können noch acht Tropfen Lavendel fein zugegeben werden. Auch 15 Tropfen fettes Sanddornfruchtfleischöl verbessern die wundheilungsfördernden Eigenschaften.

Sicherheitshinweise und Kontraindikationen

Lymphatisch anregende Maßnahmen in postoperativen Situationen müssen ärztlich abgeklärt werden.

11.6 Metastasen- und Tumorschmerzen

Metastasen- und Tumorschmerzen 1

Einreibung

Zusammensetzung

Cajeput	10 Tr.
Eucalyptus (citriodora und globulus)	4 Tr.
Nelke	3 Tr.
Zimtrinde	2 Tr.
Arnikamazerat	25 ml
Johanniskrautmazerat (Rotöl)	25 ml

Verabreichung

Äußerliche Anwendung als Einreibung.

Therapeutische Wirkung

- Schmerzlindernd
- Erwärmend und entspannend

Klinische Befunde und Symptome

Schwer medikamentös einstellbare Schmerzen aufgrund von Metastasen. Die Destruktion durch Tumoren und Metastasen sowie das Tumorödem führen zu Schmerzen, die in manchen Fällen nicht restlos medikamentös einstellbar sind und immer wieder Durchbruchschmerzen erzeugen. Aromapflegerische Maßnahmen schließen häufig die Lücken in der Schmerztherapie.

Klinische Anwendungen

Bei Bedarf werden die schmerzenden Areale eventuell mit Rosenwasser befeuchtet (▶ Teil II, Kap. 3.4.1) und sanft eingerieben. Das kann bei jedem Durchbruchschmerz oder zweimal täglich präventiv erfolgen.

Kommentar der Autoren

Als starkes schmerzlinderndes Öl können drei Tropfen Wintergrün zugegeben werden.

Metastasen- und Tumorschmerzen 2

Teilwaschung

Zusammensetzung

Pfefferminze	3 Tr.
Wacholderbeere	2 Tr.
Milch	15 ml

Verabreichung

Anwendung als lokale Waschung.

Therapeutische Wirkung

- Aufmerksamkeit vom Schmerz ablenkend
- Schmerzlindernd
- Durchblutungsfördernd

Klinische Befunde und Symptome

Quälende Schmerzen, die die Aufmerksamkeit des Betroffenen ganz und gar fesseln.

Klinische Anwendungen

Alle Bestandteile in einem verschließbaren Behälter miteinander verschütteln und in körperwarmes Waschwasser geben. Damit werden bei Bedarf die schmerzenden Körperareale abgewaschen (▶ Teil II, Kap. 3.4.6). Abschließend kann trockengetupft oder aber mit einem Fächer trockengefächelt werden, was den Effekt sogar noch erhöht.

Die Waschung kann zur Erhöhung der Wirksamkeit wiederholt werden, zwischen den Waschungen sollten jedoch einige Minuten verstreichen, damit das Menthol keinen zu starken Kältereiz erzeugt.

Erläuterung

Bei dieser Anwendung wirken bereits die Berührung und das Reiben während der Waschung schmerzreduzierend. Das Menthol in der Pfefferminze wirkt lokal stark schmerzlindernd und benötigt ein paar Minuten, um durch die Haut hindurchzudringen.

Modifikation

Das Wacholderbeerenöl muss nicht unbedingt eingesetzt werden. Das Pfefferminzöl ist bei der Wirkung von zentraler Wichtigkeit.

Sicherheitshinweise und Kontraindikationen

Pfefferminzöl hat eine wunderbare Wirkung auf vielerlei Schmerzen. Dabei muss stets darauf geachtet werden, dass das Pfefferminzöl nicht so hoch dosiert wird, dass ein unangenehmer Kältereiz entsteht.

Metastasen- und Tumorschmerzen 3

Neuperlacher Tonka-Schmerzöl

Zusammensetzung

Lavendel	1 Tr.
Orange	3 Tr.
Tonka	3 Tr.
Zedernholz	4 Tr.
Mandelöl	30 ml

Verabreichung

Äußerliche Anwendung als Einreibung.

Therapeutische Wirkung

- Schmerzlindernd, überwiegend über das zentrale Nervensystem
- Euphorisierend und seelisch stärkend
- Ausgleichend bei chronischen Schmerzen

Klinische Befunde und Symptome

Tumor- und Metastasenschmerzen sind meist chronischer Natur. Selbst bei guter medikamentöser Therapie können sie immer wieder durchbrechen oder sich verschlimmern und erinnern an die Erkrankung. Der zermürbende Effekt dieser chronischen Schmerzen führt in manchen Fällen zu einer verstärkten Krankheits- und Schmerzwahrnehmung, zu Depression und Verzagtheit, die dann die gesamte Lebenssituation verschlechtern.

Klinische Anwendungen

Mehrfach täglich wird das schmerzende Körperareal mit der Mischung eingerieben. Eventuell zuvor die Haut mit Rosenwasser befeuchten (▸ Teil II, Kap. 3.4.1). Zudem sollten mit dieser Mischung auch angenehme Einreibungen durchgeführt werden, z. B. an Händen, Schultern oder Füßen. Zur Wirkungsverstärkung sollte die Mischung kontinuierlich über einen längeren Zeitraum angewendet werden.

Erläuterung

Die Wirkung dieser Einreibung findet hauptsächlich über das zentrale Nervensystem statt. Dort kommt es zu einer Verbesserung der Stimmung und des Lebensgefühls. Dadurch wird die Schmerzwahrnehmung reduziert. Der betroffene Mensch erlebt Selbstwirksamkeit, und die Auswirkungen der Erkrankung werden in der Wahrnehmung zurückgedrängt.

Zusätzlich wirksame Öle

Bergamotte, Grapefruit, Neroli, Rosendestillat, Wintergrün, Ylang-Ylang.

Metastasen- und Tumorschmerzen 4

Beruhigende Einreibung

Zusammensetzung

Narde	1 Tr.
Orange	5 Tr.
Rosendestillat	1 Tr.
Ylang-Ylang	2 Tr.
Mandelöl	30 ml

Verabreichung

Äußerliche Anwendung als Einreibung.

Therapeutische Wirkung

- Angstlösend
- Schmerzlindernd über die Schmerzwahrnehmung
- Stimmungshebend und entspannend
- Seelisch kräftigend

Klinische Befunde und Symptome

Chronische Schmerzen aller Art, v.a. Tumor- und Metastasenschmerzen. Schmerzen, die sich zunehmend belastend auf das gesamte Lebensgefühl auswirken.

Klinische Anwendungen

Alle schmerzenden Stellen im Bedarfsfall oder ein- bis dreimal täglich präventiv mit der Mischung einreiben. Es kann auch abschließend Wärme appliziert werden. Zudem sollte während der Einreibung ruhig und entspannt gearbeitet werden. Wenn es in der Natur und Kompetenz des Einreibenden liegt, können auch entspannende Suggestionen oder Metaphern eingebaut werden. Wichtig ist bei dieser Einreibung auch die nasale Wahrnehmung. Daher können auch Einreibungen der Hände, Schultern, Füße oder des Rückens durchgeführt werden. Die betroffene Person sollte aufgefordert werden, bewusst und entspannt zu atmen.

Erläuterung

Die Mischung wirkt vorwiegend über die Stärkung des gesamten Menschen. Somit verlagert sich die Gewichtung der bewussten und unbewussten Wahrnehmung wieder zu Gunsten des gesunden und selbstwirksamen Anteils des Menschen.

11.7 Schmerzen

Siehe auch Kapitel 12.9 (Schmerzen im Bewegungsapparat).

Schmerzen 1

Seelisch stärkende Einreibung

Zusammensetzung

Bergamotte	4 Tr.
Rosenextrakt	3 Tr.
Tonka	2 Tr.
Weihrauch	2 Tr.
Jojobaöl	50 ml

Verabreichung

Äußerliche Anwendung als Einreibung.

Therapeutische Wirkung

- Die Psyche stabilisierend
- Antidepressiv
- Zentralnervös schmerzreduzierend

Klinische Befunde und Symptome

Zermürbende Schmerzen, die alle Aufmerksamkeit auf sich lenken und den Betroffenen zunehmend depressiv machen.

Klinische Anwendungen

Die Mischung sollte zwei- bis dreimal täglich angewendet werden, bei Bedarf häufiger. Obwohl die Wirkung über die nasale Aufnahme zustande kommt, sollte das schmerzende Gebiet bevorzugt eingerieben werden. Die Haut evtl. zuvor mit Rosenwasser befeuchten (▸ Teil II, Kap. 3.4.1).

Erläuterung

Neben der somatischen Behandlung von Schmerzen sollte bei chronischen Schmerzen stets auch die Psyche mitbehandelt werden.

Schmerzen 2

Somatisch schmerzstillende Einreibung

Zusammensetzung

Ingwer	4 Tr.
Pfeffer schwarz	4 Tr.
Wacholderbeere	4 Tr.
Wintergrün	5 Tr.
Zimtrinde	2 Tr.
Johanniskrautmazerat (Rotöl)	50 ml

Verabreichung

Einreibung der schmerzenden Körperbereiche.

Therapeutische Wirkung

- Erwärmend und entspannend
- Schmerzstillend
- Entzündungshemmend

Klinische Befunde und Symptome

Somatische Schmerzen, v.a. der Muskeln und Gelenke. Reflektorische Muskelverspannungen.

Klinische Anwendungen

Die Mischung wird bei Bedarf in die evtl. mit Rosenwasser befeuchtete Haut (▶ Teil II, Kap. 3.4.1) der von Schmerz betroffenen Körperbereiche eingerieben.

Erläuterung

Diese Mischung sollte bevorzugt bei Schmerzen, die auf Wärme positiv reagieren, angewendet werden.

Schmerzen 3

Kühlende, entzündungshemmende Einreibung

Zusammensetzung

Cajeput	15 Tr.
Eucalyptus radiata	5 Tr.
Latschenkiefer	5 Tr.
Nanaminze	5 Tr.
Wintergrün	6 Tr.
Calophyllum inophyllum	50 ml

Verabreichung

Äußerliche Anwendung als Einreibung.

Therapeutische Wirkung

- Kühlend
- Durchblutungsfördernd
- Schmerzstillend
- Entzündungshemmend

Klinische Befunde und Symptome

Schmerzen mit starkem Hitzeempfinden. Eine Kühlung wird als angenehm und lindernd empfunden.

Klinische Anwendungen

Diese Mischung kann mehrfach täglich angewendet werden. Dabei werden lokale Einreibungen durchgeführt. Zur eventuellen Befeuchtung der Haut empfiehlt sich Rosenwasser (▶ Teil II, Kap. 3.4.1), das die kühlende und schmerzstillende Wirkung der Mischung unterstützt.

11.8 Stomatitis

Siehe auch Kapitel 13.5 (Mundpflege) und Kapitel 16.2 (Stomatitis [Soor]).

Wirksame Öle Bitterorange, Grapefruit, Kamille blau, Lavendel, Limette, Manuka, Melisse, Myrrhe, Myrte grün, Palmarosa, Rosendestillat, Schafgarbe, Teebaum, Zitrone.

Fette Trägeröle Mandelöl, Sanddornfruchtfleischöl.

Hydrolate Pfefferminzwasser, Rosenwasser, Teebaumwasser.

Stomatitis 1

Mundpflegebutter

Zusammensetzung

Bitterorange	5 Tr.
Grapefruit	5 Tr.
Limette	5 Tr.
Sanddornfruchtfleischöl	40 Tr.
Butter	80 g
Honig, flüssig	1 TL

Verabreichung

Mundpflege mit Kompresse oder Watteträger.

Therapeutische Wirkung

- Pflegend und feuchtigkeitsspendend
- Wohlschmeckend und Speichelfluss anregend
- Antimykotisch und heilungsfördernd
- Schmerzstillend

Klinische Befunde und Symptome

Eine Entzündung der Mundschleimhaut kann durch die Tumorkrankheit selbst verursacht werden. Häufiger jedoch sind es Therapien wie Chemotherapie oder Bestrahlung oder zunehmendes Versagen von Organen mit nachfolgender Vergiftung durch Abbauprodukte, die zu einer schmerzhaften Entzündung der Mundhöhle führen. Die Betroffenen leiden darunter in der Regel sehr und meiden sogar die Nahrungsaufnahme, um Schmerzen zu verhindern. Lokal betäubende Maßnahmen wie z.B. Lidocain werden nicht immer als angenehm empfunden und lindern oft nur kurzfristig.

Klinische Anwendungen

Diese Mundpflegebutter kann beliebig oft angewendet werden. Als Arbeitsmedien eignen sich u.a. Kompressen oder Watteträger mit großem Kopf. Kompressen können um den Finger oder um einen Watteträger gewickelt werden. Watteträger oder Kompressen bei Bedarf mit Wasser oder Tee tränken, wenn der Mund sehr trocken ist. Nach dem Ausschütteln wird eine ca. erbsen- bis bohnengroße Menge der Mundpflegebutter mit dem Arbeitsmedium aufgenommen und damit die Mundschleimhaut gepflegt. Borken und Schleim lassen sich leichter entfernen. Hierzu kann die Mundpflegebutter auch einige Zeit einwirken. Nach der Reinigung kann die Mundschleimhaut abschließend ggf. mit Feuchtigkeit besprüht und mit Mundpflegebutter bestrichen werden.

Zur Herstellung der Mundpflegebutter wird die Butter auf Zimmertemperatur erwärmt und mit den öligen Bestandteilen der Rezeptur homogen glatt gerührt. Im klinischen Umfeld wird die Mischung am besten portionsweise in Arzneibecher abgefüllt und mit dem Datum versehen. Anschließend werden die Becher eingefroren und bei Bedarf wieder aufgetaut.

Erläuterung

In dieser Mischung verliert die Butter ihre gustatorisch buttrig-fettigen Eigenschaften und schmeckt lecker wie ein Kuchenteig. Auch geschmacksempfindliche Patienten nehmen in der Regel diesen dezenten Geschmack gerne an, verlangen teils engmaschig danach. Zu Beginn sollten weniger etherisches Öl und Honig verwendet und ausprobiert werden, welche Dosis am besten mundet. Auch hier ist die Eigenerfahrung sehr wichtig für die Anwendung an betroffenen Menschen.

Kommentar der Autoren

Um rechtlich auf der sichereren Seite zu sein, sollte man im Krankenhaus etherische Öle verwenden, die als Würzmittel oder Lebensmittel deklariert sind. Es gibt auch hier Mischungen aus Citrusölen, die sich sehr gut eignen.

Stomatitis 2

Bepinselung, Mundpflege

Zusammensetzung

Hydrolat, z.B. Rose
Sanddornfruchtfleischöl

Verabreichung

Mundpflege mit Watteträger, Kompresse oder als Spray.

Therapeutische Wirkung

- Borken, Krusten und Schleim lösend
- Antimykotisch
- Schmerzlindernd
- Stark wundheilungsfördernd und schleimhautregenerierend

Klinische Befunde und Symptome

Durch Krankheit oder Therapie geschädigte Mundschleimhaut mit Schmerzen, Wunden, Trockenheit und Bildung von Borken und Belägen.

Klinische Anwendungen

Das Hydrolat kann mehrfach täglich mit einer Sprühflasche im Mund appliziert werden. Zudem können Watteträger oder Kompressen darin getränkt werden. Das Hydrolat kann einige Minuten einwirken. Danach Watteträger mit großem Kopf oder Kompresse mit Hydrolat befeuchten und damit eine erbsengroße Menge Sanddornfruchtfleischöl aufnehmen. Nun wird die Mundhöhle damit ausgestrichen. Läsionen werden dabei besonders bedacht. Borken, Beläge und Schleim können vorsichtig gelöst werden. Selbstständige Patienten können sich mehrfach täglich das pure Sanddornfruchtfleischöl tropfenweise auch mittels einer Pipette in den Mund geben und möglichst lange einwirken lassen. Diese tropfenweise orale Selbstdosierung ist gut möglich, da Sanddornfruchtfleischöl ein fettes Pflanzenöl ist. Diese Anwendung lässt sich nicht auf ein etherisches Öl übertragen.

Erläuterung

Bei der Wahl des Hydrolats kann man wie folgt vorgehen (► Teil II, Kap. 1.3): Rosenhydrolat ist antiseptisch, lokal schmerzstillend und wirkt heilungsfördernd. Teebaumhydrolat ist noch stärker antiseptisch und antimykotisch, auch dieses Hydrolat wirkt sich gut auf die Schmerzen aus. Pfefferminzhydrolat dürfte geschmacklich das vertrauteste sein. Es ist heilungsfördernd, kühlend und schmerzstillend.

Sicherheitshinweise und Kontraindikationen

Im klinischen Bereich und bei immungeschwächten Menschen sollten nur Flaschen mit Hygienesprühköpfen verwendet werden. Bei offenen Hydrolaten ist die Gefahr der Verkeimung zu groß.

Modifikationen

Wird der Geschmack von Sanddorn als unangenehm empfunden, kann das Sanddornfruchtfleischöl nach Belieben mit Mandelöl verdünnt werden. Wird der Geschmack gar nicht toleriert, kann auch Mandelöl pur verwendet werden. Diesem können dann 20 bis 50 % Nachtkerzenöl zugegeben werden, was den pflegenden und regenerierenden Effekt verstärkt.

11.9 Strahlenschäden

Wirksame Öle Cajeput, Immortelle, Kamille blau, Lavendel, Niaouli, (Rainfarn blau), Rose (Destillat), Sanddorn, Schafgarbe, Thymian ct. thymol, Weihrauch.

Fette Trägeröle Aloe-vera-Mazerat, Aprikosenkernöl, Calophyllum inophyllum, Johanniskrautmazerat (Rotöl), Mandelöl, Nachtkerzenöl, Olivenöl, Sanddornfruchtfleischöl, Wildrosenöl.

Hydrolat Rosenwasser.

Strahlenschäden 1

Entzündungshemmend und heilend

Zusammensetzung

Kamille blau	1 Tr.
Lavendel	1 Tr.
Schafgarbe	1 Tr.
Olivenöl	30 ml
Sanddornfruchtfleischöl	3 ml

11

Verabreichung

Einreibung strahlengeschädigter Haut.

Therapeutische Wirkung

- Entzündungshemmend
- Hautregenerierend
- Reizlindernd

Klinische Befunde und Symptome

Schäden durch Bestrahlung mit Rötung und oberflächlichen Hautschäden.

Klinische Anwendungen

Die Haut kann vor der Einreibung mit Rosenwasser befeuchtet werden (► Teil II, Kap. 3.4.1). Dann die Mischung einmassieren, ohne Druck auszuüben.

Sicherheitshinweise und Kontraindikationen

Die Anwendung öliger Mischungen zur Hautpflege muss mit dem Strahlenarzt abgesprochen werden.

Strahlenschäden 2

Zellregenerierende Grundmischung

Zusammensetzung

Cajeput	3 ml
Niaouli	3 ml
Rosendestillat	3 ml
Thymian ct. thymol	1 ml

Verabreichung

Anwendung als Einreibung oder Bad.

Therapeutische Wirkung

- Zellregenerierend
- Heilungsfördernd
- Antiinfektiös

Klinische Befunde und Symptome

Strahlenschäden der Haut.

Klinische Anwendungen

Die Mischung der etherischen Öle wird zu 2 % in Mandelöl gegeben und zweimal täglich zur Pflege der bestrahlten Haut verwendet. Auch Badeanwendungen sind möglich. Hierzu mischt man 90 ml fettes Öl mit 10 ml Mulsifan (aus der Apotheke) und gibt 3 % von der Mischung der etherischen Öle dazu.

Kommentar der Autoren

Dies entspricht der russischen Mischung mit Namen Rosalin. Diese wurde und wird in großem Stil z.B. in Tschernobyl und Umgebung mit hoher Strahlenbelastung erfolgreich eingesetzt. Die Mischung von Rosendestillat, Cajeput und Niaouli repariert Hautzellen. Sie wird von russischen Onkologen auch zur Stärkung der Haut vor einer Bestrahlung eingesetzt.

Strahlenschäden 3

Stark regenerierend

Zusammensetzung

Immortelle	4 Tr.
Lavendel	5 Tr.
Niaouli	5 Tr.
Rosendestillat	4 Tr.
Sanddorn	10 Tr.
Aloe-vera-Mazerat	10 ml
Nachtkerzenöl	10 ml
Wildrosenöl	30 ml

Verabreichung

Äußerliche Anwendung als Einreibung zur Stabilisierung und Regeneration der Haut bei einer Bestrahlungstherapie.

Therapeutische Wirkung

- Zellregenerierend
- Zellschützend
- Entzündungswidrig
- Hautpflegend
- Wundheilungsfördernd

Klinische Befunde und Symptome

Auftretende Hautschäden als Begleiterscheinung einer Strahlenbehandlung: Rötungen, Schmerzen und Entzündungen.

Klinische Anwendungen

Die Behandlung sollte bereits einige Tage bis wenige Wochen vor Beginn einer Strahlentherapie durchgeführt werden. Die Mischung sollte während einer Therapie einmal täglich, vor einer Therapie zweimal täglich angewendet werden. Vor der Einreibung kann die Haut mit Rosenwasser befeuchtet werden (▶ Teil II, Kap. 3.4.1). Wasser und Öl werden ohne Druck in die Haut eingerieben.

Erläuterung

Die Anwendung vor Beginn einer Strahlentherapie stabilisiert bereits sehr effektiv die Zellen der Haut. Die Anwendung eines Strahlenpflegeöls beeinträchtigt nicht die Wirksamkeit der Therapie gegen Krebszellen.

Sicherheitshinweise und Kontraindikationen

Mit dieser Mischung kann die Haut ein paar Wochen vor Beginn einer Strahlentherapie stabilisiert werden. Während der Strahlentherapie ist zu beachten, dass diese oder andere Mischungen keinesfalls unmittelbar vor einer Bestrahlung angewendet werden dürfen. Ob überhaupt Öle zur Pflege bestrahlter Haut eingesetzt werden dürfen, muss zuvor mit dem behandelnden Strahlenarzt abgeklärt werden.

Die Markierungen der Strahlentherapeuten dürfen nicht gefährdet werden, was u. U. ein fingerfertiges Vorgehen erfordert.

Strahlenschäden 4

Sanft hautregenerierend

Zusammensetzung

Kamille blau	1 Tr.
Lavendel	4 Tr.
Niaouli	5 Tr.
Aprikosenkernöl	50 ml

Verabreichung

Einreibung strahlengeschädigter Körperbereiche.

Therapeutische Wirkung

- Zell- und hautregenerierend
- Entzündungshemmend
- Reizlindernd

Klinische Befunde und Symptome

Durch Strahlentherapie ausgelöste wunde und gereizte Haut mit Neigung zu Entzündungen.

Klinische Anwendungen

Nach beendeter Strahlenbehandlung werden in der Regel ein- bis mehrfach täglich Einreibungen des betroffenen Gebiets durchgeführt. Das Hautareal kann u. U. zuvor mit Rosenwasser befeuchtet werden (▶ Teil II, Kap. 3.4.1). Es wird ohne Druck gearbeitet, um die Haut nicht zusätzlich zu strapazieren.

Erläuterung

Diese Mischung eignet sich besonders für sehr gereizte und zu Reaktionen neigende Haut.

Modifikationen

Alternativ kann Niaouli 0,5- bis 1-prozentig in Hagebuttenkernöl (Wildrosenöl) gelöst werden und täglich nach der abgeschlossenen Strahlentherapie auf die betroffene Hautstelle vorsichtig aufgetragen werden. Dabei sollte ohne Druck gearbeitet werden, da die Haut sehr empfindlich und anfällig für Verletzungen ist. Statt Hagebuttenkernöl kann auch Johanniskrautmazerat (Rotöl) (stark hautregenerierend) oder Aprikosenkernöl in gleichem Mischungsverhältnis verwendet werden.

Strahlenschäden 5

Grundmischung, englische Rezeptur

Zusammensetzung

Calophyllum inophyllum	20 %
Immortelle	10 %
Kamille blau	5 %
Lavendel	50 %
Schafgarbe	5 %
Weihrauch	10 %

Verabreichung

Anwendung als Einreibung oder Bad.

Therapeutische Wirkung

- Entzündungshemmend
- Schmerzstillend
- Wundheilungsfördernd
- Hautberuhigend und -regenerierend
- Juckreizstillend

Klinische Befunde und Symptome

Durch Strahlentherapie geschädigte Haut mit Rötung, Schmerzen, Wundsein und Nässen. Oft neigt die Haut zu Blutungen und Entzündungen. Die Haut regeneriert sich in der Regel langsamer als gewöhnlich, da die Zellen durch die Strahlendosis in ihrer Regenerationskraft geschwächt sind.

Klinische Anwendungen

Ob Einreibung oder Badeanwendung, in beiden Fällen gilt es, die Anwendung mit dem betreuenden Arzt für Strahlentherapie zu besprechen. Die Badeanwendung wird in der Regel erst nach Ende der Behandlungen stattfinden können. Einreibungen müssen, sofern sie erlaubt sind, mindestens zwölf Stunden vor der nächsten Bestrahlung stattfinden. Die Markierungen des Strahlengebiets dürfen dabei nicht beschädigt werden. Das betroffene Hautgebiet kann u. U. bei der Einreibung zuerst mit Rosenwasser befeuchtet werden (▶ Teil II, Kap. 3.4.1). Dann die Mischung auftragen und ohne Druck langsam einreiben. Diese Anwendung kann auch mehrmals täglich angewendet werden. Eine Badeanwendung erfolgt einmal täglich und kann die Einreibungen ergänzen bzw. abwechselnd durchgeführt werden. Diese Anwendungen werden bis zum vollständigen Abklingen der Symptome durchgeführt.

Zur Herstellung einer Einreibung wird 1 % dieser Grundmischung in ein fettes Trägeröl gegeben. Dabei können Wildrosenöl, Johanniskrautmazerat (Rotöl) oder Mandelöl verwendet werden. Für Voll- und Teilbäder stellt man aus der Grundmischung ein 3-prozentiges Badeöl her. Als Lösungsvermittler kann 10 % Mulsifan verwendet werden. Als fette Basisöle kommen z. B. Oliven-, Mandel- oder Wildrosenöl infrage. Die Rezeptur sieht folgendermaßen aus: ca. 90 ml fettes Basisöl, 10 ml Mulsifan und 3 ml der englischen Basismischung. Für eine Badeanwendung werden ca. 20 ml des Badeöls in die Wanne für ein Vollbad gegeben.

Modifikation

Der Einreibungsmischung können noch 1 bis 2 % Sanddornfruchtfleischöl zugegeben werden, um den heilungsbeschleunigenden Effekt zu verstärken.

Strahlenschäden 6

Heilungsfördernde Einreibung

Zusammensetzung

Lavendel fein	35 Tr.
Niaouli	25 Tr.
Sanddorn	20 Tr.
Aloe vera	20 ml
Johanniskrautmazerat (Rotöl)	80 ml

Verabreichung

Einreibung oder Besprühen der Haut.

Therapeutische Wirkung

- Feuchtigkeitsspendend und pflegend
- Haut- und zellregenerierend
- Schmerzlindernd
- Antiseptisch

Klinische Befunde und Symptome

Durch Strahlentherapie stark lädierte Haut mit Rötung, Wundsein, Nässen und Schmerzen. Die geschädigte Haut erholt sich oft nur schwer und langsam.

Klinische Anwendungen

Die bestrahlten Bereiche werden mehrmals täglich mit dieser Mischung eingerieben. Das Hautgebiet kann zuvor mit Rosenwasser befeuchtet werden (▸ Teil II, Kap. 3.4.1). Bei stark gereizter Haut kann die Mischung auch gesprüht werden, um eine zusätzliche Beanspruchung durch eine Einreibung zu vermeiden. Die Anwendungen werden über einen längeren Zeitraum durchgeführt, am besten, bis alle Hauterscheinungen sich wieder regeneriert haben.

Modifikation

Um den zellregenerierenden Effekt zu verbessern, können dieser Mischung noch zehn Tropfen etherisches Rosendestillat zugegeben werden.

11.10 Toxine, Ansammlung von

Wirksame Öle Angelika, Fenchel, Geranie, Grapefruit, Koriander, Kreuzkümmel, Lavendel, Rosmarin ct. cineol, Wacholderbeere, Zitrone.

Fettes Trägeröl Mandelöl.

Zusammensetzung

Angelika	3 Tr.
Geranie	4 Tr.
Rosmarin ct.cineol	4 Tr.
Zitrone	5 Tr.
Mandelöl	50 ml

Verabreichung

Äußerliche Anwendung als Einreibung.

Therapeutische Wirkung

- Lymphanregend
- Leberaktivierend
- Bindegewebe reinigend

Klinische Befunde und Symptome

Durch onkologische Therapien werden häufig Zellen zerstört. Deren Abbauprodukte können das Wohlbefinden beeinträchtigen. Durch gezielte Anregung der körpereigenen Entgiftungsmechanismen wird der Körper schneller entlastet.

Klinische Anwendungen

Die Mischung wird täglich nach der Körperpflege als Körperöl aufgetragen. Die Haut kann u. U. noch feucht vom Rosenwasser sein (▶ Teil II, Kap. 3.4.1). Der ganze Körper wird bei der Anwendung massiert und somit die Bewegung der Lymphe angeregt.

11.11 Tumoren und Tumorzerfall

Zusammensetzung

Geranie	7 Tr.
Immortelle	1 Tr.
Lavendel	10 Tr.
Manuka	3 Tr.
Rosendestillat	1 Tr.
Schafgarbe	4 Tr.
Teebaum	3 Tr.
Medizinischer Honig	200 g

Verabreichung

Wundauflage mit steriler Kompresse.

Therapeutische Wirkung

- Antiseptisch mit breiter Wirkung
- Wundheilungsfördernd
- Geruchsbindend und -reduzierend

Klinische Befunde und Symptome

Zerfallende und exulzerierende Tumoren können einen starken, üblen Geruch erzeugen, der den ganzen Raum erfüllen kann. Oft liegt eine mikrobielle Besiedelung vor. Unter Umständen besteht bei der Wundbehandlung keine direkte Heilungsabsicht, sondern es handelt sich um ein palliatives Vorgehen.

Klinische Anwendungen

Beim Verbandswechsel wird die Wunde gereinigt. Hierzu kann auch Rosenhydrolat verwendet werden, wenn es den hygienischen Anforderungen entspricht (z. B. Sterilsprühkopf). Auf eine sterile Kompresse oder Wundauflage wird eine der Wundgröße angemessene Menge des Wundhonigs gegeben und auf die Wunde aufgebracht. Danach wird der Wundverband wie gewohnt verschlossen. Die Wundauflage wird täglich erneuert.

Erläuterung

Bei kurativen Wunden wird das Wundmanagement evtl. andere Vorstellungen von der Behandlung haben. Im palliativen Prozedere ist Wundhonig jedoch durchaus üblich.

11.12 Übelkeit und Erbrechen

Siehe auch Kapitel 9.6.18 (Übelkeit und Erbrechen bei Magen-Darm-Erkrankungen).

Wirksame Öle Ackerminze, Bitterorange, Fenchel, Grapefruit, Ingwer, Kardamom, Limette, Mandarine grün, Pfefferminze, Weißtanne, Zitrone.

Fette Trägeröle Jojobaöl, Johanniskrautmazerat (Rotöl), Mandelöl.

Übelkeit und Erbrechen 1

Duftlampe

Zusammensetzung

Grapefruit	2 Tr.
Limette	1 Tr.
Weißtanne	1 Tr.

Verabreichung

Raumbeduftung über Duftlampe.

Therapeutische Wirkung

- Klärend
- Erfrischend
- Verdauungssäfte regulierend

Klinische Befunde und Symptome

Übelkeit jeder Genese mit Appetitlosigkeit.

Klinische Anwendungen

Zur täglichen ein- bis zweimaligen Beduftung des Raums.

11

Erläuterung

Häufig werden Essensgerüche als Auslöser für Übelkeit und Inappetenz angegeben. Diese Mischung erfrischt das Raumklima, Essensgerüche werden überdeckt. Es gilt vornehmlich, dezent zu beduften, wenn Gerüche allgemein als Übelkeit auslösend empfunden werden.

Modifikation

Oft werden Zitrusdüfte allgemein als angenehm bei Übelkeit empfunden. Zitrusdüfte haben zudem eine gute Wirkung auf Störungen des Verdauungstrakts. Daher können nahezu alle Zitrusdüfte je nach Vorlieben untereinander ausgetauscht werden.

Zusätzlich wirksame Öle

Auch Pfefferminze hat sich bei Übelkeit bewährt. Diese kann dezent auf ein Taschentuch getropft und zur trockenen Inhalation verwendet werden. Unbedingt auch Bitterorange und Ingwer versuchen. Citrusöle allgemein zeigen regelmäßig gute Effekte. Jenseits der Aromapflege, im Bereich der therapeutischen Verantwortung, kann Bitterorangenöl auch oral angewendet werden. Hierzu wird ein Tropfen Bitterorangenöl auf ein Stück Würfelzucker gegeben und wie ein Bonbon etwa zehn Minuten lang gelutscht. Das Öl muss hierzu sehr frisch sein.

Übelkeit und Erbrechen 2

Einreibung

Zusammensetzung

Bitterorange	4 Tr.
Ingwer	4 Tr.
Mandarine grün	3 Tr.
Jojobaöl	50 ml

Verabreichung
Einreibung des Bauchs.

Therapeutische Wirkung
- Verdauungssäfte anregend
- Übelkeit beseitigend
- Entblähend

Klinische Befunde und Symptome
Übelkeit jeder Genese mit Störung im Bereich der Verdauungssäfte und Peristaltik.

Klinische Anwendungen
Bei Bedarf wird der Bauch mit der Mischung eingerieben. Abschließend kann eine Wärmequelle aufgelegt werden, wenn Wärme als angenehm empfunden wird.

Erläuterung
Die Wirkung erfolgt durch dermale Aufnahme, aber auch über das Riechorgan. Daher kann eine Einreibung der Schultern oder des Rückens sinnvoll sein.

Übelkeit und Erbrechen 3
Trockene Inhalation

Zusammensetzung

Ackerminze	1 Tr.

Verabreichung
Trockene Inhalation über Kompresse oder Taschentuch.

Therapeutische Wirkung
- Übelkeit beseitigend
- Klärend und entspannend
- Verdauungsfördernd

Klinische Befunde und Symptome
Übelkeit mit und ohne Erbrechen.

Klinische Anwendungen
Je nach individuellem Empfinden werden ein bis zwei Tropfen auf das Tuch gegeben und direkt oder mit räumlichem Abstand inhaliert (► Teil II, Kap. 3.3.1). Das Tuch kann auch auf die Brust gelegt werden (kein Hautkontakt!) oder auf das Nachtkästchen.

Modifikation
Statt Ackerminze kann auch die Pfefferminze verwendet werden.

Sicherheitshinweise und Kontraindikationen
Direkter Hautkontakt, Kontakt mit den Augen oder Schleimhäuten müssen vermieden werden.

Zusätzlich wirksame Öle
Citrusöle und Ingweröl eignen sich ebenso zur Inhalation. Das persönliche Empfinden steht im Vordergrund. Sehr wirkungsvoll ist es auch, einen Tropfen Pfefferminze pur oder mit einem Stück Würfelzucker einzunehmen, ein paar Minuten (zehn Minuten) auf der Zunge einzuspeicheln und dann zu schlucken. Bei Bedarf wiederholen, jedoch nicht häufiger als viermal täglich.

Übelkeit und Erbrechen 4
Wohltuende Fußmassage

Zusammensetzung

Ingwer	5 Tr.
Pfefferminze	2 Tr.
Zitrone	5 Tr.
Johanniskrautmazerat (Rotöl)	30 ml

Verabreichung

Einreibung von Händen und Füßen.

Therapeutische Wirkung

- Übelkeit beseitigend
- Verdauungsregulierend
- Blähungswidrig
- Peristaltisch tonisierend

Klinische Befunde und Symptome

Übelkeit aufgrund von onkologischen Erkrankungen und Therapien.

Klinische Anwendungen

Bei Bedarf oder präventiv vor den Mahlzeiten sollten Hände und Füße eingerieben oder entspannend massiert werden.

Kommentar der Autoren

Auch hier können Fußbäder angewendet werden (mit Emulgator, ▶ Teil II, Kap. 3.4.3).

12 Orthopädie

12.1 Arthritis

Wirksame Öle Angelika, Anis, Benzoe, Cajeput, Eucalyptus (globulus, citriodora und dives), Fichte, Geranie, Immortelle, Ingwer, Kamille (blau und römisch), Kampfer weiß, Kiefer, Koriander, Latschenkiefer, Lavendel, Lemongrass, Lorbeer, Majoran, Manuka, Muskat, Myrrhe, Nanaminze, Nelke, Patchouli, Pfeffer schwarz, Pfefferminze, Rosmarin ct. cineol, Salbei, Schafgarbe, Speiklavendel, Thymian ct. thymol, Vetiver, Wacholderbeere, Weihrauch, Weißtanne, Wintergrün, Zedernholz, Zimtrinde, Zitrone, Zypresse.

Fette Trägeröle Arnikamazerat, Johanniskrautmazerat (Rotöl), Mandelöl.

Arthritis 1

Durchblutende und entzündungshemmende Einreibung

Zusammensetzung

Eucalyptus globulus	5 Tr.
Kamille blau	10 Tr.
Lavendel	3 Tr.
Pfefferminze	7 Tr.
Rosmarin ct. cineol	5 Tr.
Johanniskrautmazerat (Rotöl)	30 ml

Verabreichung

Einreibung der entzündeten Gelenke.

Therapeutische Wirkung

- Entzündungshemmend
- Schmerzlindernd
- Kühlend

Klinische Befunde und Symptome

Entzündete Gelenke können rheumatische Ursachen haben, aber auch bakteriell bedingt sein oder im Rahmen einer aktivierten Arthrose (▶ Kap. 12.2) auftreten. Sie sind schmerzhaft und meist auch geschwollen und in ihrer Beweglichkeit eingeschränkt.

Klinische Anwendungen

Die betroffenen Gelenke werden mit der Mischung mehrfach täglich eingerieben. Der Patient entscheidet, ob er zudem Wärme- oder Kälteapplikationen möchte.

Modifikation

Auch Teilbäder können angewendet werden, vor allem, wenn Hände oder Füße betroffen sind. Ein Teilbad kann aus 2 Tr. Eucalyptus globulus, 2 Tr. Lavendel und 2 Tr. Wintergrün hergestellt werden. Die Öle werden mit 20 ml Milch in einem verschließbaren Gefäß verschüttelt und dann in warmes Wasser gegeben. Ein Teilbad sollte etwa 10 bis 15 Minuten dauern.

Arthritis 2

Entzündungshemmende und kühlende Einreibung

Zusammensetzung

Cajeput	10 Tr.
Eucalyptus globulus	5 Tr.
Fichte	8 Tr.
Nanaminze	5 Tr.
Wintergrün	6 Tr.
Arnikamazerat	50 ml

Verabreichung

Einreibung der entzündeten Gelenke.

Therapeutische Wirkung

- Kühlend, schmerzlindernd
- Entzündungshemmend
- Durchblutungsfördernd

Klinische Befunde und Symptome

Entzündungen im Bereich der Gelenke, entweder rheumatischer oder arthrotischer Natur. Kühlung wird als angenehm empfunden.

Klinische Anwendungen

Bei akuter Entzündung und Schmerzen u. U. das Gelenk mit Rosenwasser befeuchten (▶ Teil II, Kap. 3.4.1) und dann mit der Mischung einreiben, bis Feuchtigkeit und Öl vollständig eingezogen sind. Diese Einreibung kann mehrfach täglich wiederholt werden. Eventuell kann ein Kühlelement in einem Handtuch aufgelegt werden, wenn dies als angenehm empfunden wird.

Erläuterung

Kühlende Mischungen und kühlende Maßnahmen werden meist während eines akuten Schubs bevorzugt, bei dem Wärme und Schwellung im Vordergrund stehen.

Arthritis 3

Erwärmende Einreibung

Zusammensetzung

Ingwer	15 Tr.
Kamille römisch	5 Tr.
Lavendel	15 Tr.
Patchouli	5 Tr.
Zimtrinde	10 Tr.
Johanniskrautmazerat (Rotöl)	50 ml

Verabreichung

Einreibung der schmerzenden Gelenke.

Therapeutische Wirkung

- Durchwärmend und entspannend
- Entzündungsreduzierend
- Psychisch beruhigend und stressreduzierend
- Schmerzlindernd

Klinische Befunde und Symptome

Gelenkentzündung mit Bewegungseinschränkung und Steifigkeit.

Klinische Anwendungen

Bei Bedarf, bei Schmerzspitzen oder morgens und abends werden die entzündeten und schmerzenden Gelenke eingerieben.

Erläuterung

Die Mischung ist eher erwärmend und damit u. U. nicht für die akute Entzündung geeignet. Kühlende Mischungen werden in diesen Fällen eher als angenehm empfunden (▶ *Arthritis 2* und *Arthritis 5*, ▶ *Arthrose 2*). Bei der schleichend-chronischen Entzündung hingegen ist diese Mischung sehr wohltuend.

Sicherheitshinweise und Kontraindikationen

Menschen mit sensibler Haut sollten diese Mischung zuerst auf einem kleinen Hautareal (Armbeugentest) testen (▶ Teil II, Kap. 2.1.2). Der Zimtanteil kann u. U. zu Hautreizungen führen.

Arthritis 4

Einreibung bei Osteoarthritis

Zusammensetzung

Cajeput	10 Tr.
Ingwer	5 Tr.

Lavendel	10 Tr.
Lemongrass	10 Tr.
Majoran	5 Tr.
Pfeffer schwarz	5 Tr.
Wacholderbeere	5 Tr.
Mandelöl	50 ml

Verabreichung

Einreibung, Umschlag oder Teilbad an den schmerzenden Gelenken.

Therapeutische Wirkung

- Erwärmend und stoffwechselanregend
- Schmerzlindernd
- Ganzheitlich entspannend
- Abschwellend

Klinische Befunde und Symptome

Bei einer weit fortgeschrittenen Arthrose mit Verlust des Knorpels und einer Schädigung des Knochens spricht man von einer Osteoarthrose. Diese Erkrankung ist weit verbreitet. Neben der übermäßigen Belastung der Gelenke, z.B. durch Adipositas, sind die genauen Ursachen nicht bekannt. Bei der sekundären Form können andere Erkrankungen wie Gicht oder hormonelle Störungen die Arthrose auslösen. Typische Symptome sind, wie bei der Arthrose, der Anlaufschmerz zu Beginn einer Bewegung, der sich nach kurzer Zeit bessert. Dazu kommt der Belastungsschmerz bei längerer Aktivität. Schwellung oder Deformationen am betroffenen Gelenk, Bewegungslimitationen und reflektorische Muskelverspannungen treten in unterschiedlicher Stärke auf.

Klinische Anwendungen

Mehrmals täglich werden die schmerzenden Gelenke mit der Mischung massiert. Wenn es als wohltuend empfunden wird, kann man auch vor der Einreibung feuchtwarme Umschläge oder warme Teilbäder an den schmerzenden Gelenken anwenden. Die Haut vor der Einreibung u.U. mit Rosenwasser befeuchten (▶ Teil II, Kap. 3.4.1). Die erste Anwendung kann schon vor der ersten Belastung der betroffenen Gelenke erfolgen. Die Anwendungen müssen über einen längeren Zeitraum durchgeführt werden. Eventuell muss im Verlauf die Mischung angepasst oder gewechselt werden, um optimale Resultate zu erzielen.

Erläuterung

In akut entzündlichen Stadien der Erkrankung können stärker entzündungshemmende und kühlende Mischungen verwendet werden. Hier empfehlen sich u.a. Mischungen mit Wintergrün und Eukalyptus (▶ *Arthritis 2* und *Arthritis 5*, ▶ *Arthrose 2*). Im chronischen Stadium ohne akute Entzündung sind es v.a. die erwärmenden, schmerzlindernden Mischungen, die meist am besten wirken.

Arthritis 5

Schmerzlindernde Einreibung

Zusammensetzung

Ingwer	25 Tr.
Lavendel	40 Tr.
Nelke	10 Tr.
Pfeffer schwarz	15 Tr.
Wintergrün	10 Tr.
Johanniskrautmazerat (Rotöl)	25 ml
Mandelöl	75 ml

Verabreichung

Einreibung der betroffenen Gelenke.

Therapeutische Wirkung

- Stark entzündungshemmend
- Schmerzlindernd
- Erwärmend und durchblutend
- Muskelentspannend

Klinische Befunde und Symptome

Degenerative Prozesse an Gelenken mit Schmerzen, Deformationen und Bewegungslimitation.

Klinische Anwendungen

Mehrmals täglich wird die Mischung an den betroffenen Gelenken eingerieben und einmassiert. Zuvor oder abschließend kann feuchte Wärme appliziert werden. Im akuten Entzündungsstadium wird oft eher moderate trockene Kühlung als angenehm empfunden (▶ *Arthritis 2*, ▶ *Arthrose 2*). Die Behandlung sollte über einen langen Zeitraum hinweg konsequent angewendet werden.

Erläuterung

Bewegungsübungen gehören zum Repertoire der pflegerischen Begleitung voranschreitender Arthrose. Mischungen wie diese am besten 20 Minuten vor dem Üben anwenden, um den Effekt zu maximieren.

12.2 Arthrose

Wirksame Öle Anis, Basilikum, Bergbohnenkraut, Cistrose, Eucalyptus citriodora, Geranie, Ho-Blätter, Ingwer, Kamille römisch, Kiefernnadel, Koriander, Latschenkiefer, Linaloeholz, Nelke, Niaouli, Petitgrain, Ravensara/Ravintsara, (Rosenholz), Rosmarin (ct. cineol und verbenon), Thymian rot ct. thymol, Wacholderbeere, Weihrauch, Weißtanne, Wintergrün, Zimtrinde.

Fette Trägeröle Arnikamazerat, Calophyllum inophyllum, Johanniskrautmazerat (Rotöl), Sesamöl.

Arthrose 1

Erwärmende und durchblutende Einreibung

Zusammensetzung

Anis	4 Tr.
Nelke	2 Tr.
Rosmarin ct. cineol	4 Tr.
Wacholderbeere	5 Tr.
Weihrauch	3 Tr.
Arnikamazerat	30 ml
Johanniskrautmazerat (Rotöl)	20 ml

Verabreichung

Einreibung der betroffenen Gelenke.

Therapeutische Wirkung

- Erwärmend und entspannend
- Schmerzstillend
- Durchblutungsfördernd
- Gelenkhäute befeuchtend

Klinische Befunde und Symptome

Arthrose mit Gelenkschmerzen, Morgensteifigkeit, Bewegungslimitation der Gelenke.

Klinische Anwendungen

Zur Gelenkpflege bei Morgensteifigkeit und Schmerzprävention am Morgen und nach Bedarf die betroffenen Gelenke einreiben und warmmassieren.

Erläuterung

Diese Mischung hilft, trotz Arthrose ein Maximum an Beweglichkeit zu erhalten.

Arthrose 2

Entzündungshemmende Einreibung

Zusammensetzung

Ingwer	5 Tr.
Kiefernnadel	6 Tr.
Latschenkiefer	5 Tr.
Wintergrün	8 Tr.
Johanniskrautmazerat (Rotöl)	50 ml

Verabreichung

Einreibung der betroffenen Gelenke.

Therapeutische Wirkung

- Entzündungshemmend
- Schmerzlindernd
- Mild erwärmend
- Entspannend
- Durchblutungsfördernd

Klinische Befunde und Symptome

Steife, verschlissene, schmerzende Gelenke mit Neigung zur Entzündung (Arthritis).

Klinische Anwendungen

Die schmerzenden Gelenke werden mindestens zweimal täglich mit der Mischung eingerieben. Bei Bedarf kann auch häufiger eingerieben werden, z. B. bei einem Schmerzdurchbruch nach körperlicher Anstrengung. Bei Bedarf können moderate Kälte oder Wärme nach der Behandlung angewendet werden.

Erläuterung

Wintergrünöl hat sich unzählige Male bewährt, wenn es um entzündungsbedingte Schmerzen geht. Die sanft erwärmende Wirkung des Ingweröls tut bei vielen Schmerzen sehr gut.

12.3 Gicht

Wirksame Öle Angelika, Basilikum, Benzoe, Cajeput, Eucalyptus globulus, Fenchel, Ingwer, Kalmus, Kamille (römisch und blau), Kiefer, Koriander, Pfefferminze, Rosmarin ct. cineol, Thymian ct. thymol, Wacholderbeere, Weihrauch, Wintergrün, Zimtrinde, Zitrone, Zypresse.

Fette Trägeröle Johanniskrautmazerat (Rotöl), Jojobaöl.

Gicht 1

Den Gewebestoffwechsel verbessernd und schmerzlindernd

Zusammensetzung

Angelika	5 Tr.
Cajeput	10 Tr.
Kalmus	2 Tr.
Wacholderbeere	4 Tr.
Zimtrinde	2 Tr.
Jojobaöl	50 ml

Verabreichung

Einreibung der betroffenen Gelenke.

Therapeutische Wirkung

- Entzündungswidrig
- Schmerzlindernd
- Lymphatisch anregend
- Nierenausscheidung anregend

Klinische Befunde und Symptome

Aufgrund einer Purin-Stoffwechselstörung kommt es bei der Gicht zur schubweisen Ablagerung von Harnsäurekristallen in den peripheren Gelenken. Die resultierenden Entzündungen beginnen typischerweise im Großzehengrundgelenk, können sich im Verlauf jedoch ausweiten. Sie sind außerordentlich schmerzhaft und berührungsempfindlich. Unbehandelt kann es langfristig zur Schädigung der Nieren bis zur Insuffizienz kommen.

Klinische Anwendungen

Die betroffenen Gelenke sind sehr berührungs- und druckempfindlich. Daher müssen die Maßnahmen äußerst vorsichtig und ohne Druck durchgeführt werden. Mehrfach täglich werden die betroffenen Gelenke sanft mit der Mischung eingerieben. Wenn keine Berührung toleriert wird, kann die Mischung auch aufgesprüht werden.

Sicherheitshinweise und Kontraindikationen

Die Gicht als Stoffwechselerkrankung muss unbedingt ärztlich begleitet werden. Medikamentöse Therapie und Ernährungsumstellung reduzieren weitgehend die akuten Schübe und die chronische Schädigung. Aromapflegerische Anwendungen sind begleitend jedoch von großem Wert.

Gicht 2

Einreibung bei akutem Gichtanfall

Zusammensetzung

Angelikawurzel	10 Tr.
Cajeput	20 Tr.
Lavendel	10 Tr.
Wacholderbeere	5 Tr.
Wintergrün	5 Tr.
Johanniskrautmazerat (Rotöl)	30 ml

Verabreichung

Einreibung der betroffenen Gelenke.

Therapeutische Wirkung

- Stark schmerzlindernd
- Entzündungshemmend
- Lymphatisch entstauend

Klinische Befunde und Symptome

► *Gicht 1.*

Klinische Anwendungen

Die Mischung wird mehrmals täglich auf das schmerzende Gelenk aufgetragen. Dabei sollte ohne Druck gearbeitet werden, da die entzündeten Gelenke extrem berührungsempfindlich sind. Die Mischung kann auch mit einer getränkten Kompresse aufgebracht werden. Die Anwendung wird alle zwei bis vier Stunden wiederholt, bis die Beschwerden nachlassen.

Modifikation

Wenn jede Berührung als zu schmerzhaft erlebt wird, kann auch mit Teilbädern gearbeitet werden: 2 Tr. Lavendel (alternativ Cajeput), 1 Tr. Wacholderbeere und 2 Tr. Wintergrün werden in 20 ml Milch verschüttelt und für ein ca. 15-minütiges Teilbad in lauwarmes Wasser gegeben.

Sicherheitshinweise und Kontraindikationen

▶ *Gicht 1.*

Gicht 3

Dreistufige Gichtbehandlung

Zusammensetzung

Stufe 1 (6 Wochen)	
Fenchel	30 Tr.
Wacholderbeere	10 Tr.
Zypresse	16 Tr.
Stufe 2 (2 Wochen)	
Eucalyptus globulus	30 Tr.
Kamille römisch	16 Tr.
Lavendel	10 Tr.
Alternativ	
Eucalyptus globulus	8 Tr.
Kamille blau	8 Tr.
Lavendel	10 Tr.
Pfefferminze	2 Tr.
Stufe 3 (2 Wochen)	
Ingwer	8 Tr.
Rosmarin ct. cineol	15 Tr.
Weihrauch	5 Tr.

Verabreichung

Äußerliche Anwendung als Einreibung oder Teilbad.

Therapeutische Wirkung

- Gewebestoffwechsellage verbessernd
- Elimination der Harnsäurekristalle aus dem peripheren Gewebe erleichternd
- Stark schmerzlindernd
- Ausscheidung über die Niere verbessernd
- Entzündetes Gewebe regenerierend
- Psyche stabilisierend

Klinische Befunde und Symptome

Akutes, eventuell erstmaliges Auftreten eines Gichtanfalls mit Stoffwechselentgleisung und starken Schmerzen in den betroffenen Gelenken. Langsame Regeneration und starke Beschwerden.

Klinische Anwendungen

Die dreistufige Behandlung läuft aufeinanderfolgend in den angegebenen zeitlichen Intervallen ab. Dabei sollten nach Möglichkeit sowohl die Einreibungen als auch die Teilbäder angewendet werden. Die Einreibungen erfolgen v.a. zu Beginn mehrfach täglich bis zu fünfmal, die Teilbäder ein- bis zweimal täglich. Ist die direkte Berührung zu schmerzhaft, können die Mischungen auch mit einer getränkten Kompresse aufgebracht werden. Wenn die Symptome weniger quälend werden und sich langsam zurückbilden, können die Einreibungen auf zwei- bis dreimal täglich und die Teilbäder auf einmal täglich (z.B. am Abend) reduziert werden.

Für ein Körperöl werden die Bestandteile in 30 ml Mandelöl gegeben und die schmerzenden Gelenke mit dieser Mischung eingerieben. Zur Herstellung eines Badeöls werden die etherischen Öle mit 25 ml fettem Basisöl (z. B. Olivenöl) und 2,5 ml Mulsifan vermischt.

Modifikation

Folgende Mischung wirkt als Massageöl entspannend, entzündungshemmend und lindernd bei Schmerzen: 5 Tr. Ingwer, 7 Tr. Lavendel, 8 Tr. Rosmarin ct. cineol, 10 Tr. Weihrauch in 30 ml Mandelöl geben und die schmerzenden Gelenke damit einreiben.

Sicherheitshinweise und Kontraindikationen

Eine begleitende medikamentöse Therapie kann nicht ersetzt werden.

12.4 HWS-Syndrom und Schulter-Arm-Syndrom

Zusammensetzung

Geranie	5 Tr.
Koriander	5 Tr.
Majoran	15 Tr.
Weihrauch	5 Tr.
Zimtrinde	5 Tr.
Johanniskrautmazeratc (Rotöl)	50 ml

Verabreichung

Einreibung der schmerzenden Körperregion.

Therapeutische Wirkung

- Stark muskelentspannend
- Schmerzlindernd und entzündungshemmend
- Psychisch ausgleichend und stresslösend
- Lymphatisch entstauend

Klinische Befunde und Symptome

Das HWS-Syndrom ist ein relativ ungenauer Sammelbegriff für eine Vielzahl von orthopädischen und neurologischen Symptomen, die Schmerzen, Einschränkungen oder Missempfindungen im Bereich von Nacken, Schultern und/oder Armen bezeichnen. Eine konkrete Ursache geht aus der Diagnose nicht hervor. Als Ursache kommen z. B. traumatische Einwirkungen von außen, degenerative Veränderungen oder Fehlhaltungen in Betracht.

Klinische Anwendungen

Mehrfach täglich und v. a. bei auftretenden Beschwerden wird die schmerzende Körperregion mit der Mischung eingerieben. Abschließend kann Wärme appliziert werden. Die Anwendungen werden konsequent bis zur Besserung durchgeführt.

Modifikation

Einen Esslöffel der Ölmischung auf ein Tuch geben, mit einer Wärmflasche erwärmen und als Wickel auflegen. Zum Erhalt der Wärme ein trockenes Handtuch darüberlegen.

12.5 Lumbago (Hexenschuss)

Wirksame Öle Eucalyptus globulus, Fichte, Ingwer, Lemongrass, Majoran, Nelke, Pfeffer schwarz, Rosmarin ct. cineol, Wacholderbeere, Zimtrinde.

Fette Trägeröle Arnikaöl, Johanniskrautmazerat (Rotöl), Jojobaöl.

Lumbago 1

Durchblutende und schmerzlindernde Einreibung

Zusammensetzung

Eucalyptus globulus	1 Tr.
Nelke	1 Tr.
Rosmarin ct. cineol	3 Tr.
Johanniskrautmazerat (Rotöl)	1 EL

Verabreichung

Äußerliche Anwendung als Kompresse.

Therapeutische Wirkung

- Schmerzstillend
- Durchblutungsfördernd
- Muskulär entspannend

Klinische Befunde und Symptome

Der Begriff „Lumbago" umfasst meist plötzlich auftretende, stechende und anhaltende Schmerzen im Lendenwirbelbereich. Ursächlich kommt es meist zu einer Quetschung oder Einengung des Ischiasnervs durch Wirbelkörper oder verspannte Muskulatur. Fehlhaltung, plötzliche Bewegungen oder Verkühlung sind oft auslösend. Eine unterentwickelte Rückenmuskulatur begünstigt die Symptomatik.

Klinische Anwendungen

Die Bestandteile werden gemischt und eine Kompresse wird mit der Mischung getränkt. Die Kompresse wird in einen Frischhaltebeutel gegeben und zwischen zwei heiße Wärmflaschen gelegt. Nach Überprüfen der Verträglichkeit der Temperatur wird die Kompresse auf den unteren Rücken aufgelegt und kann beliebig lange liegen bleiben. Diese Anwendung kann dreimal täglich durchgeführt werden.

Erläuterung

Bei Lumbago verspannt sich reflexartig die umgebende Muskulatur, was die Schmerzen in der Regel verstärkt. Wärmende Aromamaßnahmen sind daher sehr gut zur Behandlung geeignet.

Modifikation

Statt Johanniskrautmazerat (Rotöl) kann auch Arnikamazerat verwendet werden. In vielen Fällen hat es sich als stark schmerzstillend und entspannend erwiesen.

Lumbago 2

Stark schmerzwirksame Einreibung

Zusammensetzung

Eucalyptus globulus	8 Tr.
Fichte	2 Tr.
Ingwer	5 Tr.
Lemongrass	3 Tr.
Majoran	5 Tr.
Nelke	2 Tr.
Pfeffer schwarz	2 Tr.
Rosmarin ct. cineol	5 Tr.

Wacholderbeere	2 Tr.
Zimtrinde	2 Tr.
Johanniskrautmazerat (Rotöl)	20 ml
Jojobaöl	30 ml

Verabreichung

Einreibung des unteren Rückens.

Therapeutische Wirkung

- Erwärmend
- Schmerzlindernd
- Muskulär entspannend
- Nerven beruhigend
- Lymphatisch entstauend

Klinische Befunde und Symptome

Lumbago mit starken Schmerzen und eingeschränkter Beweglichkeit. Zunehmende muskuläre Spannung mit Schonhaltung.

Klinische Anwendungen

Mehrfach täglich wird der untere Rücken mit der Mischung eingerieben.

12.6 Lumboischialgie (LWS-Syndrom)

Wirksame Öle Eucalyptus globulus, Ingwer, Kiefernnadel, Lavendel, Majoran, Melisse, Nelke, Pfeffer schwarz, Rosmarin ct. cineol, Wacholderbeere, Zimtrinde.

Fettes Trägeröl Johanniskrautmazerat (Rotöl).

Hydrolat Rosenwasser.

Lumboischialgie 1

Muskelentspannende Einreibung

Zusammensetzung

Lavendel	15 Tr.
Majoran	15 Tr.
Zimtrinde	5 Tr.
Johanniskrautmazerat (Rotöl)	50 ml

Verabreichung

Einreibung des Lendenwirbelsäulenbereichs und der Gebiete des ausstrahlenden Schmerzes.

Therapeutische Wirkung

- Muskelentspannend
- Schmerzlindernd
- Erwärmend

Klinische Befunde und Symptome

Die Lumboischialgie bezeichnet Schmerzen im Bereich der Lendenwirbelsäule, die von ausstrahlenden Schmerzen in einem Bereich des Versorgungsgebiets des Ischiasnervs oder einer lumbalen Nervenwurzel begleitet werden. Dem liegt meist eine Kompression der Nervenwurzel zugrunde, z. B. durch einen Bandscheibenprolaps oder knöcherne Veränderungen an den Wirbelkörpern. Aber auch Zosterviren und Tumoren können ähnliche Symptome verursachen. Die meist begleitend auftretenden, reflektorischen Muskelverspannungen führen oft zusätzlich zu Beschwerden.

Klinische Anwendungen

Den Lendenwirbelsäulenbereich und die Gebiete des ausstrahlenden Schmerzes mehrfach täglich einreiben und anschließend ruhen lassen. Wenn Wärme als angenehm empfunden wird, kann sie abschließend appliziert werden. Die Behandlung erfolgt bis zur Besserung bzw. bis zum Verschwinden der Symptome.

Modifikation

Zur langfristigen Behandlung von Irritationen, Funktionseinbußen oder Schmerzen kann folgende Mischung angewendet werden: 3 % Lavendel in Johanniskrautmazerat (Rotöl) geben und zweimal täglich das betroffene Gebiet damit einreiben. Die Anwendung sollte über einen längeren Zeitraum erfolgen. Zur eventuellen Befeuchtung der Haut empfiehlt sich Rosenhydrolat (▶ Teil II, Kap. 3.4.1).

Sicherheitshinweise und Kontraindikationen

Der Lumboischialgie liegt meist eine Nervenkompression zugrunde. Zur Diagnose und Behandlung muss dringend ein Arzt aufgesucht werden, um irreparable Folgeschäden zu verhindern. Obige Anwendung ist als begleitende Pflege gedacht.

Lumboischialgie 2

Stark schmerzlindernde Einreibung

Zusammensetzung

Eucalyptus globulus	8 Tr.
Ingwer	5 Tr.
Kiefernnadel	5 Tr.
Majoran	5 Tr.
Melisse	3 Tr.
Nelke	2 Tr.
Pfeffer schwarz	5 Tr.
Rosmarin ct. cineol	5 Tr.
Wacholderbeere	5 Tr.
Zimtrinde	2 Tr.
Johanniskrautmazerat (Rotöl)	50 ml

Verabreichung

Einreibung der Lendenwirbelsäule.

Therapeutische Wirkung

- Durchblutungsfördernd
- Stark schmerzlindernd
- Nerven beruhigend
- Irritationsmindernd
- Stark muskelentspannend

Klinische Befunde und Symptome

Schmerzen im Lendenwirbelsäulenbereich mit ausstrahlenden Schmerzen im Versorgungsbereich der betroffenen Nervenwurzeln.

Klinische Anwendungen

Die Mischung wird im Bereich der Lendenwirbelsäule angewendet, von wo aus die Schmerzen in die Beine ausstrahlen. Die Anwendung erfolgt dreimal täglich bis zur Besserung der Symptome. Nach jeder Anwendung kann Wärme appliziert werden, z. B. als mild temperierte Wärmflasche, heiße Rolle oder erwärmtes Kernkissen.

Erläuterung

Diese Mischung hat sich bei einer Vielzahl von Schmerzen bewährt. Auch bei Arthrose- und Nervenschmerzen sowie muskuloskelettalen Schmerzen in allen Körperregionen zeigt sie meist eine hervorragende Wirkung.

12.7 Muskelentspannung

Siehe auch Kapitel 12.8 (Muskelkrampf und -steifheit).

Wirksame Öle Basilikum, Douglasie, Fichte, Kamille römisch, Latschenkiefer, Lavendel, Majoran, Muskatellersalbei, Myrte grün, Orange, Patchouli, Rosengeranie, Wacholderbeere, Weißtanne.

Fette Trägeröle Jojobaöl, Sesamöl.

Muskelentspannung 1

Einreibung, Nadelduft

Zusammensetzung

Douglasie	5 Tr.
Latschenkiefer	7 Tr.
Lavendel	2 Tr.
Wacholderbeere	3 Tr.
Weißtanne	5 Tr.
Jojobaöl	30 ml

Verabreichung

Einreibung verspannter Muskeln.

Therapeutische Wirkung

- Muskelentspannend
- Durchblutungsfördernd
- Schmerzlindernd
- Lymphatisch anregend

Klinische Befunde und Symptome

Akute oder chronische Verspannungen der Muskulatur mit Fehlhaltung und Schmerzen.

Klinische Anwendungen

Die Mischung wird auf die verspannte Muskulatur aufgetragen und einmassiert. Eine abschließende Wärmeapplikation wirkt zusätzlich entspannend.

Muskelentspannung 2

Erdendes und emotional stabilisierendes Bad

Zusammensetzung

Basilikum	2 Tr.
Fichte	5 Tr.
Muskatellersalbei	4 Tr.
Myrte grün	3 Tr.
Patchouli	3 Tr.
Rosengeranie	4 Tr.
Milch	20 ml

Verabreichung

Anwendung als warmes Wannenbad.

Therapeutische Wirkung

- Durchblutungsfördernd
- Muskulär entspannend
- Seelisch lösend und entspannend
- Stress lindernd
- Schmerzlindernd

Klinische Befunde und Symptome

Verspannte und schmerzende Muskulatur nach körperlicher und seelischer Überlastung. Exazerbation bei vorbestehenden körperlichen Schäden, die zu Muskel- und Gelenkschmerzen führt.

Klinische Anwendungen

Für ein Bad werden alle Bestandteile der Mischung in ein leeres Schraubglas gefüllt und eine Minute kräftig geschüttelt. Die Mischung wird dann in das warme Vollbad gegeben, in dem der Patient beliebig lange baden kann (▸ Teil II, Kap. 3.4.5). Das Bad sollte maximal einmal täglich durchgeführt werden.

Erläuterung

Der Vorteil eines Wannenbades bei Überlastung ist der Wohlfühleffekt und die körperliche und seelische Entspannung. Durch das warme Wasser gelangen die etherischen Öle besonders effektiv in den Körper. Ein Fußbad hat ähnliche Vorzüge.

Muskelentspannung 3

Stresslösende Einreibung

Zusammensetzung

Basilikum	1 Tr.
Kamille römisch	5 Tr.
Majoran	4 Tr.
Orange	9 Tr.
Wacholderbeere	3 Tr.
Sesamöl	50 ml

Verabreichung

Einreibung bei Muskelverspannungen.

Therapeutische Wirkung

- Seelisch entspannend
- Muskulär entspannend
- Schmerzlindernd
- Antidepressiv
- Nervosität beruhigend

Klinische Befunde und Symptome

Akuter oder chronischer Stress, der zu erhöhtem Muskeltonus und Verspannungsschmerzen oder sogar Kopfschmerzen führt.

Klinische Anwendungen

Ein- bis mehrfach täglich werden kleine, lokale Einreibungen durchgeführt. Im Mittelpunkt stehen die verspannten Muskelgruppen, aber auch Bereiche mit erhöhtem Wohlbefinden, wie Rücken, Schläfen, Füße oder Schultern. Auch die Aufnahme über den Geruchssinn ist von großer Bedeutung, da ein großer Teil der Wirkung über die zentralnervöse Ebene stattfindet.

12.8 Muskelkrampf und -steifheit

Siehe auch Kapitel 12.7 (Muskelentspannung).

Wirksame Öle Anis, Basilikum, Benzoe, Bergamotte, Bergbohnenkraut, Bitterorange, Cajeput, Dill, Fenchel, Grapefruit, Ingwer, Jasmin, Kampfer, Kamille blau, Kiefernnadel, Kümmel, Lavendel, Majoran, Mandarine rot, Melisse, Muskatellersalbei, Nelke, Niaouli, Orange, Pfeffer schwarz, Pfefferminze, Rosmarin ct. cineol, Tonka, Vetiver, Wacholderbeere, Wintergrün, Ylang-Ylang, Ysop, Zedernholz, Zimtrinde, Zitrone, Zypresse.

Fette Trägeröle Arnikamazerat, Avocadoöl, Johanniskrautmazerat (Rotöl), Jojobaöl, Sesamöl.

Muskelkrampf- und -steifheit 1

Erwärmende Einreibung

Zusammensetzung

Basilikum	2 Tr.
Ingwer	2 Tr.
Lavendel	8 Tr.
Majoran	2 Tr.
Pfeffer schwarz	2 Tr.
Zypresse	2 Tr.
Jojobaöl	30 ml

Verabreichung

Einreibung der betroffenen Muskulatur.

Therapeutische Wirkung

- Muskelentspannend und -erwärmend
- Krampflösend
- Schmerzlindernd

Klinische Befunde und Symptome

Wadenkrämpfe jeder Ursache.

Klinische Anwendungen

Die Mischung wird zunächst mit wenig Druck auf die betroffene Muskulatur aufgetragen. Der Muskel wird dann weich massiert, sofern es der Schmerz zulässt.

Muskelkrampf und -steifheit 2

Ganzheitlich entspannend

Zusammensetzung

Ingwer	3 Tr.
Jasmin	2 Tr.
Kamille römisch	3 Tr.
Majoran	5 Tr.
Pfeffer schwarz	4 Tr.
Sesamöl	50 ml

Verabreichung

Einreibung verspannter Muskulatur.

Therapeutische Wirkung

- Körperlich und seelisch erwärmend und entspannend
- Stresslindernd
- Schmerzlindernd

Klinische Befunde und Symptome

Körperliche Anspannung mit Neigung zu Krämpfen und Steifheit. Oft getriggert durch Stress, Nervosität und Unruhe.

Klinische Anwendungen

Großflächig werden verspannte Muskelgruppen präventiv oder lindernd mit sanftem Druck massiert und gerieben. Dies kann ein- bis dreimal täglich erfolgen.

Erläuterung

Die Mischung wirkt vegetativ wie körperlich entspannend.

Muskelkrampf und -steifheit 3

Seelisch umhüllend und tröstend

Zusammensetzung

Benzoe	2 Tr.
Bergamotte	4 Tr.
Mandarine rot	4 Tr.
Tonka	2 Tr.
Zimtrinde	2 Tr.
Avocadoöl	50 ml

Verabreichung

Äußerliche Anwendung als lokale Einreibung und trockene Inhalation.

Therapeutische Wirkung

- Stimmungshebend
- Antidepressiv
- Körperlich entspannend
- Seelisch und körperlich erwärmend

Klinische Befunde und Symptome

Innere Anspannung und Stress, die sich in körperlicher Symptomatik mit Schmerzen und Verspannungen äußern.

Klinische Anwendungen

Die Mischung kann auch rein nasal angewendet werden. Hierfür wird sie regelmäßig auf den Handrücken aufgetragen. Körperliche Einreibungen können mehrfach täglich erfolgen. Es sollte sich um lokal begrenzte Teileinreibungen handeln, die die Verspannungen erfassen und auch die nasale Aufnahme ermöglichen.

Muskelkrampf und -steifheit 4

Krampflösende Einreibung

Zusammensetzung

Ingwer	4 Tr.
Majoran	5 Tr.
Muskatellersalbei	3 Tr.
Wacholderbeere	2 Tr.
Ylang-Ylang	1 Tr.
Johanniskrautmazerat (Rotöl)	50 ml

Verabreichung

Äußerliche Anwendung als Einreibung.

Therapeutische Wirkung

- Erwärmend
- Muskulär entspannend
- Seelisch ausgleichend
- Schmerzlindernd

Klinische Befunde und Symptome

Diesem Krankheitsbild liegen häufig ein erhöhter Muskeltonus und eine Neigung zu Muskelkrämpfen zugrunde. Hinzukommende körperliche oder seelische Belastungen führen dann zu schmerzhaften Kontraktionen. Nicht selten setzen diese bei Ruhe ein, was den Nachtschlaf stören kann. Gemeint sind hier periphere Muskelkrämpfe jeder Genese, nicht zentral ausgelöste Krampfanfälle.

Klinische Anwendungen

Die Muskelpartien, die zu Krämpfen neigen, werden zweimal täglich und bei Bedarf mit sanft knetenden Bewegungen mit der Mischung massiert. Diese Einreibungen können auch präventiv geschehen, z. B. vor der Nachtruhe und vor oder nach körperlicher Anstrengung.

Erläuterung

Werden die Muskeln vor körperlicher Anstrengung massiert, bleiben oft Krämpfe und Muskelschmerzen aus oder sind deutlich reduziert.

Sicherheitshinweise und Kontraindikationen

Bei anhaltenden oder stetig wiederkehrenden Muskelkrämpfen muss auch der Elektrolythaushalt kontrolliert werden.

Modifikation

Die stark muskellösende und schmerzlindernde Wirkung von Wintergrün sollte nicht vergessen werden (▸ Teil II, Kap. 1.1.11).

Zusätzliche Rezepturen

▸ Kap. 9.6.1 (Bauchschmerzen), Kap. 9.6.10 (Magenkrampf), Kap. 11.7 und 13.8 (Schmerzen).

12.9 Schmerzen im Bewegungsapparat

Siehe auch Kapitel 15 (Schmerzbehandlung).

Wirksame Öle Anis, Basilikum, Bay, Cajeput, Eucalyptus (citriodora, globulus, radiata und dives), Galbanum, Immortelle, Ingwer, Kamille (blau und römisch), Kampfer weiß, Kiefer, Koriander, Latschenkiefer, Lavandin, Lavendel, Lemongrass, Lorbeer, Majoran, Manuka, Moschuskörner, Muskat, Muskatellersalbei, Niaouli, Patchouli, Pfeffer schwarz, Pfefferminze, Rosmarin ct. cineol, Salbei, Speiklavendel, Sternanis, Teebaum, Thymian ct. thymol, Vetiver, Wacholderbeere, Weißtanne, Wintergrün, Zimtrinde.

12.9.1 Muskel- und Gelenkschmerzen

Muskel- und Gelenkschmerzen 1

Neuperlacher Cajeput-Schmerzmischung

Zusammensetzung

Cajeput	20 Tr.
Lavendel	5 Tr.
Rosmarin ct. cineol	5 Tr.
Johanniskrautmazerat (Rotöl)	20 ml
Mandelöl	30 ml

Verabreichung

Einreibung der schmerzenden Muskeln und Gelenke.

Therapeutische Wirkung

- Durchblutungsfördernd
- Stark schmerzlindernd
- Erfrischend und nervenentspannend
- Nervenschmerzen lindernd

Klinische Befunde und Symptome

Schmerzen jeder Ursache, auch Nervenschmerzen oder Muskel- und Gelenkschmerzen.

Klinische Anwendungen

Die Mischung wird mehrmals täglich auf die schmerzenden Muskeln oder Gelenke aufgetragen. Die erste Anwendung erfolgt am besten vor körperlicher Aktivität. Die Mischung kann beliebig oft bei Bedarf verwendet werden.

Erläuterung

Dies ist eine altbewährte Mischung aus dem Krankenhaus Neuperlach, die oft eine überraschend gute Wirkung bei Schmerzen jeder Genese zeigt. Auch bei geriatrischen Patienten ist dies immer eine beliebte Rezeptur.

Modifikation

Der Zusatz von Wintergrün als schmerzlinderndes Öl ist sehr sinnvoll.

Muskel- und Gelenkschmerzen 2

Muskel- und Gelenköl

Zusammensetzung

Cajeput	10 Tr.
Rosmarin ct. cineol	10 Tr.
Wacholderbeere	10 Tr.
Weißtanne	10 Tr.
Zitrone	5 Tr.
Ringelblumenmazerat oder Johanniskrautmazerat (Rotöl)	50 ml

Verabreichung

Äußerliche Anwendung als Einreibung.

Therapeutische Wirkung

- Durchblutungsfördernd und muskulär entspannend
- Lymphatisch entstauend und Ausscheidungsorgane anregend
- Stark schmerzlindernd
- Entzündungshemmend

Klinische Befunde und Symptome

Muskel- und Gelenkschmerzen durch körperliche Überlastung oder Fehlhaltung. Auch wirksam bei reflektorischen Muskelverspannungen im Rahmen von Schmerzereignissen.

Klinische Anwendungen

Die Mischung wird mehrmals täglich gut in die betroffenen Stellen einmassiert. Dabei mit so viel Druck arbeiten, wie es als angenehm empfunden wird. Die Anwendungen enden bei Besserung der Symptome. Diese Mischung ist auch bei chronischen somatischen Schmerzen und Nervenschmerzen geeignet. Additiv können Wärme oder Kühlung angewendet werden.

Modifikation

Der Zusatz von Wintergrün als schmerzlinderndes Öl ist sehr sinnvoll.

Muskel- und Gelenkschmerzen 3

Erwärmend und stresslösend

Zusammensetzung

Ingwer	15 Tr.
Kamille römisch	5 Tr.
Lavendel	15 Tr.
Patchouli	5 Tr.
Zimtrinde	10 Tr.
Johanniskrautmazerat (Rotöl)	50 ml

Verabreichung

Einreibung der betroffenen Muskeln und Gelenke.

Therapeutische Wirkung

- Körperlich wärmend
- Psychisch ausgleichend und stresslösend
- Schmerzlindernd und entspannend

Klinische Befunde und Symptome

Länger andauernde Muskel- und Gelenkschmerzen mit negativen Auswirkungen auf das Lebensgefühl, reflektorischen Verspannungen und Fehlhaltungen.

Klinische Anwendungen

Die schmerzenden und verspannten Muskelgruppen sowie die betroffenen Gelenke werden mehrfach täglich und bei auftretenden Symptomen eingerieben. Bei chronischem Verlauf und langfristiger Anwendung der Mischung sollte der Anteil der etherischen Öle ggf. um die Hälfte reduziert werden.

Modifikation

Der Zusatz von Wintergrün als schmerzlinderndes Öl ist sehr sinnvoll.

12.9.2 Myalgien

Myalgien 1

Durchblutende und schmerzlindernde Einreibung

Zusammensetzung

Cajeput	10 Tr.
Latschenkiefer	4 Tr.
Lavendel fein	4 Tr.
Rosmarin ct. cineol	6 Tr.
Arnikamazerat	20 ml
Johanniskrautmazerat (Rotöl)	30 ml

Verabreichung

Einreibung der schmerzenden Muskeln.

Therapeutische Wirkung

- Schmerzlindernd
- Durchblutungsfördernd
- Entzündungshemmend

Klinische Befunde und Symptome

Schmerzen im Bereich der Muskulatur. Als Ursachen kommen Überanstrengung oder Primärerkrankungen wie Infektionen in Betracht. Vor allem akute Überlastungen der Muskulatur (Muskelkater) sprechen für die Anwendung dieser Mischung.

Klinische Anwendungen

Mehrfach täglich werden die schmerzenden Muskeln mit der Aromamischung eingerieben.

Modifikationen

Wenn Wärme als angenehm empfunden wird, kann Lavendel durch schwarzen Pfeffer und Latschenkiefer durch Ingwer ersetzt werden.

Der Zusatz von Wintergrün als schmerzlinderndes Öl ist sehr sinnvoll.

Myalgien 2

Ganzheitlich schmerzlindernd und entspannend

Zusammensetzung

Grapefruit	10 Tr.
Lavendel	5 Tr.
Majoran	5 Tr.
Palmarosa	5 Tr.
Tonka	5 Tr.
Johanniskrautmazerat (Rotöl)	20 ml
Mandelöl	30 ml

Verabreichung

Einreibung der schmerzenden Muskeln.

Therapeutische Wirkung

- Muskelentspannend
- Schmerzlindernd
- Durchblutend und wärmend
- Seelisch ausgleichend und stimmungshebend

Klinische Befunde und Symptome

Akute und chronische Muskelschmerzen.

Klinische Anwendungen

Die schmerzenden Muskelgruppen mit entspannenden Streichungen einreiben. Diese Anwendungen erfolgen am besten zwei- bis dreimal täglich und eher über einen langen Zeitraum, wenn es sich um einen langfristigen Krankheitsprozess handelt.

Erläuterung

Diverse Infektionskrankheiten, körperliche Überlastung oder autoimmune Prozesse können dem Muskelschmerz zugrunde liegen. Die Wirkstoffe dieser Mischung wirken direkt schmerzlindernd, aber auch ganz wundervoll auf Psyche und Vegetativum. Daher eignet sie sich besonders für chronische und autoimmune Prozesse.

Modifikation

Der Zusatz von Wintergrün als schmerzlinderndes Öl ist sehr sinnvoll.

Myalgien 3

Durchblutungsfördernde Einreibung

Zusammensetzung

Eucalyptus radiata	5 Tr.
Kiefer	10 Tr.
Rosmarin ct. cineol	5 Tr.
Wacholderbeere	5 Tr.
Johanniskrautmazerat (Rotöl)	30 ml

Verabreichung

Einreibung der schmerzenden Muskeln.

Therapeutische Wirkung

- Stark schmerzlindernd
- Gewebestoffwechsel anregend
- Muskelentspannend

Klinische Befunde und Symptome

Muskelschmerzen nach körperlicher Überlastung oder chronische Muskelschmerzen mit akutem Durchbruchschmerz.

Klinische Anwendungen

Die betroffenen Stellen werden mehrmals täglich mit der Mischung eingerieben. Dabei die Muskeln vorsichtig durchbewegen.

Modifikation

Der Zusatz von Wintergrün als schmerzlinderndes Öl ist sehr sinnvoll.

Myalgien 4

Muskelentspannende Einreibung

Zusammensetzung

Ingwer	10 Tr.
Majoran	10 Tr.
Palmarosa	10 Tr.
Pfeffer schwarz	3 Tr.
Johanniskrautmazerat (Rotöl)	10 ml
Mandelöl	40 ml

Verabreichung

Einreibung der betroffenen Muskeln.

Therapeutische Wirkung

- Stark muskelentspannend
- Durchwärmend
- Durchblutungssteigernd
- Schmerzlindernd
- Psychisch ausgleichend und stresslösend

Klinische Befunde und Symptome

Bei Schmerzen versucht der Körper nicht selten, sich zu schützen, indem er die Muskeln im Schmerzgebiet anspannt und damit potenziell bedrohliche Bewegungen einschränkt. Diese Verspannungen erzeugen jedoch selbst auch Schmerzen oder verstärken den zugrundeliegenden Schmerz. Ein Teufelskreis, den man mit entspannenden Einreibungen durchbrechen kann.

Klinische Anwendungen

Die betroffenen Stellen und verhärteten Muskeln mehrmals täglich mit der Mischung einreiben und die Mischung einmassieren. Zusätzliche Wärme wirkt sich in der Regel förderlich aus (z. B. Rotlicht oder eine Wärmflasche).

Myalgien 5

Bei Muskelkater

Zusammensetzung

Lavendel	5 Tr.
Lorbeer	5 Tr.
Pfefferminze	10 Tr.
Wacholderbeere	5 Tr.
Johanniskrautmazerat (Rotöl)	30 ml
Mandelöl	20 ml

Verabreichung

Einreibung der schmerzenden Muskulatur.

Therapeutische Wirkung

- Stark schmerzlindernd
- Entspannend

Klinische Befunde und Symptome

Akute Muskelschmerzen nach körperlicher Überlastung (Muskelkater).

Klinische Anwendungen

Bei Einsetzen der Schmerzen mit den Anwendungen beginnen. Alle schmerzhaften Muskelgruppen mit der Mischung einreiben. Zu Beginn der Anwendung mehrfach täglich einreiben, bei eintretender Besserung die Anwendungen reduzieren.

Modifikation

Der Zusatz von Wintergrün als schmerzlinderndes Öl ist sehr sinnvoll.

Myalgien 6

Einreibung mit Nadelölen

Zusammensetzung

Douglasie	3 Tr.
Fichte	7 Tr.
Latschenkiefer	7 Tr.
Weißtanne	12 Tr.
Mandelöl	30 ml

Verabreichung

Einreibung der schmerzenden Muskeln.

Therapeutische Wirkung

- Stimulierend und anregend
- Schmerzlindernd
- Durchblutungsfördernd

Klinische Befunde und Symptome

Muskelschmerzen mit begleitenden Verspannungen und durch hohen Muskeltonus verminderter Durchblutung.

Klinische Anwendungen

Die Mischung in die betroffenen Muskeln einmassieren, dabei durchbewegen und leicht kneten.

Modifikation

Der Zusatz von Wintergrün als schmerzlinderndes Öl ist sehr sinnvoll.

12.9.3 Rheumatismus

Siehe auch Kapitel 12.1 (Arthritis).

Rheumatismus 1

Stark schmerzlindernde Einreibung

Zusammensetzung

Eucalyptus globulus	3 Tr.
Lavendel	3 Tr.
Rosmarin ct. cineol	3 Tr.
Wacholderbeere	3 Tr.
Johanniskrautmazerat (Rotöl)	30 ml

Verabreichung

Einreibung der betroffenen Gelenke.

Therapeutische Wirkung

- Schmerzlindernd
- Antientzündlich
- Durchblutungsfördernd
- Lymphatisch entstauend

Klinische Befunde und Symptome

Bei Erkrankungen des rheumatischen Formenkreises greift das Immunsystem Strukturen des eigenen Körpers an. Sehr viele Bereiche und Organe können betroffen sein. Bislang sind noch nicht alle Ursachen bekannt. Stress und Kummer wirken sich oft verstärkend aus. Hier ist das Gelenkrheuma gemeint. Die Immunreaktion betrifft die Gelenkinnenhaut, was zu Schmerz, Schwellung und Bewegungslimitation führt.

Klinische Anwendungen

Die betroffenen Gelenke werden mehrfach täglich mit der Mischung eingerieben. Dabei entscheidet der Betroffene selbst, wann und wie lange die Anwendung erfolgen soll. Oft tun gerade morgendliche Einreibungen gut, um in den Tag zu starten. Einreibungen zur Nacht erleichtern den Schlaf. Je nach Stadium und Ausprägung werden entweder Wärme oder Kälte als angenehm empfunden.

Zusätzliche Rezeptur

Die folgende Mischung ist schmerzlindernd und entzündungshemmend und eignet sich wunderbar für Gelenke und Muskeln: 5 Tr. Kiefernnadel, 3 Tr. Nelke, 5 Tr. Rosmarin, 4 Tr. Wacholderbeere, 6 Tr. Wintergrün, 10 ml Arnikamazerat, 20 ml Calophyllum inophyllum, 20 ml Johanniskrautmazerat (Rotöl). Muskeln und Gelenke können mehrfach täglich mit der Mischung eingerieben werden. Abschließend kann sanfte Wärme oder Kälte appliziert werden.

Rheumatismus 2

Durchblutend, schmerzlindernd und entzündungshemmend

Zusammensetzung

Ingwer	3 Tr.
Kamille blau	3 Tr.
Lavendel	3 Tr.
Pfefferminze	7 Tr.
Rosmarin ct. cineol	5 Tr.
Wacholderbeere	5 Tr.
Weißtanne	5 Tr.
Johanniskrautmazerat (Rotöl)	10 ml
Jojobaöl	20 ml

Verabreichung

Einreibung der schmerzenden Gelenke und Muskeln.

Therapeutische Wirkung

- Schmerzlindernd
- Durchblutungsfördernd
- Erwärmend
- Entzündungswidrig

Klinische Befunde und Symptome

Die Mischung kommt bei rheumatischen Schmerzen der Gelenke oder Muskeln zum Einsatz.

Klinische Anwendungen

Die schmerzenden Gelenke oder Muskeln werden mehrfach täglich mit der Mischung eingerieben.

Modifikation

Der Zusatz von Wintergrün als schmerzlinderndes Öl ist sehr sinnvoll.

Rheumatismus 3

Psycho-vegetativ wirkend, entzündungshemmend und schmerzlindernd

Zusammensetzung

Bergamotte	3 Tr.
Cistrose	1 Tr.
Grapefruit	4 Tr.
Kamille römisch	3 Tr.
Muskatellersalbei	4 Tr.
Rosenextrakt	2 Tr.
Mandelöl	50 ml

Verabreichung

Einreibung der schmerzenden Körperbereiche.

Therapeutische Wirkung

- Schmerzlindernd
- Stimmungshebend
- Seelisch entspannend

Klinische Befunde und Symptome

Chronische rheumatische Entzündungen mit Schmerzen und psychischer Beeinträchtigung, depressive Veränderungen durch chronische Schmerzen.

Klinische Anwendungen

Ein- bis viermal täglich werden die schmerzenden Körperteile mit der Mischung eingerieben.

Erläuterung

Die Wirkung der Mischung entsteht nicht zuletzt durch die Wirkung auf die Psyche, die nach und nach im Laufe der Einreibungen stärker hervortritt. Die Veränderung der inneren Erlebenswelt und die Stärkung der Psyche verbessern die körperlichen Beschwerden.

Modifikation

Der Zusatz von Wintergrün als schmerzlinderndes Öl ist sehr sinnvoll.

Rheumatismus 4

Antientzündliche und schmerzwirksame Einreibung

Zusammensetzung

Cajeput	8 Tr.
Eucalyptus globulus	8 Tr.
Rosmarin ct. cineol	6 Tr.
Speiklavendel	6 Tr.
Wintergrün	2 Tr.
Zimtrinde	2 Tr.
Johanniskrautmazerat (Rotöl)	30 ml

Verabreichung

Einreibung der schmerzenden Gelenke.

Therapeutische Wirkung

- Entzündungshemmend
- Stark schmerzlindernd
- Gewebestoffwechsel verbessernd

Klinische Befunde und Symptome

Rheumatische Schmerzen mit Verspannungen und minderdurchblutetem Gewebe.

Klinische Anwendungen

Über einen längeren Zeitraum die schmerzenden Körpergebiete zwei- bis dreimal täglich mit der Mischung einreiben.

Erläuterung

Reflektorische Muskelverspannungen durch Schmerzen führen zu Minderdurchblutung der Gewebe und damit oft zu einer Verstärkung des Schmerzgeschehens.

Modifikation

Wenn Kälte bevorzugt wird, zusätzlich vier Tropfen Pfefferminze in die Mischung geben.

Rheumatismus 5

Entspannend und antientzündlich

Zusammensetzung

Cajeput	10 Tr.
Majoran	10 Tr.
Rosmarin ct. cineol	5 Tr.
Wintergrün	1 Tr.
Zimtrinde	2 Tr.
Johanniskrautmazerat (Rotöl)	30 ml

Verabreichung

Einreibung der schmerzenden Körperbereiche.

Therapeutische Wirkung

- Stark schmerzlindernd
- Entzündungshemmend
- Körperlich entspannend
- Seelisch stärkend

Klinische Befunde und Symptome

Rheumatische Schmerzen an Muskeln und Gelenken.

Klinische Anwendungen

Bei Bedarf oder mehrfach täglich die schmerzenden Gebiete einreiben. Applizierte Wärme verstärkt die Wirkung.

Modifikation

▶ *Rheumatismus 4.*

12.9.4 Sehnenentzündung (Tendinitis)

Sehnenentzündung 1

Schmerzlindernde Einreibung

Zusammensetzung

Ingwer	2 ml
Lavendel	3 ml
Lemongrass	2 ml
Petitgrain	1 ml
Pfeffer schwarz	2 ml
Mandelöl	90 ml

Verabreichung

Einreibung des schmerzenden Bereichs.

Therapeutische Wirkung

- Schmerzhemmend
- Entzündungswidrig
- Regenerationsfördernd für schlecht ernährte Gewebe

Klinische Befunde und Symptome

Schmerzhaft entzündete Sehnen, entweder durch rheumatische Erkrankungen oder traumatische Schädigung.

Klinische Anwendungen

Die Mischung wird mehrfach täglich und auf jeden Fall zur Nacht schonend in das schmerzhafte Areal einmassiert. Die Haut kann zuvor u. U. mit Rosenwasser befeuchtet werden (▸ Teil II, Kap. 3.4.1).

Modifikation

Der Zusatz von Wintergrün als schmerzlinderndes Öl ist sehr sinnvoll.

Sehnenentzündung 2

Schmerzlindernde und entzündungshemmende Einreibung

Zusammensetzung

Eucalyptus citriodora	5 Tr.
Eucalyptus globulus	5 Tr.
Ingwer	10 Tr.
Kamille blau	5 Tr.
Kamille römisch	10 Tr.
Lavendel	10 Tr.
Pfefferminze	10 Tr.
Rosmarin ct. cineol	5 Tr.
Johanniskrautmazerat (Rotöl)	50 ml

Verabreichung

Einreibung des schmerzenden Areals.

Therapeutische Wirkung

- Kühlend und durchblutungsfördernd (umgebende Gewebe)
- Entzündungshemmend
- Stark schmerzlindernd
- Regenerationsfördernd

Klinische Befunde und Symptome

Sehnenentzündung durch autoimmune Prozesse oder durch Überlastung der sehnenumgebenden Gewebe.

Klinische Anwendungen

Die Mischung mehrmals täglich in die schmerzenden Stellen einmassieren. Die Behandlung sollte langfristig durchgeführt werden, da sich Sehnen als bradytrophes Gewebe nur langsam regenerieren. Regelmäßige und häufige (vier- bis fünfmal tägliche) Einreibungen sind nötig.

Modifikation

Der Zusatz von Wintergrün als schmerzlinderndes Öl ist sehr sinnvoll.

Sicherheitshinweise und Kontraindikationen

Bei autoimmuner Sehnenentzündung muss die Grunderkrankung unbedingt ärztlich behandelt werden. Die Aromapflege wirkt begleitend.

13 Palliativmedizin, Sterbebegleitung

13.1 Hilfreiche Öle in der Palliativ- und Hospizpflege

In der palliativen Pflege werden folgende Öle erfolgreich eingesetzt, und zwar sowohl als Einzelöle als auch als Mischungen:

- **Angst, Wohlfühlen, Schlafen (psychisch wirksame Öle):** Basilikum, Bergamotte, Grapefruit, Kamille römisch, Lavendel, Neroli, Rose, Zedernholz, Zypresse.
- **Immunstimulierend:** Ingwer, Koriander, Lavendel, Niaouli, Oregano, Palmarosa, Patchouli, Ravensara/Ravintsara, Sandelholz, Teebaum, Thymian rot ct. thymol, Vetiver.
- **Wunden (auch Dekubitus):** Eucalyptus citriodora, Kamille blau, Lavendel, Lavandin, Lemongrass, Manuka, Teebaum.
- **Durchblutung, Kreislauf:** Neroli, Rosmarin ct. cineol, Vetiver, Zedernholz.
- **Verdauung:** Dill, Ingwer, Kardamom, Koriander, Mandarine rot, Pfefferminze.
- **Schmerzen:** Basilikum, Lavendel, Patchouli, Pfefferminze, Rosenextrakt, Rosmarin ct. cineol, Tonka, Weihrauch, Wintergrün.
- **Atembeschwerden:** Cajeput, Eucalyptus globulus, Lavendel, Myrrhe, Niaouli, Teebaum, Thymian rot ct. thymol.
- **Geruchsverbesserung:** Eucalyptus citriodora, Geranie, Lavendel, Palmarosa, Rosmarin, Thymian ct. linalool, Weißtanne, Zitrone.

13.2 Atemnot

Siehe auch Kapitel 9.5 (Lungenerkrankungen).

Wirksame Öle Ackerminze, Cajeput, Eucalyptus globulus, Fichte, Grapefruit, Lavendel, Myrrhe, Myrte grün, Neroli, Niaouli, Ravensara/Ravintsara, Teebaum, Thymian rot ct. thymol, Weißtanne, Zedernholz.

Fette Trägeröle Jojobaöl, Olivenöl.

Atemnot 1

Kompresse oder Badeanwendung

Zusammensetzung

Cajeput	2 ml
Weißtanne	2 ml
Zedernholz	1 ml

Verabreichung

Trockene Inhalation über Taschentuch/Kompresse oder als Badeanwendung.

Therapeutische Wirkung

- Entspannend
- Atemerleichternd
- Lungenweitend

Klinische Befunde und Symptome

Atemnot in einer palliativen Situation ist ein häufiges Symptom, auch wenn kein Lungenleiden vorliegt. Alle möglichen auslösenden Faktoren sind noch nicht bekannt. Sie ist für den instabilen Patienten bedrohlich und verursacht große Angst. Ein Teufelskreis beginnt.

Klinische Anwendungen

Von dieser Mischung werden ein oder zwei Tropfen auf ein Taschentuch oder eine Kompresse gegeben. Damit kann der Betroffene dann inhalieren, wobei er selbst die Dauer und den Abstand der Kompresse zur Nase wählt (▶ Teil II, Kap. 3.3.1).

Erläuterung

Hat ein Patient Atemnot, ist es besonders wichtig, dass die helfende Person Souveränität vermittelt und handlungsfähig bleibt. Begleitend zur Anwendung gängiger Medikamente, wie z. B. Morphin, geben aromapflegerische Maßnahmen dem Patienten Sicherheit und lenken vom Symptom ab. Zudem lindern die etherischen Mischungen oft sehr schnell die Atemnot.

Modifikation

Von dieser Mischung 10 bis 20 Tropfen in 20 ml Milch geben und in einem Gefäß verschütteln. Dies kann für ein Vollbad verwendet werden. Es wirkt lindernd auf das Vegetativum und auch auf die Atemsituation. Der Betroffene muss stabil genug für ein Bad sein und darf keine akute Atemnot haben.

Kommentar der Autoren

Ein Vollbad ist angenehm und wirkungsvoll, aber pflegerisch nicht immer leicht durchführbar. Ein Fußbad ist dagegen leicht anzubieten und hat ähnlich gute Wirkungen.

Atemnot 2

Atemaktivierende Einreibung

Zusammensetzung

Grapefruit	6 Tr.
Niaouli	4 Tr.
Ravensara/Ravintsara	6 Tr.
Rosmarin ct. cineol	4 Tr.
Jojobaöl	50 ml

Verabreichung

Einreibung von Brust und Rücken.

Therapeutische Wirkung

- Atemerleichternd
- Erfrischend und tonisierend
- Schleimlösend und weitend

Klinische Befunde und Symptome

Atemnot mit Schleim- und Sekretbildung.

Klinische Anwendungen

Die Einreibung erfolgt am besten mehrfach täglich in Absprache mit dem Betroffenen. Es können Brust und Rücken, aber auch Hände und Füße eingerieben werden.

Sicherheitshinweise und Kontraindikationen

Der Betroffene muss noch in der Lage sein, den Schleim abzuhusten.

Atemnot 3

Kompressenanwendung

Zusammensetzung

Lavendel	5 Tr.
Olivenöl	ca. 20 ml

Verabreichung

Kompresse zum Auflegen auf die Brust.

Therapeutische Wirkung

- Atemnot lindernd
- Stark entspannend und beruhigend
- Angstlösend
- Schlafanstoßend

Klinische Befunde und Symptome

Atemnot jeder Genese. Häufig sehr wirksam in palliativen Situationen.

Klinische Anwendungen

Zwei Wärmflaschen werden mit heißem Wasser gefüllt. Fünf unsterile Kompressen werden als Stapel mit dem Olivenöl getränkt und in einen Gefrierbeutel gelegt oder in Zelophanfolie gewickelt. Dieses Paket wird zwischen die Wärmflaschen gelegt und für wenige Minuten dort belassen. Dann entnimmt man die Kompressen aus der Folie/dem Beutel und prüft die Wärme. Der ölgetränkte Kompressenstapel sollte sehr warm, aber für die Haut nicht zu heiß sein. Es werden nun fünf Tropfen Lavendelöl daraufgetropft und der Stapel mit dieser Seite auf das Sternum des Patienten gelegt. Abschließend wird die Kompresse mit einem Handtuch abgedeckt. Die Kompresse kann beliebig lange liegen bleiben, da Öl nicht wie Wasser auskühlend wirkt.

Erläuterung

Tatsächlich schlafen viele Patienten nach dieser Kompressenanwendung ein. In der aufkommenden inneren Ruhe führt die Erschöpfung zu einem erholsamen Schlaf. Die Wirkung dieser Kompresse tritt erfahrungsgemäß erstaunlich schnell ein.

Atemnot 4

Beruhigend und angstlösend

Zusammensetzung

Cajeput	3 Tr.
Fichte	5 Tr.
Lavendel	4 Tr.
Neroli	2 Tr.
Rosenextrakt	3 Tr.
Jojobaöl	50 ml

Verabreichung

Einreibung von Brust und Rücken.

Therapeutische Wirkung

- ZNS beruhigend
- Entspannend
- Angstlösend

Klinische Befunde und Symptome

Atemnot mit Angst und Unruhe.

Klinische Anwendungen

Bei Atemnot wird diese Mischung auf Brust oder Rücken einmassiert. Dies hängt auch davon ab, an welcher Stelle man den Patienten am besten erreicht. Auch Einreibungen an Schultern oder Füßen werden als angenehm empfunden und zeigen eine gute Wirkung.

Erläuterung

Gerade bei Atemnot ist es für die helfende Person wichtig, immer handlungsfähig zu bleiben und Sicherheit und Ruhe zu vermitteln. Wenn ein Medikament zur Linderung verabreicht wurde (z. B. Morphin oder Benzodiazepine), kann die Zeit bis zum Wirkungseintritt mit dieser Mischung überbrückt und gelindert werden.

Modifikation

Wenn diese Mischung zu stark duften sollte, kann das Cajeputöl weggelassen und das Fichtenöl um zwei Tropfen reduziert werden.

Atemnot 5

Belebend und weitend

Zusammensetzung

Ackerminze	3 Tr.
Grapefruit	5 Tr.
Myrte grün	4 Tr.
Weißtanne	2 Tr.
Jojobaöl	50 ml

Verabreichung

Einreibung von Brust und Rücken.

Therapeutische Wirkung

- Lungenpflegend
- Schleimlösend
- Krampflindernd
- Weitend

Klinische Befunde und Symptome

Atemnot mit Verschleimung und Husten.

Klinische Anwendungen

Bei aufkommender Atemnot oder präventiv werden Brust und Rücken zwei- bis mehrmals täglich mit dieser Mischung eingerieben.

13.3 Geruchsbekämpfung

Siehe auch Kapitel 10.1.3 (Raumhygiene).

Wirksame Öle Eucalyptus citriodora, Geranie, Lavandin, Lavendel, Lemongrass, Palmarosa, Pfefferminze, Rosmarin (ct. cineol und ct. campher), Thymian ct. linalool, Weißtanne, Zitrone.

Geruchsbekämpfung 1

Stark wirksame Mischung

Zusammensetzung

Lavendel fein	3 Tr.
Rosmarin ct. campher	3 Tr.

Verabreichung

Raumbeduftung über Kompresse.

Therapeutische Wirkung

- Geruchsüberdeckend
- Raumerfrischend
- Desinfizierend

Klinische Befunde und Symptome

Üble Gerüche von Fäkalien, Körpergeruch oder Malodor bei Tumorerkrankungen.

Klinische Anwendungen

Die etherischen Öle werden auf die Kompresse getropft und die Kompresse aufgefaltet im Raum aufgehängt. Je nach Raumgröße können auch zwei bis drei Kompressen verwendet werden. Zuvor und abschließend kann gründlich gelüftet werden.

Erläuterung

Die Öle in dieser Kombination überdecken sehr effektiv schlechte Krankenhausgerüche. Bei extrem starken Gerüchen empfiehlt es sich manchmal, den leeren Raum massiv zu überbeduften, danach lange zu lüften und eventuell zum Abschluss noch eine der genannten Kompressen aufzuhängen. Bald danach kann das Zimmer wieder belegt werden.

Modifikationen

Es eignet sich jeder Chemotyp des Rosmarins, wenn ct. campher gerade nicht verfügbar ist.

Die Mischung kann regelmäßig variiert und durch andere etherische Öle ergänzt werden. So wird vermieden, dass mit diesem Duft unangenehme Erinnerungen verbunden werden.

Geruchsbekämpfung 2

Mischung für die Duftlampe

Zusammensetzung

Lavandin	2 Tr.
Petitgrain	1 Tr.
Weißtanne	2 Tr.

Verabreichung

Raumbeduftung über Duftlampe.

Therapeutische Wirkung

- Geruchsüberdeckend
- Raumerfrischend
- Desinfizierend

Klinische Befunde und Symptome

Üble Gerüche aller Art, die im klinischen Bereich auftreten.

Klinische Anwendungen

Etherische Öle nach Anleitung in die elektrische Duftlampe geben und den Raum beduften. Lüften (davor und danach) nicht vergessen.

Erläuterung

Gerade bei älteren Patienten und Tumorerkrankungen sollten süße Gerüche vermieden werden. Diese verschlimmern die Gerüche oft noch. Frische, klare und würzige Düfte wirken meist am effektivsten. Es muss oft experimentiert werden, da nicht jeder Duft auch jedes Mal gegen einen anderen Geruch wirkt.

Geruchsbekämpfung 3

Raumspray

Zusammensetzung

Eucalyptus citriodora	10 Tr.
Lavandin	20 Tr.
Lemongrass	20 Tr.
Rosmarin ct. cineol	30 Tr.
Ethanol 90 %	70 ml
Rosenhydrolat	30 ml

Verabreichung

Raumbeduftung über Raumspray.

Therapeutische Wirkung

- Klärend und erfrischend
- Schlechte Gerüche überdeckend
- Desinfizierend

Klinische Befunde und Symptome

Üble Gerüche aller Art.

13

Klinische Anwendungen

Alle Bestandteile werden in eine 100-ml-Sprühflasche gegeben und kurz geschüttelt. Das Raumspray wird in Räumen verwendet, die durch anhaltende schlechte Gerüche belastet sind. Je nach Raumgröße genügen in der Regel zwei bis vier Sprühstöße im Raum verteilt.

Erläuterung

Raumsprays sind besonders leicht anzuwenden, da sie kein Medium mehr benötigen und sich ihre Wirkung augenblicklich entfaltet.

Kommentar der Autoren

Vorsicht bei der Verwendung von Alkohol, da Alkoholabhängige betroffen werden könnten. Es genügt oft, nur die etherische Ölmischung im Raum zu versprühen. Besonders der Zitroneneukalyptus ist sehr wirkungsvoll.

Geruchsbekämpfung 4

Geruchshemmende Kompresse

Zusammensetzung

Cajeput	3 Tr.
Lemongrass	2 Tr.

Verabreichung

Raumbeduftung über Kompresse.

Therapeutische Wirkung

- Klärend und erfrischend
- Schlechte Gerüche überdeckend
- Gute Infektionsprophylaxe in der Erkältungszeit

Klinische Befunde und Symptome

Muffige Luft in Räumen, schlechte Gerüche aller Art, die sich durch Lüften allein nicht beseitigen lassen.

Klinische Anwendungen

Die Kompresse wird mit den etherischen Ölen betropft und im Raum ausgelegt oder aufgehängt. Zuvor und danach lüften.

Geruchsbekämpfung 5

Mischung für stark riechende Wunden

Zusammensetzung

Cajeput	3 Tr.
Zimtrinde	3 Tr.

Verabreichung

Auftropfen auf Verbände von übel riechenden Wunden.

Therapeutische Wirkung

Geruchsüberdeckend.

Klinische Befunde und Symptome

Übel riechende Wunden, die den Verband durchdringen und den Raum mit ihrem Geruch erfüllen.

Klinische Anwendungen

Nach dem Verbandswechsel werden die etherischen Öle auf den Verband aufgetropft und je nach Lokalisation ggf. zum Schutz mit einer trockenen Kompresse abgeklebt.

Erläuterung

Übel riechende Wunden können den Patienten von seinem Umfeld isolieren. Daher ist kreative Hilfe von unschätzbarem Wert.

Modifikation

Es kann auch Eucalyptus citriodora statt Zimtblatt verwendet werden.

Zusätzlich wirksame Öle

Auch Lavandin und Nadelöle haben sich bewährt.

Kommentar der Autoren

Zitroneneukalyptus ist auch hier das beste Öl, es ist stark geruchsbindend und angenehm frisch und kühl duftend.

Geruchsbekämpfung 6

Wundhonig für stark riechende Wunden

Zusammensetzung

Cajeput	1 ml
Teebaum	2 ml
Zimtrinde	1 ml
Steriler Honig	15 ml

Verabreichung

Wundbehandlung durch direktes Auftragen.

Therapeutische Wirkung

- Antiseptisch
- Geruchshemmend
- Heilungsfördernd

Klinische Befunde und Symptome

Besonders exulzerierende Tumoren neigen zu einem starken, fauligen Geruch. Dieser füllt den Raum und erschwert die pflegerische Arbeit, aber auch den Beistand von Freunden und Angehörigen. Sich zersetzendes Gewebe und eine mikrobielle Besiedelung liegen der Geruchsbildung zugrunde.

Klinische Anwendungen

Die Mischung wird einmal täglich dünn mit einem Spatel auf die Wunde aufgetragen und mit Kompressen bedeckt. Abschließend wird der Wundverband wie gewohnt fixiert. Diese Anwendung bewirkt eine schnellere Heilung und extreme Geruchsminderung.

13.4 Handmassage

Handmassage 1

Stimmungshebend und entspannend

Zusammensetzung

Grapefruit	2 Tr.
Lavendel	2 Tr.
Sandelholz	2 Tr.
Ylang-Ylang	1 Tr.
Zedernholz	4 Tr.
Jojobaöl	50 ml

Verabreichung

Handmassage in der Sterbebegleitung.

Therapeutische Wirkung

- Ganzheitlich beruhigend
- Angstlösend
- Schlaffördernd

Klinische Befunde und Symptome

Sterbeprozess mit unruhigen Zuständen und sichtbarer Angst.

Klinische Anwendungen

Wann immer Gelegenheit ist und die Symptomatik im Sterbeprozess sichtbar wird, werden eine oder beide Hände des Sterbenden sanft mit der Mischung gestrichen und berührt. Es empfiehlt sich, die Hände nicht fest zu halten, sondern Freiraum für Eigenbewegung zu gewähren.

Erläuterung

Handmassagen sind in der Sterbebegleitung sehr effektiv. Sie vermitteln Nähe und Beistand.

Handmassage 2

Zentrierend und erdend

Zusammensetzung

Rosenextrakt	2 Tr.
Sandelholz	5 Tr.
Zedernholz	4 Tr.
Jojobaöl	50 ml

Verabreichung

Einreibung der Hände.

Therapeutische Wirkung

- Angstlösend
- Entspannend

Klinische Befunde und Symptome

Die Mischung kann bei ängstlichen und ruhelosen Patienten in palliativen Situationen angewendet werden. Nicht nur bei der Sterbebegleitung, sondern schon lange vorher kann die Mischung bei schweren Krankheiten sinnvoll eingesetzt werden.

Klinische Anwendungen

Regelmäßige Massagen der Hände, ohne bestimmte Zeitintervalle.

Handmassage 3

Seelisch stärkend

Zusammensetzung

Angelika	3 Tr.
Litsea cubeba	4 Tr.
Rosmarin ct. cineol	3 Tr.
Mandelöl	50 ml

Verabreichung

Einreibung der Hände.

Therapeutische Wirkung

- Seelisch stärkend
- Aktivierend
- Entspannend und kräftigend

Klinische Befunde und Symptome

Palliative Situationen mit mangelnder seelischer Energie und emotionaler Erschöpfung. Lethargie und innerer Rückzug prägen die Tage.

Klinische Anwendungen

Einreibungen der Hände ohne festes Intervall. Die Zeit für die Anwendung wird dem wahrgenommenen Tageshoch des Betroffenen angepasst.

Erläuterung

Durch den Rückzug von der Umwelt nimmt sich der Betroffene evtl. die Möglichkeit, Trost zu empfangen. Natürlich muss der Rückzug zugelassen werden, aber viele Betroffene sind froh und dankbar, wenn man ihnen Wege aus der schläfrigen Isolation weist und sie sich kräftig und wach genug fühlen, um noch mit der Umwelt zu kommunizieren.

Handmassage 4

Sinnlich und tröstend

Zusammensetzung

Benzoe	2 Tr.
Oud 1 %	1 Tr.
(Rosenholz) oder Linaloeholz oder Ho-Blätter	5 Tr.
Mandelöl	30 ml

Verabreichung

Handmassage.

Therapeutische Wirkung

- Nervosität beruhigend
- Seelisch entspannend und tröstend
- Meditativ

Klinische Befunde und Symptome

Chronische Krankheit und Gedanken an die eigene Endlichkeit haben einen auszehrenden und zermürbenden Einfluss auf das seelische Gleichgewicht. Handmassagen mit etherischen Ölen als Wirksubstanz können über unbewusste Prozesse das seelische Gleichgewicht verbessern.

Klinische Anwendungen

Die Hände mehrmals täglich mit der Ölmischung massieren.

13.5 Mundpflege

Siehe auch Kapitel 6.5 (Mundschleimhautläsionen), Kapitel 11.8 (Stomatitis) und Kapitel 16.2 (Stomatitis [Soor]).

Wirksame Öle Bitterorange, Ingwer, Kardamom, Limette, Myrrhe, Nelke, Niaouli, Pfefferminze, Rosendestillat, Rosenextrakt, Sanddorn, Teebaum, Zitrone.

Fettes Trägeröl Mandelöl.

Hydrolate Pfefferminzwasser, Rosenwasser, Teebaumwasser.

Mundpflege 1

Heilendes, antivirales Mundpflegeöl

Zusammensetzung

Bitterorange	2 Tr.
Limette	1 Tr.
Niaouli	1 Tr.
Sanddorn	5 Tr.
Mandelöl	20 ml

Verabreichung

Anwendung als Mundpflegeöl.

Therapeutische Wirkung

- Gegen Soor wirksam
- Schleimhautschützend
- Heilungsfördernd
- Antiviral
- Mundpflegend

Klinische Befunde und Symptome

Pflegebedürftige Mundhöhle mit Borken und Soor sowie Schmerzen.

Klinische Anwendungen

Diese Mischung kann beliebig oft zur Pflege des Mundes angewendet werden. Watteträger mit großem Kopf in Wasser oder Tee tauchen und dann mit dem Mundpflegeöl benetzen. Mit dem Watteträger kann dann die Mundhöhle ausgewischt werden. Auch um den Finger gewickelte Kompressen mit Wasser oder Tee und Öl eignen sich sehr gut. Durch ihre rauere Struktur lassen sich Borken und Beläge sehr gut entfernen.

Erläuterung

Das Mandelöl hat keinen nennenswerten Geschmack, pflegt aber hervorragend die Mundschleimhaut und ist der ideale Träger für etherische Öle. In der richtigen Konzentration wird das Aroma der etherischen Öle als angenehm empfunden. Gerade Citrusöle haben den Vorteil des frischen Aromas und der Anregung der Speicheldrüsen ohne die Fruchtsäure, die oft auf wunder Schleimhaut brennt.

Mundpflege 2

Erfrischendes, heilendes Mundpflegeöl

Zusammensetzung

Bitterorange	2 Tr.
Pfefferminze	2 Tr.
Rosendestillat	1 Tr.
Sanddorn	4 Tr.
Mandelöl	20 ml

Verabreichung

Pflege der Mundhöhle mit Kompresse oder Watteträger.

Therapeutische Wirkung

- Schleimhautregenerierend und -schützend
- Atemerfrischend
- Borken lösend

Klinische Befunde und Symptome

Trockene und borkig belegte Mundschleimhaut mit üblem Atem.

Klinische Anwendungen

Diese Mischung kann beliebig oft mit einem Watteträger oder einer Kompresse zur Reinigung der Mundhöhle verwendet werden.

Erläuterung

Pfefferminzöl eignet sich sehr gut bei schlechtem Atem.

Mundpflege 3

Mundpflegebutter

Zusammensetzung

Bitterorange	3 Tr.
Ingwer	1 Tr.
Pfefferminze	1 Tr.
Rosenextrakt	1 Tr.
Sanddorn	7–8 Tr.
Butter	40 g
Honig	½ TL

Verabreichung

Mundpflege mit Kompresse oder Watteträger.

Therapeutische Wirkung

- Borken lösend
- Gegen Brechreiz und Übelkeit
- Schleimhautpflegend und -regenerierend
- Speichel anregend

Klinische Befunde und Symptome

Sehr trockene Mundhöhle, Borken und Beläge, geringer Speichelfluss.

Klinische Anwendungen

Zur Anwendung werden Watteträger mit großem Kopf in Tee oder Wasser getränkt. Damit nimmt man eine erbsengroße Menge der Mundpflegebutter auf und bestreicht und reinigt damit die Mundhöhle. Auch Kompressen können benutzt werden. Die Anwendung erfolgt beliebig oft.

Zur Herstellung die Butter handwarm werden lassen, ohne sie zu schmelzen. Die restlichen Bestandteile werden gründlich untergerührt, bis eine homogene Masse entsteht.

Erläuterung

Die Mundpflegebutter kann auch in Pralinen- oder Eiswürfelförmchen aus Silikon gegeben und dann eingefroren werden. So ist sie jederzeit verfügbar.

Modifikationen

So wirksam und wertvoll die Rose auch ist, manche Menschen kennen den Geschmack nicht und empfinden ihn als unangenehm. Manchmal empfiehlt es sich, die Rose einfach wegzulassen. Die Rezeptur kann noch weiter verändert werden. Am besten angenommen werden Citrusöle, da diese verdünnt am besten schmecken. So kann man auf 20 g Butter 2 Tr. Bitterorange, 1 Tr. Zitrone, ¼ TL Honig und ein paar Tropfen Sanddornfruchtfleischöl geben. Diese Mischung ist geschmacklich eine der besten.

Mundpflege 4

Mundspülung

Zusammensetzung

Mischung 1	
Kardamom	1 Tr.
Myrrhe	2 Tr.
Nelke	1 Tr.
Teebaum	16 Tr.
Mischung 2	
Kardamom	5 Tr.
Myrrhe	10 Tr.
Nelke	5 Tr.
Teebaum	80 Tr.
Lösungsvermittler Mulsifan	10%

Verabreichung

Anwendung als Zahnpflegemischung oder Gurgellösung sowie zur Pflege der Mundhöhle mit einer Kompresse oder mit einem Watteträger.

Therapeutische Wirkung

- Stark antiseptisch und desinfizierend
- Antimykotisch
- Schleimhautpflegend
- Schmerzlindernd
- Heilungsfördernd

Klinische Befunde und Symptome

Mundpflege bei starkem Mundgeruch sowie geschädigter und infizierter Mundschleimhaut.

13

Klinische Anwendungen

Einige Tropfen der *Mischung 1* können zur täglichen Zahnpflege auf die Zahnbürste gegeben werden. Für die Mundspülung werden die etherischen Öle von *Mischung 2* mit dem Lösungsvermittler vermischt und einige Tropfen davon ins Mundwasser gegeben. Nach der Zahnpflege wird damit gegurgelt. Mit dieser Lösung kann auch mehrfach täglich die Mundpflege durchgeführt werden. Dabei können Kompressen oder Watteträger mit großem Kopf benutzt werden.

13.6 Schleimlösend

Wirksame Öle Anis, Cajeput, Eucalyptus globulus, Fenchel, Kiefer, Myrrhe, Myrte grün, Sandelholz, Thymian ct. thymol, Zimtrinde.

Fette Trägeröle Johanniskrautmazerat (Rotöl), Mandelöl, Sesamöl.

Zusammensetzung

Anis	3 Tr.
Cajeput	5 Tr.
Myrte	4 Tr.
Thymian ct. thymol	2 Tr.
Zimtrinde	2 Tr.
Johanniskrautmazerat (Rotöl)	50 ml

Verabreichung

Einreibung von Brust und Rücken.

Therapeutische Wirkung

- Schleimlösend
- Erwärmend
- Entspannend
- Antiviral

Klinische Befunde und Symptome

Unangenehme Verschleimung, auch bei grippalen Infekten mit Kälteempfindlichkeit.

Klinische Anwendungen

Zwei- bis dreimal täglich werden Brust und Rücken mit der Mischung eingerieben. Bei Bedarf kann eine sanfte Wärmequelle aufgelegt werden.

Erläuterung

Die wärmende Wirkung der Mischung wird als sehr angenehm empfunden, wenn die Zwischenrippenmuskulatur vom Husten schmerzt. Zudem löst sich der Schleim dann leichter.

13.7 Schluckstörungen

Zusammensetzung

Limette	2 Tr.
Rosenextrakt	1 Tr.
Mandelöl	20 ml

Verabreichung

Mundpflege mit Kompresse oder Watteträger.

Therapeutische Wirkung

- Speichelfluss regulierend
- Trockene Mundschleimhaut pflegend
- Borken lösend und heilungsfördernd

Klinische Befunde und Symptome

Schluckstörungen jeder Genese, v.a. in der finalen Lebensphase. Durch Nahrungskarenz ausgetrocknete Mundschleimhaut mit Neigung zu Borkenbildung und Läsionen. Quälende Mundtrockenheit.

Klinische Anwendungen

Zuerst wird der Mund, sofern Rosenaroma vertragen wird, mit Rosenwasser ausgespült, um die Schleimhaut zu befeuchten und schmerzendes Zahnfleisch zu beruhigen. Dann die Ölmischung mit einem Watteträger oder einer Kompresse aufnehmen und den Mund damit ausreiben. Nach einiger Zeit lösen sich dann auch hartnäckige Borken von der Mundschleimhaut.

13.8 Schmerzen

Siehe auch Kapitel 11.7 (Schmerzen bei Tumorerkrankungen) und Kapitel 15 (Schmerzbehandlung).

Wirksame Öle Basilikum, Benzoe, Bergamotte, Grapefruit, Ingwer, Lavendel, Limette, Majoran, Muskatnuss, Patchouli, Pfefferminze, Rosenextrakt, Rosmarin ct. cineol, Tonka, Wacholderbeere, Weihrauch, Weißtanne, Wintergrün, Ylang-Ylang.

Fette Trägeröle Avocadoöl, Johanniskrautmazerat (Rotöl), Jojobaöl, Mandelöl.

Schmerzen 1

Bei chronischen Schmerzen

Zusammensetzung

Bergamotte	4 Tr.
Grapefruit	4 Tr.
Rosenextrakt	2 Tr.
Tonka	2 Tr.
Ylang-Ylang	1 Tr.
Jojobaöl	50 ml

Verabreichung

Äußerliche Anwendung als Einreibung.

Therapeutische Wirkung

- Antidepressiv
- Seelisch entspannend
- Zentralnervös schmerzwirksam

Klinische Befunde und Symptome

Chronische Schmerzen mit lebensverändernder Wirkung. Gestörtes Lebensgefühl mit depressiven Zügen.

Klinische Anwendungen

Die Mischung sollte ein- bis dreimal täglich eingerieben werden. Dabei wird v.a. der Schmerzort bedacht. Da diese Mischung jedoch besonders im Gehirn auf Neurotransmitterebene wirkt, können auch Schultern, Nacken, Schläfen, Füße und Hände damit massiert werden. Die Mischung sollte regelmäßig über Wochen angewendet werden, damit sie voll zur Wirkung kommt.

Erläuterung

Chronische Schmerzen verändern das Erleben der Wirklichkeit und des Körpers. Der Schmerz kann oft nicht mehr über den Körper beeinflusst werden. Durch eine Stabilisierung der Persönlichkeit und Stärkung der Gestimmtheit kann der chronische Schmerz in eine Randzone des Bewusstseins verdrängt werden.

Schmerzen 2

Wärmende Einreibung

Zusammensetzung

Benzoe	2 Tr.
Ingwer	2 Tr.
Majoran	3 Tr.
Muskatnuss	3 Tr.
Patchouli	2 Tr.
Wacholderbeere	3 Tr.
Johanniskrautmazerat (Rotöl)	20 ml
Mandelöl	30 ml

Verabreichung

Einreibung der schmerzenden Körperbereiche.

Therapeutische Wirkung

- Entspannend
- Erwärmend
- Schmerzlindernd
- Erdend
- Lösend

Klinische Befunde und Symptome

Chronische und akute Schmerzen mit Verspannungen, Schonhaltung und Stress.

Klinische Anwendungen

Diese Mischung wird dreimal täglich in den schmerzenden Körperteil einmassiert.

Schmerzen 3

Belebend und lindernd

Zusammensetzung

Grapefruit	4 Tr.
Limette	3 Tr.
Rosmarin ct. cineol	3 Tr.
Weißtanne	4 Tr.
Wintergrün	4 Tr.
Avocadoöl	50 ml

Verabreichung

Äußerliche Anwendung als Einreibung.

Therapeutische Wirkung

- Schmerzstillend
- Durchblutungsfördernd
- Entzündungshemmend

Klinische Befunde und Symptome

Schmerzen mit entzündlicher Komponente, oft begleitet von Verspannungen und Bewegungseinschränkungen, Knochen- und Weichteilschmerzen.

Klinische Anwendungen

Diese Mischung wird in Massagen und Einreibungen verwendet, die ein- bis mehrfach täglich angewendet werden können. Gerade Knochen- und Weichteilschmerzen reagieren gut auf diese Mischung. Sie eignet sich sehr gut für Massagen bei Rückenschmerzen.

13.9 Sterbebegleitung

Sterbebegleitung 1

Entspannend und angstlösend

Zusammensetzung

Lavendel	3 Tr.
Mandarine rot	3 Tr.
Rosenextrakt	2 Tr.
Zedernholz	2 Tr.
Jojobaöl	50 ml

Verabreichung

Einreibung an Händen, Füßen, Brust oder Rücken.

Therapeutische Wirkung

- Angstlösend
- Nervosität beruhigend
- Schlaffördernd

Klinische Befunde und Symptome

Motorische oder seelische Unruhe in der Sterbephase.

Klinische Anwendungen

Einreibungen in der Sterbephase richten sich nach dem Zustand des Sterbenden. Wann immer der Bedarf besteht, kann eine Einreibung zu jeder Tages- und Nachtzeit vorgenommen werden. Einreibungen können an den Händen, den Füßen, der Brust oder dem Rücken erfolgen.

Erläuterung

Je weiter sich der Mensch im Sterbeprozess befindet, umso näher am Körperstamm sollte die Einreibung stattfinden, da sich das Bewusstsein oft aus der Peripherie des Körpers zurückzieht.

Zusätzliche Rezeptur

Die folgende Mischung kann in der Duftlampe verwendet werden oder ein bis zwei Tropfen davon auf einem Taschentuch oder einer Kompresse zum trockenen Inhalieren (▶ Teil II, Kap. 3.3.1) benutzt werden: 2 ml Lavendel, 2 ml Rosenextrakt und 1 ml Zedernholz.

Kommentar der Autoren

Einige Tropfen der Mischung können auf die Innenseite der Hände gegeben werden. Eine unwillkürliche Reaktion ist meist, dass der Patient die Hände zum Gesicht führt und dabei die Mischung nasal aufnimmt.

Sterbebegleitung 2

Umhüllend, tröstend und angstlösend

Zusammensetzung

Benzoe	1 Tr.
Champaca	1 Tr.
Jasmin	1 Tr.
Tolu	1 Tr.
Ylang-Ylang	1 Tr.
Zedernholz	2 Tr.
Jojobaöl	50 ml

Verabreichung

Äußerliche Anwendung als Einreibung.

Therapeutische Wirkung

- Nerven entspannend
- Seelisch stark tröstend
- Beruhigend
- Einhüllend und angstlösend

Klinische Befunde und Symptome

Starke emotionale Getriebenheit mit Todesangst, erkennbar an körperlicher Unruhe und Angstmimik. Ungelöste Lebensthemen und innere Widerstände quälen den Betroffenen merklich.

Klinische Anwendungen

Die Einreibungen können intuitiv am ganzen Körper stattfinden und je nach Befinden mehrfach täglich angewendet werden.

Erläuterung

Die Kommunikation am Lebensende kann auf vielfältige Weise eingeschränkt sein. Nicht nur Bewusstseinsverlust oder Schwäche beeinträchtigen den Kontakt. Die Ängste entstehen oft so tief im Menschen, dass sie dem Verstand unzugänglich bleiben. Aromapflegerische Maßnahmen entfalten hier begleitend eine sehr gute Wirkung.

Sterbebegleitung 3

Beruhigend und erdend

Zusammensetzung

Benzoe	2 Tr.
Kamille römisch	3 Tr.
Rosenextrakt	3 Tr.
Jojobaöl	50 ml

Verabreichung

Einreibung an Gesicht, Stirn, Wangen, Händen oder Füßen.

Therapeutische Wirkung

- Umhüllend und schützend
- Nervosität beruhigend
- Seelisch stabilisierend
- Schlaffördernd

Klinische Befunde und Symptome

Schlechte geistige Orientierung, Sterbephase mit Unruhe, Angst und verwirrter Untröstlichkeit.

Klinische Anwendungen

In der Sterbephase stehen sanfte und gefühlvolle Einreibungen im Vordergrund. Streichungen des Gesichts, der Stirn, der Wangen, der Hände oder Füße wirken sich beruhigend aus. Im Bedarfsfall wird diese Mischung zu jeder Tages- oder Nachtzeit angewendet. Auch Angehörige lassen sich oft gerne anleiten, diese Einreibungen durchzuführen.

Sterbebegleitung 4

Erhebend und beruhigend

Zusammensetzung

Bergamotte	3 Tr.
Jasmin	1 Tr.
Orange	3 Tr.
Weihrauch	2 Tr.
Jojobaöl	50 ml

Verabreichung

Einreibung an Händen, Füßen, Gesicht und Schultern.

Therapeutische Wirkung

- Schlafanstoßend
- Nervosität beruhigend
- Angstlösend

Klinische Befunde und Symptome

Sterbephase mit getrübter Wahrnehmung und nervöser Unruhe, Ruhelosigkeit bis Angst, motorische Unruhe, Angst vor dem Alleinsein.

Klinische Anwendungen

Einreibungen an Füßen und Händen wirken sich besonders gut aus. Auch Gesicht und Schultern bieten sich an. Der Duft dieser Mischung wirkt sich auch positiv auf ein allzu nervöses Umfeld und die Angehörigen aus.

Erläuterung

Weihrauch und Jasmin sind neben Rose und Neroli wichtige Öle in der Begleitung Sterbender. Sie befinden sich in dieser letzten Lebensphase oft in extremen psychischen Zuständen und reagieren häufig beeindruckend schnell mit innerer Entspannung auf die Anwendung etherischer Öle.

Sterbebegleitung 5

Ganzheitlich wirksame Einreibung

Zusammensetzung

Neroli	3 Tr.
Rosenextrakt	3 Tr.
Jojobaöl	50 ml

Verabreichung

Äußerliche Anwendung als Einreibung.

Therapeutische Wirkung

- Vertrauensvolles Loslassen ermöglichend
- Seelisch entspannend
- Förderlich und lösend im Sterbeprozess
- Angstlösend
- Antidepressiv

Klinische Befunde und Symptome

Sämtliche emotionalen Probleme in der Sterbephase: Unruhe, Angst und Trauer. Diese Mischung ist v.a. dann angezeigt, wenn sich das Sterben sehr lange hinzieht und keinen guten Ausgang findet. Es kann so wirken, als ob der Sterbende sich aus Furcht vor dem Tod am Leben hält und sehr stark leidet. In diesem Fall kann es nach einer Einreibung mit dieser Mischung rasch zu einem entspannten Versterben kommen. Sie wirkt sich auch sehr gut auf das Umfeld und die Angehörigen aus.

Klinische Anwendungen

Einreibungen aller Art und zu jeder Zeit, vor allem körperstamm- und gesichtsnah.

13

Erläuterung

Rose und Neroli haben sich unzählige Male in der palliativen Pflege in herausfordernden Situationen bewährt. Es handelt sich mitunter um die wichtigsten Öle in der Sterbephase.

Kommentar der Autoren

Hier wirkt v.a. die unverdünnte Mischung Wunder. Oft reicht es aus, je einen Tropfen Rose und Neroli auf die Innenseite der Hände zu geben oder ein geknülltes Papiertaschentuch neben den Kopf des Patienten zu legen. Wir nennen diese Mischung das *„Loslassöl"*. Auch sehr wirkungsvoll und hilfreich für die Verwandten und Freunde, denn diese Menschen müssen ja auch loslassen.

13.10 Unruhe und Angst

Wirksame Öle Angelikawurzel, Basilikum, Bergamotte, Benzoe, Grapefruit, Ho-Blätter, Jasmin, Kamille römisch, Lavendel, Linaloeholz, Melisse, Muskatellersalbei, Narde, Neroli, Orange, Oud, Rosendestillat, Rosenextrakt, (Rosenholz), Sandelholz, Vetiver, Wacholderbeere, Weihrauch, Zedernholz.

Fette Trägeröle Jojobaöl, Mandelöl.

Unruhe und Angst 1

Stärkend und ausgleichend

Zusammensetzung

Bergamotte	4 Tr.
Lavendel fein	4 Tr.
Narde	2 Tr.
Orange	2 Tr.
Jojobaöl	50 ml

Verabreichung

Einreibung von Brust und Händen.

Therapeutische Wirkung

- Antidepressiv
- Angstlösend
- Nervosität beruhigend
- Seelisch stärkend

Klinische Befunde und Symptome

Ängstlichkeit und Nervosität. Ständige innere Anspannung, wie in Erwartung einer bösen Nachricht oder eines schlimmen Ereignisses.

Klinische Anwendungen

Einreibungen mit dieser Mischung sollten mehrmals täglich erfolgen. Zuletzt abends, um den Duft mit in den Nachtschlaf zu nehmen. Es sollten v.a. Brust und Hände eingerieben werden. Für den Tag können die Hände wie mit einer Handcreme eingerieben werden, um den Duft wirken zu lassen.

Erläuterung

„Angst" leitet sich vom indogermanischen „anghu" ab, was „Enge" bedeutet. Daher sollte bei Angstzuständen eine weitende Einreibung der Brust nicht fehlen. Diese löst die körperliche Wahrnehmung der

Angst allmählich, die etherischen Öle wirken über das zentrale Nervensystem.

Zusätzlich wirksame Öle

Oft genügt schon ein Tropfen Neroliöl zur trockenen Inhalation, um Angst zu lindern.

Kommentar der Autoren

Angst ist ein Gefühl, das aus dem Unbewussten emporsteigt (wie alle Gefühle übrigens). Die Wirkung etherischer Öle auf die Psyche findet ebenfalls im Unbewussten (im limbischen System) statt (▶ Teil I, Kap. 1.4). Meist reagieren verängstigte Menschen sehr schnell und gut auf etherische Öle, da in diesem Zustand die rationalen Funktionen abgeschwächt sind.
Wichtig sind die in den Citrusölen enthaltenen Stoffe wie Methylanthranilat (ein Aminosäureester), die besonders angstlösend und antidepressiv wirken. Bei der Beschreibung der physiologischen Wirkungen im vorderen Teil des Buchs wird gezeigt, dass einige Öle wie Lavendel (▶ Teil II, Kap. 1.1.1) im limbischen System die Ausschüttung des Neurotransmitters Serotonin auslösen, ein besonders starker Angstlöser mit stark antidepressivem Effekt und starkem Wohlgefühl.

Unruhe und Angst 2

Seelisch stärkend

Zusammensetzung

Angelikawurzel	3 Tr.
Benzoe	2 Tr.
Rosenextrakt	3 Tr.
Jojobaöl	50 ml

Verabreichung

Einreibung von Brust, Schultern, Schläfen und Händen.

Therapeutische Wirkung

- Angstlösend
- Vertrauen schaffend
- Seelisch tröstend

Klinische Befunde und Symptome

Unsicherheit mit Angst vor augenscheinlich unüberwindbaren Situationen bei genereller Verzagtheit. Mangelndes Selbstvertrauen, das sich im Leben immer wieder als Hemmnis erweist.

Klinische Anwendungen

Einreibungen der Brust und der Schultern am Morgen und am Abend, auch Schläfen und Hände eignen sich.

Unruhe und Angst 3

Stresslösend und beruhigend

Zusammensetzung

Basilikum	1 Tr.
Kamille römisch	3 Tr.
Neroli	4 Tr.
Weihrauch	2 Tr.
Jojobaöl	50 ml

Verabreichung

Einreibung von Brust, Schultern und Füßen, trockene Inhalation durch Auftropfen auf den Handrücken.

Therapeutische Wirkung

- Selbstvertrauen stärkend
- Angstlösend
- Nervosität beruhigend
- Schlaffördernd

13

Klinische Befunde und Symptome

Vorrangig nervöse Angststörungen, innere Unruhe und mangelndes Vertrauen in die eigenen Stärken.

Klinische Anwendungen

Mehrfach täglich sollten Einreibungen erfolgen, um das Vegetativum zu beruhigen und das Selbstvertrauen zu stärken. Im Bedarfsfall können die Handrücken zur trockenen Inhalation benetzt werden. Vor allem morgens und abends sollten Brust, Schultern und Füße eingerieben werden.

Unruhe und Angst 4

Nervosität ausgleichend

Zusammensetzung

Kamille römisch	3 Tr.
Vetiver	3 Tr.
Wacholderbeere	3 Tr.
Weihrauch	3 Tr.
Zedernholz	3 Tr.
Jojobaöl	40 ml

Verabreichung

Äußerliche Anwendung als Einreibung.

Therapeutische Wirkung

- Angstlösend
- Nervosität beruhigend
- Seelisch kräftigend

Klinische Befunde und Symptome

Ruhelose Angst mit Symptomen wie Überaktivität, Schwitzen, Zittern, Herzklopfen, Schwindelanfällen, Magenbeschwerden und vegetativen Symptomen.

Klinische Anwendungen

Die Einreibungen können dreimal täglich präventiv erfolgen oder aber symptomatisch bei Auftreten der Beschwerden. Die Einreibungen sollten an die Möglichkeiten und das persönliche Empfinden des Patienten angepasst werden. Oberarme, Hände, Rücken und Nacken eignen sich gut.

Unruhe und Angst 5

Duftmischung zum Aufrichten

Zusammensetzung

Grapefruit	8 Tr.
Jasmin	1 Tr.
Muskatellersalbei	8 Tr.
Rosenextrakt	3 Tr.

Verabreichung

Raumbeduftung über Duftlampe und trockene Inhalation über Taschentuch.

Therapeutische Wirkung

- Antidepressiv
- Angstlösend
- Nervosität beruhigend

Klinische Befunde und Symptome

Seelische Niedergeschlagenheit mit Ruhelosigkeit, Verzagtheit und Angst.

Klinische Anwendungen

Einen Tropfen der Mischung auf ein Taschentuch geben und über den Tag immer wieder daran riechen. Auch in eine Duftlampe können zwei bis vier Tropfen gegeben werden.

Modifikationen

Alternativ können die etherischen Öle in 50 ml Mandelöl gegeben werden, um mit diesem Körperöl eine Handmassage durchzuführen. Die Mischung kann auch als Badeöl verwendet werden. Hierzu werden zehn Tropfen der Mischung mit ca 30 ml Milch in einem verschließbaren Gefäß verschüttelt und ins Badewasser gegeben.

Unruhe und Angst 6

Beruhigende Einreibung

Zusammensetzung

Benzoe	1 Tr.
Orange	5 Tr.
Rosenextrakt	1 Tr.
Zedernholz	2 Tr.
Mandelöl	30 ml

Verabreichung

Einreibung der Hände und Füße.

Therapeutische Wirkung

- Tröstend und beruhigend
- Angstlösend
- Nervosität entspannend

Klinische Befunde und Symptome

Nervöse Unruhe und Angst.

Klinische Anwendungen

Bei Bedarf werden Hand- und Fußmassagen durchgeführt.

Unruhe und Angst 7

Zum Loslassen

Zusammensetzung

Lavendel	2 Tr.
Rosenextrakt	1 Tr.

Verabreichung

Trockene Inhalation über Kompresse.

Therapeutische Wirkung

- Stark angstlösend
- Tief entspannend
- Stimmungsstabilisierend

Klinische Befunde und Symptome

Angst und Verzagtheit bis hin zu Depression und Todesangst, ausgelöst durch die Konfrontation mit Leid, Krankheit und Sterben.

Klinische Anwendungen

Lavendel und Rose auf ein Taschentuch geben und im Umfeld der betroffenen Person auslegen. Regelmäßig das Taschentuch zum Gesicht führen und den Duft inhalieren lassen. Zur Nacht das Taschentuch auf die Brust legen.

Erläuterung

Je finaler die Lebensphase, desto eher ist von der Raumbeduftung mit Duftlampen abzuraten und stattdessen eher die Einreibung und die trockene Inhalation anzuwenden. Die Wirkung tritt dadurch zuverlässiger ein.

Modifikationen

Alternativ 4 Tr. Lavendel und 1 Tr. Rosenextrakt in 20 ml Mandelöl geben und Hände, Brust und Schultern damit einmassieren. Die Mischung kann wie oben genannt auch in 20 ml Milch emulgiert (kräftig miteinander verschütteln) und zum Waschen verwendet werden.

Unruhe und Angst 8

Loslass-Mischung

Zusammensetzung

Neroli	1 Tr.
Rosenextrakt	1 Tr.

Verabreichung

Trockene Inhalation über Kompresse oder Einreibung von Brust, Nacken, Schultern und Gesicht.

Therapeutische Wirkung

- Stark angstlösend und beruhigend
- Seelisch befreiend und ermutigend
- Agonie lösend und lindernd
- Den Sterbeprozess erleichternd

Klinische Befunde und Symptome

Qualvoller und angsterfüllter Sterbeprozess. Oft verlängerter Sterbeprozess mit animalisch anmutender Angst. Nicht selten versagen in diesem Zustand Arzneimittel wie Benzodiazepine oder Opiate lange Zeit und zeigen keine oder nur eine unzureichende Wirkung.

Klinische Anwendungen

Die etherischen Öle auf eine Kompresse oder ein Taschentuch tropfen und auf die Brust des Betroffenen legen (▸ Teil II, Kap. 3.3.1). Es kann damit auch Luft zugefächelt oder inhaliert werden. Eine eventuell stärker wirksame Anwendung findet über die Einreibung statt (▸ Teil II, Kap. 3.4.1. Hierzu werden die etherischen Öle in 20 ml Mandel- oder Jojobaöl gegeben. Die Einreibung erfolgt mehrfach täglich körperstammnah, d.h. an Brust, Nacken und Schultern oder auch als Gesichtsmassage.

Erläuterung

Als Einreibung lässt sich diese Mischung auch ideal an Angehörige delegieren. Sie werden aus ihrer Hilflosigkeit geholt und erleben das Sterben eines wichtigen Menschen mit ihren eigenen Händen und haben so die Möglichkeit, Trauer aktiv zu verarbeiten und ebenso loszulassen wie der Sterbende.

Kommentar der Autoren

Dieses „Loslassöl" hilft nicht nur in der Hospizpflege verspannten, vor Angst verkrampften Menschen, sich zu lockern und loszulassen. Auch das Abschiednehmen der Verwandten wird auf zärtliche Weise durch diesen Duft erleichtert.

Neroli: Das Öl der Blüten des Bitterorangen-Baums enthält Methylanthranilat, eine der stärksten beruhigenden Substanzen gegen Depression. Außerdem hat Neroli einen merklichen Einfluss auf das Herz, indem es die Herzmuskelkontraktionen herabsetzt. Es ist daher von Nutzen bei Herzklopfen und anderen krampfartigen Herzbeschwerden.

Rosenöl: Dieses Öl beruhigt Ängste, regt den Thalamus im limbischen System an, Enzephaline abzusondern (körpereigene Opiate) und ist daher unendlich entspannend, ausgleichend und stimmungshebend. Es vermittelt Wohlfühlen für Körper und Seele, vertieft den Atem und verleiht einen freien Blick.

13.11 Unterstützung der Hinterbliebenen

Siehe auch Kapitel 13.12 (Wohlfühlmischungen).

Zusammensetzung

Mischung 1	
Benzoe	10 Tr.
Rosenextrakt	10 Tr.
Zedernholz	10 Tr.
Zimtrinde	5 Tr.
Mischung 2	
Basilikum	10 Tr.
Rosenextrakt	5 Tr.
Myrrhe	3 Tr.
Muskatellersalbei	3 Tr.
Mischung 3	
Basilikum	10 Tr.
Mandarine rot	10 Tr.
Myrrhe	2 Tr.
Weihrauch	2 Tr.

Verabreichung

Trockene Inhalation über Taschentuch oder Einreibung von Schläfen und Brustbein.

Therapeutische Wirkung

- Seelisch stärkend
- Nervenkräftigend und stresslösend
- Beruhigend und stabilisierend

Klinische Befunde und Symptome

Nach dem Tod eines bedeutenden und geliebten Menschen fallen viele Hinterbliebene in einen Zustand körperlicher und seelischer Erschöpfung. Eventuell wurde zu viel Energie bei der Pflege und Betreuung eines sterbenden Menschen verbraucht. Unter Umständen konnte die Trauerarbeit nicht beginnen und die Betroffenen sind in einer bedrückenden Emotionslage gefangen.

Klinische Anwendungen

Einen oder zwei Tropfen der Mischung auf ein Taschentuch geben und einige Male tief einatmen lassen. Alternativ die Mischung in 100 ml Jojobaöl geben und damit die Schläfen oder das Sternum einreiben. Die Anwendungen sollten über Wochen stattfinden, bis sich der Zustand deutlich bessert.

Zusätzlich wirksame Öle

Bergamotte, Kamille römisch, Lavendel, Patchouli, Rosendestillat, Tonka, Vanille.

13

13.12 Wohlfühlmischungen

Wirksame Öle (Angst, Wohlfühlen, Schlafen) Basilikum, Benzoe, Bergamotte, Grapefruit, Ho-Blätter, Jasmin, Kamille römisch, Lavendel, Neroli, Orange, Palmarosa, Patchouli, Rosenextrakt, Rosengeranie, Sandelholz, Tonka, Zedernholz, Zypresse.

Fette Trägeröle Jojobaöl, Mandelöl.

Wohlfühlmischung 1

Stimmungslösende und erhebende Einreibung

Zusammensetzung

Lavendel	2 Tr.
Orange	2 Tr.
Rosenextrakt	2 Tr.
Tonka	2 Tr.
Zedernholz	2 Tr.
Jojobaöl	50 ml

Verabreichung

Äußerliche Anwendung als Einreibung.

Therapeutische Wirkung

- Stark entspannend
- Beruhigend und Nervosität ausgleichend
- Stimmungshebend
- Angstlösend

Klinische Befunde und Symptome

Palliative Situationen mit unterschiedlichen Symptomen.

Klinische Anwendungen

Die Einreibungen erfolgen entweder bei der täglichen Pflege oder aber in Zeitfenstern der persönlichen Zuwendung oder wenn eine verbale Kommunikation nicht möglich ist.

Erläuterung

Einreibungen erleichtern die Kommunikation, sie eröffnen einen Horizont jenseits von Worten. Sie steigern das Wohlbefinden und vermitteln Nähe, seelische Wärme und Zuversicht.

Wohlfühlmischung 2

Stresslösende und beruhigende Einreibung

Zusammensetzung

Basilikum	2 Tr.
Jasmin	2 Tr.
Patchouli	2 Tr.
Sandelholz	4 Tr.
Mandelöl	50 ml

Verabreichung

Äußerliche Anwendung als Einreibung und Massage.

Therapeutische Wirkung

- Sinnlich anregend
- Entspannend
- Stressreduzierend

Klinische Befunde und Symptome

Innere Anspannung und stressige Zeiten machen Entspannung zum Luxus. Letztlich leidet auch die Immunabwehr unter dem mangelnden Wohlbefinden.

Klinische Anwendungen

Mit dieser Mischung werden Einreibungen und Massagen aller Art durchgeführt. Die Berührungen sind eher zart und führen so in eine intensive Entspannung. Maßgeblich ist es, zuvor eine entspannte Atmosphäre zu schaffen, die den inneren Abstand zu alltäglichen Problemen ermöglicht.

Erläuterung

Wohlfühlanwendungen haben mittlerweile einen höheren Stellenwert als noch vor einiger Zeit. Abstand zur Pflicht ist auch nach Feierabend nicht mehr selbstverständlich. Aromapflege erleichtert allein über die sinnliche Wahrnehmung eine Entschleunigung des Bewusstseins, wodurch auch die Selbstheilungskräfte wieder angeregt werden.

Wohlfühlmischung 3

Gedanken klärende, rosige Einreibung

Zusammensetzung

Benzoe	2 Tr.
Ho-Blätter	5 Tr.
Orange	4 Tr.
Palmarosa	1 Tr.
Rosenextrakt	2 Tr.
Rosengeranie	2 Tr.
Jojobaöl	50 ml

Verabreichung

Äußerliche Anwendung als Einreibung und Massage.

Therapeutische Wirkung

- Tröstend und umhüllend
- Emotional öffnend
- Stockende Emotionen wieder in Fluss bringend

Klinische Befunde und Symptome

Seelische Erkaltung durch chronischen Stress oder Kummer, Bedürfnis nach Herzenswärme und Zuwendung, chronischer oder akuter Kummer.

Klinische Anwendungen

Optimalerweise wird man von jemandem eingerieben und kann sich für eine Weile fallen lassen. Hierbei sollten vor allem Brust, Rücken, Hände und Füße eingerieben werden. Aber auch Ganzkörpereinreibungen tun sehr gut. Wer niemanden hat, reibt sich mehrfach täglich selbst Hände, Schläfen und Schultern ein.

Erläuterung

Bei dieser Mischung gilt es, die Rose zu mögen. Ihr Duft löst gestaute Emotionen und stärkt seelisch enorm. Bei Ablehnung dieses Duftes sollte man jedoch eine alternative Mischung wählen.

14 Psychische und somatoforme Störungen

14.1 Aggression, Reizbarkeit und Wut

Wirksame Öle Benzoe, Bitterorange, Geranie, Jasmin, Kamille römisch, Lavendel, Majoran, Mandarine rot, Melisse, Myrrhe, Narde, Neroli, Rosenextrakt, Sandelholz, Ylang-Ylang, Vanille, Weihrauch, Zedernholz, Zypresse.

Fettes Trägeröl Mandelöl.

Aggression, Reizbarkeit und Wut 1

Lieblich und einhüllend

Zusammensetzung

Bitterorange	6 Tr.
Majoran	4 Tr.
Vanille	3 Tr.
Ylang-Ylang	1 Tr.
Mandelöl	50 ml

Verabreichung

Einreibung von Schläfen und Oberarmen.

Therapeutische Wirkung

- Nervenstärkend
- Antiaggressiv

Klinische Befunde und Symptome

Erhöhtes Aggressionspotenzial, Wut, die bislang nicht verarbeitet werden konnte und unkontrolliert ausbricht.

Klinische Anwendungen

Die Mischung wird für Teileinreibungen verwendet. Vor allem die Schläfen und die Oberarme von den Schultern zu den Ellenbogen sind als Zielgebiet hilfreich.

Aggression, Reizbarkeit und Wut 2

Nervosität beruhigend und ausgleichend

Zusammensetzung

Lavendel	6 Tr.
Narde	2 Tr.
Rosengeranie	3 Tr.
Mandelöl	50 ml

Verabreichung

Äußerliche Anwendung als Einreibung und für die Körperpflege.

Therapeutische Wirkung

- Beruhigend
- Nervenstärkend
- Ausgleichend
- Antiaggressiv

Klinische Befunde und Symptome

Starkes Empfinden innerer Spannung mit wütenden Entladungen gegen jede Störung und andere Menschen.

Klinische Anwendungen

Diese Mischung kann sehr gut für die tägliche Körperpflege oder für Einreibungen verwendet werden. Dabei sind besonders die Füße sowie Hände und Schultern geeignet.

Erläuterung

Die Mischung ist vor allem dann angezeigt, wenn Stress, Überforderung und nervliche Überreizung die Ursache der Symptomatik sind.

14

14.2 Albträume

Wirksame Öle Angelika, Benzoe, Bergamotte, Lavendel, Limette, Mandarine rot, Neroli, Rosenextrakt, Zitrone.

Fette Trägeröle Jojobaöl, Mandelöl.

Albträume 1

Ich-stärkend

Zusammensetzung

Angelika	2 Tr.
Lavendel	4 Tr.
Neroli	4 Tr.
Jojobaöl	50 ml

Verabreichung

Einreibung von Schultern, Händen und Füßen, Anwendung als trockene Inhalation.

Therapeutische Wirkung

- Angstlösend
- Schlaffördernd
- Unbewusst entspannend

Klinische Befunde und Symptome

Albträume und Angststörungen in der Nacht.

Klinische Anwendungen

Am Abend, kurz vor dem Schlafengehen, werden Schultern, Hände und Füße mit der Mischung eingerieben. Bei Erwachen in der Nacht kann ein wenig von dieser Mischung auf die Hände aufgetragen werden, um damit eine trockene Inhalation vorzunehmen.

Albträume 2

Angstlösend und seelisch kräftigend

Zusammensetzung

Benzoe	2 Tr.
Bergamotte	3 Tr.
Limette	4 Tr.
Neroli	2 Tr.
Rosenextrakt	3 Tr.
Mandelöl	50 ml

Verabreichung

Einreibung von Brust, Rücken, Füßen und Waden.

Therapeutische Wirkung

- Angstlösend
- Nervosität entspannend
- Stimmungshebend

Klinische Befunde und Symptome

Ängstliche Verstimmtheit und Angst vor der Nacht mit Albträumen, die zu nächtlichem Aufschrecken führen.

Klinische Anwendungen

Abendliche Einreibungen der Brust und des Rückens sowie der Füße und Waden helfen, entspannt in einen ruhigeren Nachtschlaf einzutauchen.

14.3 Anaphrodisierend

Zusammensetzung

Kampfer	0,5 ml
Lavendel	1 ml
Majoran	1,5 ml
Alkohol 75 %	97 ml

Verabreichung

Anwendung als Raum- oder Körperspray.

Therapeutische Wirkung

- Anaphrodisierend
- Ausgleichend
- Entspannend

Klinische Befunde und Symptome

Gesteigerter Sexualtrieb, z. B. im Rahmen diverser Erkrankungen.

Klinische Anwendungen

Alle Bestandteile werden in einer 100-ml-Sprühflasche vermengt. Die Sprühflasche kann als Raumspray verwendet oder die Mischung direkt auf die Kleidung aufgesprüht werden.

Sicherheitshinweise und Kontraindikationen

Vorsicht bei Alkoholproblemen. Die Mischung kann auch ohne Alkohol inhaliert werden.

Zusätzlich wirksame Öle

Auch etherisches Hopfenöl hat eine hemmende Wirkung auf den Sexualtrieb.

14

14.4 Angst

Siehe auch Kapitel 13.10 (Unruhe und Angst).

Wirksame Öle Angelika, Basilikum, Bergamotte, Cananga, Clementine, Douglasie, Geranie, Grapefruit, Jasmin, Kamille römisch, Kardamom, Lavendel, Lemongrass, Litsea cubeba, Mandarine rot, Melisse, Moschuskörner, Muskatellersalbei, Neroli, Orange, Palmarosa, Patchouli, Petitgrain, Pfefferminze, Rosenextrakt, Rosmarin (ct. cineol und verbenon), Sandelholz, Vanille, Wacholderbeere, Weihrauch, Weißtanne, Ylang-Ylang, Ysop, Zedernholz, Zimtrinde, Zirbelkiefer, Zitronenverbene (Eisenkraut), Zypresse.

Fette Trägeröle Jojobaöl, Mandelöl.

Angst 1

Parfümmischung

Zusammensetzung

Lavendel	2 Tr.
Litsea cubeba	1 Tr.
Palmarosa	2 Tr.
Rosenextrakt	1 Tr.
Zedernholz	2 Tr.
Jojobaöl	20 ml

Verabreichung

Einreibung von Radialispuls, Ohrläppchen und Schläfen.

Therapeutische Wirkung

- Angstlösend
- Entspannend

Klinische Befunde und Symptome

Angst, die regelmäßig auftritt und den Alltag beeinträchtigt, sowie Angst, die den Nachtschlaf stört.

Klinische Anwendungen

Alle Bestandteile in eine 20-ml-Flasche füllen und mehrfach täglich sowie bei einsetzenden Symptomen den Radialispuls, die Ohrläppchen und die Schläfen damit einreiben.

Erläuterung

In Akutsituationen ist bereits das Riechen am geöffneten Fläschchen hilfreich.

Zusätzliche Rezeptur

Wenn Angst mit Übelkeit, Erbrechen und Appetitlosigkeit einhergeht: 1 Tr. Cumin, 6 Tr. Grapefruit, 2 Tr. Ingwer, 5 Tr. Kardamom, 4 Tr. Pfeffer, 4 Tr. Tonka, 4 Tr. Zimtrinde auf 100 ml Basisöl geben. Die Mischung kann als Körperöl, Teileinreibung oder Parfüm angewendet werden.

Kommentar der Autoren

Das wichtigste und einfachste Öl gegen alle Angstzustände (sogar bei Panikattacken) ist und bleibt Lavendelöl. Direkt am Fläschchen riechen oder auf eine unsterile Kompresse geben und inhalieren (► Teil II, Kap. 3.3.1).

Die oben angegebene Mischung ist auch als Bade- und Körperöl hilfreich (► Teil II, Kap. 3.4).

Angst 2

Erdende Einreibung

Zusammensetzung

Mandarine rot	5 Tr.
Manuka	2 Tr.
Sandelholz	2 Tr.
Zedernholz	2 Tr.
Jojobaöl	30 ml

Verabreichung

Einreibung von Händen und Füßen.

Therapeutische Wirkung

- Angstlösend
- Psychisch stabilisierend
- Nervosität entspannend

Klinische Befunde und Symptome

Angst, v.a. nachts und abends.

Klinische Anwendungen

Hände und Füße werden bei einsetzender Symptomatik und v.a. vor dem Zubettgehen eingerieben.

Zusätzliche Rezepturen

- Erfrischend und angstlösend als **Raumduft:** 10 Tr. Bitterorange, 20 Tr. Grapefruit, 30 Tr. Limette.
- **Körperöl:** Obige Mischung mit je 3 Tr. Rosenextrakt und Tonka ergänzen und 10 Tr. der Mischung auf 50 ml Basisöl geben.

Angst 3

Entspannende Parfümmischung

Zusammensetzung

Benzoe	1 Tr.
Linaloeholz	2 Tr.
Muskatellersalbei	2 Tr.
Petitgrain	3 Tr.
Rosenextrakt	1 Tr.
Jojobaöl	20 ml

Verabreichung

Einreibung von Ohrläppchen, Radialispuls und Schläfen.

Therapeutische Wirkung

- Vegetativ entspannend
- Angstlösend
- Seelisch umhüllend

Klinische Befunde und Symptome

Angst jeder Ursache, auch aus traumatischen Erfahrungen resultierend.

Klinische Anwendungen

Mit dieser Mischung werden mehrfach täglich Ohrläppchen, Radialispuls und Schläfen eingerieben.

Zusätzliche Rezeptur

Verdrängte Angst mit Schlafstörungen: Je 3 Tr. Kamille römisch, Lavendel, Muskatellersalbei, Patchouli und Sandelholz miteinander vermengen, 6 Tr. davon mit 1 ml Jojobaöl mischen und als Parfümmischung v. a. nachts verwenden. Die Mischung kann aber auch unverdünnt in der Duftlampe angewendet werden. Hierfür sollten zwei bis drei Tropfen in eine elektrische Duftlampe gegeben werden.

Angst 4

Raumbeduftung

Zusammensetzung

Bergamotte	40 Tr.
Grapefruit	20 Tr.
Lavendel	30 Tr.
Ylang-Ylang	20 Tr.

Verabreichung

Raumbeduftung über Duftlampe.

Therapeutische Wirkung

- Beruhigend
- Nerven entspannend
- Angstlösend

Klinische Befunde und Symptome

Lebensbegleitende Angst mit nervöser Unruhe und Schlafstörungen. Auch bei vegetativen Symptomen wie Zittern, Schwitzen oder Übelkeit.

Klinische Anwendungen

Zweimal täglich werden von der Mischung zwei bis drei Tropfen in eine elektrische Duftlampe gegeben. Eine Stunde vor dem Schlafengehen kann noch einmal das Schlafzimmer beduftet werden. Unmittelbar vor dem Schlafengehen sollte die Duftlampe jedoch abgeschaltet werden.

Angst 5

Seelisch wärmendes Körperöl

Zusammensetzung

Grapefruit	3 Tr.
Linaloeholz	2 Tr.
Ylang-Ylang	1 Tr.
Zedernholz	2 Tr.
Zimtrinde	1 Tr.
Jojobaöl	50 ml

Verabreichung

Äußerliche Anwendung als Einreibung.

Therapeutische Wirkung

- Erwärmend und entspannend
- Vegetativ entspannend
- Angstlösend
- Seelisch stärkend

Klinische Befunde und Symptome

Angst mit Kaltschweißigkeit und Zittern.

Klinische Anwendungen

Am Morgen nach der Körperpflege kann die Mischung auf die evtl. mit Rosenwasser befeuchtete Haut (▶ Teil II, Kap. 3.4.1) aufgetragen und einmassiert werden. Die Wirkung sollte den Tag über durch andere Aromamaßnahmen ergänzt werden.

Angst 6

Duftkompresse

Zusammensetzung

Grapefruit	6 Tr.
Kamille römisch	2 Tr.
Muskatellersalbei	3 Tr.

Verabreichung

Trockene Inhalation über Kompresse.

Therapeutische Wirkung

- Angstlösend
- Nerven entspannend
- Schlaffördernd

Klinische Befunde und Symptome

Angst mit Unruhe, z.B. vor diagnostischen Maßnahmen oder chirurgischen Eingriffen, aber auch bei der Parkinson-Krankheit und bei Demenz (▶ Kap. 10.1).

Klinische Anwendungen

Zwei Tropfen der Mischung werden auf ein Pflaster oder eine Kompresse getropft (▶ Teil II, Kap. 3.3.1). Die Kompresse wird mit einem Heftpflaster an der Kleidung des Patienten befestigt. Das Pflaster wird wie gewohnt geklebt. Bei medizinischen Maßnahmen wird die Kompresse 30 bis 60 Minuten vor der Maßnahme aufgebracht.

Angst 7

Kuscheltieröl für Kinder

Zusammensetzung

Benzoe	2 Tr.
Honig	1 Tr.
Mandarine rot	5 Tr.
Rosenextrakt	1 Tr.
Mandelöl	50 ml

Verabreichung

Einreibung von Bauch und Rücken.

Therapeutische Wirkung

- Tröstend
- Seelisch stärkend
- Angstlösend

Klinische Befunde und Symptome

Ängste von Kindern. Nächtliche Ängste, aber auch Ängstlichkeit und Unsicherheit am Tag. Besonders geeignet für Kinder, die eine enge Beziehung zu einem tröstenden „Freund“, z.B. einem Kuscheltier haben.

Klinische Anwendungen

Besonders ängstliche, zarte Kinder brauchen eine schützende Hülle, häufig ist es das „Kuscheltier“ oder die „Schmusedecke“. Diese Wirkung kann verstärkt werden, wenn man auf das Kuscheltier noch einen Tropfen des Lieblingsöls oder der Lieblingsölmischung gibt. Das Öl sollte an einer Stelle appliziert werden, wo es nicht zu leicht in Kontakt mit den kindlichen Schleimhäuten kommt. Manchmal hilft auch nur die Ölmischung als Kuscheltierersatz.

Erläuterung

Auf ähnliche Weise kann auch am Ende des Lebens gearbeitet werden. Demenzpatienten oder ängstliche Senioren profitieren genauso von diesem Duft. Oft haben auch diese Menschen Stofftiere oder Puppen, in welchen sie Trost finden. Für Demenzpatienten gibt es sogar spezielle Demenzpuppen, die eine geheime Tasche haben, in der man ein Duftläppchen unterbringen kann.

Kommentar der Autoren

Für Kinder hat sich eine Mischung von Blutorange (6 Tr.) und Vanille (3 Tr.) zum Angstlösen sehr bewährt. Sie hüllt ein und gibt zärtliche Sicherheit. Auch an die schöne einfache Mischung bei Schlaflosigkeit (▸ Kap. 14.23.2) sollte gedacht werden: rote Mandarine und Lavendel zu gleichen Teilen.

14.5 Anspannung (nervöse) und Stress

Wirksame Öle Angelika, Baldrian, Balsamtanne, Basilikum, Benzoe, Bergamotte, Bitterorange, Canaga, Elemi, Fenchel, Galbanum, Geranie, Hopfen, Immortelle, Jasmin, Kamille (blau und römisch), Kardamom, Kiefer, Lavendel, Lemongrass, Linaloe, Litsea cubeba, Majoran, Mandarine, Manuka, Moschuskörner, Muskatellersalbei, Neroli, Orange, Palmarosa, Patchouli, Pfefferminze, Petitgrain, Rosenextrakt, Rosmarin ct. cineol, Sandelholz, Schafgarbe, Thymian ct. thymol, Tonka, Vetiver, Wacholderbeere, Weihrauch, Ylang-Ylang, Ysop, Zedernholz, Zitronenmelisse, Zimtrinde, Zitronenverbene (Eisenkraut), Zypresse.

Fette Trägeröle Jojobaöl, Mandelöl.

14.5.1 Nervöse Anspannung

Wirksame Öle Basilikum, Bergamotte, Ho-Blätter, Jasmin, Kamille römisch, Linaloe, Majoran, Melisse, Neroli, Orange, Patchouli, (Rosenholz), Sandelholz, Tuberose, Weihrauch, Ylang-Ylang.

Fette Trägeröle Jojobaöl, Mandelöl.

Nervöse Anspannung 1

Nervenstärkende Einreibung

Zusammensetzung

Jasmin	2 Tr.
Orange	5 Tr.
Zitronenmelisse	3 Tr.
Jojobaöl	50 ml

Verabreichung
Äußerliche Anwendung als Einreibung.

Therapeutische Wirkung
- Nervosität beruhigend
- Entspannend und ausgleichend
- Nervenstärkend

Klinische Befunde und Symptome
Erhöhter Anspannungslevel ohne rational erkennbaren Grund. Zum Teil mit Schlaflosigkeit und Nervosität einhergehend. Angegriffener Nervenstatus mit explosivem Verhalten und geringer Toleranz gegen Stress und Unvorhersehbarem.

Klinische Anwendungen
Vor allem morgens und abends tut diese Mischung gut. Sie hilft, gelassener in den Tag zu starten und am Abend die Belastungen des Tages hinter sich zu lassen. Hierzu kann der gesamte Körper mir der Mischung eingeölt werden, z. B. nach der morgendlichen Dusche. Möglich ist aber auch eine Teileinreibung der Schläfen, des Nackens und der Hände am Abend. Zwischendurch kann eine Teileinreibung der Unterarme die Wirkung auffrischen.

Erläuterung
Gerade in Zeiten erhöhter seelischer Belastung pflegt sich der Mensch am wenigsten. Dann hilft die Aromapflege in kurzer Zeit auf einfache Weise. Es lohnt sich also, ein Fläschchen mit der Lieblingsmischung bei sich zu haben.

Modifikation
Statt Jasmin kann auch Ylang-Ylang verwendet werden.

Nervöse Anspannung 2
Seelisch entspannende und inspirierende Einreibung

Zusammensetzung

Basilikum	1 Tr.
Bergamotte	5 Tr.
Patchouli	2 Tr.
Tuberose	3 Tr.
Mandelöl	50 ml

Verabreichung
Einreibung von Füßen, Händen, Oberkörper oder Schultern.

Therapeutische Wirkung
- Antidepressiv
- Nervosität beruhigend
- Inspirierend und emotional belebend

Klinische Befunde und Symptome
Nervöse Anspannung mit depressiver Komponente, innerer Unruhe und emotionaler Abkühlung.

Klinische Anwendungen
Zweimal täglich sollten Einreibungen an Füßen und Händen sowie am Oberkörper oder den Schultern durchgeführt werden. Im Bedarfsfall können kleinere Teileinreibungen gemacht werden.

14.5.2 Stress

Wirksame Öle Angelika, Benzoe, Bergamotte, Bitterorange, Fichte, Geranie, Grapefruit, Jasmin, Kamille römisch, Kardamom, Lavendel, Majoran, Melisse, Muskatellersalbei, Narde, Neroli, Orange, Palmarosa, Patchouli, Rosenextrakt, Rosmarin ct. verbenon, Sandelholz, Tonka, Vanille, Vetiver, Weihrauch, Weißtanne, Ylang-Ylang, Zedernholz.

Fette Trägeröle Jojobaöl, Mandelöl.

Stress 1

Erdende und beruhigende Einreibung

Zusammensetzung

Kamille römisch	4 Tr.
Lavendel	5 Tr.
Neroli	4 Tr.
Vetiver	2 Tr.
Mandelöl	50 ml

Verabreichung

Äußerliche Anwendung als Einreibung.

Therapeutische Wirkung

- Bei seelischen Traumata wirksam
- Stresslindernd
- Vegetativ beruhigend und regenerierend
- Angstlösend
- Schlafanregend

Klinische Befunde und Symptome

Chronischer und akuter Stress mit vegetativen Symptomen wie innerer Unruhe, Zittern und Schlafstörungen. Auch sehr geeignet bei der Empfindung, sich selbst entfremdet und von seinen Emotionen abgespaltet zu sein.

Klinische Anwendungen

Ein- bis dreimal täglich und über einige Wochen hinweg werden Teileinreibungen an bevorzugten Körperstellen durchgeführt. Vor allem morgens und vor dem Zubettgehen sind diese Teileinreibungen wichtig.

Erläuterung

Bei chronischem Stress genügen häufig schon regelmäßig kleine, wohltuende Maßnahmen, um den Stresszustand nach und nach zu überwinden und wieder in einen seelisch gesunden Zustand zurückzukehren. Wichtig ist es, über ausreichend Motivation zu verfügen, um diese Maßnahmen auch regelmäßig durchführen zu können.

Stress 2

Aroma-Roll-on „Nerventonikum"

Zusammensetzung

Lavendel	4 Tr.
Melisse	4 Tr.
Neroli	4 Tr.
Jojobaöl	10 ml

Verabreichung

Anwendung als Aroma-Roll-on.

Therapeutische Wirkung

- Nervenstärkend
- Stresssymptome reduzierend
- Entspannend

Klinische Befunde und Symptome

Die Symptome können sehr individuell und damit sehr unterschiedlich sein.

Klinische Anwendungen

Die Bestandteile werden in einen Aroma-Roll-on (z. B. aus dem Kosmetikzubehörfachhandel oder im Onlineversand) gegeben. Der Roll-on kann bequem überall hin mitgenommen werden. Er wird regelmäßig punktuell aufgetragen. Am besten benutzt man den Roll-on dort, wo der Duft gut in die Nase gelangen kann, z. B. an Schläfen oder Handgelenk. Diese Mischung sollte bei beruflichem oder privatem Stress über einen längeren Zeitraum angewendet werden.

Erläuterung

Oft bemerkt man das Ausmaß der Stresssymptome lange nicht. Daher sollte eine Gegenmaßnahme früh ansetzen.

Stress 3

Aufbauendes und stärkendes Körperöl

Zusammensetzung

Bergamotte	4 Tr.
Bitterorange	4 Tr.
Melisse	3 Tr.
Tonka	2 Tr.
Weihrauch	4 Tr.
Jojobaöl	50 ml

Verabreichung

Äußerliche Anwendung als Einreibung und zur Körperpflege.

Therapeutische Wirkung

- Entspannungsfördernd
- Nervosität beruhigend
- Stimmungshebend
- Emotional aufbauend

Klinische Befunde und Symptome

Nervöse Unruhe durch lang andauernden Stress. Zunehmende Unfähigkeit, sich in der Freizeit zu entspannen.

Klinische Anwendungen

Die Mischung kann zur Körperpflege benutzt werden oder aber auch für wohltuende, entspannende Einreibungen. Die Einreibungen sollten störungsfrei und höchstens mit ein wenig Musik untermalt stattfinden. Dadurch gelingt eine Trennung von den Ansprüchen des Alltags leichter.

Erläuterung

Weihrauchöl duftet in der richtigen Mischung sehr angenehm. Es ist nicht nur körperlich beruhigend, reizlindernd und fördert die Heilung, sondern ist auch im Bereich der Psyche in reizüberfluteten und stressigen Zeiten sehr wohltuend und angenehm.

Stress 4

Vollbad

Zusammensetzung

Fichte	6 Tr.
Lavendel	5 Tr.
Weißtanne	8 Tr.
Milch	20 ml

Verabreichung

Badeanwendung.

Therapeutische Wirkung

- Seelisch aufrichtend
- Entspannend und energetisierend
- Durchblutungsfördernd

Klinische Befunde und Symptome

Erschöpfung durch Überlastung im Alltag. Selbst kleine Aufgaben scheinen unüberschaubar und nicht mehr zu bewältigen.

Klinische Anwendungen

Alle Bestandteile werden in einem sauberen Schraubglas miteinander gründlich verschüttelt. Den Inhalt des Glases gibt man dann in eine mit warmem Wasser gefüllte Badewanne (▶ Teil II, Kap. 3.4.5). Dieses Vollbad kann beliebig lange genossen werden.

Erläuterung

Die Nadelöle wecken die Lebensgeister und heben die Motivation. Lavendel reduziert den empfundenen Stress.

Es gilt jedoch zu beachten, dass nichts, auch nicht die Aromapflege, dazu missbraucht werden sollte, sich noch mehr zu verausgaben, ohne etwas an der belastenden Situation zu ändern. Mischungen wie diese sollen helfen, die anspruchsvolle Lebensphase zu bewältigen und die Lebensqualität aus eigener Kraft wiederherzustellen.

Stress 5

Stärkendes Öl

Zusammensetzung

Angelika	8 Tr.
Kardamom	2 Tr.
Muskatellersalbei	3 Tr.
Rosmarin ct. verbenon	5 Tr.
Mandelöl	50 ml

Verabreichung

Einreibung von Händen und Brust, Raumbeduftung über Duftlampe, trockene Inhalation über Taschentuch.

Therapeutische Wirkung

- Selbstbewusstsein stärkend
- Euphorisierend
- Aktivierend und stärkend

Klinische Befunde und Symptome

Schwächender Stress.

Klinische Anwendungen

Hände und Brust mehrfach täglich mit der Mischung einreiben. Vor allem morgens und abends anwenden. Die Mischung ist auch für Fußmassagen geeignet. Für eine regelmäßige trockene Inhalation drei Tropfen der reinen etherischen Öle in Mischung auf ein Taschentuch träufeln (▶ Teil II, Kap. 3.3.1). Dieses Taschentuch dann am Oberkörper, z. B. am Kragen, platzieren. Für eine Raumbeduftung fünf Tropfen der etherischen Ölmischung pur in die Duftlampe geben.

14.6 Antriebslosigkeit und Konzentrationsstörungen

Wirksame Öle Ackerminze, Angelika, Basilikum, Grapefruit, Ingwer, Kampfer, Lemongrass, Limette, Nelke, Pfeffer, Pfefferminze, Rosmarin ct. verbenon, Spearmint, Thymian ct. thymol, Wacholderbeere, Weißtanne, Zitrone, Zypresse.

Fettes Trägeröl Mandelöl.

Antriebslosigkeit und Konzentrationsstörungen 1

Ganzheitlich anregender Raumduft

14

Zusammensetzung

Pfefferminze	1 Tr.
Rosmarin ct.verbenon	1 Tr.
Zitrone	3 Tr.

Verabreichung

Raumbeduftung über Duftlampe.

Therapeutische Wirkung

- Kreislaufanregend
- Geistig aktivierend
- Konzentrationsfördernd
- Leistungsbereitschaft erhöhend

Klinische Befunde und Symptome

Häufig liegt ein geschwächter Kreislauf mit mangelnder Energie und Motivation vor. Die Aufmerksamkeit lässt sich schwer fokussieren und wandert immer wieder ab.

Klinische Anwendungen

Die etherischen Öle werden in eine elektrische Duftlampe gegeben und der Raum damit beduftet. Die Duftlampe sollte maximal zweimal täglich eingesetzt werden und nachts ausgeschaltet sein, damit ein ungestörter Nachtschlaf stattfinden kann.

Modifikation

Statt Rosmarin kann auch Weißtannenöl eingesetzt werden.

Zusätzliche Rezeptur

Einfach und wirksam ist auch folgende Mischung in der Duftlampe: 2 Tr. Grapefruitöl und 2 Tr. Weißtannenöl. Es entsteht ein sehr frischer, stimmungsaufhellender und geistig aktivierender Raumduft.

Kommentar der Autoren

Anstatt den ganzen Raum zu beduften, kann immer auch direkt am Fläschchen geschnüffelt werden.

Erinnern wir uns an die amerikanische Studie mit Sekretärinnen. Mit dem Duft von Zitronenöl in der Luft wurden nur halb so viele Schreibfehler produziert, d.h., die Konzentration war sehr gestärkt.

Antriebslosigkeit und Konzentrationsstörungen 2

Motivierender Raumduft

Zusammensetzung

Basilikum	1 Tr.
Lemongrass	2 Tr.
Wacholderbeere	1 Tr.

Verabreichung

Raumbeduftung über Duftlampe.

Therapeutische Wirkung

- Geistig aktivierend
- Entspannend
- Stimmungshebend
- Konzentrationsfördernd

Klinische Befunde und Symptome

Nervöse und geistige Unruhe gepaart mit mangelnder Motivation und Energie. Oft besteht ein innerer Konflikt zwischen Pflichtgefühl und mangelnder Leistungsbereitschaft.

Klinische Anwendungen

Die etherischen Öle werden über eine Duftlampe zur Raumbeduftung eingesetzt. Diese Mischung kann zweimal täglich angewendet werden, sollte aber nicht in die Nachtruhe hineinreichen.

Erläuterung

Oft ist es nötig, nicht nur geistig aktivierend, sondern auch seelisch entspannend zu arbeiten, um unnötigen Stress zu mindern.

Kommentar der Autoren

Statt den ganzen Raum zu beduften, kann immer auch direkt am Fläschchen geschnüffelt werden.

Antriebslosigkeit und Konzentrationsstörungen 3

Aktivierende Einreibung

Zusammensetzung

Kampfer	4 Tr.
Lemongrass	4 Tr.
Limette	5 Tr.
Rosmarin ct. verbenon	4 Tr.
Spearmint	4 Tr.
Mandelöl	50 ml

Verabreichung

Äußerliche Anwendung als Einreibung oder trockene Inhalation über Taschentuch.

Therapeutische Wirkung

- Kreislaufaktivierend
- Motivationsfördernd
- Geistig und körperlich aktivierend
- Erfrischend und klärend

Klinische Befunde und Symptome

Mangelnde Leistungsbereitschaft und Motivation in Zeiten erhöhter Anforderungen. Oft einhergehend mit geschwächter Kreislauffunktion.

Klinische Anwendungen

Die **Einreibungen** mit dieser Mischung erfolgen am besten morgens und vor Tätigkeitsbeginn. Es können Schläfen, Nacken und Waden eingerieben werden. Natürlich kommt auch jedes andere Körperareal infrage, das als passend und angenehm empfunden wird.

Eine trockene **Inhalation** mit Ackerminzenöl hat sich schon oft bewährt. Hierzu wird ein Tropfen dieses Öls auf ein Taschentuch gegeben und entweder zur direkten Inhalation benutzt oder am Arbeitsplatz als Duftspender aufbewahrt.

14.7 Apathie

Wirksame Öle Bergamotte, Grapefruit, Lavendel, Muskatellersalbei, Neroli, Rosenextrakt, Zedernholz.

Fettes Trägeröl Jojobaöl.

Zusammensetzung

Bergamotte	4 Tr.
Grapefruit	3 Tr.
Rosenextrakt	3 Tr.
Jojobaöl	50 ml

14

Verabreichung

Äußerliche Anwendung als Einreibung.

Therapeutische Wirkung

- Stimmungsaufhellend
- Seelisch entspannend
- Antidepressiv
- Bei seelischem Schock wirksam

Klinische Befunde und Symptome

Teilnahmslosigkeit mit innerem Rückzug. Es besteht nur noch geringes Interesse an der Umwelt, das Leben scheint seine Sinnhaftigkeit verloren zu haben. Die Situation entwickelt sich in Richtung Depression.

Klinische Anwendungen

Die Mischung sollte über einen längeren Zeitraum angewendet werden. Die Einreibungen können mehrfach täglich wiederholt werden, sollten aber mindestens zweimal täglich zum Einsatz kommen. Hierbei nutzt man Körperbereiche, die als angenehm empfunden werden. Vorzugsweise werden die Oberarme von der Schulter Richtung Ellenbogen, die Handflächen und die Schläfen in streichenden Berührungen eingerieben.

Erläuterung

Diese Mischung wirkt auf der Ebene der Neurotransmitter (wie alle Düfte!) und verändert nach und nach das Erleben der Wirklichkeit. Dadurch entwickelt sich eine zunehmend offenere Haltung der Umwelt gegenüber. Die Grundstimmung verbessert sich (zu den emotionalen Wirkungen etherischer Öle im limbischen System ▸ Teil I, Kap. 1.4).

Grapefruit und Bergamotte eignen sich auch zur Raumbeduftung. Hierzu werden jeweils zwei Tropfen in eine Duftlampe gegeben und tagsüber die Räume beduftet.

Kommentar der Autoren

Nicht vergessen: Es kann auch direkt am Fläschchen geschnüffelt werden.

14.8 Aphrodisiaka

Wirksame Öle Bohnenkraut, Ingwer, Jasmin, Kardamom, Muskatellersalbei, Muskatnuss, Neroli, Patchouli, Pfeffer schwarz, Rosenextrakt, Sandelholz, Ylang-Ylang, Zimtrinde.

Fette Trägeröle Mandelöl, Wildrosenöl.

Aphrodisiaka 1

Sinnlich anregende Einreibung

Zusammensetzung

Ingwer	2 Tr.
Jasmin	2 Tr.
Muskatnuss	4 Tr.
Patchouli	2 Tr.
Rosenextrakt	1 Tr.
Mandelöl	50 ml

Verabreichung

Äußerliche Anwendung für sinnliche Einreibungen.

Therapeutische Wirkung

- Erwärmend
- Sexuell stimulierend
- Emotional öffnend und aktivierend
- Durchblutungsfördernd

Klinische Befunde und Symptome

Emotionale Abkühlung mit Verlust von sexuellem Interesse. Abnehmende emotionale Schwingungsfähigkeit, mangelnde Kommunikation in der Partnerschaft.

Klinische Anwendungen

Es werden tägliche Einreibungen durchgeführt, die v. a. Schultern, Brust und Nacken erfassen. Im Rahmen einer Partnerschaft führt man diese Einreibungen gegenseitig durch, betont dabei den Rücken, die Beine und kann auch den Intimbereich einbeziehen.

Erläuterung

Das sinnlich-sexuelle Erleben speist sich aus dem Unbewussten. Dort wirken auch etherische Öle zum großen Teil. Die öffnende und stimulierende Wirkung entfaltet sich vor allem bei Partnermassagen schnell und angenehm. Innere Konflikte werden schnell entspannt, die Sexualität kann ohne störende Gedanken genossen werden.

Aphrodisiaka 2

Bei Schüchternheit

Zusammensetzung

Bohnenkraut	2 Tr.
Ingwer	5 Tr.
Rosenexrakt	2 Tr.
Sandelholz	8 Tr.
Zimtrinde	2 Tr.
Wildrosenöl	50 ml

Verabreichung

Äußerliche Anwendung als Massageöl.

Therapeutische Wirkung

- Stärkend und aktivierend
- Durchblutend und entspannend
- Sexuell aktivierend

Klinische Befunde und Symptome

Sexuelle Unlust und Entmutigung durch geringes Vertrauen in die eigene sexuelle Energie und Ausstrahlung.

Klinische Anwendungen

Die Ölmischung kann für eine Partnermassage verwendet werden. Der Genitalbereich sollte dabei allerdings ausgespart bleiben, da Zimt und Bohnenkraut u. U. ein brennendes Gefühl auf sensibler Haut auslösen können.

14.9 Depression

Siehe auch Kapitel 14.16 (Melancholie) und Kapitel 14.24 (Stimmungshebend).

Wirksame Öle Angelika, Baldrian, Balsamtanne, Basilikum, Benzoe, Bergamotte, Bergbohnenkraut, Geranie, Grapefruit, Immortelle, Jasmin, Johanniskraut (etherisches), Kamille (blau, römisch und wild), Kanuka, Kiefernnadel, Koriander, Lavendel, Lemongrass, Litsea cubeba, Lorbeer, Mandarine rot, Majoran, Manuka, Melisse, Moschuskörner, Muskatellersalbei, Myrrhe, Neroli, Niaouli, Orange, Oud, Patchouli, Petitgrain, Pfeffer schwarz, Piment, Rosenextrakt, Rosmarin ct. cineol, Salbei, Sandelholz, Schafgarbe, Spearmint, Teebaum, Thymian rot ct. thymol, Vanille, Vetiver, Wacholderbeere, Weihrauch, Ylang-Ylang, Zimtrinde, Zitrone, Zitronenverbene (Eisenkraut), Zypresse.

Fette Trägeröle Johanniskrautmazerat (Rotöl), Mandelöl.

Depression 1

Seelisch stärkend und entspannend

Zusammensetzung

Kamille blau	1 Tr.
Lavendel	5 Tr.
Rosenextrakt	5 Tr.
Thymian	1 Tr.

Verabreichung

Trockene Inhalation über Kompresse oder Einreibung von Nacken, Stirn und Schläfen.

Therapeutische Wirkung

- Antidepressiv
- Stimmungshebend und seelisch stärkend
- Nervosität beruhigend und vegetativ ausgleichend

Klinische Befunde und Symptome

Unter Depression versteht man eine affektive Störung mit ausgeprägter Niedergedrücktheit. Eine echte Depression ist ein pathologischer Zustand, der sich dem Zugriff des Willens entzieht und ärztlich behandelt werden muss. Oft spricht man bei Lebensphasen mit starker negativer emotionaler Beteiligung von einer Depression, wobei es sich jedoch häufig um eine belastende, aber angemessene emotionale Reaktion handelt, die mit dem Lösen der Lebensthemen wieder vergeht.

Klinische Anwendungen

Ein bis zwei Tropfen der Mischung werden auf ein Taschentuch oder eine Kompresse getropft und eine trockene Inhalation durchgeführt (▶ Teil II, Kap. 3.3.1). Das Taschentuch kann über viele Stunden seinen Duft abgeben und wird am besten nah am Körper getragen.

Modifikation

Ein Tropfen der Mischung in einen Teelöffel fettes Öl gegeben, kann zu regelmäßigen Einreibungen des Nackens, der Stirn und der Schläfen genutzt werden.

Sicherheitshinweise und Kontraindikationen

Ob es sich um eine vorübergehende depressive Lebensphase oder eine behandlungsbedürftige Depression handelt, muss ärztlich geklärt werden. Es ist in jedem Fall wichtig, sich Hilfe zu holen. Leider ist die Depression immer noch negativ belegt, und die Betroffenen schämen sich, sich ihrem Umfeld mitzuteilen. Es ist wichtig, diese innere Hemmung zu überwinden, da sich eine Depression alleine kaum bewältigen lässt.

Zusätzliche Rezeptur

Ein uraltes Mittel ist in diesem Fall der Einsatz von Thymian. Sehr bewährt hat sich eine Mischung von Thymian ct. thymol und Rosenextrakt im Verhältnis 1:1. Hiermit kann eine Taschentuch-Inhalation durchgeführt werden (▶ Teil II, Kap. 3.3.1).

Depression 2

Aufmunterndes Körperöl

Zusammensetzung

Angelika	3 Tr.
Bergamotte	5 Tr.
Johanniskraut (etherisches Öl)	1 Tr.
Rosenextrakt	2 Tr.
Johanniskrautmazerat (Rotöl)	20 ml
Mandelöl	30 ml

Verabreichung

Äußerliche Anwendung als Einreibung.

Therapeutische Wirkung

- Wärmend und stärkend
- Antidepressiv

Klinische Befunde und Symptome

Verzagte und düstere Stimmung, die dauerhaft die Lebensqualität mindert und die selbstbestimmte Lebensgestaltung einschränkt.

Klinische Anwendungen

Mit dieser Mischung werden v. a. morgens und abends Einreibungen durchgeführt. Es können der gesamte Körper nach der Reinigung eingeölt und mehrfach täglich Teileinreibungen durchgeführt werden. Die Anwendung sollte über längere Zeit erfolgen.

Depression 3

Beruhigendes Körperöl

Zusammensetzung

Benzoe	3 Tr.
Lavendel	2 Tr.
Neroli	5 Tr.
Rosenextrakt	2 Tr.
Mandelöl	50 ml

Verabreichung

Äußerliche Anwendung als Einreibung.

Therapeutische Wirkung

- Nerval und emotional beruhigend
- Seelisch aufbauend
- Bei seelischer Traumatisierung hilfreich
- Antidepressiv

Klinische Befunde und Symptome

Depression begleitet von Agitiertheit und Nervosität. Oft ziellose Getriebenheit mit unproduktiver Unruhe.

Klinische Anwendungen

Die Mischung kann zur Körperpflege benutzt werden. Im Tagesverlauf sollten mehrfach kleine Teileinreibungen durchgeführt oder die Mischung wie ein Parfüm eingesetzt werden. Vor dem Schlafengehen kann eine Hand- und Fußmassage durchgeführt werden.

14

14

14.10 Erschöpfung

Siehe auch Kapitel 14.19 (Neurasthenie).

Wirksame Öle Angelika, Basilikum, Bergbohnenkraut, Bohnenkraut, Cistrose, Citronella, Elemi, Eucalyptus (globulus, dives und radiata), Rosengeranie, Grapefruit, Immortelle, Ingwer, Jasmin, Kardamom, Kiefer, Koriander, Kreuzkümmel, Lavandin, Lavendel, Lemongrass, Majoran, Muskat, Muskatellersalbei, Narde, Nelke, Neroli, Palmarosa, Patchouli, Petitgrain, Pfeffer schwarz, Piment, Pfefferminze, Rosenextrakt, Rosmarin (ct. cineol und ct. verbenon), Salbei, Spearmint, Speiklavendel, Teebaum, Thymian (ct. thymol und ct. linalool), Wacholderbeere, Vetiver, Ylang-Ylang, Ysop, Zimtrinde, Zypresse.

Fettes Trägeröl Mandelöl.

Erschöpfung 1

Badeanwendung

Zusammensetzung

Basilikum	2 Tr.
Muskatellersalbei	4 Tr.
Patchouli	5 Tr.
Pfeffer schwarz	4 Tr.
Rosengeranie	5 Tr.
Milch	20 ml

Verabreichung

Anwendung als Voll- oder Teilbad.

Therapeutische Wirkung

- Emotional revitalisierend
- Stressreduzierend
- Nervenstärkend
- Seelisch erwärmend
- Antidepressiv

Klinische Befunde und Symptome

Ganzheitliche Erschöpfungszustände, meist aufgrund längerer Lebensstrecken mit erhöhter Belastung durch Stress oder Kummer. Dabei kann die emotionale Schwingungsfähigkeit verloren gehen. Desinteresse an den Dingen des Lebens sowie erschöpfter Rückzug vom sozialen Umfeld stellen sich ein.

Klinische Anwendungen

Die etherischen Öle werden in einem sauberen Schraubglas mit der Milch kräftig verschüttelt. Der Inhalt des Glases wird in ein wohltemperiertes Vollbad gegeben, in dem nach Belieben gebadet werden kann (► Teil II, Kap. 3.4.5). Diese Badeanwendung kann beliebig oft, mindestens aber einmal die Woche stattfinden. Auch an Fußbäder sollte gedacht werden, da sie sehr wirkungsvoll und in der Anwendung äußerst praktisch sind.

Erläuterung

Bei dieser Anwendung kommen Ruhe, Wärme und Wirkung etherischer Öle zusammen. Bei chronischer Erschöpfung erweist sich diese Kombination als besonders wirkungsvoll.

Zusätzlich wirksame Öle

Ebenso wirksam ist die regelmäßige Raumbeduftung mit Bergamotte und Lavendel oder die regelmäßige Anwendung von Neroliöl, z.B. 10% in Jojobaöl als Naturparfüm.

Erschöpfung 2

Stärkende Einreibung

Zusammensetzung

Grapefruit	4 Tr.
Koriander	4 Tr.
Rosengeranie	3 Tr.
Zypresse	3 Tr.
Mandelöl	50 ml

Verabreichung

Äußerliche Anwendung als Einreibung.

Therapeutische Wirkung

- Antidepressiv
- Angstlösend
- Hilfreich, um alte Lebensthemen abzuschließen
- Stimmungshebend

Klinische Befunde und Symptome

Seelische Kraftlosigkeit, mangelnde Zuversicht und bedrückende biographische Erinnerungen, die die Stimmung drücken, vereinen sich zu einem behandlungsbedürftigen Lebensgefühl.

Klinische Anwendungen

Mehrfach täglich werden Teileinreibungen durchgeführt, wobei auch die nasale Aufnahme gewährleistet sein sollte.

Erläuterung

Aromaanwendungen, die chronische Lebensthemen berühren, sollten über einen längeren Zeitraum angewendet werden. Der Duft stabilisiert seelisch im Verlauf der Anwendung immer mehr, und die veränderte innere Haltung erleichtert heilsame Veränderungen im Leben.

14.11 Frigidität

Wirksame Öle Cassia, Ho-Blätter, Geranie, Jasmin, Linaloeholz, Muskatnuss, Muskatellersalbei, Narde, Nelke, Neroli, Patchouli, Pfeffer schwarz, Rosenextrakt, (Rosenholz), Sandelholz, Ylang-Ylang, Zimt.

Fette Trägeröle Bilsenkrautmazerat, Mandelöl.

Zusammensetzung

Patchouli	3 Tr.
Rosenextrakt	2 Tr.
Sandelholz	4 Tr.
Ylang-Ylang	2 Tr.
Mandelöl	50 ml

Verabreichung

Äußerliche Anwendung als Einreibung und sinnliche Massage.

Therapeutische Wirkung

- Seelisch erwärmend
- Sinnlich anregend
- Stressreduzierend

Klinische Befunde und Symptome

Symptomatisch ist schwindendes sexuelles Interesse mit abnehmender Erregbarkeit. Körperliche Nähe und Intimität verlieren an Bedeutung. Eventuell entwickelt sich emotionale Kälte.

Klinische Anwendungen

Diese Mischung dient Einreibungen aller Art. Vor allem sollte der Rahmen angepasst werden. Reize von außen und Stress sollten reduziert, das Ambiente angenehm und einladend gestaltet werden. Licht und Musik unterstützen die Wirkung. Bei Frigidität sollte die Sexualität zunächst nicht im Mittelpunkt stehen, sondern eine vertrauensvolle Berührung.

Erläuterung

Frigidität löst sich langsam. Seelische Erwärmung und der Aufbau von Vertrauen und Körpergefühl sollten die Ziele der Behandlung sein.

Modifikationen

Patchouli und Sandelholz können um jeweils einen Tropfen reduziert und mit vier Tropfen Muskatnussöl ergänzt werden.

Fand eine seelische Traumatisierung statt, kann man das Ylang-Ylang weglassen und die Rose auf drei Tropfen erhöhen und eventuell einen Tropfen Jasmin zugeben.

Kommentar der Autoren

Geranie und Muskatellersalbei enthalten vergleichsweise hohe Konzentrationen hormonähnlicher Stoffe. Daher wirken sie in diesem Zusammenhang auch sehr positiv. Schnüffeln an einer Mischung mit diesen etherischen Ölen zu gleichen Teilen ist hier sehr hilfreich.

14.12 Herzbeschwerden, funktionelle

Siehe auch Kapitel 9.2.1 (Arrhythmie) und Kapitel 9.2.4 (Herzstärkend).

Wirksame Öle Alant, Anis, Baldrian, Basilikum, Bitterorange, Fenchel, Lavendel, Majoran, Melisse, Narde, Neroli, Orange, Petitgrain, Pfefferminze, Rosendestillat, Rosmarin (ct. cineol und ct. verbenon), Ylang-Ylang, Zitronenverbene (Eisenkraut).

Fette Trägeröle Jojobaöl, Mandelöl, Olivenöl.

Funktionelle Herzbeschwerden 1

Herzklopfen, Herzjagen

Zusammensetzung

Baldrian	2 Tr.
Bitterorange	6 Tr.
Neroli	3 Tr.
Rosendestillat	3 Tr.
Ylang-Ylang	1 Tr.
Jojobaöl	50 ml

Verabreichung

Einreibung von Brust, Radialispulsen und Waden und Inhalation über Riechflasche.

Therapeutische Wirkung

- Angstlösend
- Kardial beruhigend
- Vegetativ entspannend

Klinische Befunde und Symptome

Herzklopfen oder Herzrasen werden auch als Palpitationen bezeichnet. Es handelt sich um unangenehme und nicht selten angstbelegte Empfindungen des eigenen beschleunigten Herzschlags. Diese Symptomatik ist relativ häufig und hat meist keinen Krankheitswert. Jedoch leiden die Betroffenen in der Regel darunter.

Eine Herzneurose, also eine überzogene Angst vor empfundenen, aber nicht vorhandenen Herzkrankheiten, führt zu einer Überinterpretation von Körperempfindungen und kann sowohl ursächlich für Herzrasen sein als auch die Folge davon werden.

Klinische Anwendungen

Es lohnt sich, diese Mischung immer bei sich zu haben, um im Bedarfsfall auf Herzhöhe eine Einreibung der Brust vorzunehmen. Des Weiteren empfiehlt es sich, die Radialispulse und beide Waden einzureiben. Im Laufe der Anwendungen kann sich der Duft soweit etablieren, dass oft das Riechen an der geöffneten Flasche bereits genügt, um eine positive Wirkung zu erzielen.

Erläuterung

Den Betroffenen sollte geraten werden, sich zudem mit Entspannungsverfahren zu befassen. Das können Progressive Muskelentspannung, Autogenes Training, Selbsthypnose oder auch Atemübungen sein.

Modifikation

Wer es als angenehm empfindet, kann einige Tropfen der Mischung auf ein Taschentuch oder eine Kompresse geben und diese zur trockenen Inhalation benutzen (▶ Teil II, Kap. 3.3.1). Das hat den Vorteil, dass die Aufmerksamkeit von der Symptomatik abgelenkt und über die Atmung das Vegetativum beruhigt wird.

Sicherheitshinweise und Kontraindikationen

Auch ein hypochondrisch veranlagter Mensch kann wirklich krank sein. Herzrasen muss ärztlich abgeklärt werden.

Kommentar der Autoren

Wissenschaftlich ist inzwischen eindeutig nachgewiesen, dass Neroli stark wirksam bei allen möglichen Herzbeschwerden wie Herzrasen und v. a. Herzklopfen ist. Es setzt die Amplitude der Herzmuskelkontraktionen wesentlich herab. Und Rosendestillat ist sehr wirksam bei Herzangst und Arrhythmien (Rosanol ▶ Kap. 9.2.1, *Arrhythmie 4*).

Funktionelle Herzbeschwerden 2

Palpitationen

Zusammensetzung

Kamille römisch	1 Tr.
Neroli	2 Tr.
Orange	4 Tr.
Jojobaöl	20 ml

Verabreichung

Inhalation über Riechfläschchen oder Auftragen auf den Handrücken, Einreibung von Schläfen und Brustbein.

Therapeutische Wirkung

- Angstlösend
- Nervosität beruhigend
- Entspannend
- Die Herztätigkeit regulierend
- Vegetativ ausgleichend

Klinische Befunde und Symptome

Fühlbares Herzklopfen (Palpitationen) zählt zu den funktionellen Herzbeschwerden. Oft lässt sich keine körperliche Ursache entdecken. Die Auslöser können vielfältig sein, oft liegt ein unbewusster psychischer Konflikt zugrunde. Die Betroffenen spüren ihren Herzschlag unnatürlich deutlich und beschleunigt und reagieren darauf meist beunruhigt, ängstlich oder gar panisch.

Klinische Anwendungen

Diese Mischung trägt der Patient am besten immer bei sich, da die Herzbeschwerden jederzeit und überall auftreten können. Im Bedarfsfall wird an der geöffneten Flasche gerochen oder ein Tropfen daraus auf den Handrücken massiert und daran gerochen. Ebenso eignet sich eine Selbstmassage der Schläfen oder des Brustbeins.

Erläuterung

Die Wirkung dieser Mischung ist nicht rein körperlich, sondern überwiegend vegetativ und unbewusst seelisch. Die regelmäßige Anwendung verstärkt die Wirkung auf die Wahrnehmung des Herzschlags. Im Laufe der Anwendung kann sich eine regelrecht psychotherapeutische Wirkung einstellen, die das Auftreten der Palpitationen reduziert oder ganz zum Abklingen bringt.

Modifikationen

Für Betroffene mit offenkundiger biographischer Belastung und seelischer Traumatisierung kann noch ein Tropfen Rosenextrakt hinzugegeben werden. Tritt die panische Reaktion auf die Herzsensationen regelmäßig auf, kann die Dosis der römischen Kamille um ein bis drei Tropfen erhöht werden.

Sicherheitshinweise und Kontraindikationen

Natürlich gilt es, den organischen Hintergrund des Herzklopfens ärztlich abklären zu lassen. Neben der Psyche können diverse körperliche Erkrankungen dieselben Symptome verursachen.

Funktionelle Herzbeschwerden 3

Herzangst

Zusammensetzung

Melisse	2 Tr.
Narde	1 Tr.
Petitgrain	15 Tr.
Rosendestillat	2 Tr.
Mandelöl	30 ml

Verabreichung

Einreibung des Sternums.

Therapeutische Wirkung

- Angstlösend
- Kardial beruhigend
- Nervosität beruhigend

Klinische Befunde und Symptome

Herzangst, auch Kardiophobie genannt, ist die starke Angst, an einer Herzerkrankung zu leiden. Das Symptom der Angst wird oft von funktionellen Herzbeschwerden begleitet. Organisch sind die Betroffenen jedoch gesund.

Klinische Anwendungen

Die Mischung dreimal täglich auf das Sternum auftragen.

Modifikationen

Lavendel und Rosendestillat zu gleichen Teilen mischen und am Fläschchen riechen. 15 Tropfen der Mischung in 30 ml Jojobaöl geben, dreimal täglich auf das Sternum auftragen.

Sicherheitshinweise und Kontraindikationen

Die Diagnose „Herzangst" muss von einem Arzt abgeklärt werden.

Funktionelle Herzbeschwerden 4

Zusammensetzung

Lavendel	3 Tr.
Melisse	3 Tr.
Rosendestillat	2 Tr.
Rosmarin ct. verbenon	2 Tr.
Mandelöl	30 ml

Verabreichung

Einreibung des Sternums.

Therapeutische Wirkung

- Vegetativ und psychisch ausgleichend und beruhigend
- Angstlösend
- Nervosität beruhigend

Klinische Befunde und Symptome

Bei funktionellen Herzbeschwerden liegt kein organischer Befund vor, die Patienten sind physisch gesund. Die Symptome können dennoch beängstigender Natur sein. Die Betroffenen spüren Beklemmungen, Druck in der Brust, Stiche oder Herzstolpern. Diesen Symptomen liegen vielfältige Ursachen zugrunde. Selten lässt sich eine funktionelle Störung einer einzelnen Ursache zuordnen. Psychosozialer Stress scheint ein Hauptauslöser zu sein. Die Symptomatik hält sich häufig selbst aufrecht, denn die Symptome erzeugen erneut Angst und Stress, was zu einer Verschlimmerung führt.

Klinische Anwendungen

Mehrfach täglich wird das Sternum mit der Mischung eingerieben. Die Anwendung sollte über einen langen Zeitraum erfolgen.

Erläuterung

Auch Entspannungsverfahren und selbstverständlich die Elimination möglicher Ursachen bringen Linderung.

Modifikation

▶ *Funktionelle Herzbeschwerden 3.*

14.13 Konzentrationsschwäche

Wirksame Öle Citronella, Lemongrass, Limette, Litsea cubeba, Pfefferminze, Rosmarin ct. cineol, Ysop, Zitrone, Zitronenverbene (Eisenkraut).

Zusammensetzung

Lemongrass	1 Tr.
Rosmarin ct. cineol	1 Tr.
Zitrone	1 Tr.

Verabreichung

Raumbeduftung über Duftlampe oder trockene Inhalation über Kompresse.

Therapeutische Wirkung

- Kreislaufanregend
- Geistig aktivierend
- Konzentrationsfördernd
- Die geistige Leistungsbereitschaft erhöhend

Klinische Befunde und Symptome

Mangelnde Konzentrationsfähigkeit, evtl. als grundsätzliche Neigung oder durch geistige oder körperliche Erschöpfung.

Klinische Anwendungen

Die etherischen Öle werden in eine elektrische Duftlampe gegeben und der Raum damit beduftet. Die Duftlampe sollte maximal zweimal täglich eingesetzt werden und nachts ausgeschaltet bleiben, damit ein ungestörter Nachtschlaf stattfinden kann. Es kann auch ein Taschentuch oder eine unsterile Kompresse damit beduftet werden, die der Betroffene dann bei sich trägt. Auch Duftsteine oder das Schnüffeln am geöffneten Fläschchen sind geeignete Möglichkeiten.

Kommentar der Autoren

Es sei noch einmal an die amerikanische Studie mit Sekretärinnen erinnert. Mit dem Duft von Zitronenöl in der Luft wurden nur halb so viele Schreibfehler praktiziert, d.h., die Konzentration war durch den Duft sehr gestärkt.

14.14 Korpulenz

Wirksame Öle Bitterorange, Fenchel, Grapefruit, Kardamom, Koriander, Mandarine rot, Orange, Pfeffer schwarz, Wacholderbeere, Zitrone.

Fettes Trägeröl Mandelöl.

Zusammensetzung

Fenchel	4 Tr.
Grapefruit	4 Tr.
Koriander	3 Tr.
Wacholderbeere	3 Tr.
Mandelöl	50 ml

Verabreichung

Äußerliche Anwendung als Einreibung oder als Badeanwendung.

Therapeutische Wirkung

- Fettstoffwechsel anregend
- Appetit regulierend
- Wohlbefinden fördernd

Klinische Befunde und Symptome

Leichte Adipositas mit dem Problem, überflüssiges Gewicht abzunehmen.

Klinische Anwendungen

Die Mischung wird täglich wie ein Körperöl verwendet. Es empfehlen sich weitere

Teileinreibungen. Die Mischung sollte über einen längeren Zeitraum angewendet werden. Die Gewichtsreduktion erfolgt langsam, aber stetig.

Auch ein Badeöl auf der Basis der Mischung ist sehr erfolgreich. Man gibt 10% Emulgator wie Mulsifan oder Lecithin zu der fertigen Mischung.

14.15 Magersucht, Appetitlosigkeit

Siehe auch Kapitel 11.3 (Inappetenz in der Onkologie).

Wirksame Öle Angelikawurzel, Anis, Bergamotte, Fenchel, Grapefruit, Ingwer, Kardamom, Koriander, Kümmel, Lorbeer, Mandarine rot, Myrrhe, Pfeffer schwarz, Piment, Vanille.

Fettes Trägeröl Mandelöl.

Magersucht, Appetitlosigkeit 1

Aktivierendes und stärkendes Körperöl

Zusammensetzung

Angelikawurzel	3 Tr.
Koriander	4 Tr.
Piment	2 Tr.
Mandelöl	50 ml

Verabreichung

Äußerliche Anwendung als Einreibung.

Therapeutische Wirkung

- Psychisch stärkend
- Stimmungshebend
- Appetitfördernd

Klinische Befunde und Symptome

Mangelnder Appetit jeder Genese. Magersucht (Anorexie) mit einem sich verändernden Körperbild mit dem Empfinden, trotz Untergewicht fettleibig zu sein. Außerdem in Lebensphasen mit übermäßigem Stress und Kummer, die sich mindernd auf den Appetit auswirken.

Klinische Anwendungen

Die Mischung wird ein- bis zweimal täglich wie ein Körperöl auf die evtl. mit Rosenwasser befeuchtete Haut (► Teil II, Kap. 3.4.1) aufgetragen und einmassiert.

Sicherheitshinweise und Kontraindikationen

Pathologisch mangelnder Appetit muss ärztlich abgeklärt und betreut werden. Phasen mit reduziertem Appetit lassen sich meist recht gut mit aromapflegerischen Maßnahmen begleiten und lindern. Echte Magersucht kann mit Mischungen wie dieser begleitet werden, das darf jedoch nie im Alleingang geschehen.

Magersucht, Appetitlosigkeit 2

Vielseitige, seelisch stabilisierende Mischung

Zusammensetzung

Anis	0,5 ml
Fenchel	0,5 ml
Grapefruit	2 ml
Mandarine rot	4 ml
Myrrhe	1 ml
Vanille	3 ml

Verabreichung

Trockene Inhalation über Taschentuch, Raumbeduftung über Duftlampe oder äußerliche Anwendung als Einreibung.

Therapeutische Wirkung

- Appetitanregend
- Vegetativ beruhigend
- Verdauungsanregend

Klinische Befunde und Symptome

Mangelnder Appetit, ausgelöst durch Kummer und Stress, schwere Krankheit oder Therapie.

Klinische Anwendungen

Drei Tropfen der Mischung werden in eine elektrische Duftlampe gegeben oder ein bis zwei Tropfen auf ein Taschentuch zur trockenen Inhalation (▸ Teil II, Kap. 3.3.1). Die Mischung kann auch zu 1 % in ein fettes Basisöl gegeben werden. Dieses wird dann für Teileinreibungen vor den Mahlzeiten verwendet.

14.16 Melancholie („schwarze Seele")

Siehe auch Kapitel 14.9 (Depression) und Kapitel 14.24 (Stimmungshebend).

Wirksame Öle Basilikum, Bergamotte, Grapefruit, Ho-Blätter, Johanniskraut (etherisch), Koriander, Lavendel, Lemongrass, Limette, Majoran, Mandarine rot, Muskatellersalbei, Neroli, Orange, Patchouli, Rosenextrakt, Tonka, Weihrauch, Weißtanne, Ylang-Ylang, Zitrone.

Fettes Trägeröl Jojobaöl.

Melancholie 1

Stimmungshebende Mischung

Zusammensetzung

Basilikum	2 Tr.
Bergamotte	30 Tr.
Grapefruit	40 Tr.
Muskatellersalbei	20 Tr.
Neroli	5 Tr.
Patchouli	5 Tr.
Rosenextrakt	5 Tr.
Tonka	3 Tr.
Weihrauch	2 Tr.

Verabreichung

Raumbeduftung über Duftlampe, trockene Inhalation über Kompresse, äußerliche Anwendung als Körperöl.

Therapeutische Wirkung

- Stimmungshebend
- Angstlösend
- Psychisch stärkend und entspannend
- Inspirierend

Klinische Befunde und Symptome

Melancholie leitet sich vom griechischen Wort für „schwarze Galle" ab. Ein Übermaß davon galt in der antiken Medizin als Ursache für ein Lebensgefühl voll Schwermut, Trauer und Nachdenklichkeit. Heutzutage spricht man statt von Melancholie eher von Depression. Gemeint ist hier jedoch eine entsprechende angeborene oder anerzogene Grundstimmung, die nicht pathologisch, wohl aber in manchen Lebensphasen quälend ist.

Klinische Anwendungen

Die Mischung kann mit zwei bis drei Tropfen in einer Duftlampe zur Raumbeduftung genutzt werden. Ein bis zwei Tropfen auf eine Kompresse oder ein Taschentuch gegeben, können zur trockenen Inhalation verwendet werden (▶ Teil II, Kap. 3.3.1). Die Kompresse dafür am Oberkörper, z. B. am Kragen oder in der Brusttasche, befestigen. Die etherischen Öle können auch zu 1,5 % in ein fettes Basisöl gegeben und als Körperöl benutzt werden.

Kommentar der Autoren

Auch hier wieder die Möglichkeit des direkten Schnüffelns an dem geöffneten Fläschchen nicht vergessen.

Melancholie 2

Raumbeduftung

Zusammensetzung

Bergamotte	3 Tr.
Grapefruit	4 Tr.
Limette	4 Tr.
Zitrone	2 Tr.

Verabreichung

Raumbeduftung über Kompresse.

Therapeutische Wirkung

- Stimmungshebend
- Antidepressiv
- Erfrischend und aktivierend

Klinische Befunde und Symptome

Mangelnde Motivation, depressive Grundstimmung und Gedankenkreisen, das sich scheinbar nicht durchbrechen lässt.

Klinische Anwendungen

Vier bis sieben Tropfen der etherischen Öle auf ein oder zwei Kompressen geben und im Raum auslegen. Dabei einen kleinen Teller unterlegen, damit das etherische Öl nicht die Unterlage angreifen kann.

Erläuterung

Da die Raumbeduftung ohne Wärmezufuhr stattfindet, wird der Raum dezent, unaufdringlich und lang anhaltend beduftet.

Kommentar der Autoren

Statt der Raumbeduftung ist auch das Schnüffeln am geöffneten Fläschchen eine Option. In allen Citrusölen ist der Aminosäureester Methylanthranilat enthalten. Dies ist die stärkste antidepressive Substanz in der Naturmedizin.

Melancholie 3

Vollbad

Zusammensetzung

Basilikum	2 Tr.
Lavendel	4 Tr.
Muskatellersalbei	4 Tr.
Orange	4 Tr.
Ylang-Ylang	4 Tr.
Milch	20 ml

Verabreichung

Anwendung als Vollbad.

14

Therapeutische Wirkung

- Antidepressiv
- Stimmungshebend
- Nervenentspannend
- Antriebssteigernd
- Hormonell ausgleichend

Klinische Befunde und Symptome

Melancholische Grundstimmung über einen längeren Zeitraum mit mangelnder Motivation und abnehmender emotionaler Schwingungsfähigkeit.

Klinische Anwendungen

Alle Bestandteile in ein sauberes Schraubglas geben und gründlich miteinander verschütteln. Den Inhalt des Glases in ein warmes Vollbad geben und nach Belieben darin baden (▶ Teil II, Kap. 3.4.5). Als Emulgator (10 %) kann statt Milch Mulsifan oder Lecithin zugegeben werden.

Erläuterung

Durch die Wärme des Badewassers gelangt das etherische Öl besonders gut in den Körper und kann dort systemisch wirken.

Modifikation

Sollen v. a. Antrieb und Motivation gesteigert werden, kann das Orangenöl durch Lemongrassöl ersetzt werden.

Melancholie 4

Nervenentspannende Einreibung

Zusammensetzung

Ho-Blätter	4 Tr.
Johanniskraut (etherisches Öl)	4 Tr.
Mandarine rot	5 Tr.
Rosenextrakt	2 Tr.
Jojobaöl	50 ml

Verabreichung

Äußerliche Anwendung als Einreibung.

Therapeutische Wirkung

- Nervosität beruhigend
- Ganzheitlich entspannend
- Stimmungshebend
- Angstlösend

Klinische Befunde und Symptome

Nervöse Unruhe bei gleichzeitiger Antriebsschwäche und depressiver Verstimmtheit. Verzagtheit und Mutlosigkeit erschweren den Weg aus dem seelischen Tal.

Klinische Anwendungen

Die Mischung wird für Einreibungen verwendet, die wohltuend entspannen und das Lebensgefühl heben. Hierzu kann die Mischung als Körperpflegeöl oder für Teileinreibungen benutzt werden.

Kommentar der Autoren

Es kann auch am Fläschchen geschnüffelt werden.

14.17 Nervenstärkend

Siehe auch Kapitel 14.18 (Nervosität).

Wirksame Öle Basilikum, Bergamotte, Bitterorange, Grapefruit, Kamille römisch, Lavendel, Limette, Majoran, Muskatellersalbei, Orange, Rosmarin ct. cineol, Wacholderbeere, Weihrauch, Zitrone.

Zusammensetzung

Orange	3 Tr.
Weihrauch	2 Tr.

Verabreichung

Trockene Inhalation über Kompresse.

Therapeutische Wirkung

- Nervenstärkend
- Entspannend
- Stimmungshebend
- Nervosität beruhigend

Klinische Befunde und Symptome

Nervöse Unruhe, permanente Anspannung mit körperlicher Unruhe. Mangelnde Resistenz gegen die Anforderungen des Alltags.

Klinische Anwendungen

Die etherischen Öle werden auf eine Kompresse getropft. Diese Kompresse wird an der Kleidung appliziert oder in Körpernähe abgelegt.

Erläuterung

Da keine Wärme zugeführt wird, duftet die Kompresse den ganzen Tag lang. Dabei bleibt der Duft dezent und unauffällig.

Modifikation

Bei deutlich depressiver Verstimmtheit kann das Orangenöl durch Bergamotten- oder Grapefruitöl ersetzt werden.

Sicherheitshinweise und Kontraindikationen

Da etherische Öle manche Kunststoffe angreifen, muss darauf geachtet werden, dass die Kompresse nicht mit ihnen in Kontakt kommen kann.

14.18 Nervosität

Siehe auch Kapitel 14.17 (Nervenstärkend).

Wirksame Öle Basilikum, Benzoe, Bergamotte, Bitterorange, Geranie, Jasmin, Kamille römisch, Lavendel, Majoran, Mandarine rot, Manuka, Melisse, Muskatellersalbei, Narde, Orange, Patchouli, Rosenextrakt, Tolu, Tonka, Ylang-Ylang.

Fettes Trägeröl Jojobaöl.

Nervosität 1

Parfümmischung

Zusammensetzung

Kamille römisch	5 Tr.
Lavendel	6 Tr.
Melisse	7 Tr.
Tonka	1 Tr.
Jojobaöl	10 ml

Verabreichung

Anwendung als Naturparfüm.

Therapeutische Wirkung

- Nervosität beruhigend
- Ganzheitlich entspannend
- Gedanken beruhigend
- Schlaffördernd
- Nervenstärkend

Klinische Befunde und Symptome

Lebensphasen mit erhöhtem Stressniveau und nervösen Reaktionen. Neigung zu Schlafstörungen und Grübeln. Nervöse Symptome wie z. B. Nägelkauen.

Klinische Anwendungen

Das Fläschchen mit dem Naturparfüm hat man am besten immer bei sich. Dreimal täglich und nach Verlangen wird mit der Fingerkuppe eine Spur des Dufts aufgenommen und auf den Körper punktuell aufgetragen. Hierfür bieten sich Unterarme, Handrücken, Puls oder der Bereich hinter den Ohren an.

Erläuterung

Das Duftgedächtnis prägt sich jede positive Erfahrung mit dem Duft ein. Mit der Dauer der Anwendungen nimmt die Wirksamkeit also zu.

Kommentar der Autoren

Es kann auch am Fläschchen geschnüffelt werden.

Nervosität 2

Kleinmassage

Zusammensetzung

Lavendel	1 Tr.

Verabreichung

Anwendung als Ohrläppchenmassage.

Therapeutische Wirkung

- Entspannend
- Vom Stress distanzierend
- Ausgleichend

Klinische Befunde und Symptome

Akuter Stress und mangelnde Entspannung nach Feierabend.

Klinische Anwendungen

Ein Tropfen Lavendelöl wird zwischen Daumen und Zeigefinger beider Hände verrieben. Synchron werden nun beide Ohrläppchen mit Daumen und Zeigefinger massiert. Diese Massage kann einige wenige Minuten dauern.

Erläuterung

Die Ohrläppchen sind die Reflexzone des Kopfes und damit ein geeigneter Punkt für Antistress-Maßnahmen.

Sicherheitshinweise und Kontraindikationen

Lavendelöl ist zwar auch pur punktuell gut hautverträglich, sehr empfindliche Menschen stellen sich jedoch besser eine Mischung aus fettem Pflanzenöl und Lavendelöl her. Dabei kann der Lavendelanteil bei etwa 10 % liegen.

Kommentar der Autoren

Es kann auch am Fläschchen geschnüffelt werden.

Lavendel wird in Teil II dieses Buchs ausführlich beschrieben (▶ Teil II, Kap. 1.1.1). Der Duft von Lavendel regt das limbische System zur Ausschüttung von Serotonin an, eine stark antidepressive und angstlösende Substanz, die ein Wohlgefühl erzeugt.

14.19 Neurasthenie

Siehe auch Kapitel 14.10 (Erschöpfung).

Wirksame Öle Bergamotte, Grapefruit, Ho-Blätter, Jasmin, Lavendel, Mandarine rot, Narde, Neroli, Oud, Rosengeranie.

Fettes Trägeröl Jojobaöl.

Neurasthenie 1

Parfümmischung

Zusammensetzung

Jasmin	2 Tr.
Narde	2 Tr.
Jojobaöl	10 ml

Verabreichung

Äußerliche Anwendung als Einreibung.

Therapeutische Wirkung

- Seelisch kräftigend
- Nervenstärkend
- Tröstend
- Erdend
- Nervosität stark beruhigend

Klinische Befunde und Symptome

Chronische Erschöpfung, meist durch langfristige Überlastung. Empfinden seelischer Leere und Verlust von Hoffnung zeichnen sich ab.

Klinische Anwendungen

Die Mischung wird wie ein Parfüm verwendet. Es kann mehrfach täglich auf den Radialispuls, hinter dem Ohr oder neben dem Nasenloch aufgetragen werden. Natürlich können auch Akupunkturpunkte oder Reflexzonen damit eingerieben werden (▶ Teil II, Kap. 3.5). Die Wirkung erfolgt überwiegend über die nasale Aufnahme.

Erläuterung

Die Regelmäßigkeit und die Dauer der Anwendung machen den Erfolg aus. Neben der Stabilisierung in Zeiten der Erschöpfung gibt diese Mischung auch die Energie zurück, die nötig ist, um an der schwächenden Situation etwas zu ändern.

Modifikationen

Um die beruhigende Wirkung zu intensivieren, können auch noch 4 Tr. Mandarine rot dazugegeben werden. Um die innere Ruhe zurückzugewinnen, kann die Mischung mit 4 Tr. Oud Attar ergänzt werden. Die Stimmung kann durch Zugabe von 2 Tr. Grapefruit und 2 Tr. Bergamotte beeinflusst werden.

Neurasthenie 2

Einreibung

Zusammensetzung

Ho-Blätter	4 Tr.
Lavendel	5 Tr.
Mandarine rot	4 Tr.
Neroli	3 Tr.
Rosengeranie	2 Tr.
Jojobaöl	50 ml

Verabreichung

Äußerliche Anwendung als Einreibung.

Therapeutische Wirkung

- Nervosität ausgleichend
- Stark entspannend
- Stressreduzierend
- Seelisch stabilisierend

Klinische Befunde und Symptome

Nervosität und Erschöpfung, meist ausgelöst durch langfristige, unverhältnismäßig hohe Lebensbelastung beruflicher oder privater Natur. Die Entwicklung geht in Richtung Depression, die Lebensqualität sinkt zunehmend. Oft fehlen die Energie und Zuversicht, die Situation aus eigener Kraft zu verändern.

Klinische Anwendungen

Mit dieser Mischung werden mehrfach täglich Teileinreibungen durchgeführt. Dabei sollten der Kaumuskel (Massetermuskel) und die Hände mit einbezogen werden. Auch Nacken und Rücken zählen zu den bevorzugten Gebieten.

14.20 Potenzstörungen

Wirksame Öle Anis, Bergamotte, Ingwer, Jasmin, Kiefer, Muskatnuss, Muskatellersalbei, Nelke, Patchouli, Pfeffer schwarz, Pfefferminze, Rosmarin ct. cineol, Sandelholz, Ylang-Ylang.

Fette Trägeröle Avocadoöl, Bilsenkrautmazerat, Jojobaöl, Sheabutter.

Potenzstörungen 1

Stimulierende Einreibung

Zusammensetzung

Bergamotte	8 Tr.
Ingwer	5 Tr.
Muskatellersalbei	3 Tr.
Sandelholz	5 Tr.
Ylang-Ylang	5 Tr.
Jojobaöl	50 ml

Verabreichung

Einreibung von Lendenwirbelsäulenbereich, Oberschenkelinnenseite und Genitalbereich.

Therapeutische Wirkung

- Durchblutungsfördernd
- Aphrodisierend
- Erektionssteigernd und -festigend
- Stimmungsaufhellend

Klinische Befunde und Symptome

Erektionsschwäche.

Klinische Anwendungen

Zur Luststeigerung und Aufrechterhaltung der Erektion sollten beide Partner sich gegenseitig den Lendenwirbelsäulenbereich, die Oberschenkelinnenseite und den Genitalbereich mit dem Öl massieren. Die Massage sollte am besten ein regelmäßiges erotisches Ritual werden, ohne dass die funktionierende Erektion allzu sehr im Mittelpunkt steht. Hierdurch wird der psychische Erwartungsdruck reduziert, der ein häufiger Auslöser für Erektionsstörungen ist.

Erläuterung

Häufig liegt der Erektionsstörung eine Kombination mehrerer Ursachen zugrunde. Gerade im jungen Lebensalter überwiegen häufig die psychischen Faktoren, im späteren Lebensalter kommen immer mehr somatische Ursachen hinzu.

Potenzstörungen 2

Stimulierende und durchblutende Massagesalbe

Zusammensetzung

Ingwer	4 Tr.
Jasmin	2 Tr.
Muskatnuss	5 Tr.
Pfeffer schwarz	4 Tr.
Bilsenkrautmazerat	25 ml
Sheabutter	25 g

Verabreichung

Äußerliche Anwendung als Einreibung an Penis oder Vulva.

Therapeutische Wirkung

- Sexuell stimulierend
- Durchblutungsfördernd
- Erwärmend

Klinische Befunde und Symptome

Mangelnde Erektionsfähigkeit beim Mann bzw. mangelnde Erregbarkeit der Frau.

Klinische Anwendungen

Mit dieser Salbe werden zwei- bis dreimal täglich Einreibungen am Penis oder an der Vulva durchgeführt. Beim Verkehr kann die Salbe sinnlich eingesetzt werden, indem Penis und/oder Vulva mit warmen Händen und einer als angenehm empfundenen Menge dieser Salbe gerieben und gestrichen werden.

Für die Herstellung der Salbe die Sheabutter in einem Gefäß schmelzen und nach und nach das Bilsenkrautmazerat zugeben. Unter ständigem Rühren erkalten lassen (▸ Teil II, Kap. 3.4.2). Vor dem Erkalten die etherischen Öle hinzugeben und in Kruken füllen. Diese kühl stellen, bis die Salbe fest geworden ist. Es ist darauf zu achten, dass die Öle vor dem Festwerden eingerührt werden müssen.

Erläuterung

Diese Maßnahme ist durchblutungsfördernd und erektionssteigernd. Die etherischen Öle wirken sowohl körperlich als auch seelisch. Die schmierige Konsistenz der stimulierenden Salbe eignet sich hervorragend für den Einsatz beim Geschlechtsverkehr.

Modifikationen

Wird der Duft der Salbe als unangenehm empfunden, kann die Rezeptur verändert werden. Ingwer und schwarzer Pfeffer können um die Hälfte, Muskatnuss um zwei Tropfen reduziert werden. Stattdessen können gewünschte Öle hinzugegeben werden wie z.B. 2 Tr. Rose, 2 Tr. Patchouli oder 1 Tr. Basilikum.

Sicherheitshinweise und Kontraindikationen

Beim Kontakt mit Schleimhäuten muss darauf geachtet werden, ob die Inhaltsstoffe der Salbe vertragen werden. Dies wird zunächst mit einer kleinen Menge getestet (Armbeugentest ▸ Teil II, Kap. 2.1.2). Empfindliche Menschen nehmen die Muskatnuss aus der Mischung oder reduzieren sie mengenmäßig.

14

14.21 Prüfungsangst und Schulangst

Wirksame Öle Angelika, Basilikum, Benzoe, Ho-Blätter, Lavendel, Linaloeholz, Mandarine rot, Neroli, Rosenextrakt, (Rosenholz), Rosmarin, Sandelholz, Weihrauch, Zitrone.

Fette Trägeröle Jojobaöl, Mandelöl.

Prüfungsangst und Schulangst 1

Angstlösende Kompresse

Zusammensetzung

Angelika	1 Tr.
Basilikum	2 Tr.
Lavendel	3 Tr.
Neroli	3 Tr.
Jojobaöl	1 TL

Verabreichung

Trockene Inhalation über Kompresse oder Einreibung von Puls und Schläfen.

Therapeutische Wirkung

- Angstlösend
- Entspannend
- Vegetativ beruhigend

Klinische Befunde und Symptome

Prüfungsangst mit sämtlichen Symptomen.

Klinische Anwendungen

Alle Bestandteile vermischen und die Kompresse mit wenigen Tropfen beträufeln. Die Kompresse wird am Vorabend der Prüfung auf die Brust gelegt und dort befestigt. Am Tag der Prüfung kann die Maßnahme wiederholt oder eine Spur der Mischung auf die Pulse und die Schläfen aufgetragen und einmassiert werden.

Zusätzliche Rezeptur

Riechfläschchen: 5 ml Lavendel, 2 ml Neroli, 1 ml Rosenextrakt, 2 ml Zitrone.

Prüfungsangst und Schulangst 2

Mit Bauchschmerzen

Zusammensetzung

Basilikum	3 Tr.
Benzoe	1 Tr.
Lavendel	2 Tr.
Mandarine rot	4 Tr.
Mandelöl	50 ml

Verabreichung

Einreibung des Bauchs.

Therapeutische Wirkung

- Angstlösend
- Vegetativ entspannend und krampflösend
- Tröstend

Klinische Befunde und Symptome

Bauch und Psyche hängen eng zusammen und beeinflussen sich gegenseitig. Kindlicher Schulstress kann sich stark auf das körperliche Wohlbefinden auswirken, bis hin zu Bauchkrämpfen, Schmerzen, Diarrhö oder Obstipation.

Klinische Anwendungen

Den Bauch des Kindes mit der Ölmischung streicheln. Wird die Einreibung abends vor dem Einschlafen vorgenommen, kann das Kind ruhig schlafen und am nächsten Morgen gestärkt und weniger ängstlich in die Schule gehen.

Kommentar der Autoren

Diese Mischung sollte man v. a. auch zum Schnüffeln geben.

14.22 Relaxanzien (entspannend und schlaffördernd)

Siehe auch Kapitel 12.7 (Muskelentspannung) und Kapitel 14.23 (Schlafstörungen).

Wirksame Öle Baldrian, Benzoe, Bergamotte, Hopfen, Kamille römisch, Lavendel, Majoran, Melisse, Orange, Sandelholz, Vetiver, Zitrone.

Fettes Trägeröl Johanniskrautmazerat (Rotöl).

Relaxanzien 1

Erdendes und stabilisierendes Vollbad

Zusammensetzung

Lavendel	3 Tr.
Vetiver	1 Tr.
Milch	15 ml

Verabreichung

Anwendung als Fußbad.

Therapeutische Wirkung

- Entspannend
- Das Gedankenkarussell unterbrechend
- Stresslösend
- Psychisch konsolidierend

Klinische Befunde und Symptome

Unruhe oder Schlaflosigkeit, ggf. sogar mit Restless-Legs-Symptomatik.

Klinische Anwendungen

Alle Bestandteile in einem sauberen Schraubglas kräftig verschütteln. Den Inhalt des Glases dann in eine geeignete Fußbadewanne mit warmem Wasser geben. Das Fußbad kann beliebig lange dauern und sollte vor dem Schlafengehen oder bei starker Unruhe angewendet werden.

Erläuterung

Vetiveröl hat eine sehr gute stabilisierende Wirkung auf die Psyche. Es erdet und festigt. Selbst bei psychiatrischen Erkrankungen hat es sich in Form dieser Rezeptur schon bewährt.

Modifikationen

Auch Lavendel allein kann für ein Fußbad verwendet werden. Statt dem erdig duftenden Vetiver können diesem Fußbad auch 2 Tr. Mandarine rot und 2 Tr. Ho-Blätter-Öl zugegeben werden.

Relaxanzien 2

Muskeln und Nerven entspannende Massage

Zusammensetzung

Benzoe	2 Tr.
Bergamotte	3 Tr.
Kamille römisch	4 Tr.
Majoran	4 Tr.
Mandarine rot	5 Tr.
Johanniskrautmazerat (Rotöl)	50 ml

Verabreichung

Einreibung von Händen, Füßen, Nacken und Schläfen.

Therapeutische Wirkung

- Muskelentspannend
- Stressreduzierend
- Ausgleichend

Klinische Befunde und Symptome

Erhöhte innere und muskuläre Anspannung.

Klinische Anwendungen

Diese Mischung wird bevorzugt für Hand- und Fußmassagen eingesetzt. Wenn man niemanden hat, der einen einreibt, kann man Nacken, Schläfen und Hände auch selbst einreiben.

Relaxanzien 3

Vielseitige Mischung

Zusammensetzung

Bergamotte	4 ml
Lavendel	2 ml
Neroli	2 ml
Orange	1 ml
Sandelholz	1 ml

Verabreichung

Raumbeduftung über Duftlampe, trockene Inhalation über Kompresse, Einreibung von Füßen, Brust und Händen, Badeanwendung.

Therapeutische Wirkung

- Muskulär und vegetativ entspannend
- Schlafanstoßend
- Nervosität beruhigend

Klinische Befunde und Symptome

Innere und muskuläre Anspannung, motorische Unruhe und Schlaflosigkeit.

Klinische Anwendungen

Von dieser Mischung können drei Tropfen gegen Abend in eine **Duftlampe** gegeben werden, besonders im bevorzugten Wohnraum oder Krankenzimmer. Vor dem Schlafengehen sollte die Duftlampe jedoch abgeschaltet werden. Drei Tropfen der Mischung können auch auf ein Taschentuch oder eine Kompresse gegeben und diese nachts auf das Kopfkissen oder die Brust gelegt sowie tagsüber bei sich getragen werden.

Wer **Einreibungen** vorzieht, kann die Mischung zu 3 % in ein fettes Basisöl geben und zur Nacht oder bei Eintreten der Symptome Füße, Brust und Hände einmassieren.

Auch **Badeanwendungen** sind möglich. Entweder wird mit 3 % der Mischung, 10 % Mulsifan und 87 % fettem Basisöl ein Badeöl hergestellt oder man verschüttelt 15 Tropfen mit ca. 20 ml Milch in einem Schraubgefäß und gibt die Mischung ins Badewasser. Mit fünf Tropfen kann auf die gleiche Weise ein Fuß- oder Armbad hergestellt werden.

14.23 Schlafstörungen

Siehe auch Kapitel 14.22 (Relaxanzien).

Wirksame Öle Angelika, Baldrian, Basilikum, Bergamotte, Cistrose, Geranie, Ho-Blätter, Hopfen, Jasmin, Kamille (blau und römisch), Lavendel, Linaloeholz, Litsea cubeba, Majoran, Mandarine rot, Manuka, Melisse, Muskatellersalbei, Myrte grün, Neroli, Orange, Patchouli, Petitgrain, Ravensara/Ravintsara, Rosenextrakt und -destillat, Sandelholz, Schafgarbe, Thymian (ct. geraniol und ct. linalool), Vetiver, Wacholderbeere, Weihrauch, Ylang-Ylang, Ysop, Zedernholz, Zimtrinde, Zitrone, Zitronenverbene (Eisenkraut).

Fette Trägeröle Johanniskrautmazerat (Rotöl), Jojobaöl, Mandelöl, Schwarzkümmelöl.

14.23.1 Schlafstörungen allgemein

Schlafstörungen allgemein 1

Beflügelnd und seelisch entspannend

Zusammensetzung

Bergamotte	4 ml
Lavendel	2 ml
Neroli	2 ml
Orange	1 ml
Sandelholz	1 ml

Verabreichung

Raumbeduftung über Duftlampe, trockene Inhalation über Kompresse, Anwendung als Einreibung, Voll- oder Teilbad.

Therapeutische Wirkung

- Nervosität entspannend
- Schlaffördernd
- Gedanken beruhigend
- Emotional beruhigend

Klinische Befunde und Symptome

Schlafprobleme mit Ein- und Durchschlafstörungen. Oft begleitet von innerer Unruhe, emotionaler Aufgewühltheit oder Angst.

Klinische Anwendungen

Drei Tropfen der Mischung können in eine elektrische **Duftlampe** gegeben werden. Vor dem Einschlafen sollte die Duftlampe ausgeschaltet werden.

Ein bis drei Tropfen der Mischung können auf eine **Kompresse** geträufelt und diese auf das Kopfkissen oder die Brust gelegt werden.

Für schlaffördernde **Einreibungen** wird die Mischung zu 1 bis 2 % in ein fettes Basisöl gegeben. Vor allem Jojoba- oder Mandelöl eignen sich hierfür, da diese keinen Eigengeruch haben.

Zur Schlafförderung können auch **Voll- oder Teilbäder** angewendet werden. Mit einem Emulgator (z. B. Milch oder Mulsifan) kann man ein Badeöl herstellen. Hierzu werden 3 % der Mischung mit 10 % Mulsifan (Apotheke) und 87 % fettem Basisöl gemischt.

Modifikationen

Bei Schlafstörungen ist seit alters Lavendelöl das Mittel der Wahl. Bei Kindern hilft es sehr häufig, wenn Lavendelöl in die Luft gesprüht wird oder aus der Aromalampe seinen Duft verströmt. Es kann auch der Nacken mit unverdünntem Lavendel massiert oder ein Tropfen auf die Brust gegeben werden. Auch die Inhalation über ein Taschentuch hat sich bewährt.

Außerdem ist die Sufi-Ohr-Methode sehr geeignet (▶ Teil II, Kap. 3.3): Auf je ein Wattebäuschchen wird ein Tropfen Lavendelöl gegeben und dieses in der Falte des Ohrs über dem Gehörgangseingang befestigt. Auf diese Weise wird der Lavendelduft nicht nur über den entsprechenden Akupunkturpunkt auf den Organismus übertragen, sondern auch über die Nase bei jeder unruhigen Kopfbewegung.

Zusätzliche Rezeptur

Das Mittel der Wahl könnte eine sehr einfache wirkungsvolle Mischung sein: Lavendel und rote Mandarine zu gleichen Teilen. An dieser Mischung kann geschnüffelt werden, es können Nasentampons hergestellt oder auf das Kopfkissen ein Taschentuch mit dem Duft gelegt werden (▶ Teil II, Kap. 3.3.1). Diese Mischung hilft bei Kleinkindern, v.a. das Schreien und Schluchzen zu lindern. Auch Erwachsene entspannen und schlafen ohne Schlafmittel tief, v.a. wenn Nasentampons über Nacht eingesetzt werden.

Schlafstörungen allgemein 2

Körperlich entspannend und schlafördernd

Zusammensetzung

Lavendel	2 ml
Majoran	1 ml
Mandarine rot	2 ml
Zedernholz	1 ml

Verabreichung

▶ *Schlafstörungen allgemein 1.*

Therapeutische Wirkung

- Schlaffördernd
- Nervosität beruhigend
- Seelisch ausgleichend
- Motorisch und muskulär entspannend und beruhigend
- Angstlösend

Klinische Befunde und Symptome

Schlafstörungen, begleitet von Unruhe. Die Unruhe kann geistiger und emotionaler Natur sein, aber auch körperlich im Sinne von Umherwälzen, ruhelosen Extremitäten, Missempfindungen und muskulärer Anspannung.

Klinische Anwendungen

▶ *Schlafstörungen allgemein 1.*

Erläuterung

Majoran wirkt sich stark entspannend auf Körper, Muskulatur und Gefühlsleben aus. Zusammen mit dem Lavendel ist dies eine ideale Kombination zur Nacht.

Zusätzliche Rezeptur

Einen besonderen Effekt bei Schlafstörungen erzielt man mit der Mischung Lavendel und Rosenextrakt im Verhältnis 1:1. Diese Mischung kann man punktuell pur zur Beduftung einsetzen oder aber einen Tropfen davon mit einem Teelöffel fettem Öl vermischen und dies für Teileinreibungen nutzen. Für häufige Anwendungen empfiehlt es sich, das Mischverhältnis auf fünf Tropfen Lavendel und zwei bis drei Tropfen Rose zu verändern. Wiederum einen Tropfen hiervon in einem Teelöffel mit fettem Öl für Teilmassagen anwenden. Vor allem Nacken und Schläfen eignen sich gut. Aus der Chinesischen Medizin kommt die nützliche Empfehlung, die Ohrläppchen damit zu massieren.

Kommentar der Autoren

Es kann auch direkt am Fläschchen geschnüffelt werden.

Schlafstörungen allgemein 3

Duftkompresse

Zusammensetzung

Lavendel	2 Tr.
Neroli	1 Tr.

Verabreichung

Trockene Inhalation über Kompresse oder Taschentuch.

Therapeutische Wirkung

- Nervosität beruhigend
- Ganzheitlich entspannend
- Stressreduzierend
- Schlaffördernd

Klinische Befunde und Symptome

Schlaflosigkeit mit innerer Anspannung und nicht enden wollendem Gedankenkreisen.

Klinische Anwendungen

Die etherischen Öle werden auf eine Kompresse getropft und diese Kompresse zur trockenen Inhalation benutzt (▶ Teil II, Kap. 3.3.1). Am Abend kann sie auf das Kopfkissen gelegt oder an der Nachtkleidung befestigt werden.

Erläuterung

Gerade bei älteren Menschen zeigt Neroli eine hervorragend schlaffördernde Wirkung. Das gleiche gilt bei Schlaflosigkeit durch Kummer oder Schreck. Aber auch in jüngeren Jahren und ohne erkennbare Probleme ist Neroli eines der wichtigsten Abendöle.

Schlafstörungen allgemein 4

Schlafanstoßend und erdend

Zusammensetzung

Baldrian	3 Tr.
Jasmin	2 Tr.
Kamille römisch	5 Tr.
Jojobaöl	50 ml

Verabreichung

Einreibung von Füßen, Händen, Schläfen.

Therapeutische Wirkung

- Nervosität stark beruhigend
- Schlafanstoßend
- Stark beruhigend

Klinische Befunde und Symptome

Nervöse Unruhe, innere Anspannung und unaufhörliche Gedanken an den vergangenen Tag halten vom Schlaf ab.

Klinische Anwendungen

Mit dieser Mischung werden v.a. Füße, Hände und Schläfen eingerieben. Dabei erfolgen die Einreibungen kurz vor dem Zubettgehen.

Kommentar der Autoren

Die Mischung eignet sich auch für eine Handeinreibung bei nächtlichem Erwachen, um wieder gut in den Schlaf zu finden.

Zusätzlich wirksame Öle

Ylang-Ylang hat eine ähnliche Wirkung wie Jasmin. Vor allem bei einem nervösen Herzen mit zu viel kardialer Spannung tut Ylang-Ylang gut.

Schlafstörungen allgemein 5

Stark entspannendes Schlaföl

Zusammensetzung

Kamille römisch	3 Tr.
Lavendel	3 Tr.
Orange	5 Tr.
Vetiver	2 Tr.
Mandelöl	50 ml

Verabreichung

Einreibung von Brust und Händen.

Therapeutische Wirkung

- Schlafanstoßend
- Erdend
- Entspannend

Klinische Befunde und Symptome

Schlaflosigkeit durch geistige Übererregung, Kummer und Stress.

Klinische Anwendungen

Allabendliche Einreibungen der Hände und der Brust, aber auch der Füße und des Rückens.

Kommentar der Autoren

Es kann auch direkt am Fläschchen geschnüffelt werden.

Schlafstörungen allgemein 6

Krampflösend und entspannend

Zusammensetzung

Geranie	2 Tr.
Lavendel	3 Tr.
Majoran	5 Tr.
Orange	8 Tr.
Mandelöl	50 ml

Verabreichung

Einreibung von Fußsohlen, Händen oder Brust.

Therapeutische Wirkung

- Krampflösend und entspannend
- Geistig entspannend
- Nervosität beruhigend und schlafanstoßend

Klinische Befunde und Symptome

Schlaflosigkeit, die sich in körperlicher Anspannung niederschlägt.

Klinische Anwendungen

Fußsohlen, Hände oder Brust abends mit der Mischung einreiben, dabei ruhig und bewusst atmen. Die Einreibung jeden Abend durchführen, die Wirkung wird dadurch verbessert.

Erläuterung

Auch bei nächtlichem Erwachen sollte man nicht passiv bleiben, sondern gegebenenfalls das Bett verlassen, eine kurze Aktivität einplanen und wieder zu Bett gehen. Erneut den Duft der Mischung bewusst wahrnehmen und eine kleine Teileinreibung durchführen.

Kommentar der Autoren

Es kann auch direkt am Fläschchen geschnüffelt werden.

Schlafstörungen allgemein 7

Schnelle Hilfe

Zusammensetzung

Lavendel	1 Tr.

Verabreichung

Einreibung der Hände oder der Nasenöffnung.

Therapeutische Wirkung

- Stresslösend
- Angstlösend
- Gedankenkreisen durchbrechend
- Schlaffördernd
- Beruhigend
- Stimmungshebend

Klinische Befunde und Symptome

Schlaffstörungen, vornehmlich durch Stress und einen Kopf voller Gedanken verursacht.

Klinische Anwendungen

Lavendel ist das wichtigste Öl in der klinischen Pflege. Es kann unverdünnt auf die Haut aufgetragen werden. Einen Tropfen Lavendelöl in den Händen verreiben, die Hände zum Einschlafen in die Nähe des Gesichts legen oder einen Tropfen Lavendelöl auf die Nasenöffnung auftragen.

Schlafstörungen allgemein 8

Antischnarchöl

Zusammensetzung

Orange	3 ml
Pfefferminze	5 ml
Zitrone	2 ml

Verabreichung

Trockene Inhalation über ein Tuch.

Therapeutische Wirkung

- Nasenatmung anregend
- Durch den angenehmen Duft die Seitenlage fördernd
- Atmungsvertiefend

Klinische Befunde und Symptome

Schnarchen ist ein weit verbreitetes Symptom. Da im Schlaf die Muskulatur erschlafft, können das Gaumensegel und der hintere Bereich der Zunge in Rückenlage nach hinten fallen und die Atemwege verlegen. Zäpfchen, Gaumensegel und Zunge vibrieren oder flattern im Atemstrom und erzeugen das typische Schnarchgeräusch. Adipositas, Veranlagung, Alkoholgenuss, Blockierung der Nasenwege, Einnahme von Schlafmedikamenten oder Psychopharmaka sowie Erkältungskrankheiten verursachen oder begünstigen häufig das Schnarchen. In Rückenlage ist die Symptomatik meist stärker. In extremer Ausprägung kann das Schnarchen von der Schlafapnoe begleitet werden. Diese regelmäßigen, zum Teil erstaunlich lang andauernden Atemstillstände können die Gesundheit und das Wohlbefinden beeinträchtigen.

Klinische Anwendungen

Fünf Tropfen der Mischung auf ein Baumwolltaschentuch geben und das Tuch neben das Kopfkissen des Schnarchers legen. Falls nötig, im Laufe der Nacht noch einmal beträufeln.

Kommentar der Autoren

Man kann den Betroffenen auch am Fläschchen schnüffeln lassen (häufiger vor dem Einschlafen und dann wieder beim Aufwachen).

Schlafstörungen allgemein 9

Zähneknirschen

Zusammensetzung

Bergamotte	2 Tr.
Weihrauch	2 Tr.

Verabreichung

Trockene Inhalation über Kompresse.

Therapeutische Wirkung

- Krampflösend und entspannend
- Geistig entspannend
- Nervosität beruhigend und angstlösend

Klinische Befunde und Symptome

Nächtliches Zähneknirschen (Bruxismus) ist noch nicht sehr gut erforscht. Dieses Symptom tritt meist nachts, durchaus aber auch unbewusst tagsüber auf. Die Zähne werden fest und unter Kaubewegungen aufeinandergepresst, was anwesende, wache Personen als störendes und lautstarkes Knirschen wahrnehmen können. Die Ursachen sind noch nicht restlos geklärt, aber chronischer Stress, Angst, andere Schlafstörungen und Alkohol scheinen eine bedeutende, auslösende Rolle zu spielen. Als Folge des Zähneknirschens kommt es zu einer Schädigung des Zahnapparats und ggf. sogar zu diversen Schmerzstörungen im Bereich der Kaumuskulatur und der Halswirbelsäule. Eine Verbindung zur Entstehung von Tinnitus ist wahrscheinlich.

Klinische Anwendungen

Zu Beginn der Nacht tropft man die etherischen Öle auf eine Kompresse und legt diese dem Patienten auf die Brust.

Modifikation

Wer lieber eine Einreibung machen möchte, kann auch 7 Tr. Bergamotte und 5 Tr. Weihrauch in 50 ml Jojobaöl geben und damit allabendlich die Kau- und Nackenmuskulatur einreiben.

14.23.2 Schlafstörungen bei Kleinkindern

Schlafstörungen bei Kleinkindern 1

Zusammensetzung

Lavendel	5 Tr.
Mandarine rot	5 Tr.
Jojobaöl	100 ml

Verabreichung

Bauch- und Fußmassage für Babys.

Therapeutische Wirkung

- Schlaffördernd
- Verdauungsberuhigend
- Ganzheitlich entspannend

Klinische Befunde und Symptome

Babys mit sehr kurzen Schlafphasen, evtl. begleitet von Schreien und Weinen beim Erwachen.

Klinische Anwendungen

Vor dem Schlafengehen eine Bauch- und Fußmassage mit der Mischung durchführen.

Modifikation

Lavendel und Mandarine rot im Verhältnis 1:1 mischen. Bei Säuglingen 0,5-prozentige Lösung in ein Trägeröl geben, bei älteren Kindern 1-prozentige Lösung verwenden, evtl. einige Tropfen der unverdünnten Mischung aufs Kopfkissen oder auf ein Taschentuch geben oder für eine zarte Hand- und Fußmassage verwenden.

Sicherheitshinweise und Kontraindikationen

Bei Kleinkindern darf die Konzentration auf der Haut nie mehr als 0,5 % betragen.

Schlafstörungen bei Kleinkindern 2

Nervosität beruhigende Einreibung

Zusammensetzung

Benzoe	1 Tr.
Ho-Blätter oder Linaloeholz	2 Tr.
Lavendel	2 Tr.
Mandarine rot	4 Tr.
Mandelöl	100 ml

Verabreichung

Einreibung von Rücken, Händen oder Fußsohlen.

Therapeutische Wirkung

- Nervosität beruhigend
- Entspannend und tröstend
- Schlafanstoßend

Klinische Befunde und Symptome

Nervöse, unruhige Kleinkinder, die sich abends kaum von den Eltern lösen möchten.

Klinische Anwendungen

Als Abendritual Rücken, Hände oder Fußsohlen mit der Ölmischung massieren. Alternativ zwei Tropfen der reinen Mischung etherischer Öle ohne Basisöl in eine elektrische Duftlampe träufeln.

Sicherheitshinweise und Kontraindikationen

▸ *Schlafstörungen bei Kleinkindern 1.*

Schlafstörungen bei Kleinkindern 3

Kuscheltieröl (▸ Kap. 14.4 *[Angst 7]*).

14.24 Stimmungshebend

Wirksame Öle Bergamotte, Geranie, Grapefruit, Jasmin, Muskatellersalbei, Rosenextrakt und -destillat, Ylang-Ylang.

Fettes Trägeröl Jojobaöl.

Zusammensetzung

Grapefruit	6 Tr.
Jasmin	1 Tr.
Rosenextrakt	3 Tr.
Jojobaöl	50 ml

Verabreichung

Äußerliche Anwendung als Einreibung oder Körperöl.

Therapeutische Wirkung

- Stimmungshebend
- Antidepressiv
- Selbstvertrauen stärkend
- Nervosität beruhigend
- Emotional entspannend

Klinische Befunde und Symptome

Lebensphasen mit gedrückter Stimmung und düsteren Gedanken.

Klinische Anwendungen

Morgens wird die Mischung bei der Körperpflege als Körperöl verwendet. Tagsüber können mit der Mischung Teileinreibungen durchgeführt werden.

Modifikation

Besonders wirkungsvoll ist folgende Mischung: Grapefruit, Jasmin, Muskatellersalbei und Rosendestillat. Der Thalamus im limbischen System wird angeregt, Enzephaline (körpereigene Opiate) auszuschütten. Das bringt Wohlgefühl und wirkt stark gegen Melancholie und Mangel an Vertrauen. Zu den physiologischen Wirkungen der Öle siehe auch Teil II, Kapitel 1 und Teil I, Kapitel 1.4.

14.25 Stimulanzien

Wirksame Öle Angelika, Basilikum, Jasmin, Neroli, Pfefferminze, Rosmarin ct. cineol, Thymian rot ct. thymol, Vetiver, Ylang-Ylang, Zitrone.

Fettes Trägeröl Jojobaöl.

Zusammensetzung

Angelika	3 Tr.
Rosmarin ct. cineol	4 Tr.
Thymian ct. thymol	2 Tr.
Vetiver	2 Tr.
Jojobaöl	50 ml

Verabreichung

Äußerliche Anwendung als Körperöl und Einreibung.

Therapeutische Wirkung

- Allgemein stärkend und kräftigend
- Rekonvaleszenz fördernd
- Nervliche Erschöpfung lindernd
- Immunstimulierend
- Kreislauftonisierend

Klinische Befunde und Symptome

Lebensphasen mit erhöhtem Stress und wenig Erholung, die sich allgemein schwächend auf die Gesamtpersönlichkeit, die Physis und das Immunsystem auswirken.

Klinische Anwendungen

Diese Mischung sollte dreimal täglich für Einreibungen verwendet werden, einmal täglich zur Körperpflege als Körperöl. Die Mischung sollte über einen längeren Zeitraum von einigen Wochen bis wenigen Monaten angewendet werden.

Kommentar der Autoren

Es kann auch direkt am Fläschchen geschnüffelt werden.

14.26 Unruhe und Paranoia

Siehe auch Kapitel 13.10 (Unruhe und Angst).

Zusammensetzung

Bergamotte	3 Tr.
Bitterorange	3 Tr.
Geranie	3 Tr.
Lavendel	3 Tr.
Melisse	3 Tr.
Rosenextrakt	3 Tr.
Jojobaöl	10 ml

Verabreichung

Einreibung von Ohrläppchen, Radialispulsen oder Schläfen, Inhalation über Riechfläschchen.

Therapeutische Wirkung

- Nerval und emotional beruhigend
- Angstlösend

Klinische Befunde und Symptome

Starke emotionale oder geistige Unruhe mit bedrückenden Gedanken, evtl. paranoider Natur. Auch bei entsprechenden Zuständen im Rahmen einer Demenz gut anwendbar.

Klinische Anwendungen

Von der Mischung der etherischen Öle werden sechs Tropfen in 10 ml Jojobaöl gegeben. Diese Mischung wird für punktuelle Einreibungen verwendet. Dabei kann das Öl auf Ohrläppchen, Radialispulse oder Schläfen einmassiert werden. Auch das Riechen am geöffneten Fläschchen wirkt sich positiv aus.

Modifikation

Wenn Patienten in einer paranoiden Episode sich nicht anfassen lassen möchten, ist das Aufbringen von Aromamischungen nicht möglich. Man kann die etherischen Öle dieser Mischung auch zu 3% mit 80-prozentigem Alkohol vermischen und in eine Sprühflasche geben. Mit diesem Raumspray lässt sich in solchen Situationen besser arbeiten.

Kommentar der Autoren

Hier sollte wieder an den Lavendel erinnert werden (► Teil II, Kap. 1.1.1). Er wirkt nachweislich bei allen Angstzuständen und bei Panikattacken. In der Psychiatrie wird er gern unverdünnt eingesetzt. Am Fläschchen schnüffeln lassen oder trockene Inhalation z. B. über ein Taschentuch (► Teil II, Kap. 3.3.1). Vorsicht mit dem Alkohol bei Abhängigen.

15 Schmerzbehandlung

15.1 Fibromyalgiesyndrom

Zusammensetzung

Benzoe	4 Tr.
Neroli	1 Tr.
Rosenextrakt	3 Tr.
Sandelholz	6 Tr.
Mandelöl	50 ml

Verabreichung

Äußerliche Anwendung als Einreibung und Körperöl.

Therapeutische Wirkung

- Die Produktion wichtiger Neurotransmitter stimulierend
- Chronische Schmerzen lindernd
- Stresslindernd und ausgleichend

Klinische Befunde und Symptome

Fibromyalgie ist eine chronische und als unheilbar geltende Erkrankung, bei der es zu Schmerzen mit wechselnder Lokalisation, starker Müdigkeit bis hin zum Erschöpfungssyndrom und Schlafstörungen kommt. Die Symptome nehmen im Lauf der Jahre stetig zu. Zudem können eine schillernde Palette begleitender vegetativer Symptome hinzukommen.

Klinische Anwendungen

Mit dieser Mischung sollte täglich der gesamte Körper gepflegt werden. Zuvor die Haut evtl. mit Rosenwasser befeuchten (▶ Teil II, Kap. 3.4.1) und dann das Öl wie ein Körperöl benutzen. Die Anwendung sollte über einen langen Zeitraum erfolgen. Bei Bedarf mehrmals täglich verwenden, ggf. in Teilmassagen.

Erläuterung

Die Ursache dieser Erkrankung ist bislang ungeklärt. Diese Mischung hilft sowohl bei der Bewältigung chronischer Schmerzen als auch bei der Stabilisierung der Psyche. Die Fibromyalgie wird dadurch gelindert und kann nach und nach in ihrer Lebensbedeutung kleiner werden.

15.2 Koliken

Siehe auch Kapitel 9.6.2 (Blähungen).

Wirksame Öle Angelikawurzel, Anis, Bergamotte, Bergbohnenkraut, Bitterorange, Cajeput, Dill, Fenchel, Geranie, Ingwer, Kamille (blau und römisch), Kardamom, Koriander, Kreuzkümmel, Kümmel, Lavandin, Lavendel, Majoran, Mandarine rot, Melisse, Muskatellersalbei, Narde, Nelke, Neroli, Pfeffer schwarz, Pfefferminze, Rosmarin ct. cineol, Spearmint, Speiklavendel, Sternanis, Ylang-Ylang, Ysop, Zimtrinde.

Fette Trägeröle Mandelöl, Sesamöl.

Koliken 1

Entspannende Einreibung

Zusammensetzung

Anis	3 Tr.
Ingwer	4 Tr.
Majoran	4 Tr.
Melisse	4 Tr.
Mandelöl	50 ml

Verabreichung

Äußerliche Anwendung als Einreibung.

Therapeutische Wirkung

- Krampflösend
- Nerval und vegetativ entspannend

Klinische Befunde und Symptome

Koliken sind meist starke Schmerzen, die durch Kontraktionen der glatten Muskulatur zustande kommen. Entstehungsort sind innere Organe, auslösend oft die Arbeit der Muskulatur gegen einen Widerstand, z.B. Gallen- oder Nierensteine.

Klinische Anwendungen

Bei regelmäßig auftretender Symptomatik die Mischung dreimal täglich am Schmerzort auftragen. Die Haut kann evtl. zuvor mit Rosenwasser befeuchtet werden (▶ Teil II, Kap. 3.4.1). Die Anwendung kann auch jederzeit bei einsetzenden Schmerzen erfolgen.

Sicherheitshinweise und Kontraindikationen

Es handelt sich um eine begleitende, pflegerische Maßnahme. Koliken mit ernstzunehmenden Ursachen müssen dringend in ärztliche Betreuung.

Koliken 2

Verdauungsfördernde und entlastende Einreibung

Zusammensetzung

Angelikawurzel	4 Tr.
Bitterorange	8 Tr.
Kümmel	3 Tr.
Pfefferminze	4 Tr.
Sesamöl	50 ml

Verabreichung

Einreibung des Bauchs.

Therapeutische Wirkung

- Bei Koliken im Bereich des Verdauungstrakts entspannend
- Verdauungssäfte anregend
- Stark blähungswidrig
- Entstauend
- Peristaltisch lösend und fördernd
- Übelkeit beseitigend

Klinische Befunde und Symptome

Kolikartige Schmerzen in den Bauchorganen, begleitet von Übelkeit und Blähungen, Völlegefühl, Obstipation oder Diarrhö. Die Bauchorgane reagieren sehr schnell auf jede Art von Stress. Schmerzen im Bauch treten meist rasch auf und können unterschiedliche Ursachen haben. Daraus resultieren häufig Blähungen oder ein Ungleichgewicht der Verdauungssäfte, was die Beschwerden verstärkt.

Klinische Anwendungen

Die Mischung sollte ohne Druck in kreisenden Bewegungen eingerieben werden. Abschließend kann ein Handtuch mit warmem Wasser getränkt, gut ausgewrungen und dann als Kompresse aufgelegt werden. Die Mischung kann mehrfach täglich bei Bedarf eingesetzt werden. Sie kann präventiv vor den Mahlzeiten auf den Bauch aufgetragen und eingerieben oder bei Einsetzen der Beschwerden angewendet werden.

Sicherheitshinweise und Kontraindikationen

Bei malignen Prozessen im Bauchraum kann Wärme sehr angenehm sein, aber auch die Beschwerden verstärken. Die Erfahrung oder die intuitive Entscheidung des Patienten zeigt die Wahl an.

Koliken 3

Vier-Winde-Öl bei Dreimonatskoliken

Zusammensetzung

Anis	2 Tr.
Fenchel	2 Tr.
Kümmel	2 Tr.
Lavendel	2 Tr.
Mandelöl	50 ml

Verabreichung

Einreibung des Bauchs.

Therapeutische Wirkung

- Blähungswidrig
- Entspannend
- Krampflösend

Klinische Befunde und Symptome

Blähungen im Säuglingsalter mit krampfartigen Bauchschmerzen.

Klinische Anwendungen

Mit der Mischung den Bauch des Kindes streicheln oder ein warmes, feuchtes Tuch um den Bauch wickeln. Mit wohltemperierter Wärmflasche warm halten. Die Nachruhe sollte eine halbe Stunde dauern und die Maßnahme mehrmals täglich durchgeführt werden.

Sicherheitshinweise und Kontraindikationen

Bei Kleinkindern darf die Konzentration auf der Haut nie mehr als 0,5 % betragen.

Koliken 4

Winde-Öl für Kleinkinder

Zusammensetzung

Anis	1 Tr.
Dillsamen	1 Tr.
Fenchel	1 Tr.
Kardamom	1 Tr.
Koriander	1 Tr.
Kreuzkümmel	1 Tr.
Lavendel	1 Tr.
Mandarine rot	1 Tr.
Rosenextrakt	1 Tr.
Spearmint	1 Tr.
Mandelöl	50 ml

Verabreichung

Streichelmassage des Bauchs.

Therapeutische Wirkung

- Krampflösend
- Schmerzlindernd
- Blähungswidrig
- Seelisch entspannend

Klinische Befunde und Symptome

Blähungen im Säuglingsalter mit krampfartigen Bauchschmerzen.

Klinische Anwendungen

Den Bauch des Kindes mit dem Öl streicheln, evtl. auch ein warmes Tuch um den Bauch wickeln.

Sicherheitshinweise und Kontraindikationen

▸ *Koliken 3.*

15.3 Schmerzen, akute

Siehe auch Kapitel 12.9 (Schmerzen im Bewegungsapparat).

Wirksame Öle Cajeput, Geranie, Ho-Blätter, Koriander, Lavendel, Linaloeholz, Nelke, Niaouli, Pfefferminze, Piment, (Rosenholz), Rosmarin ct. cineol, Teebaum, Thymian ct. linalool, Tulsi, Weihrauch, Wintergrün, Zimtrinde.

Fette Trägeröle Johanniskrautmazerat (Rotöl), Jojobaöl, Mandelöl.

Hydrolat Rosenwasser.

Akute Schmerzen 1

Durchblutungsfördernde Einreibung

Zusammensetzung

Lavendel	5 Tr.
Niaouli	20 Tr.
Rosmarin ct. cineol	5 Tr.
Johanniskrautmazerat (Rotöl)	20 ml
Jojobaöl	30 ml

Verabreichung

Äußerliche Anwendung als Einreibung.

Therapeutische Wirkung

- Schmerzlindernd
- Durchblutungsfördernd
- Entzündungswidrig

Klinische Befunde und Symptome

Somatischer Schmerz mit akuter Ursache, z. B. Prellungsschmerz, Entzündungen, aber auch Nerven- und Knochenschmerzen.

Klinische Anwendungen

Die Haut kann evtl. vor der Maßnahme mit Rosenwasser befeuchtet werden (▸ Teil II, Kap. 3.4.1). Dann wird eine angemessene Menge der Mischung auf die Haut aufgetragen und bis zum Einziehen einmassiert. Die Anwendung kann mehrfach täglich wiederholt werden.

Akute Schmerzen 2

Nervenwirksame Einreibung

Zusammensetzung

Cajeput	20 Tr.
Lavendel	5 Tr.
Teebaum	8 Tr.
Johanniskrautmazerat (Rotöl)	20 ml
Jojobaöl	30 ml

Verabreichung

Äußerliche Anwendung als Einreibung.

Therapeutische Wirkung

- Muskulär entspannend
- Schmerzlindernd
- Nervosität beruhigend
- Vegetativ entspannend

Klinische Befunde und Symptome

Akute Schmerzen jeder Art, besonders Nerven-, Muskel- und Knochenschmerzen.

Klinische Anwendungen

Die Mischung entweder präventiv ein- bis dreimal täglich am Schmerzort auftragen oder bei einsetzendem Schmerz anwenden.

Akute Schmerzen 3

Cajeput-Schmerzmischung (Rezeptur aus dem Klinikum Neuperlach)

Zusammensetzung

Cajeput	20 Tr.
Lavendel	5 Tr.
Rosmarin ct. cineol	5 Tr.
Johanniskrautmazerat (Rotöl)	20 ml
Mandelöl	30 ml

Verabreichung

Einreibung von schmerzenden Muskeln oder Gelenken.

Therapeutische Wirkung

- Nozizeption reduzierend
- Durchblutungsfördernd und entspannend
- Schmerzlindernd

Klinische Befunde und Symptome

Schmerzen jeder Art, v. a. somatische und akute Schmerzen. Bewährt bei Arthrose-, Rücken- und Nervenschmerzen.

Klinische Anwendungen

Die Mischung mehrmals täglich auf schmerzende Muskeln oder Gelenke auftragen.

15.4 Schmerzen, chronische

Wirksame Öle Bergamotte, Cajeput, Grapefruit, Kamille römisch, Lavendel, Majoran, Manuka, Myrrhe, Narde, Neroli, Orange, Patchouli, Rosenextrakt, Rosmarin ct. cineol, Sandelholz, Tolu, Tonka, Vanille, Vetiver, Wacholderbeere, Weihrauch, Weißtanne, Wintergrün, Ylang-Ylang, Zedernholz, Zitrone.

Fette Trägeröle Johanniskrautmazerat (Rotöl), Jojobaöl, Mandelöl.

Chronische Schmerzen 1

Tonka-Schmerzmischung (Rezeptur aus dem Klinikum Neuperlach)

Zusammensetzung

Lavendel	2 Tr.
Orange	2 Tr.
Tonka	2 Tr.
Zedernholz	6 Tr.
Jojobaöl	30 ml

Verabreichung

Äußerliche Anwendung als Einreibung.

Therapeutische Wirkung

- Seelisch entspannend und erwärmend
- Antidepressiv
- Schmerzstillend

15

Klinische Befunde und Symptome

Chronifizierte Schmerzen, die über den Körper kaum noch zu regulieren sind. Schmerzen, die bereits das Lebensgefühl negativ beeinträchtigen.

Klinische Anwendungen

Die Mischung kann beliebig oft am Tag angewendet werden. Es werden v.a. die Schmerzareale eingerieben. Da die Wirkung jedoch überwiegend zentralnervös erfolgt, können auch Schultern und Nacken eingerieben oder Hand- und Fußmassagen durchgeführt werden.

Chronische Schmerzen 2

Ganzheitlich entspannende und stärkende Einreibung

Zusammensetzung

Majoran	3 Tr.
Neroli	3 Tr.
Ylang-Ylang	1 Tr.
Jojobaöl	50 ml

Verabreichung

Äußerliche Anwendung als Einreibung.

Therapeutische Wirkung

- Entspannend
- Stimmungshebend
- Schmerzlindernd
- Schlaffördernd

Klinische Befunde und Symptome

Chronische Schmerzen aller Art. Schmerzen, die nicht mehr über den Körper zu regulieren sind, da sich die Schmerzwahrnehmung bereits chronifiziert hat.

Klinische Anwendungen

Diese Mischung wird dort eingerieben, wo der Schmerz empfunden wird. Zusätzlich können Schultern und Rücken eingerieben werden.

Chronische Schmerzen 3

Erhebende und euphorisierende Einreibung

Zusammensetzung

Bergamotte	4 Tr.
Orange	3 Tr.
Rosenextrakt	3 Tr.
Tonka	2 Tr.
Mandelöl	50 ml

Verabreichung

Einreibung des schmerzenden Körperteils sowie von Händen, Schläfen, Oberarmen und Schultern.

Therapeutische Wirkung

- Schmerzlindernd
- Seelisch regenerierend
- Antidepressiv
- Antitraumatisch (psychisch)

Klinische Befunde und Symptome

Chronifizierte Schmerzen mit zermürbender und niederdrückender Auswirkung auf das Lebensgefühl.

Klinische Anwendungen

Diese Mischung wird in den schmerzenden Körperteil eingerieben. Zudem wird sie als Einreibung zur Entspannung angewendet. Dabei sollten die Handflächen, die Schläfen und die Oberarme von den Schultern bis zu den Ellenbogen eingerieben werden.

Erläuterung

Chronische Schmerzen erfassen den ganzen Menschen, mitsamt seinem Lebensgefühl und der Wahrnehmung der Wirklichkeit. Dies führt zu einer zersetzenden und zerstörerischen Wirkung, die einen Großteil der Lebensqualität nehmen kann. Aromapflegerische Mischungen müssen daher eine weitreichende Wirkung auf den empfindenden Menschen haben, um chronische Schmerzen aus dem Zentrum der Wahrnehmung wieder hinauszudrängen.

Chronische Schmerzen 4

Aktivierende und belebende Einreibung

Zusammensetzung

Grapefruit	6 Tr.
Rosmarin ct. cineol	4 Tr.
Weihrauch	4 Tr.
Weißtanne	4 Tr.
Jojobaöl	50 ml

Verabreichung

Äußerliche Anwendung als Einreibung.

Therapeutische Wirkung

- Körperlich und seelisch entspannend
- Ausgleichend und aktivierend
- Schmerzlindernd

Klinische Befunde und Symptome

Chronifizierte Schmerzen mit reflektorischer Schonhaltung und Verspannungen.

Klinische Anwendungen

Es werden weitläufige Einreibungen durchgeführt, die das schmerzende Gebiet und auch die entsprechend verspannten Muskelgruppen umfassen. Diese Einreibungen sollten ein- bis zweimal täglich durchgeführt werden.

Erläuterung

Schmerzen sind ein sehr komplexes Geschehen. Es gilt, die richtige Mischung für den jeweiligen Schmerzpatienten zu finden. Vor allem chronische Schmerzen verlangen tiefes Verständnis für den Menschen.

Chronische Schmerzen 5

Starke Schmerzen

Zusammensetzung

Cajeput	3 Tr.
Rosmarin ct. cineol	4 Tr.
Wacholderbeere	4 Tr.
Wintergrün	6 Tr.
Zitrone	2 Tr.
Johanniskrautmazerat (Rotöl)	50 ml

Verabreichung

▶ *Chronische Schmerzen 4.*

Therapeutische Wirkung

- Körperlich und seelisch entspannend
- Ausgleichend und aktivierend
- Stark schmerzlindernd

Klinische Anwendungen

▶ *Chronische Schmerzen 4.*

Erläuterung

Wintergrün wird von den Ureinwohnern Nordamerikas seit unendlichen Zeiten als starkes Mittel gegen Schmerzen eingesetzt. Sein erfrischender Minzduft verschafft außerdem Wohlgefühl und Entspannung.

15

16 Zahnheilkunde

16.1 Gingivitis

Wirksame Öle Bergamotte, Eucalyptus globulus, Geranie, Kamille römisch, Lavendel, Lemongrass, Manuka, Myrrhe, Nelke, Pfefferminze, Rosendestillat, Salbei, Teebaum, Thymian ct. thymol, Zimtrinde.

Zusammensetzung

Eucalyptus globulus	2 Tr.
Kamille blau	3 Tr.
Pfefferminze	3 Tr.
Thymian ct. thymol	3 Tr.
Klarer Schnaps	1 EL

Verabreichung

Anwendung als Mundspülung.

Therapeutische Wirkung

- Entzündungshemmend
- Antibakteriell
- Schmerzlindernd

Klinische Befunde und Symptome

Bei der Gingivitis handelt es sich um eine Entzündung des Zahnfleischs. Sichtbar und spürbar sind hierbei schmerzendes Zahnfleisch, Rötung und Schwellung sowie Blutung bei Manipulation.

Klinische Anwendungen

Alle Bestandteile werden miteinander vermengt und einige Tropfen davon in ein Glas mit warmem Wasser gegeben. Mit dieser Lösung kann dreimal täglich gegurgelt werden. Die Gurgellösung sollte ausgespuckt werden.

Sicherheitshinweise und Kontraindikationen

Grundsätzlich muss eine Untersuchung und Beratung durch einen Zahnarzt stattfinden und die Mundhygiene angepasst werden.

Zusätzliche Rezeptur

Alternativ folgende Mischung in ein Glas mit warmem Wasser geben und als Mundspülung verwenden: 2 Tr. Eukalyptus, 1 Tr. Lavendel, 2 Tr. Zitrone. Die Lösung sollte mit einem Teelöffel klarem Schnaps verdünnt und in einem Glas mit warmem Wasser verrührt werden. Diese Lösung nicht herunterschlucken.

16.2 Stomatitis (Soor)

Siehe auch Kapitel 11.8 (Stomatitis bei Tumorerkrankungen) und Kapitel 13.5 (Mundpflege).

Wirksame Öle Bitterorange, Grapefruit, Kamille blau, Limette, Manuka, Melisse, Myrrhe, Palmarosa, Rosendestillat und -extrakt, Schafgarbe, Teebaum, Zitrone.

Fette Trägeröle Mandelöl, Sanddornfruchtfleischöl.

Hydrolate Pfefferminzwasser, Rosenwasser, Teebaumwasser.

16

Stomatitis (Soor) 1

Mundpflege

Zusammensetzung

Sanddornfruchtfleischöl	pur

Verabreichung

Anwendung als Mundpflege.

Therapeutische Wirkung

- Entzündungshemmend
- Antiinfektiös
- Stark wundheilend
- Mundpflegend
- Borken lösend

Klinische Befunde und Symptome

Die Entzündung der Mundschleimhaut hat viele mögliche Ursachen. Mangelnde Mundpflege bei schwer Pflegebedürftigen, schwere Grunderkrankungen, Chemo- und Strahlentherapie, Infektionen und weitere. Diese Entzündung ist mit Schmerzen verbunden, weshalb meist die Nahrungsaufnahme reduziert wird.

Klinische Anwendungen

Das Sanddornfruchtfleischöl wird mit einem befeuchteten Watteträger mit großem Kopf in die Mundhöhle eingebracht und verteilt. Es ist auch möglich, das Sanddornfruchtfleischöl mit einer Pipette in der Mundhöhle zu applizieren. Hierbei genügen drei bis vier Tropfen. Der Erkrankte muss jedoch volle Kontrolle über seinen Schluckreflex haben, damit es nicht zu einer Aspiration kommt. Der Patient wird dann aufgefordert, das Öl im Mund zu verteilen. Es muss nicht ausgespuckt, sondern kann geschluckt werden.

Zusätzlich wirksame Öle

Es können auch 10 ml Olivenöl mit einem Tropfen Zitronenöl zur Mundpflege verwendet werden. Dies hält die Mundschleimhaut feucht und geschmeidig und löst Verkrustungen gut.

Auf kleine und schmerzhafte Hautdefekte kann Niaouliöl punktuell pur aufgetragen werden. Es beschleunigt die Heilung, nimmt den Schmerz und wirkt antibakteriell, antiviral sowie antimykotisch.

Stomatitis (Soor) 2

Mundwasser

Zusammensetzung

Myrrhe	3 Tr.
Palmarosa	2 Tr.
Teebaum	5 Tr.
Rosenhydrolat	30 ml

Verabreichung

Anwendung als Mundwasser.

Therapeutische Wirkung

- Antiviral
- Antimykotisch
- Schmerzlindernd
- Entzündungshemmend
- Heilungsbeschleunigend
- Schleimhautpflegend

Klinische Befunde und Symptome

Die Soor-Stomatitis wird von dem Pilz *Candida albicans* ausgelöst und entsteht bei Schwächung des Immunsystems oder Störung des Schleimhautmilieus. Dies geschieht beispielsweise durch Chemotherapie, immunschwächende Erkrankungen, Antibiotikatherapie oder hormonelle Dysbalancen. Auf der Zunge ist schließlich ein abwischbarer gelblich-weißer Belag zu sehen. Der Zungenbereich unter dem Belag ist oft gerötet, schmerzt und brennt. In schlimmen Fällen verweigern die Betroffenen wegen der Schmerzen die Nahrungsaufnahme.

Klinische Anwendungen

Die etherischen Öle in das Rosenhydrolat geben und in einer Braunglasflasche verschütteln. Mehrmals täglich die befallenen Stellen damit betupfen. Es kann auch ein Teelöffel der Mischung in den Mund genommen und dort belassen werden, um die Schmerzen zu nehmen und die etherischen Öle besser einwirken zu lassen. Vor jeder Anwendung muss die Mischung gründlich verschüttelt werden. Die Anwendungen erfolgen etwa viermal täglich bis zum Verschwinden des Soors und der Entzündung.

Modifikation

Statt Rosenhydrolat kann auch Sanddornfruchtfleischöl verwendet werden. Es hat sich auch bewährt, Sanddornfruchtfleischöl pur (ohne etherische Öle) auf die betroffenen Stellen aufzupinseln (▶ *Stomatitis 1*).

Stomatitis (Soor) 3

Soor bei Kindern, Mundpflegeöl

Zusammensetzung

Kamille blau	3 Tr.
Palmarosa	5 Tr.
Teebaum	2 Tr.
Mandelöl	20 ml

Verabreichung

Anwendung als Mundpflegeöl.

Therapeutische Wirkung

- Antimykotisch
- Entzündungshemmend
- Schleimhautheilend

Klinische Befunde und Symptome

Kindlicher Mundsoor, oft durch Antibiotikatherapie, immunschwächende Grunderkrankungen oder Infekte ausgelöst.

Klinische Anwendungen

Die Mischung wird mehrmals täglich mit einem Wattestäbchen auf die betroffenen Stellen aufgetupft. Die Anwendung sollte bis zum vollständigen Abheilen durchgeführt werden.

Modifikation

Statt Rosenhydrolat kann auch Sanddornfruchtfleischöl verwendet werden (▶ *Stomatitis 1*).

Stomatitis (Soor) 4

Soor bei Kindern, Rosenhonig

Zusammensetzung

Melisse 100 %	1 Tr.
Rosenextrakt	1 Tr.
Honig	100 g

Verabreichung

Anwendung als Mundpflege.

Therapeutische Wirkung

- Antiviral
- Antimykotisch
- Schleimhautregenerierend und -pflegend
- Schmerzlindernd

Klinische Befunde und Symptome

Soorinfektion bei Kindern.

Klinische Anwendungen

Die etherischen Öle in den Honig einarbeiten. Das Lecithin im Honig sorgt für eine gute Verteilung. Die betroffenen Stellen werden mehrmals täglich mit der Mischung betupft. Nach der Anwendung darf zehn Minuten lang nichts getrunken und gegessen werden. Die Anwendung sollte bis zum Abheilen der Entzündung durchgeführt werden.

16.3 Zahnschmerzen

Wirksame Öle Ingwer, Kamille (römisch und blau), Lavendel, Lorbeer, Myrrhe, Nelke, Niaouli, Pfeffer schwarz, Pfefferminze, Piment, Teebaum, Thymian ct. thymol, Zimtrinde, Zitrone.

Zusammensetzung

Kamille blau	1 Tr.
Nelke	1 Tr.
Zitrone	1 Tr.
Mandelöl	1 TL

Verabreichung

Einreibung von Kiefer und Wangen.

Therapeutische Wirkung

- Schmerzlindernd
- Antiseptisch
- Lymphatisch entstauend
- Entzündungshemmend

Klinische Befunde und Symptome

Zahnschmerzen aller Art.

Klinische Anwendungen

Äußerliche lokale Anwendung als Einreibung von Kiefer und Wange. Die Anwendungen erfolgen bis zum Arztbesuch und danach nach Rücksprache mit dem Zahnarzt mehrfach täglich und bis zum Abklingen der Schmerzen.

Modifikationen

Zusätzlich kann ein Watteträger mit einem Tropfen Nelkenöl benetzt und damit die Umgebung des schmerzenden Zahns punktuell eingerieben werden. Auch Kamille blau hat sich bei Zahnschmerzen als wohltuend erwiesen. Sie eignet sich für die Anwendung als warme oder kalte Kompresse. Das Kompressenmaterial sollte handlich sein und je nach Empfinden des Betroffenen mit warmem oder kaltem Wasser sowie drei Tropfen blauem Kamillenöl getränkt und aufgelegt werden.

Sicherheitshinweise und Kontraindikationen

Zahnschmerzen sind ein ernstzunehmendes Signal, und es ist unerlässlich, einen Zahnarzt aufzusuchen.

Zusätzliche Rezepturen

- Mit Teebaum- oder Niaouliöl pur die schmerzende Stelle einpinseln oder drei Tropfen in ein halbes Glas Wasser geben, diese Mischung vor jeder Anwendung gut verschütteln und mehrmals täglich gurgeln.
- Auf ein Nelken-Tampon beißen (Watteröllchen mit Nelkenöl getränkt).
- Ingwer und Piment im Verhältnis 1:1 mischen, schmerzende Stelle mehrmals bestreichen.

Anhang

1 Klinik- und Hausapotheke etherischer Öle

1.1 Basisausstattung

Die aromatische Klinik- oder Hausapotheke sollte in der Grundausstattung die etherischen Öle umfassen, die am häufigsten angewendet werden:

Bergamotte	Ravensara/Ravintsara
Grapefruit	Rosendestillat
Kamille blau	Rosmarin
Lavendel	Sandelholz
Lemongrass	Teebaum
Mandarine rot	Thymian ct. thymol
Manuka	Wintergrün
Pfefferminze	Zitrone

1.2 Ergänzungsset

Die Basisausstattung kann durch weitere sinnvolle etherische Öle ergänzt werden, z. B.:

Benzoe	Nelke
Cajeput	Orange
Jasmin grandiflorum	Pfeffer schwarz
Melisse	Rosengeranie
Kiefernnadel	Salbei
Limette	Weihrauch
Majoran	Zedernholz
Muskatellersalbei	

Bezugsquellen für Klinik- und Hausapotheken sind weiter unten in Abschnitt 3.3 aufgeführt.

2 Etherische Öle in der Bakteriologie, Virologie und Mykologie

2.1 Öle mit bakterizider Wirkung

Die meisten etherischen Öle haben eine antibakterielle Wirkung, z. B. Balsamtanne, Basilikum, Bergamotte, Bergbohnenkraut, Cajeput, Cistrose, Citronella, Dill, Eucalyptus citriodora, Eucalyptus dives, Eucalyptus globulus, Fenchel, Geranie, Kamille marokkanisch, Kamille blau, Kiefer, Koriander, Kümmel, Lavandin, Lavendel, Lemongrass, Limette, Litsea cubeba, Lorbeer, Majoran, Manuka, Muskat, Nelke, Neroli, Niaouli, Orange, Patchouli, Petitgrain, Pfeffer schwarz, Pfefferminze, Piment, Ravensara/Ravintsara, Rose, (Rosenholz), Rosmarin, Salbei, Sandelholz, Schafgarbe, Sternanis, Teebaum, Thymian ct. thymol, Yosp, Zedernholz, Zimtrinde, Zitrone, Zitronenverbene (Eisenkraut), Zypresse.

Die folgende Tabelle listet etherische Öle mit nachgewiesener Wirkung auf spezielle Bakterien auf:

Erreger / Etherisches Öl	Eucalyptus globulus	Kümmel	Lavendel	Lemongrass	Manuka	Muskat	Nelke	Orange	Pfeffer schwarz	Pfefferminze	Rosmarin	Thymian rot	Wermut	Zimtrinde	Zitrone
Bacillus pumilus					x				x						
Bacterium subtilis					x				x			x			
Clostridium botulinum					x	x			x						
Corynebacterium diphtheriae					x		x	x	x		x	x		x	
Enterobacter aerogenes					x		x		x					x	
Escherichia coli		x		x	x		x	x	x		x	x	x	x	x
Lactobacillus confusus					x		x		x						x
Micrococcus roseus					x		x		x						x
Micrococcus varians					x		x		x						x
Neisseria gonorrhoeae (Gonokokken)				x	x										x
Neisseria meningitidis (Meningokokken)					x		x	x			x	x			
Pseudomonas pyogenes Micrococcus					x				x						
Pseudomonas solanacearum					x				x						
Salmonella typhi					x				x			x			x
Sarcina faecalis					x				x						
Shigella dysenteriae					x				x						
Staphylococcus	x			x	x			x			x				
Staphylococcus aureus				x	x		x		x			x			x
Staphylococcus saprophyticus				x	x		x		x						
Streptococcus				x										x	
Streptococcus faecalis				x	x		x		x			x		x	
Streptococcus mutans				x	x		x		x					x	
Streptococcus pyogenes			x	x	x		x		x	x		x			
Vibrio cholerae					x				x						

Das Thema Multiresistenzen wird in Teil II dieses Buchs behandelt (▶ Teil II, Kap. 2.2).

2.2 Öle mit antiviraler Wirkung

Die folgenden etherischen Öle sind generell wirksam gegen Viren (Zimmermann 2016): Bay, Bergamotte, Cistrose, Eukalyptus, Geranie, Lavandin, Lavendel, Lorbeer, Manuka, Melisse, Niaouli, Oregano, Palmarosa, Pfefferminze, Ravensara/Ravintsara, Teebaum, Thymian, Zitrone, Zypresse.

Die Übersicht listet Öle auf, die gegen spezielle Viren wirken:

Virus / Etherisches Öl	Influenza-Virus	Herpes-simplex-Virus	Varicella-zoster-Virus (Gürtelrose)
Bergamotte			x
Eucalyptus globulus	x		
Geranie			x
Lavendel		x	x
Lorbeer	x		
Melisse		x	x
Niaouli	x		
Palmarosa			x
Pfeffermine		x	x
Ravensara/Ravintsara	x	x	x
Teebaum	x	x	x
Thymian	x		
Zypresse	x		

2.3 Öle mit antimykotischer Wirkung

Die fungizide Wirkung etherischer Öle ist weniger stark als ihre bakterizide (▶ Kap. 3.1). Allgemein wirken folgende Öle gegen Pilze: Ackerminze, Anis, Basilikum, Bohnenkraut, Cajeput, Citronella, Eucalyptus citriodora, Eucalyptus dives, Eucalyptus globulus, Fenchel, Geranie, Gewürznelke, Immortelle, Ingwer, Kamille blau, Kiefer, Kümmel, Lavandin, Lavendel, Lemongrass, Litsea cubeba, Lorbeer, Majoran, Manuka, Muskatellersalbei, Narde, Nelke, Oregano, Palmarosa, Pfeffer schwarz, Pfefferminze, Piment, Ravensara/Ravintsara, (Rosenholz), Rosmarin ct. cineol, Salbei, Sandelholz, Schwarzkiefer, Spearmint, Sternanis, Teebaum, Thymian ct. thymol, Zimtrinde.

Die folgende Tabelle zeigt eine Übersicht von Ölen, die gegen spezielle Pilze wirken:

Pilz / Etherisches Öl	Aspergillus und Penicillium spec.	Aspergillus niger	Aspergillus parasiticus und spec.	Candida albicans	Fusarium oxysporum	Penicillium spec.	Phoma betae	Rhizopus nigricans	Saccharomyces cerevisiae
Ackerminze	x								
Anis			x						
Basilikum	x								
Cajeput				x					
Eukalyptus				x					
Geranie				x					
Gewürznelke			x	x					
Ingwer									
Kümmel									
Lavendel				x					
Lemongrass				x					
Majoran		x							
Manuka				x	x		x	x	x
Melisse				x					
Muskatellersalbei				x					
Nelke	x		x	x	x	x	x	x	x
Oregano			x	x					
Palmarosa				x					
Pfeffer schwarz			x	x	x		x	x	x
Pfefferminze			x						
Ravensara/Ravintsara	x								
Sandelholz				x					
Teebaum				x	x		x	x	x
Thymian			x						
Zimtrinde	x		x	x	x	x	x	x	x

3 Zusatzinformationen

3.1 Namen der Pflanzen und Öle

3.1.1 Gegenüberstellung der deutschen Ölnamen und der lateinischen Pflanzennamen

Deutscher Ölname	Lateinischer Pflanzenname
Abelmoschus, Moschuskörner	*Abelmoschus moschatus*
Ackerminze	*Mentha arvensis*
Alant	*Inula graveolens*
Aloe vera	*Aloe barbadensis*
Amyris	*Amyris balsamifera*
Angelika	*Angelica archangelica*
Anis	*Pimpinella anisum*
Aprikose	*Prunus armeniaca*
Arganbaum	*Argania spinosa*
Arnika	*Arnica montana*
Avocado	*Persea americana, P. gratissima*
Basilikum	*Ocimum basilicum*
Bay	*Pimenta racemosa*
Benzoe	*Styrax tonkinensis*
Bergamotte	*Citrus aurantium* var. *bergamia*
Bergamottminze	*Mentha citrata*
Bergbohnenkraut	*Satureja montana*
Bitterorange	*Citrus aurantium* ssp. *amara*
Borretsch	*Borago officinalis*
Buscheukalyptus	*Eucalyptus polybractea*
Cajeput	*Melaleuca leucadendra*
Calophyllum	*Calophyllum inophyllum*
Cardamom	*Elettaria cardamomum*
Cassia	*Cinnamomum cassia*
Cistrose	*Cistus ladaniferus*
Citronella	*Cymbopogon nardus*
Clementine	*Citrus deliciosa*
Dill	*Anethum graveolens*
Douglasie	*Pseudotsuga menziesii*
Eisenkraut	► Zitronenverbene
Elemi	*Canarium luzonicum*
Erdnuss	*Arachis hypogaea*
Estragon	*Artemisia dracunculus*
Eukalyptus	*Eucalyptus globulus*
Eukalyptus smithii	*Eucalyptus smithii*

3

3

Deutscher Ölname	Lateinischer Pflanzenname
Eukalyptus staigeriana	*Eucalyptus staigeriana*
Fenchel	*Foeniculum vulgaris* var. *dulcis*
Fichtennadel	*Abies sibirica*
Flachs	*Linum usitatissimum*
Galbanum	*Ferula galbanum gummosa*
Geranie (echte Geranie) Zdravetz	*Geranium macrorrhizum*
Geranie (Rosengeranie)	*Pelargonium graveolens*
Gewürznelke	*Syzygium aromaticum, eugenia caryophyllata*
Grapefruit	*Citrus paradisi*
Hagebutte	*Rosa mosqueta*
Hanf	*Cannabis sativa*
Haselnussstrauch	*Corylus avellana*
Himalayazeder	*Cedrus deodara*
Ho-Baum	*Cinnamomum camphora* var. *linaloolifera*
Hopfen	*Humulus lupulus*
Immortelle	*Helichrysum italicum*
Immortelle (griechische Immortelle)	*Helichrysum gymnocephalium*
Ingwer	*Zingiber officinalis*
Jasmin	*Jasminum grandiflorum*
Johanniskraut	*Hypericum perforatum*
Jojobastrauch	*Simmondsia californica*
Kamelie	*Camelia japonica*
Kamille (blaue Kamille)	*Chamomilla recutita*
Kamille (römische Kamille)	*Anthemis nobilis*
Kamille (wilde Kamille)	*Ormensis mixta*
Kampfer	*Cinnamomum camphora*
Kanuka	*Kunzea ericoides*
Karotte	*Daucus carota*
Katzenminze (echte Katzenminze)	*Nepeta cataria* var. *nepeta* und var. *nuda*
Katzenminze (zitronige Katzenminze)	*Nepeta cataria* var. *citriodora*
Kiefer	*Pinus sylvestris*
Kokospalme	*Cocos nucifera*
Koriander	*Coriandrum sativum*
Kreuzkümmel	*Cuminum cyminum*
Kukuinnussbaum	*Aleurites mollucana*
Kümmel	*Carum carvi*
Lariciokiefer	*Pinus laricio*
Latschenkiefer	*Pinus mugo*
Lavandin	*Lavandula hybrida*

Deutscher Ölname	Lateinischer Pflanzenname
Lavendel	*Lavandula officinalis*
Lavendelsalbei	*Salvia lavandulifolia*
Lemongrass	*Cymbopogon flexuosus*
Limette	*Citrus aurantifolia*
Linaloe	*Bursea delpechiana*
Litsea	*Litsea cubeba*
Lorbeer	*Laurus nobilis*
Macadamiabaum	*Macadamia integrifolia*
Majoran	*Origanum majorana*
Mandarine	*Citrus reticulata*
Mandelbaum	*Prunus amygdalis*
Manuka	*Leptospermum scoparium*
Melisse	*Melissa officinalis*
Muskatellersalbei	*Salvia sclarea*
Myrrhe	*Commiphora molmol*
Myrte	*Myrtus communis*
Nachtkerze	*Oenothera biennis, O. glazioviana, O. lamarkiana, O. riparia*
Narde	*Nardostachys jatamansi*
Neembaum	*Azadirachta indica, Antelaea azadirachta*
Neroli	*Citrus aurantium* ssp. *amara*
Niaouli	*Melaleuca viridiflora*
Olivenbaum	*Olea europaea*
Orange	*Citrus sinensis*
Oregano	*Origanum vulgare*
Oud	*Aquilaria agallocha*
Palmarosa	*Cymbopogon martinii*
Patchouli	*Pogostemon cablin*
Perilla	*Perilla frutescens*
Petitgrain bigarade	*Citrus aurantium* ssp. *amara*
Petitgrain-Clementine	Citrus clementina deliciosa
Pfeffer (schwarzer Pfeffer)	*Piper nigrum*
Pfefferminze	*Mentha piperita*
Pfefferminz-Eukalyptus	*Eucalyptus dives*
Poleiminze	*Mentha pulegium*
Quendel	*Thymus serpyllum*
Ravensara/Ravintsara	*Cinnamomum camphora*
Riesentanne	*Abies grandis*
Ringelblume	*Calendula officinalis*

Deutscher Ölname	Lateinischer Pflanzenname
Rizinus	*Ricinus communis*
Rose	*Rosa damascena, R. centifolia*
Rosenholz	*Aniba rosaeodora*
Rosmarin	*Rosmarinus officinalis*
Saflor	*Carthamus tinctorius*
Salbei	*Salvia officinalis*
Salbei (griechischer)	*Salvia fructicosa*
Sandelholz	*Santalum album*
Schafgarbe	*Achillea millefolium*
Schopflavendel	*Lavandula stoechas*
Schwarzkümmel	*Nigella sativa*
Sesam	*Sesamum indicum*
Sheanussbaum	*Butyrospermum parkii kotschy*
Sibirische Tanne	*Abies sibirica*
Sojabohne	*Glycine max, G. soja, G. hispida*
Sonnenblume	*Helianthus annuus*
Spanischer Majoran	*Thymus mastichina*
Spearmint	*Mentha spicata*
Speiklavendel	*Lavandula spica*
Sternanis	*Illicium verum*
Sterneukalyptus	*Eucalyptus radiata*
Styrax	*Liquidamber orientalis*
Teebaum	*Melaleuca alternifolia*
Thymian	*Thymus vulgaris, Thymus mastichina*
Thymian (roter und schwarzer Thymian)	*Thymus vulgaris* ct. *thymol* und *carvacrol*
Tonkabaum	*Dipteryx odorata*
Tuberose	*Polianthes tuberosa*
Tulsi	*Ocimum sanctum*
Vanille	*Vanilla planifolia*
Vetiver	*Vetiveria zizanoides*
Vitex	*Vitex agnus castus*
Wacholder	*Juniperus communis*
Walnussbaum	*Juglans regia*
Weihrauch	*Boswellia sacra*
Weinrebe	*Vitis vinifera*
Weißtanne	*Abies alba*
Weizen	*Triticum aestivum*
Wintergrün	*Gaultheria fragrantissima*
Ylang-Ylang	*Cananga odorata genuina*

3

Deutscher Ölname	Lateinischer Pflanzenname
Ysop	*Hyssopus officinalis*
Zeder	*Cedrus atlantica*
Zimt	*Cinnamomum verum*
Zirbelkiefer	*Pinus cembra*
Zitrone	*Citrus limonum*
Zitronen-Eukalyptus	*Eucalyptus citriodora*
Zitronenthymian	*Thymus vulgaris* ct. *linalool* und *geraniol*
Zitronenverbene („Eisenkraut")	*Lippia citriodora*
Zypresse	*Cupressus sempervirens*

3.1.2 Gegenüberstellung der lateinischen Pflanzennamen und der deutschen Ölnamen

Lateinischer Pflanzenname	Deutscher Ölname
Abelmoschus moschatus	Abelmoschus
Abies alba	Weißtanne
Abies grandis	Riesentanne
Abies sibirica	Fichtennadel
Abies sibirica	Sibirische Tanne
Achillea millefolium	Schafgarbe
Aleurites mollucana	Kukuinnussbaum
Aloe barbadensis	Aloe vera
Amyris balsamifera	Amyris
Anethum graveolens	Dill
Angelica archangelica	Angelika
Aniba rosaeodora	Rosenholz
Anthemis nobilis	Kamille (römische Kamille)
Aquilaria agallocha	Oud
Arachis hypogaea	Erdnuss
Argania spinosa	Arganbaum
Arnica montana	Arnika
Artemisia dracunculus	Estragon
Azadirachta indica, Antelaea azadirachta	Neembaum
Borago officinalis	Borretsch
Boswellia sacra	Weihrauch
Bursea delpechiana	Linaloe
Butyrospermum parkii kotschy	Sheanussbaum
Calendula officinalis	Ringelblume

Lateinischer Pflanzenname	Deutscher Ölname
Calophyllum inophyllum	Calophyllum
Camelia japonica	Kamelie
Cananga odorata genuina	Ylang-Ylang
Canarium luzonicum	Elemi
Cannabis sativa	Hanf
Carthamus tinctorius	Saflor
Carum carvi	Kümmel
Cedrus atlantica	Zeder
Cedrus deodara	Himalayazeder
Chamomilla recutita	Kamille (blaue Kamille)
Cinnamomum camphora	Kampfer, Ravensara/Ravintsara
Cinnamomum camphora var. *linaloolifera*	Ho-Baum
Cinnamomum cassia	Cassia
Cinnamomum verum	Zimt
Cistus ladaniferus	Cistrose
Citrus aurantifolia	Limette
Citrus aurantium ssp. *amara*	Bitterorange, Neroli, Petitgrain bigarade
Citrus aurantium var. *bergamia*	Bergamotte
Citrus clementina deliciosa	Petitgrain-Clementine
Citrus deliciosa	Clementine
Citrus limonum	Zitrone
Citrus paradisi	Grapefruit
Citrus reticulata	Mandarine
Citrus sinensis	Orange
Cocos nucifera	Kokospalme
Commiphora molmol	Myrrhe
Coriandrum sativum	Koriander
Corylus avellana	Haselnussstrauch
Cuminum cyminum	Kreuzkümmel
Cupressus sempervirens	Zypresse
Cymbopogon flexuosus	Lemongrass
Cymbopogon martinii	Palmarosa
Cymbopogon nardus	Citronella
Daucus carota	Karotte
Dipteryx odorata	Tonkabaum
Elettaria cardamomum	Cardamom
Eucalyptus citriodora	Zitronen-Eukalyptus
Eucalyptus dives	Pfefferminz-Eukalyptus
Eucalyptus globulus	Eukalyptus

Lateinischer Pflanzenname	Deutscher Ölname
Eucalyptus polybractea	Buscheukalyptus
Eucalyptus radiata	Sterneukalyptus
Eucalyptus smithii	Eukalyptus smithii
Eucalyptus staigeriana	Eukalyptus staigeriana
Ferula galbanum gummosa	Galbanum
Foeniculum vulgaris var. *dulcis*	Fenchel
Gaultheria fragrantissima	Wintergrün
Geranium macrorrhizum	Geranie (echte Geranie)
Glycine max, G. soja, G. hispida	Sojabohne
Helianthus annuus	Sonnenblume
Helichrysum gymnocephalium	Immortelle (griechische Immortelle)
Helichrysum italicum	Immortelle
Humulus lupulus	Hopfen
Hypericum perforatum	Johanniskraut
Hyssopus officinalis	Ysop
Illicium verum	Sternanis
Inula graveolens	Alant
Jasminum grandiflorum	Jasmin
Juglans regia	Walnussbaum
Juniperus communis	Wacholder
Kunzea ericoides	Kanuka
Laurus nobilis	Lorbeer
Lavandula hybrida	Lavandin
Lavandula officinalis	Lavendel
Lavandula spica	Speiklavendel
Lavandula stoechas	Schopflavendel
Leptospermum scoparium	Manuka
Linum usitatissimum	Flachs
Lippia citriodora	Zitronenverbene („Eisenkraut")
Liquidamber orientalis	Styrax
Litsea cubeba	Litsea
Macadamia integrifolia	Macadamiabaum
Melaleuca alternifolia	Teebaum
Melaleuca leucadendra	Cajeput
Melaleuca viridiflora	Niaouli
Melissa officinalis	Melisse
Mentha arvensis	Ackerminze
Mentha citrata	Bergamottminze
Mentha piperita	Pfefferminze

3

Lateinischer Pflanzenname	Deutscher Ölname
Mentha pulegium	Poleiminze
Mentha spicata	Spearmint
Myrtus communis	Myrte
Nardostachys jatamansi	Narde
Nepeta cataria var. *citriodora*	Katzenminze (zitronige Katzenminze)
Nepeta cataria var. *nepeta* und var. *nuda*	Katzenminze (echte Katzenminze)
Nigella sativa	Schwarzkümmel
Ocimum basilicum	Basilikum
Ocimum sanctum	Tulsi
Oenothera biennis, O. glazioviana, O. lamarkiana, O. riparia	Nachtkerze
Olea europaea	Olivenbaum
Origanum majorana	Majoran
Origanum vulgare	Oregano
Ormensis mixta	Kamille (wilde Kamille)
Pelargonium graveolens	Geranie (Rosengeranie)
Perilla frutescens	Perilla
Persea americana, P. gratissima	Avocado
Pimenta racemosa	Bay
Pimpinella anisum	Anis
Pinus cembra	Zirbelkiefer
Pinus laricio	Lariciokiefer
Pinus mugo	Latschenkiefer
Pinus sylvestris	Kiefer
Piper nigrum	Pfeffer (schwarzer Pfeffer)
Pogostemon cablin	Patchouli
Polianthes tuberosa	Tuberose
Prunus amygdalis	Mandelbaum
Prunus armeniaca	Aprikose
Pseudotsuga menziesii	Douglasie
Ricinus communis	Rizinus
Rosa damascena, R. centifolia	Rose
Rosa mosqueta	Hagebutte
Rosmarinus officinalis	Rosmarin
Salvia fructicosa	Salbei (griechischer)
Salvia lavandulifolia	Lavendelsalbei
Salvia officinalis	Salbei
Salvia sclarea	Muskatellersalbei
Santalum album	Sandelholz

Lateinischer Pflanzenname	Deutscher Ölname
Satureja montana	Bergbohnenkraut
Sesamum indicum	Sesam
Simmondsia californica	Jojobastrauch
Styrax tonkinensis	Benzoe
Syzygium aromaticum	Gewürznelke
Thymus mastichina	Spanischer Majoran
Thymus serpyllum	Quendel
Thymus vulgaris ct. *linalool* und *geraniol*	Zitronenthymian
Thymus vulgaris ct. *thymol* und *carvacrol*	Thymian (roter und schwarzer Thymian)
Thymus vulgaris, Thymus mastichina	Thymian
Triticum aestivum	Weizen
Vanilla planifolia	Vanille
Vetiveria zizanoides	Vetiver
Vitex agnus castus	Vitex
Vitis vinifera	Weinrebe
Zingiber officinalis	Ingwer

3

3.2 Literaturempfehlungen

3.2.1 Bücher

Baser KHC, Buchbauer G (2010): Handbook of Essential Oils, Science, Technology and Applications. London: CRC Press, Taylor & Francis Group

Buchbauer G, Jirovetz L, Fritzer M: Percutaneous absorption of lavender oil from a massage oil. Journal of the Society of Cosmetic Chemists 43 (1992):49–54

Deutsch E, Buchmayr B, Eberle M (2013): Aromapflege Handbuch. Leitfaden für den Einsatz ätherischer Öle in Gesundheits-, Krankenpflege- und Sozialberufen, 2. Aufl. Pflach/Tirol: Aromapflege.com Thomas Grasl

Lis Balchin M (2006): Aromatherapy Science, a guide for healthcare professionals. London: Pharmaceutical Press

Price S, Price L (2009): Aromatherapie, Praxishandbuch für Pflege-, Kosmetik- und Gesundheitsberufe, 2. Aufl. Bern: Huber

Theierl S (2015): Palliative Care für Einsteiger. München: Hospizverlag

Tisserand R, Balacs T (1999): Essential Oils Safety. Edinburgh: Churchill Livingstone

Wabner D (1999): Aroma-Therapie, Anspruch und Wirklichkeit. Schriftenreihe etherische Öle für Therapie, Kosmetik und Parfümerie Nr. 7. Natural Oils Research Association N.O.R.A. International, Garching bei München

Wabner D (2002): Das duftende AnMo. Chinesische Mikromassage und etherische Öle. Schriftenreihe etherische Öle für Therapie, Kosmetik und Parfümerie

Nr. 14(20). Natural Oils Research Association N. O. R. A. International, Garching bei München

Wabner D: Das duftende AnMo – Aromatherapie in der AnMo-Behandlung. Qi – Zeitschrift für Chinesische Medizin 23(2014):25–32

Wabner D (2003): Die aromatische Haus-Apotheke. Einsatz von etherischen Ölen zur Desinfektion, bei Wund-Heilung, Haut-Problemen, Erkältungs-Krankheiten etc. Schriftenreihe etherische Öle für Therapie, Kosmetik und Parfümerie Nr. 3. Natural Oils Research Association N. O. R. A. International, Garching bei München

Wabner D (2008): Öle in der Pflege. Krankenhaus, Geburtshilfe, Altenpflege, Palliativ-Medizin, Hospiz, MRSA und viele Rezepte. Schriftenreihe etherische Öle für Therapie, Kosmetik und Parfümerie Nr. 5. Natural Oils Research Association N. O. R. A. International, Garching bei München

Wabner D (2013): Taschenlexikon Aromatherapie, Bad Kötzting: Verlag Systemische Medizin

Wabner D, Beier C (Hrsg.) (2012): Aromatherapie. Grundlagen, Wirkprinzipien, Praxis. 2. Aufl., München: Elsevier GmbH/Urban & Fischer

Williams DG (1996): The Chemistry of Essential Oils. Dorset: Michelle Press Weymouth

Zimmermann E (2016): Aromatherapie für Pflege- und Heilberufe. Das Kursbuch zur Aromapraxis. 6. Aufl., Stuttgart: Sonntag

3.2.2 Zeitschriften

Aromatherapy Times, the journal of the International Federation of Aromatherapists, (IFA) London: www.ifaroma.org

Forum, Zeitschrift von Forum Essenzia der Aromatherapie Gesellschaft Deutschland: www.forum-essenzia.de

HealthCare Journal, Zeitschrift der B. Braun Melsungen AG: www.bbraun.de/de/magazin.html

The International Journal of Clinical Aromatherapy (wichtigste Zeitschrift für die klinische Aromatherapie): www.ijca.net

3.3 Adressen und Bezugsquellen

3.3.1 Herstellung und Vertrieb etherischer Öle

Arte Verde Duftmanufaktur und Studienkreis, Wingatweg 6, 6832 Röthis, www.arteverde.at

Bahnhof Apotheke Kempten, Bahnhofstraße 12, 87435 Kempten, www.bahnhof-apotheke.de

Farfalla Essentials AG, Florastraße 18b, CH-8610 Uster, www.farfalla.eu

feeling Handels Ges.m.b.H., Walgaustraße 22, A-6824 Schlins, www.feeling.at

L'arome Aromatherapie Dorothea Hamm, Karlstraße 97, 76137 Karlsruhe, www.larome.de

Maienfelser Naturkosmetik Manufaktur, Brettacher Straße 5, 71543 Maienfels, www.maienfelser-naturkosmetik.de

Neumond – Düfte der Natur GmbH, Gewerbegebiet 2, 82399 Raisting, www.neumond.de

Oshadhi (Ayus), Ätherische Öle und Naturrohstoffe GmbH, Am Dreschschopf 1, 77815 Bühl-Moos, www.oshadhi.eu

Primavera, Naturparadies 1, 87466 Oy-Mittelberg, www.primaveralife.com

Rottaler Aromaöle, Baron-Riederer-Straße 35, 84337 Schönau, www.rottaloele.de

Taoasis GmbH, Natur Duft Manufaktur, Dahlbrede 3, 32758 Detmold, www.taoasis.com

WADI GmbH, Etherische Öle von Prof. Wabner für Aroma-Pflege, -Kosmetik und -Kultur, Erfurter Straße 4, 85386 Eching, www.etherischeoele.de

3.3.2 Aus- und Weiterbildung

AiDA Aromatherapy International, Eliane Zimmermann, Starlight House, Ardaturrish Beg, IRL-Glengarriff, Co. Cork, www.aromapraxis.de

Aroma Forum International e. V., Obere Dorfstraße 14, 88145 Opfenbach, www.aroma-forum-international.de

Forum Essenzia e. V., Nesso 8, 87487 Wiggensbach, www.forum-essenzia.de

Natural Oils Research Association, N. O. R. A.-International, Danziger-Straße 62, 85748 Garching bei München, www.nora-international.de

Primavera, Naturparadies 1, 87466 Oy-Mittelberg, www.primaveralife.com

3.3.3 Vereine

Aroma Forum International e. V., Obere Dorfstraße 14, 88145 Opfenbach, www.aroma-forum-international.de

Aromaforum Österreich, Mitterburgstraße 28, A-3370 Ybbs an der Donau, www.aromaforum-österreich.at

Forum Essenzia e. V., Nesso 8, 87487 Wiggensbach, www.forum-essenzia.de

IFA (International Federation of Aromatherapists), 146 South Ealing Road, Ealing, London, W5 4QJ, www.ifaroma.org

Natural Oils Research Association, N. O. R. A.-International, Danziger-Straße 62, 85748 Garching bei München, www.nora-international.de

3.3.4 Kliniken

In folgenden Kliniken wird die Anwendung von Aromapflege akzeptiert:

Klinik Augustinum München, Fachklinik für Innere Medizin, Lehrkrankenhaus der Ludwig-Maximilians-Universität München, Wolkerweg 16, 81375 München, www.augustinum-kliniken.de

Klinikum Neuperlach, Oskar-Maria-Graf-Ring 51, 81737 München, www.klinikum-muenchen.de/neuperlach

Krankenhaus der Barmherzigen Brüder Wien, Johannes-von-Gott-Platz 1, A-1020 Wien, www.barmherzige-brueder.at

Schwarzwald-Baar Klinikum Villingen-Schwenningen GmbH, Klinikstraße 11, 78052 Villingen-Schwenningen, www.sbk-vs.de

4 Literaturnachweis

Von medizinischer Seite kommt oft die Frage, ob es überhaupt gute, wissenschaftliche Literatur zur Aromatherapie gibt. Dazu ist zu sagen: ja, und zwar sehr gute zu mannigfaltigen Themen. Um das an zwei Beispielen zu demonstrieren, sind im Folgenden Literaturstellen zu Lavendel und zu Rosenöl aufgeführt. Literatur zu den anderen Ölen findet man z.B. im „Taschenlexikon Aromatherapie“ (Wabner 2013).

4.1 Lavendel

Adam K, Sivropoulou A, Kokkini S, Lanaras T, Arsenakis M: Antifungal activities of Origanum vulgare subsp. hirtum, Mentha spicata, Lavandula angustifolia and Salvia fruticosa essential oils against human pathogenic fungi. Journal of Agriculture & Food Chemistry 46 (1998):1739 – 1745.

Al-Mariri A, Safi M: The Antibacterial Activity of Selected Labiatae (Lamiaceae) Essential Oils against Brucella melitensis. Iran J Med Sci. 38 (2013) 44-50.

Altaei DT: Topical lavender oil for the treatment of recurrent aphthous ulceration. Am J Dent 25 (2012):39 – 43.

Angelo G, Lorena C, Marta G, Antonella C: Biochemical Composition and Antioxidant Properties of Lavandula angustifolia Miller Essential Oil are Shielded by Propolis Against UV Radiations. Photochem Photobiol. 23 (2013):1222.

Apay SE, Arslan S, Akpinar RB, Celebioglu A: Effect of aromatherapy massage on dysmenorrhea in Turkish students. Pain Manag Nurs. 13 (2012):236-240.

Atanassova-Shopova S, Roussinov KS: On certain central neurotropic effects of lavender essential oil. Izv Inst Fiziol 13 (1970):69 – 77.

Ayan M, Tas U, Sogut E, Suren M, Gurbuzler L, Koyuncu F: Investigating the effect of aromatherapy in patients with renal colic. J Altern Complement Med.19 (2013):329 – 333.

Baccaglini L: There is limited evidence that topical lavender oil is effective for palliative treatment of recurrent aphthous stomatitis. J Evid Based Dent Pract.13 (2013):47 – 49.

Bagheri-Nesami M, Espahbodi F, Nikkhah A, Shorofi SA, Charati JY: The effects of lavender aromatherapy on pain following needle insertion into a fistula in hemodialysis patients. Complement Ther Clin Pract. 2014 Feb; 20(1):1 – 4. doi: 10.1016/j.ctcp.2013.11.005. Epub 2013 Nov 22.

Baker J, Brown K, Rajendiran E, Yip A, DeCoffe D, Dai C, Molcan E, Chittick SA, Ghosh S, Mahmoud S, Gibson DL: Medicinal lavender modulates the enteric microbiota to protect against Citrobacter rodentium-induced colitis. Am J Physiol Gastrointest Liver Physiol. 303 (2012):825 – 836.

Baldinger P, Höflich AS, Mitterhauser M, Hahn A, Rami-Mark C, Spies M, Wadsak W, Lanzenberger R, Kasper S: Effects of Silexan on the serotonin-1A receptor and microstructure of the human brain: a randomized, placebo-controlled, double-blind, cross-over study with molecular and structural neuroimaging.

4

4

Int J Neuropsychopharmacol. 2014 Oct 31. pii: pyu063. [Epub ahead of print].

Barker SC, Altman PM: A randomised, assessor blind, parallel group comparative efficacy trial of three products for the treatment of head lice in children-melaleuca oil and lavender oil, pyrethrins and piperonyl butoxide, and a „suffocation“ product. BMC Dermatol 20 (2010):10:16.

Basch E, Foppa I, Liebowitz R, Nelson J, Smith M, Sollars D, Ulbricht C: Lavender (Lavandula angustifolia Miller). J Herb Pharmacother 4 (2004):63 – 78.

Behmanesh F, Pasha H, Sefidgar AA, Taghizadeh M, Moghadamnia AA, Adib Rad H, Shirkhani L: Antifungal Effect of Lavender Essential Oil (Lavandula angustifolia) and Clotrimazole on Candida albicans: An In Vitro Study. Scientifica (Cairo). (2015); 2015:261397. doi: 10.1155/2015/261397. Epub 2015 Oct 13.

Ben Salah M, Abderraba M, Tarhouni MR, Adelmelek H: Effects of ultraviolet radiation on the kinetics of in vitro percutaneous absorption of lavender oil. Int J Pharm 382 (2009):33 – 38.

Brown ME, Browning JC: A Case of Psoriasis Replaced by Allergic Contact Dermatitis in a 12-Year-Old Boy. Pediatr Dermatol 33 (2016):125 – 126.

Buchbauer G, Jirovetz L, Jäger W, Dietrich H, Plank C, Karamat E: Aromatherapy: evidence for sedative effects of the essential oil of lavender after inhalation. Z Naturforsch 46c (1991):1067 – 1072.

Buchbauer G, Jirovetz L, Jäger W, Plank C, Dietrich H: Fragrance compounds and essential oils with sedative effects upon inhalation. Journal of Pharmaceutical Sciences 82 (1993):660 – 664.

Buchbauer G: Lavender oil and its therapeutic properties. In Lis-Balchin M (editor): Lavender: The genus Lavandula. Taylor & Francis, London (2002):124 – 139.

Buckle J: Aromatherapy. Does it matter which lavender essential oil is used? Nurs Times 89 (1993):32 – 35.

Budzyńska A, Wieckowska-Szakiel M, Sadowska B, Kalemba D, Różalska B: Antibiofilm activity of selected plant essential oils and their major components. Pol J Microbiol 60 (2011):35 – 41.

Campenni CE, Crawley EJ, Meier ME: Role of suggestion in odor-induced mood change. Psychol Rep 94 (2004):1127 – 1136.

Cavanagh HM, Wilkinson JM: Biological activities of lavender essential oil. Phytother Res 16 (2002):301 – 308.

Çetinkaya B, Başbakkal Z: The effectiveness of aromatherapy massage using lavender oil as a treatment for infantile colic. Int J Nurs Pract. 18 (2012):164 – 169.

Cha JH, Lee SH, Yoo YS: Effects of aromatherapy on changes in the autonomic nervous system, aortic pulse wave velocity and aortic augmentation index in patients with essential hypertension. J Korean Acad Nurs 40 (2010):705 – 713.

Chen MC, Fang SH, Fang L: The effects of aromatherapy in relieving symptoms related to job stress among nurses. Int J Nurs Pract. 21 (2015):87 – 93

Chien LW, Cheng SL, Liu CF: The effect of lavender aromatherapy on autonomic nervous system in midlife women with insomnia.Evid Based Complement Alternat Med. (2012); 2012:740813. doi: 10.1155/2012/740813. Epub 2011 Aug 18.

Chioca LR, Antunes VD, Ferro MM, Losso EM, Andreatini R: Anosmia does not impair the anxiolytic-like effect of lavender essential oil inhalation in mice. Life Sci.92 (2013):971 - 975.

Císarová M, Tančinová D, Medo J, Kačániová M: The in vitro effect of selected essential oils on the growth and mycotoxin production of Aspergillus species. J Environ Sci Health B (2016):1 - 7.

Conrad P, Adams C: The effects of clinical aromatherapy for anxiety and depression in the high risk postpartum woman – a pilot study. Complement Ther Clin Pract.18 (2012):164 - 168.

Cornwell S, Dale A: Lavender oil and perineal repair. Modern midwife 5 (1995): 31 - 33.

Culpeper, N: Complete Herbal, Omega Books, Ware-Hertfordshire 1985.

D'Auria FD, Tecca M, Strippoli V, Salvatore G, Battinelli L, Mazzanti G: Antifungal activity of Lavandula angustifolia essential oil against Candida albicans yeast and myecelial form. Med Mycol 43 (2005):391 - 396.

Dale A, Cornwell S: The role of lavender oil in relieving perineal discomfort following childbirth: a blind randomised clinical trial. J Adv Nurs 19 (1994):89 - 96.

de Rapper S, Kamatou G, Viljoen A, van Vuuren S: The In Vitro Antimicrobial Activity of Lavandula angustifolia Essential Oil in Combination with Other Aroma-Therapeutic Oils. Evid Based Complement Alternat Med. (2013); Epub 2013 May 13.

Decker SO, Polarz H: [Silexan and narcosis : case report and possibilities of preoperative and perioperative management].Anaesthesist. 60 (2011): 946 - 949.

Dias N, Dias MC, Cavaleiro C, Sousa MC, Lima N, Machado M: Oxygenated monoterpenes-rich volatile oils as potential antifungal agents for dermatophytes. Nat Prod Res (2016):1 - 5.

Doroshyenko O, Rokitta D, Zadoyan G, Klement S, Schläfke S, Dienel A, Gramatté T, Lück H, Fuhr U: Drug cocktail interaction study on the effect of the orally administered lavender oil preparation silexan on cytochrome P450 enzymes in healthy volunteers. Drug Metab Dispos. 41 (2013):87 - 993.

Duan X, Tashiro M, Wu D, Yambe T, Wang Q, Sasaki T, Kumagai K, Luo Y, Nitta S, Itoh M: Autonomic nervous function and localization of cerebral activity during lavender aromatic immersion. Technol Health Care.15 (2007):69 - 78.

Eidt J: Der Einfluss etherischer Öle auf die Stimmung, das Schlafverhalten und die Lungenfunktion von älteren Menschen, Vergleich von Lavendel- und Orangenduft in einer placebokontrollierten Studie. Dissertation, LMU München 2008.

Fernandez M, Hernandez-Reif M, Field T, Diego M, Sanders C, Roca A: EEG during lavender and rosemary exposure in infants of depressed and non-depressed mothers. Infant Behaviour and Development 27 (2004):91 - 100.

Fessler B: Neues Phyto-Anxiolytikum ante portas: Effektiv gegen die Angst ohne Sedierung und Abhängigkeit. Nervenheilkunde 1 - 2 (2010):2 - 3.

Fessler B: Standardisiertes Lavendelöl gegen Unruhe und Angst. DAZ 150 (2010):48 - 49.

4

4

Fißler M, Quante A: A case series on the use of lavendula oil capsules in patients suffering from major depressive disorder and symptoms of psychomotor agitation, insomnia and anxiety. Complement Ther Med. 2014 Feb;22(1):63–9. doi: 10.1016/j.ctim.2013.11.008. Epub 2013 Dec 5.

Fu CY, Moyle W, Cooke M: A randomised controlled trial of the use of aromatherapy and hand massage to reduce disruptive behaviour in people with dementia. BMC Complement Altern Med. (2013) Jul 10;13:165. doi: 10.1186/1472-6882-13-165.

Ghelardini C, Galeotti N, Salvator G, Mazzanti G: Local anaestetic activity of the essential oil of Lavandula angustifolia. Planta Med 65 (1999):700–703.

Gilani AH, Aziz N, Khan F, Shaheen F, Jabeen Q, Siddiqui BS, Herzig JW: Ethnopharmacological evaluation of the anticonvulsant, sedative and antispasmodic activities of Lavandula stoechas. Journal of Ethnopharmacology 71 (2000):161–167.

Giovannini D, Gismondi A, Basso A, Canuti L, Braglia R, Canini A, Mariani F, Cappelli G: Lavandula angustifolia Mill. Essential Oil Exerts Antibacterial and Anti-Inflammatory Effect in Macrophage Mediated Immune Response to Staphylococcus aureus. Immunol Invest 45(2016):11–28.

Gismondi A, Canuti L, Grispo M, Canini A: Biochemical composition and antioxidant properties of Lavandula angustifolia Miller essential oil are shielded by propolis against UV radiations. Photochem Photobiol. 2014 May-Jun; 90(3):702–8.

Grunebaum LD, Murdock J, Castanedo-Tardan MP, Baumann LS: Effects of lavender olfactory input on cosmetic procedures. J Cosmet Dermatol. 10 (2011):89–93.

Hajhashemi V, Ghannadi A, Shaarif B: Anti-inflammatory and analgesic properties of the leaf extracts and essential oil of Lavandula angustifolia Mill. Journal of Ethnopharmacology 89 (2003):67–71.

Hancianu M, Cioanca O, Mihasan M, Hritcu L: Neuroprotective effects of inhaled lavender oil on scopolamine-induced dementia via anti-oxidative activities in rats.Phytomedicine. 20 (2013):446–452.

Harrison PV, Weaver J: Aromatherapy and psoriasis. Journal of Dermatological Treatment 4 (1993):163.

Hasanzadeh F, Kashouk NM, Amini S, Asili J, Emami SA, Vashani HB, Sahebkar A: The effect of cold application and lavender oil inhalation in cardiac surgery patients undergoing chest tube removal. EXCLI J 15 (2016): 64–74.

Henry J: Lavender for night sedation of people with dementia. International Journal of Aromatherapy 6 (1994):1.

Herman A, Tambor K, Herman A: Linalool Affects the Antimicrobial Efficacy of Essential Oils. Curr Microbiol 72(2016):165–172.

Holmes C, Hopkins V, Hensford C: Lavender oil as a treatmernt for agitated behaviour in severe dementia: a placebo controlled study. Int J Geriatr Psychiatry 17 (2002):305–308.

Hongratanaworakit T: Aroma-therapeutic effects of massage blended essential oils on humans. Nat Prod Commun. 6 (2011):1199 – 1204.

Hori M, Kubo H, Shibato J, Saito T, Ogawa T, Wakamori M, Masuo Y, Shioda S, Rakwal R: Unraveling the rat blood genome-wide transcriptome after oral administration of lavender oil by a two-color dye-swap DNA microarray approach. Genom Data 8 (2016):139 – 145.

Hritcu L, Cioanca O, Hancianu M: Effects of lavender oil inhalation on improving scopolamine-induced spatial memory impairment in laboratory rats. Phytomedicine. 19 (2012):529 – 534.

Huang MY, Liao MH, Wang YK, Huang YS, Wen HC: Effect of lavender essential oil on LPS-stimulated inflammation. Am J Chin Med. 40 (2012):845 – 859.

Hudson R: The value of lavender for rest and activity in the elderly patient. Comp Ther Med 4 (1996):52 – 57.

Ilmberger I, Rupp J, Karamat C, Buchbauer G: Effects of essential oils on human attentional processes. Programme Abstracts – 24th International Symposium on Essential Oils, 1993.

Jager W, Buchbauer G, Jirovetz L, Fritzer M: Percutaneous absorption of lavender oil from a massage oil. Journal of the Society of Cosmetic Chemists 43 (1992):49 – 54.

Johannessen B: Nurses experience of aromatherapy use with dementia patients experiencing disturbed sleep patterns. An action research project. Complement Ther Clin Pract. 19 (2013):209 – 213.

Johnson JR, Rivard RL, Griffin KH, Kolste AK, Joswiak D, Kinney ME, Dusek JA: The effectiveness of nurse-delivered aromatherapy in an acute care setting. Complement Ther Med 25 (2016):164 – 169

Jones C: The efficacy of lavender oil on perineal trauma: a review of the evidence. Complement Ther Clin Pract. 17 (2011):215 – 220.

Kačániová M, Vukovič N, Horská E, Salamon I, Bobková A, Hleba L, Fiskelová M, Vatľák A, Petrová J, Bobko M: Antibacterial activity against Clostridium genus and antiradical activity of the essential oils from different origin. J Environ Sci Health B. 2014;49(7):505 – 12. doi: 10.1080/03601234.2014.896673.

Karaman T, Karaman S, Dogru S, Tapar H, Sahin A, Suren M, Arici S, Kaya Z: Evaluating the efficacy of lavender aromatherapy on peripheral venous cannulation pain and anxiety. A prospective, randomized study. Complement Ther Clin Pract (2016) May;23:64 – 68.

Karamat E, Ilmberger J, Buchbauer G, Rohuber K, Rupp C: Excitatory and sedative effects of essential oils on human reaction time performance. Chemical Senses 17 (1992):847.

Kasper S, Anghelescu I, Dienel A: Efficacy of orally administered Silexan in patients with anxiety-related restlessness and disturbed sleep. A randomized, placebo-controlled trial. Eur Neuropsychopharmacol 25 (2015):1960 – 1967.

Kasper S, Gastpar M, Müller WE, Volz H-P, Möller H-J, Dienel A, Schläfke S: Silexan, an orally administered Lavandula oil preparation, is effective in the treatment of 'subsyndromal' anxiety disorder: a randomised, double-blind, placebo controlled trial. International Clinical Psychopharmacology 5 (2010):277 – 287.

Kasper S, Gastpar M, Müller WE, Volz HP, Möller HJ, Dienel A, Schläfke S: Efficacy and safety of silexan, a new, orally administered lavender oil preparation, in subthreshold anxiety disorder – evidence from clinical trials. Wien Med Wochenschr.160 (2010):547 – 556.

Kasper S: An orally administered lavandula oil preparation (Silexan) for anxiety disorder and related conditions: an evidence based review. Int J Psychiatry Clin Pract. 17 (2013) Suppl 1:15 – 22.

Kerr J: Essential oil profile-Lavender. Aromatherapy Today 31 (2004):8 – 13.

Khater HF, Ramadan MY, Mageid AD: In vitro control of the camel nasal botfly, Cephalopina titillator, with doramectin, lavender, camphor, and onion oils. Parasitol Res.112 (2013):2503 – 2510.

Kianpour M, Mansouri A, Mehrabi T, Asghari G: Effect of lavender scent inhalation on prevention of stress, anxiety and depression in the postpartum period. Iran J Nurs Midwifery Res (2016) 21(2):197 – 201.

Kim HM, Cho SH: Lavender oil inhibits immediate-type allergic reaction in mice and rats. J Pharm Pharmacol 51 (1999):221 – 226.

Kim S, Kim HJ, Yeo JS, Hong SJ, Lee JM, Jeon Y: The effect of lavender oil on stress, bispectral index values, and needle insertion pain in volunteers. J Altern Complement Med.17 (2011):823 – 826.

Kim Y, Kim M, Kim K: Effects of lavender oil on motor function and dopamine receptor expression in the olfactory bulb of mice. J Ethnopharmacol 125 (2009):31 – 35.

Kimura T, Takamatsu J: Pilot study of pharmacological treatment for frontotemporal lobar degeneration: effect of lavender aroma therapy on behavioral and psychological symptoms. Geriatr Gerontol Int.13 (2013):516 – 517.

Kirk-Smith M: The psychological effects of lavender: Scientific and clinical evidence. The international Journal of aromatherapy 13 (2003):82 – 89.

Klemm WR, Lutes SD, Hendrix DV, Warrenburg S: Topographical EEG maps of human response to odors. Chemical Senses 17 (1992):347 – 361.

Koca Kutlu A, Çeçen D, Gürgen SG, Sayın O, Cetin F: A Comparison Study of Growth Factor Expression following Treatment with Transcutaneous Electrical Nerve Stimulation, Saline Solution, Povidone-Iodine, and Lavender Oil in Wounds Healing. Evid Based Complement Alternat Med. (2013); 2013:361832. doi: 10.1155/2013/361832. Epub 2013 Jun 3.

Komiya M, Sugiyama A, Tanabe K, Uchino T, Takeuchi T: Evaluation of the effect of topical application of lavender oil on autonomic nerve activity in dogs. Am J Vet Res 70 (2009):764 – 769.

Köteles F, Babulka P: Role of expectations and pleasantness of essential oils in their acute effects. Acta Physiol Hung. 2014 Sep; 101(3):329 – 40. doi: 10.1556/APhysiol.101.2014.3.8.

Koto R, Imamura M, Watanabe C, Obayashi S, Shiraishi M, Sasaki Y, Azuma H: Linalylacetate as a major ingredient of lavender essential oil relaxes the rabbit vascular smooth muscle through dephosphorylation of myosin light chain. J Cardiovasc Pharmacol 48 (2006):850 – 856.

4

Koulivand PH, Khaleghi Ghadiri M, Gorji A: Lavender and the nervous system. Evid Based Complement Alternat Med. (2013); 2013:681304. doi: 10.1155/2013/681304. Epub 2013 Mar 14.

Kritsidima M, Newton T, Asimakopoulou K: The effects of lavender scent on dental patient anxiety levels: a cluster randomised-controlled trial. Community Dent Oral Epidemiol 38 (2010):83 – 87.

Kumar V: Characterization of anxiolytic and neuropharmacological activities of Silexan. Wien Med Wochenschr. 163 (2013):89 – 94.

Lakusić B, Lakusić D, Ristić M, Marcetić M, Slavkovska V: Seasonal variations in the composition of the essential oils of Lavandula angustifolia (Lamiacae). Nat Prod Commun. 2014 Jun; 9(6):859 – 62.

Lehrner J, Marwinski G, Lehr S, Johren P, Deecke L: Ambient odors of orange and lavender reduce anxiety and improve mood in dental office. Physiol Behav 86 (2005):92 – 95.

Lewith GT, Godfrey AD, Prescott P: A single-blinded, randomized pilot study evaluating the aroma of Lavandula angustifolia as a treatment for mild insomnia. Journal of Alternative and Complementary Medicine 11 (2005):631 – 637.

Liakos I, Rizzello L, Scurr DJ, Pompa PP, Bayer IS, Athanassiou A: All-natural composite wound dressing films of essential oils encapsulated in sodium alginate with antimicrobial properties. Int J Pharm.463 (2014):137 – 145.

Lis-Balchin M: Studies on the mode of action of the essential oil of lavender. Phytotherapy Research 13 (1999):540 – 542.

Lodhia MH, Bhatt KR, Thaker VS: Antibacterial activity of essential oils from Palmarosa, Evening Primrose, Lavender and Tuberose. Indian J Pharm Sci 71 (2009):134 – 136.

Lorig TS, Roberts M: Odor and cognitive alteration of the contingent negative variation. Chemical Senses 15 (1990):537 – 545.

Ludvigson HW, Rottman TR: Effects of ambient odors of lavender and cloves on cognition, memory, affect and mood. Chem Senses 14 (1989):525 – 536.

Lytle J, Mwatha C, Davis KK: Effect of lavender aromatherapy on vital signs and perceived quality of sleep in the intermediate care unit: a pilot study. Am J Crit Care. 2014 Jan;23(1):24 – 9. doi: 10.4037/ajcc2014958.

Marzouk TM, El-Nemer AM, Baraka HN: The effect of aromatherapy abdominal massage on alleviating menstrual pain in nursing students: a prospective randomized cross-over study. Evid Based Complement Alternat Med. 2013; 2013:742421. doi: 10.1155/2013/742421. Epub 2013 Apr 11.

Matsumoto T, Asakura H, Hayashi T: Does lavender aromatherapy alleviate premenstrual emotional symptoms?: a randomized crossover trial. Biopsychosoc Med. 31(2013):12.

Messaoud C1, Chograni H, Boussaid M: Chemical composition and antioxidant activities of essential oils and methanol extracts of three wild Lavandula L. species. Nat Prod Res. 26 (2012).

Moeini M, Khadibi M, Bekhradi R, Mahmoudian SA, Nazari F: Effect of aromatherapy on the quality of sleep in ischemic heart disease patients hospitalized in intensive care units of heart hospitals of the Isfahan University of Medical Sciences. Iran J Nurs Midwifery Res.15 (2010):234–239.

Moon T, Wilkinson J, Cavanagh H: Antibacterial activity of essential oils, hydrosols and plant extracts from Australian grown lavender species. International Journal of Aromatherapy 16 (2006):9–14.

Morris N: The effects of lavender (Lavandula angustifolium) baths on psychological well-being: two exploratory randomised conrol trials. Complement Ther Med 10 (2002):223–228.

Moss H, Cook J, Wesnes K, Duckett P: Aromas of Rosemary and Lavender essential oils differentially affect cognition and mood in healthy adults. International Journal of Neuroscience 113 (2003):15–38.

Motomura N, Sakurai A, Yotsuya Y: Reduction of mental stress with lavender odorant. Percept Mot Skills 93 (2001):713–718.

Nagai M, Wada M, Usui N, Tanaka A, Hasebe Y: Pleasant odours attenuate the blood pressure increase during rhythmic handgrip in humans. Neuroscience Letters 289 (2000):227–229.

O'Connor DW, Eppingstall B, Taffe J, van der Ploeg ES: A randomized, controlled cross-over trial of dermally-applied lavender (Lavandula angustifolia) oil as a treatment of agitated behaviour in dementia. BMC Complement Altern Med.13 (2013):315.

Olapour A, Behaeen K, Akhondzadeh R, Soltani F, Al Sadat Razavi F, Bekhradi R: The Effect of Inhalation of Aromatherapy Blend containing Lavender Essential Oil on Cesarean Postoperative Pain. Anesth Pain Med.3 (2013):203–207.

Ou MC, Hsu TF, Lai AC, Lin YT, Lin CC: Pain relief assessment by aromatic essential oil massage on outpatients with primary dysmenorrhea: A randomized, double-blind clinical trial. J Obstet Gynaecol Res 38 (2012):817–822.

Ou MC, Lee YF, Li CC, Wu SK: The effectiveness of essential oils for patients with neck pain: a randomized controlled study. J Altern Complement Med. 2014 Oct; 20(10):771–9. doi: 10.1089/acm.2013.0453. Epub 2014 Sep 5.

Perry R, Terry R, Watson LK, Ernst E: Is lavender an anxiolytic drug? A systematic review of randomised clinical trials. Phytomedicine 19 (2012):825–835.

Piccaglia R, Deans SG, Marotti M, Eaglesham E: Biological activity of essential oils from lavender, sage, winter savory and thyme of Italian origin. Programme Abstracts – 24th International Symposium on Essential Oils, 1993.

Ploeg van der ES, Eppingstall B, O'Connor D: The study protocol of a randomised-controlled cross-over trial of lavender oil as a treatment of behavioural symptoms in dementia. BMC Geriatr 10 (2010):49–56.

Politano VT, McGinty D, Lewis EM, Hoberman AM, Christian MS, Diener RM, Api AM: Uterotrophic assay of percutaneous lavender oil in immature female rats. Int J Toxicol.32 (2013):123–129.

Roller S, Ernest N, Buckle J: The antimicrobial activity of high-necrodane and other lavender oils on methicillin-sensitive and -resistant Staphylococcus aureus (MSSA and MRSA). J Altern Complement Med 15 (2009):275–279.

Romine IJ, Bush AM, Geist CR: Lavender aromatherapy in recovery from exercise. Percept Motor Skills 88 (1999):756 – 758.

Saeki Y: The effect of foot bath with or without essential oil of lavender on the autonomic nervous system: a randomised trial. Complementary Therapies in Medicine 8 (2000):2 – 7.

Sakamoto R, Minoura K, Ishizuka Y, Kanba S: Effectiveness of aroma on work efficiency: lavender aroma during recesses prevents deterioration of work performance. Chemical Senses 30 (2005):683 – 691.

Sasannejad P, Saeedi M, Shoeibi A, Gorji A, Abbasi M, Foroughipour M: Lavender essential oil in the treatment of migraine headache: a placebo-controlled clinical trial. Eur Neurol. 67 (2012):288 – 291.

Sayorwan W, Siripornpanich V, Piriyapunyaporn T, Hongratanaworakit T, Kotchabhakdi N, Ruangrungsi N: The effects of lavender oil inhalation on emotional states, autonomic nervous system, and brain electrical activity. J Med Assoc Thai. 95 (2012):598 – 606.

Schnaubelt K: Neue Aromatherapie, Gesundheit und Wohlbefinden durch ätherische Öle, Hrsg. J.Pütz vgs verlagsgesellschaft, Köln 1995.

Schnaubelt K: Neue Aromatherapie, Gesundheit und Wohlbefinden durch etherische Öle. vgs Verlagsgesellschaft, Köln 1995.

Schuwald AM, Nöldner M, Wilmes T, Klugbauer N, Leuner K, Müller WE: Lavender oil-potent anxiolytic properties via modulating voltage dependent calcium channels. PLoS One. 29 (2013):e59998.

Sebai H, Selmi S, Rtibi K, Gharbi N, Sakly M: Protective Effect of Lavandula stoechas and Rosmarinus officinalis Essential Oils Against Reproductive Damage and Oxidative Stress in Alloxan-Induced Diabetic Rats. J Med Food. 18 (2015):241 – 9.

Seol GH, Lee YH, Kang P, You JH, Park M, Min SS: Randomized controlled trial for Salvia sclarea or Lavandula angustifolia: differential effects on blood pressure in female patients with urinary incontinence undergoing urodynamic examination. J Altern Complement Med. 19 (2013):664 – 670.

Shaw D, Annett JM, Doherty B, Leslie JC: Anxiolytic effects of lavender oil inhalation on open-field behaviour in rats. Phytomedicine. 14 (2007):613 – 620.

Shen J, Niijima A, Tanida M, Horii Y, Maeda K, Nagou K: Olfactory stimulation with scent of lavender oils affects autonomic nerves, lipolysis and appetite in rats. Neuroscience 383 (2005):188 – 193.

Shen J, Niijima A, Tanida M, Horii Y, Nakamura T, Nagai K: Mechanism of changes induced in plasma glycerol by scent stimulation with grapefruit and lavender essential oils. Neurosci Lett 416 (2007):241 – 246.

Shimada K, Fukuda S, Maeda K, Kawasaki T, Kono Y, Jissho S, Taguchi H, Yoshiyama M, Yoshikawa J: Aromatherapy alleviates endothelial dysfunction of medical staff after night-shift work: preliminary observations. Hypertens Res. 34 (2011):264 – 267.

Sienkiewicz M, Głowacka A, Kowalczyk E, Wiktorowska-Owczarek A, Jóźwiak-Bębenista M, Lysakowska M: The biolo-

4

4

gical activities of cinnamon, geranium and lavender essential oils. Molecules. 2014 Dec 12;19(12):20929 – 40. doi: 10.3390/molecules191220929.

Sienkiewicz M, Lysakowska M, Ciećwierz J, Denys P, Kowalczyk E: Antibacterial activity of thyme and lavender essential oils. Med Chem. 7 (2011):674 – 689.

Silenieks LB, Koch E, Higgins GA: Silexan, an essential oil from flowers of Lavandula angustifolia, is not recognized as benzodiazepine-like in rats trained to discriminate a diazepam cue. Phytomedicine. 20 (2013):172 – 177.

Silva GL, Luft C, Lunardelli A, Amaral RH, Melo DA, Donadio MV, Nunes FB, de Azambuja MS, Santana JC, Moraes CM, Mello RO, Cassel E, Pereira MA, de Oliveira JR: Antioxidant, analgesic and anti-inflammatory effects of lavender essential oil. An Acad Bras Cienc 87(2015):1397 – 1408.

Soltani R, Soheilipour S, Hajhashemi V, Asghari G, Bagheri M, Molavi M: Evaluation of the effect of aromatherapy with lavender essential oil on post-tonsillectomy pain in pediatric patients: a randomized controlled trial. Int J Pediatr Otorhinolaryngol. 77 (2013):1579 – 1581.

Stange R, Schaper S, Uehleke B, Dienel A, Schlaefke S: Phase II study on the effects of lavender oil (Silexan) in patients with neurasthenia, post-traumatic stress disorders or somatisation disorder. Focus Altern Complement Ther 12 (2007):46.

Stea S, Beraudi A, De Pasquale D: Essential oils for complementary treatment of surgical patients: state of the art. Evid Based Complement Alternat Med. 2014; 2014:726341. doi: 10.1155/2014/726341. Epub 2014 Feb 24. Review.

Sugano H, Sato N: Psychophysiological studies of fragrance. Chemical Senses 16 (1991):183 – 184.

Sugano H: Effects of odours on mental function. Chemical Senses 14 (1989):303.

Tadtong S, Suppawat S, Tintawee A, Saramas P, Jareonvong S, Hongratanaworakit T: Antimicrobial activity of blended essential oil preparation. Nat Prod Commun 7 (2012):1401 – 1404.

Takahashi M, Satou T, Ohashi M, Hayashi S, Sadamoto K, Koike K: Interspecies comparison of chemical composition and anxiolytic-like effects of lavender oils upon inhalation. Nat Prod Commun. 6 (2011):1769 – 1774.

Takahashi M, Yamanaka A, Asanuma C, Asano H, Satou T, Koike K: Anxiolytic-like effect of inhalation of essential oil from Lavandula officinalis: investigation of changes in 5-HT turnover and involvement of olfactory stimulation. Nat Prod Commun. 2014 Jul;9(7):1023 – 6.

Takahashi M, Yoshino A, Yamanaka A, Asanuma C, Satou T, Hayashi S, Masuo Y, Sadamoto K, Koike K: Effects of inhaled lavender essential oil on stress-loaded animals: changes in anxiety-related behavior and expression levels of selected mRNAs and proteins. Nat Prod Commun. 7 (2012):1539 – 1544.

Tanida M, Shen J, Niijima A, Yamatodani A, Oishi K, Ishida N, Nagai K: Effects of olfactory stimulations with scents of grapefruit and lavender oils on renal sympathetic nerve and blood pressure in Clock mutant mice. Auton Neurosci 139 (2008):1 – 8.

Tasev T, Toleva P, Balabanova V: The neuro-psychic effect of Bulgarian rose, lavender and geranium. Folia Medica (Plovdiv) 11 (1969).

Tayarani-Najaran Z, Amiri A, Karimi G, Emami SA, Asili J, Mousavi SH: Comparative Studies of Cytotoxic and Apoptotic Properties of Different Extracts and the Essential Oil of Lavandula angustifolia on Malignant and Normal Cells. Nutr Cancer. 66 (2014):424–434.

Thosar N, Basak S, Bahadure RN, Rajurkar M: Antimicrobial efficacy of five essential oils against oral pathogens: An in vitro study. Eur J Dent. 2013 Sep;7(Suppl 1):S71–7. doi: 10.4103/1305-7456.119078.

Tirabassi G, Giovannini L, Paggi F, Panin G, Panin F, Papa R, Boscaro M, Balercia G: Possible efficacy of Lavender and Tea tree oils in the treatment of young women affected by mild idiopathic hirsutism. J Endocrinol Invest. 36 (2013):50–54.

Toda M, Morimoto K: Effect of lavender aroma on salivary endocrinological stress markers. Arch Oral Biol 53 (2008):964–968.

Tweed SA: Affective and biological response to the inhalation of the essential oil of lavender. Dissertation Newport University, 1993.

Uehleke B, Schaper S, Dienel A, Schlaefke S, Stange R: Phase II trial on the effects of Silexan in patients with neurasthenia, post-traumatic stress disorder or somatization disorder. Phytomedicine. 19 (2012):665–671.

Ueno-Iio T, Shibakura M, Yokota K, Aoe M, Hyoda T, Shinohata R, Kanehiro A, Tanimoto M, Kataoka M: Lavender essential oil inhalation suppresses allergic airway inflammation and mucous cell hyperplasia in a murine model of asthma. Life Sci. 2014 Jul 17;108(2):109–15. doi: 10.1016/j.lfs.2014.05.018. Epub 2014 Jun 5.

Vakilian K, Atarha M, Bekhradi R, Chaman R: Healing advantages of lavender essential oil during episiotomy recovery: a clinical trial. Complement Ther Clin Pract. 17 (2011):50–53.

Wang D, Yuan X, Liu T, Liu L, Hu Y, Wang Z, Zheng Q: Neuroprotective activity of lavender oil on transient focal cerebral ischemia in mice. Molecules. 17 (2012):9803–9817.

Woelk H, Schläfke S: A multi-center, double-blind, randomised study of the Lavender oil preparation Silexan in comparison to Lorazepam for generalized anxiety disorder. Phytomedicine 17 (2010):94–99.

Woollard AC, Tatham KC, Barker SThe influence of essential oils on the process of wound healing: a review of the current evidence. J Wound Care. 16 (2007):255–257.

Woronuk G, Demissie Z, Rheault M, Mahmoud S: Biosynthesis and therapeutic properties of lavandula essential oil constituents. Planta Med 77 (2011):7–15.

Yadeghari S, Malecky M, Dehghan Banadaky M, Navidshad B: Evaluating in vitro dose-response effects of Lavandula officinalis essential oil on rumen fermentation characteristics, methane production and ruminal acidosis. Vet Res Forum (2015) 6(4):285–293.

Yagyu T: Neurophysiological findings on the effects of fragrance: lavender and jasmine. Integrative Psychology 10 (1994):64–67.

Yamada K, Mimaki Y, Sashida Y: Anticonvulsive effects of inhaling lavender oil vapour. Biol Pharm Bull 17 (1994):359–360.

Yap PS, Krishnan T, Yiap BC, Hu CP, Chan KG, Lim SH: Membrane disruption and anti-quorum sensing effects of synergistic interaction between Lavandula angustifolia (lavender oil) in combination with antibiotic against plasmid-conferred multi-drug-resistant Escherichia coli. J Appl Microbiol. 2014 May;116(5):1119–28. doi: 10.1111/jam.12444. Epub 2014 Feb 14.

Yap PS, Lim SH, Hu CP, Yiap BC: Combination of essential oils and antibiotics reduce antibiotic resistance in plasmid-conferred multidrug resistant bacteria: Phytomedicine. 20 (2013):710–713.

Zabirunnisa M, Gadagi JS, Gadde P, Myla N, Koneru J, Thatimatla C: Dental patient anxiety: Possible deal with Lavender fragrance. J Res Pharm Pract. 3 (2014):100–103.

Zhao Y, Chen R, Wang Y, Qing C, Wang W, Yang Y: In Vitro and In Vivo Efficacy Studies of Lavender angustifolia Essential Oil and Its Active Constituents on the Proliferation of Human Prostate Cancer. Integr Cancer Ther (2016) May 5. pii: 1534735416645408. [Epub ahead of print]

Zheljazkov VD, Cantrell CL, Astatkie T, Jeliazkova E: Distillation time effect on lavender essential oil yield and composition. J Oleo Sci. 62 (2013):195–199.

4.2 Rosendestillat

Ayan M, Tas U, Sogut E, Suren M, Gurbuzler L, Koyuncu F: Investigating the effect of aromatherapy in patients with renal colic. J Altern Complement Med. 19 (2013):329–333.

Basim E, Basim H: Antibacterial activity of Rosa damascena essential oil. Fitoterapia 74 (2003):394–396.

Boskabady MH, Kiani S, Rakhshandah H: Relaxant effects of Rosa damascena on guinea pig tracheal chains and its possible mechanism(s). J Ethnopharmacol. 106 (2006):377–382.

Boskabady MH, Shafei MN, Saberi Z, Amini S: Pharmacological effects of rosa damascena. Iran J Basic Med Sci. 14 (2011):295–307.

Boskabady MH, Vatanprast A, Parsaee H, Boskabady M: Possible mechanism of inotropic and chronotropic effects of Rosa damascena on isolated guinea pig heart. Daru 21 (2013) May 20;21(1):38. doi: 10.1186/2008-2231-21-38.

Boyanova L, Neshev G: Inhibitory effect of rose oil products on Helicobacter pylori growth in vitro: preliminary report. Journal of Medical Microbiology 48 (1999):705–706.

Burns E, Blamey C: Using aromatherapy in childbirth. Nursing Times 90 (1994):54–60.

Corner J, Cawley N, Hildebrand S: An evaluation of the use of essential oils on the wellbeing of cancer patients. International Journal of Palliative Nursing 1 (1995):67 – 73.

Erland LA, Bitcon CR, Lemke AD, Mahmoud SS: Antifungal Screening of Lavender Essential oils and Essential Oil Constituents on three Post-harvest Fungal Pathogens. Nat Prod Commun (2016):523 – 527

Fukada M, Kano E, Miyoshi M, Komaki R, Watanabe T: Effect of „rose essential oil" inhalation on stress-induced skin-barrier disruption in rats and humans. Chem Senses 37 (2012):347 – 356.

Kirov M, Vankov S: Girosital, clinical trial in primary hyperlipoproteinaemia. Medico Biologic Information 3 (1988):30 – 34.

Kirov M, Vankov S: Rose oil and girosital. Medico Biologic Information 3 (1988):3 – 7.

Kirov M, Vankov S: Rose oil, Liptropic effect in modelled fatty dystrophy of the liver (Morphological and enzymohistochemical study). Medico Biologic Information 3 (1988):18 – 22.

Konstantinova L: Girosital, Continuous administration in hyperlipoproteinaemia and chronic alcoholic lesions. Medico Biologic Information 3 (1988):35 – 38.

Mahboubi M: Rosa damascena as holy ancient herb with novel applications. J Tradit Complement Med (2015):10 – 16.

Maleev A, Todorov S, Atanassova E, Radomirov R, Petkov V, Venkova K, Noeva A, Gachilova S, Neshev G: On the mechanism of the smooth-muscle action of rosanol. Acta Physiol Pharmacol Bulg 13 (1987):3 – 10.

Mechkov G: Girosital, Hypolipidaemic effect in cholelithiasis and liver steatosis. Medico Biologic Information 3 (1988):26 – 29.

Moein M, Zarshenas MM, Delnavaz S: Chemical composition analysis of rose water samples from Iran. Pharm Biol. 2014 Oct; 52(10):1358 – 61. doi: 10.3109/13880209.2014.885062. Epub 2014 May 27.

Nagai M, Wada M, Usui N, Tanaka A, Hasebe Y: Pleasant odours attenuate the blood pressure increase during rhythmic handgrip in humans. Neuroscience Letters 289 (2000):227 – 229.

Nikolova G, Karamalakova Y, Kovacheva N, Stanev S, Zheleva A, Gadjeva V: Protective effect of two essential oils isolated from Rosa damascena Mill. and Lavandula angustifolia Mill, and two classic antioxidants against L-dopa oxidative toxicity induced in healthy mice. Regul Toxicol Pharmacol 81(2016):1 – 7.

Nowak R, Olech M, Pecio L, Oleszek W, Los R, Malm A, Rzymowska J: Cytotoxic, antioxidant, antimicrobial properties and chemical composition of rose petals. J Sci Food Agric. 94 (2014):560 – 7.

Pellati F, Orlandini G, van Leeuwen KA, Anesin G, Bertelli D, Paolini M, Benvenuti S, Camin F: Gas chromatography combined with mass spectrometry, flame ionization detection and elemental analyzer/isotope ratio mass spectrometry for characterizing and detecting the authenticity of commercial essential oils of Rosa damascena Mill. Rapid Commun Mass Spectrom 27 (2013):591 – 602.

Ramezani R, Moghimi A, Rakhshandeh H, Ejtehadi H, Kheirabadi M: The effect of Rosa damascena essential oil on the

4

amygdala electrical kindling seizures in rat. Pak J Biol Sci 11 (2008):746–751.

Rasch B, Büchel C, Gais S, Born J: Odor cues during slow-wave sleep prompt declarative memory consolidation. Science 315 (2007):1426–1429.

Rezaie-Tavirani M, Fayazfar S, Heydari-Keshel S, Rezaee MB, Zamanian-Azodi M, Rezaei-Tavirani M, Khodarahmi R: Effect of essential oil of Rosa Damascena on human colon cancer cell line SW742. Gastroenterol Hepatol Bed Bench. 2013 Winter; 6(1):25–31.

Sadraei H, Asghari G, Emami S: Inhibitory effect of Rosa damascena Mill flower essential oil, geraniol and citronellol on rat ileum contraction. Res Pharm Sci. 2013 Jan;8(1):17-23.

Schmitt S, Schaefer U, Sporer F, Reichling J: Comparative study on the in vitro human skin permeation of monoterpenes and phenylpropanoids applied in rose oil and in form of neat single compounds. Pharmazie. 65(2010):102–105.

Schmitt S, Schäfer UF, Döbler L, Reichling J: Variation of in vitro human skin permeation of rose oil between different application sites. Forsch Komplementmed 17 (2010):126–131.

Stankusheva T, Balabanski L, Naumova R: Girosital, Hypolipidaemic effect. Medico Biologic Information 3 (1988):23–25.

Sugano H, Sato N: Psychophysiological studies of fragrance. Chemical Senses 16 (1991):183–184.

Tasev T, Toileva P, Balabanova V: The neuro-psychic effect of Bulgarian rose, lavender and geranium. Folia Medica (Plovdiv) 11 (1969):307–317.

Theierl S: Rose und Neroli als Helfer in der Hospizarbeit, München 2010, persönliche Mitteilung.

Ulusoy S, Boşgelmez-Tinaz G, Seçilmiş-Canbay H: Tocopherol, carotene, phenolic contents and antibacterial properties of rose essential oil, hydrosol and absolute.Curr Microbiol. 59 (2009):554–558.

Umezu T, Ito H, Nagano K, Yamakoshi M, Oouchi H, Sakaniwa M, Morita M: Anticonflict effects of rose oil and identification of its active constituents. Life Sci 72 (2002):91–102.

Umezu T: Anticonflict effects of plant derived essential oils. Pharmacology, Biochemistry and Behaviour 64 (1999):35–40.

Verma RS, Padalia RC, Chauhan A, Singh A, Yadav AK: Volatile constituents of essential oil and rose water of damask rose (Rosa damascena Mill.) cultivars from North Indian hills. Nat Prod Res 25 (2011):1577–1584.

Vuillemier C, Flament I, Sauvegrain P: Headspace Measurement of Evaporation Rates of Perfumes Applied onto Skin: Application to Rose Essential Oils and their Principal Components. Perfumer & Flavorist 20 (1995):1–9.

Wabner D, Wurdack I: Roseoil, its use in therapy and cosmetics. Intern Journal of Aromatherapy 1 (1989):28–31.

Wabner D: Die Heilkunst der Rose. Schriftenreihe Etherische Öle für Therapie, Kosmetik und Parfümerie 14, Garching/München 2002.

Zhou W, Zhou XP, Zhao GH, Liu HW, Ding L, Chen LR: Studies of aroma components on essential oil of Chinese kushui rose. Se Pu 20 (2002):560–564.

5 Indikationen von A–Z

5

Stichwortverzeichnis

Stichwortverzeichnis

G

H

I